按穴祛病靠自己

详解人体反射区和经络疗法，百余种常见疾病的推拿疗法，男女老少各类人群的推拿祛病技术，手把手传授去病根的绝活儿，令你和你的家人手到病自除。

按穴祛病靠自己

国医编委会　主编

黑龙江出版集团
黑龙江科学技术出版社

图书在版编目（CIP）数据

按穴祛病靠自己/国医编委会主编. --哈尔滨：黑龙江科学技术出版社，2015. 7
ISBN 978-7-5388-8396-1

Ⅰ. ①按… Ⅱ. ①国… Ⅲ. ①穴位按压疗法 Ⅳ. ①R245. 9

中国版本图书馆CIP数据核字(2015)第155890号

按穴祛病靠自己

ANXUE QUBING KAO ZIJI

主　　编　国医编委会
责任编辑　徐　洋
策划编辑　江　娜
封面设计　谢丹丹
出　　版　黑龙江科学技术出版社
　　　　　地址：哈尔滨市南岗区建设街41号　邮编：150001
　　　　　电话：(0451)53642106　传真：(0451)53642143
　　　　　网址：www.lkcbs.cn　www.lkpub.cn
发　　行　全国新华书店
印　　刷　深圳市雅佳图印刷有限公司
开　　本　723 mm×1020 mm　1/16
印　　张　26
字　　数　400千字
版　　次　2016年1月第1版　2016年1月第1次印刷
书　　号　ISBN 978-7-5388-8396-1/R・2492
定　　价　49.80元

目录
Contents

第三篇　大饱“耳”福——耳部是人体最密集的药田

第七篇　健康由我不由医——各类人群的祛病保健法

第一篇

人体自有大药，每个人都是解救自己的圣手医师

第一章

善用全息反射区，从头到脚保安康

近些年来，人们逐渐认识到化学药物对人体的伤害，再加上环境污染、生活压力，等等，使人体上出现了不少疑难杂症，这往往用现代医学无法解释，治疗更是无从下手。而反射区疗法不仅像透过镜子一样得知我们身体什么地方出了问题进行治疗，而且还是一种没有创伤、没有不良反应的物理治疗方法。只要能对此加以研究，善用反射区，就能从头到脚保安康。

人体每一个反射区都有健康的慧根

不管是身体的五脏六腑，还是四肢百骸，甚至眼睛、鼻子、嘴巴等组织器官在人体的脚、手、耳等都有相对应的全息反射区，刺激某个反射区就能调理好相应部位。所以说，反射区就像隐藏在身体当中的健康慧根，掌握反射区就等于在远离疾病。

求药不如求己，反射区是我们健康的慧根

传统医学认为，大自然的中草药以及现代化学药物制剂都属于药物，而人体自身的反射区、经络、穴位就可以说是与生俱来的天赋。虽然药物都有着祛病、养生保健之功效。但是相比起来，人体自身的养生更是取之不尽、用之不竭的，而且可以称之为是最适合自己而又独一无二的东西，其神奇的功效更是可以称作上天赋予每个人的赏赐。

现在，可以了解到的药物有成千上万种，有人形象地说，平均每 12 分钟就有一种新药问世。可是既然有如此多的药物，为什么对于大多数的疾病仍然无法彻底医治呢?

俗话说“是药三分毒”。一种东西能被叫作药，就是因为它能影响机体生理、生化和病理过程，含有用以预防和治疗疾病的化学物质。归根结底，所有的药都是化学物质！通过服药、打针、输液等方法治疗疾病，那都是以毒攻毒。而且，没有一种药物是单纯的只作用一个方面，任何药物的作用都是可以影响身体的多个部位，换句话说在治疗某一种疾病的同时，药物必然产生治疗之外的不良反应，对机体产生一定的影响。简单明了的概括就是，治好了这个病症，却埋下了另一种隐患，甚至可能直接引发出另一种病症。

举一个大家都熟知的阿司匹林，很多老年人都在服用，因为它可以预防心脑血管疾病的发作。主要是因为它有抗血小板聚集的作用，从而阻止血栓形成。但是，也正是因为血小板受到了抑制，不容易聚集，就很可能引起出血的现象，皮肤有出血点，或者出现吐血、便血等。另外长期服用阿司匹林还可能引起恶心呕吐、胃疼等不舒服的症状。

这些不良反应都是在治疗的过程中不可避免的。有些药物甚至会留下后遗症。

如果让这些药物留下隐患甚至是后遗症，那么日积月累就肯定会爆发，身体就会陷入另一种疾病中。此时再通过常规的服药、打针、输液等来治疗，如此就形成了恶性循环，由药物引起的疾病要用药物来治疗。人体根本就没有清静的一天，病症也就永远不会真的被治愈。

但是身体先天而成的就完全不一样了，从没有听说过压按哪个足、手、耳反射区会有不良反应。人体就是这么神奇，方寸之间，必有福田，每一个反射区都是我们自身的保健医生。这种纯自然的物理疗法通过刺激人体的反射区，消除病症，与众多的药物有天壤之别，能够发挥出无可比拟的效果，还没有任何不良反应。如果了解这种祛病养生法，就肯定会令每个人都惊叹，让我们耳目一新。所以想要治疗疾病又何必偏要舍近求远呢？

大病化小，小病化了——为什么反射区能治病

人体的足、手、耳等反射区就是反映内部的器官和组织是处于一种什么样的状态，是否有病症。例如每个人的耳朵都像一个倒立弯曲的人体，整个耳郭就对应着身体不同的位置，如果这些内部的器官发生了改变，那么耳朵也就发生改变，所以每一个人的耳朵是不一样的，同一个人不同时期耳朵也会不一样。这样就可以诊断疾病，甚至治疗疾病。

为什么反射区能治病

一个小小的U盘虽然体积不大，但可能装载着很多的信息。一块硬盘可以容纳更庞大的内容，甚至一个图书馆的所有书籍都能储存下来。科学越进步就会发现人体才是世界上最复杂的事物，身体上的反射区虽然面积不大，但是却隐藏着很多的人体信息。通过一定的方法，我们就可以判断疾病，治疗疾病了。

人体是一个有机整体，体内的脏器发生病变可以从体表各个方面反映出来。机体的每一个组织器官在全息胚上都有特定的信息反映区，每个全息胚都好像一个投影仪，把整个机体的缩影投射出来，可以非常详细的反映机体的各种信息。反射区就是全息胚上所有可以产生反射效应的区域。如果身体发生疾病，在不同的反射区就会出现不同的改变，反映出人体的疾病情况。而反射疗法就是运用手指与手法的技巧对特定的反射区施加变化的压力，引起机体产生生理变化，修复体内不健康的状态。换句话说，有效刺激不同的反射区，通过反射原理，就能够清除体内阻滞不通，调节功能的平衡，让身体恢复到健康水平。多做手法还能起到强身健体，增强身体免疫和抗病能力。

举一个现实的例子，在脚上反射区对应子宫的位置，如果一摸感觉酸痛，甚至有疙瘩、条索状的东西，那么可以肯定地说女性的子宫出了状况。然后运用反射疗法揉一揉、按一按、推一推，经过这样的处理把酸痛给揉掉了，把疙瘩给捻开了，状况就被化解掉了，身体也就重新恢复通畅。那身体畅通了，病不就好了吗？

那么身体上的反射区为什么能反映出各脏腑器官的状况呢？当某一脏腑器官发生病变时，其对应的反射区为什么会出现对压痛敏感等异常的现象？对反射区施行刺激按摩等就可以调节有关器官的机能，起到治疗和保健养生的作用，这又是依据什么？结合传统医学和现代研究的观点，我们可以总结出以下几个方面：

1. 生物全息

生物全息诊疗法认为，人体有8个部位分布着反映全身状况的全息穴位群，分别在头部、躯干部、上臂、前臂、手部、大腿部、小腿部和足部，它们分别反映了头、颈、上肢、心、肺、肝、胃、十二指肠、肾、腰、下腹、腿、足12个区域的生理状况。这些全息穴位群反映人体各部位的生理、病理信息，也就是说，生物体的每一个局部，甚至小到一个细胞分子，都隐藏着整体生命最初形态的基本特征。生物体的每一个组成部分，实际上是一个缩小了的整体。

这些反射区的病理变化以压痛反应或者组织变异为主，能够准确反映出其相关脏腑器官的疾病。反射区按摩就是根据这些区域的精确位置来诊治疾病以及保健的。

反射区按摩可以给人体提供一个良性刺激，起到活化细胞的作用：一是刺激交感神经，扩张支气管，增加摄氧量；二是促进血液循环，增大携氧量，使细胞活化。从而，也就达到了增强人体外环境的适应、维护内环境的稳定、增进人体健康的目的。

2. 脏腑和经络

中医上有藏象学说，“藏”是指藏于人体内的脏腑，“象”指表现于外的生理、病理现象。藏象学说就是通过对人体生理、病理现象的观察，研究人体各脏腑的生理功能、病理变化及其相互关系的学说。人是一个有机统一的整体，人体由具有不同功能的脏腑器官组成，这些脏腑器官相互联系、相互协调，共同维系着人体整体的生命活动。当某一局部发生病变时，就会影响到其他部分，使人的整体失调。

经络“内属于腑藏，外络于肢节”，周布全身，沟通人体的表里内外，其作用是行气血、通阴阳、抗御外邪、保护机体。人体中最主要的经络是十二正经和奇经八脉，这些经络通往特定的脏器，或有着特定的功能。

由于反射区通过经络系统与人体各脏腑器官有着多种复杂的联系，从而构成了反射区与全身的统一性和整体性，脏腑功能的失调和病理变化必然会反映到反射区来。通过对这些病灶反应区域按压就会引起疼痛反应，或感到有组织变异的情况，这就为疾病的诊断提供了依据。确定病因后，对反射区进行刺激按摩，从而疏通循环于全身的经络，使气血得以流畅，相对应脏器得到调养，人体功能得以恢复正常。

3. 阴阳平衡

中医提倡“正气存内，邪不可干”“恬淡虚无，真气从之”“阴平阳秘，精神乃治”的预防疾病的主张，中医把“调和气血”“平衡阴阳”“扶正祛邪”作为保持健康、预防和治疗疾病的主要原则，而不是用“对抗”和“杀死”的方法来作为防治疾病的手段。

中医认为，人体各部分由既对立又统一的阴阳二气构成。疾病的发生和发展是由于阴阳两个对立面的平衡关系遭到破坏所致。《素问·阴阳应象大论》中说：“阴胜则阳病，阳胜则阴病；阳胜则热，阴胜则寒”。这说明疾病的发生是由于阴阳平衡失调所致。身体的反射区与机体各脏腑器官有着密切的内在联系，对反射区进行刺激按摩就可以起到调节作用，使机体达到新的阴阳平衡，消除疾病，恢复健康。

4. 血液循环

人体的各个组织器官只有时刻不断地进行新陈代谢才能维持机体的正常生理功能。例如，通过呼吸系统交换气体，通过消化系统吸收营养物质，通过排泄系统将代谢的废物排出体外等。机体要完成上述功能都要依靠血液循环系统的正常运转，如果有某些代谢产物沉积在“循环通道”中，妨碍了血液循环的速度和流量，就会影响到人体组织器官的正常生理功能。

就像我们之前提到的，人的双足位于人体的最低位置，离心脏最远，血液流经此处的速度最慢，加上地球引力，血液中未被利用的矿物质以及各种代谢产物就会沉积到脚底，日积月累就会影响相应脏器的生理功能。而对足部反射区进行反复刺激按摩后，就可以使毛细血管扩张、通透性增强，血流加快、血流量增多，促使血液和淋巴液的回流，改善血液循环功能，又能通过末梢神经影响中枢神经，反射性地调节全身循环功能，促进新陈代谢。

5. 神经反射

神经反射的定义是人以及其他高级动物的机体在中枢神经系统的参与下，对内环境和外环境的变化做出有规律性的适应性反应。美国医学博士威廉·非兹杰拉德的反射学理论认为，如同地球仪上的经纬线把地球划分出若干区域一样，也可把人体划分出体表与内脏器官密切联系的 10 条反射带，这些反射带的末端均与 10 个足趾和 10 个手指相连接。这些反射区反映相关脏器的病变，同时，当反射区受到伤害时，也会影响到相关脏器的生理功能。

反射区按摩的作用很重要的一部分是通过神经的反射功能，调节人体一系列的综合反应来完成的。当反射区受到按摩刺激后，可引起人体内大量的神经末梢兴奋，并传递至神经中枢，同时阻断其他病理冲动传入神经中枢，将病理的恶性循环变成良性循环，从而起到防病治病和保健强身的作用。

现在的医学发展正是依靠传统的理论，不断的结合新的技术研究，从而形成新的内容体系。基于整体的观念，重视中枢神经系统对人体功能的综合协调，必将使医学的技术越来越趋近无创、无痛、无不良反应，也会越来越重视激发人体的潜能、恢复内在的平衡。而反射区疗法完全是遵循这样的一种理念，依靠传统的经络理论，建立在新的生物全息水平上，完全会成为一个治疗的主导方向。

全息反射疗法能祛病根

如果身体上的疾病在医院得到确诊，那么说明它已经存在了很长一段时间，换句话说，这时候基本上错过了治疗的最佳时期。正所谓“上医治未病”，这是早在我国古代就提出的医治疾病的最高境界，这样当然是最健康的医学模式。反射疗法真正能做到不存病、治未病。也就是说当身体还处在亚健康的时候，疾病还处于萌芽状态，对相对应的反射区施加特定压力，就可以把将要出现的疾病消灭于无形之中。实际上有很多掌握反射区疗法的人，觉得并没有感到在治疗什么疾病也正是如此。

所谓的反射区，在医学上讲就是全息对应。其实从古代就已经有了全息治疗的思想。祖国传统医学中的经典之作《黄帝内经》中就论述了人体脏腑之间、脏腑与体表之间、局部与整体之间的对应关系。近代的全息理论是山东大学的张颖清教授于 1973 年提出来的。该理论认为，任何一种生物体相对独立的部分都包含着整体的信息。每一个细胞都包含着生物体的全部信息，人体的每一个部分都包含着全身的信息，都与整体相对应。

比如上面曾经提到的，子宫反射区有压痛反应了，赶紧揉揉子宫反射区；胃不舒服了，那就去揉一揉胃的反射区；两三天没有大便了，赶紧刮一刮小肠和大肠反射区，完全避免了等到子宫癌、胃下垂、胃癌、肠癌的时候才去找医生。学会了反射疗法，手到身体哪个部位，即可缓解甚至治愈该处的病痛。

全息反射疗法是一种最简单、最自然、最有效的祛病养生方法，为什么能这样定义呢？因为人的反射区就是一个投影仪，五脏六腑以及其他的组织器官都会被反映出来。当身体发生问题时，相对应的反射区就以痛感反映出来，这就是显现在外表的影像。直接点按痛处，一直到痛感消失，也就是说修复了不正常的影像，体内的脏腑恢复到从前的样子，机能也就健康平衡了，疾病当然已经被彻底铲除了。

足、手、耳、小腿、脊柱、头等，这些身体的相对独立部分存在着很多反射区，他们就相当于身体的仙药田。治病、防病、养生以及保健，只要稍作耕耘，药田里随意采撷就可以手到病除。

有求必应的反射区——通过全息反射区治病的优点

身体的反射区就是我们有求必应的仙药田，是我们健康生长的福地。这样说并不为过，如果说疾病是火苗，那么反射区就像灭火器，只要按下去，按对了，就能消除火源，真正的手到病除。

反射区遥控治病的准确性

反射区之所以可以治病，就是因为它可以非常准确的告诉你，身体到底是什么地方存在着疾病。如果是自我的判断，觉得是什么部位不舒服，什么位置有疼痛的感觉，通常会出现一些误差。即使是医生在诊断，也会很大程度上依赖患者的描述，会出现偏差。然而，反射区不会出现误差，你按在什么部位的反射区出现疼痛或酸胀，就代表着你身体的那些部位出了问题，非常直接迅速。例如按摩耳的反射区出现酸疼，可能就是经常的耳鸣，听力受到影响；而胃和十二指肠的反射区出现疼痛，那必然表示在饭前或饭后胃部会疼痛难受。

不要怀疑反射区为什么会这么的准确，因为我们身体的反射区就好像每个人随身携带的听诊器，只要你的身体出现了毛病，听诊器必然会出现不一样的声音，告诉你准确的位置。即使是再先进的医学仪器也超不过反射区的准确，因为它就是你身体上与生俱来的遥控器。

不入虎穴，也得虎子

反射区的好处就是可以不依靠任何外界的器具或者药物，就可以让你的身体恢复到健康的状态。这看似神奇的方法，其原因却是非常简单，因为各个反射区直接对应着身体的各个组织器官，只要通过对反射区按一按、揉一揉、压一压，就能通过神经、经络等传导到身体的相应部位，使其接受到刺激，调整组织器官的状态，从而产生治疗的作用。

如果采用外用的器械或者药物，必须要经过皮肤、肌肉以及骨骼，等到达病痛所在的部位时，药物还有多少的作用我们根本无法知道。而服药就更加麻烦，又要经过消化吸收，又要代谢分解，再通过血液循环，运到需要的地方，在这个过程中我们唯一能做的就是耐心等待药效的发挥。反射区的按摩就完全不需要这些复杂的过程，只要自己动动手，找到相应的反射区，就可以遥控疾病，不必非要深入到病灶，同样也可以消除疾病，这正是不入虎穴，也得虎子的奥秘所在。

中医的传统观念就是要通过人体自身的调节功能，来抵御疾病或者消除疾病，药物或者其他的方法，只不过是一种辅助的手段。而反射区疗法正是用一种最根本的治疗疾病的方法，可以调节人体的阴阳平衡，通畅气血运行，从而使机体达到一种机体健康、没有疾病的效果。而西医的观念就是要使全身的血液、神经、消化等各个系统都正常的运转起来，那些瘀阻或者坏死的部位必须要去除掉。反射区也正是通过刺激，改善血液循环以及新陈代谢，提高组织细胞之间的物质交换，从而让身体更加健康。总之，反射区疗法对人体的治疗作用安全而且有效，而且操作起来简单易行，不需要专业的医学知识，同样可以轻松防病治病，强身健体。

疼处就是反射区，揉得不疼了病就好了——最傻瓜的测病治病方法

“不通则痛”这是最简单的道理，反射区的疼痛就代表着身体的相应部位出了毛病，气血的运行瘀滞不通了。怎样才能让这些地方通顺起来呢？其实方法很简单，就是每天在疼痛或酸胀的地方反复的揉按，什么时候不疼痛了，就说明这些地方没有不通畅的现象了。这是任何人都学得会的治病方法，也是在任何情况都可以用的灵丹妙药。

可是有些人会问，这样真的管用吗？为什么会管用呢？其实在最简单的地方往往都是具有很多的科学道理的，疼痛的地方就是身体出现问题的地方，这在医学中早已经不是新鲜事了，在针灸当中众所周知的“阿是穴”就是根据疼痛酸胀的地方定位的，再结合足部反射的原理，在反射区进行按揉就是治疗疾病的最直接方法，只要自己去摸一摸、按一按就能让健康不离自己的身体。

反射的方法是集找病、治病、防病于一身的综合方法，但是它又异常的简单，不需要像经络穴位那样必须掌握位置、深度、方法。也不同于推拿按摩的繁杂多样的手法技巧，这样一种既简单又有效的好办法，岂不是我们人人都要做的事情。

大药在己身，百病可自医

现在各种各样的因素都会导致人们得病，环境的恶化、饮食的破坏以及人们无规律和不良的生活习惯，搞得每天晕头转向，病痛不断。身体不舒服了，亚健康了，得了病了，怎么办？是吃一堆五颜六色的药物，隔三差五的打针输液，在身上动动手术？还是平常没事儿的时候揉揉、捏捏、按按，把身体的反射区都揉搓到，天天坚持，把肠胃疾病、心脑血管疾病、泌尿系统疾病、肝胆病等统统揉压掉、搓按掉，不用再天天用药养病呢？当然我们会更青睐于纯自然的物理疗法。

在古代很早就已经应用反射疗法了，比如说司马迁在《史记·扁鹊仓公列传》中，就记述了一位叫俞跗的民间医生，他治病不需要用汤液醴酒，而是用“针石挢引、案杌毒熨”双脚的方法，被称作“摸脚治病”。这种看似不太文雅的足疗法，实际上在我国并没有得到很好的发展，但在国外却被广泛运用和流传，比如说日本称之为“足心道”疗法，欧美国家称之为“反射疗法”或“区域疗法”。所以有“源生中国，派生海外”的说法，可以说反射疗法是墙内开花墙外香。

很多人得病之后，确实是“病来如山倒”，在承受难以忍受的疼痛的同时，还忧心忡忡，甚至极度痛苦。其实，完全没有必要这样，身体天然已经携带了治病的大药处方。上面已经略微了解了全息理论，在身体上的反射区就是一个个的全息胚，在这里能生长出很多健康的胚芽，只要用心去浇灌，一定会开出健康的花、结出福报的果了。即便是刚接触全息理论，也能对通过这种方法治疗各种疾病树立信心，做到坚持不懈。对身体的先天大药，首先做到建立信心，然后长期坚持下去，收到良好的效果那就是水到渠成的了。

医学的临床实践已经证明，全息疗法完全符合现代推崇的“无创伤医学”和“自然疗法”的要求，能够明显的预防和治疗各种疾病。一些突发的急性病症往往只需按摩治疗一次，立即就可以收到疗效。而对于慢性疑难杂症，尤其是中老年人的常见疾病，例如高血压、糖尿病、失眠、前列腺增生等，只要有恒心坚持，完全可以手到病除。

实际上全息疗法的应用已经十分广泛了，特别是环境日益污染、生活长期紧张、工作过度压力，疾病变得越来越难治。随着人们日益认识到过分依赖化学合成的药物带来的弊端，各种药源性、医源性疾病的发病率也在逐年上升，而且病菌已经产生了耐药性，一些被消灭的传染病又死灰复燃，这些导致人们对医院和医生产生了前所未有的怀疑，转而寻求不使用化学合成药物和不造成开放性创伤的自然疗法。全息疗法也就凸显出来了。

全息疗法归根结底是要告诉人们：大药在己身，百病不求医。

如果身体健康，也要做到防患未然。没事儿的时候，经常在反射区上做做保健，激活它们的兴奋度，也就等于是在给这些福地松土、浇水、施肥了。

当身体有某些地方不舒服的时候，这些福地也一定会发出某种信号，告诉你是缺水了、缺肥了还是该锄草了。了解清楚后，运用全息疗法把病痛一一化解掉，体内的脏腑调顺了，风调雨顺没杂草，土好、水好、肥足了，自然是只生健康不生病。

另外，随着生活水平的日益提高，爱美的人士越来越多，尤其是女士们对于美容保健的要求也随之提高，保健全息按摩当仁不让的在祛病防病的同时，也会让你的容貌更加美丽漂亮起来。全息按摩更是一种绿色的保健美容方法，运用身体天然形成的大药，美丽健康必然得到双重修炼。

在反射区上修行，激发身体的潜能

当人在生病的时候，肯定会觉得病能否治好，完全取决于医生，而自己是无能为力的。其实，医生只是在暂时缓解出现的症状，却无法保证长久健康。虽然道理浅显，但在生活中，还是有很多人想借助名医的神力，他们终日奔波于各大医院，遍访名医专家，希望得到他们的灵药后就能周身通泰，百病俱消。

实际上每个人都具备很大的潜能，尤其越到危急的时候潜能越能更大的发挥。所以身体出现了疾病，最终也是经过自己痊愈的，医生只不过起一个辅助的作用。“三分治七分养”，出现疾病才开始进行调理，只能算是亡羊补牢。而最佳的方式是最大限度的激发身体的潜能，防病于未来。

我们身体的潜能无限巨大

要想获得健康快乐的人生，而不是天天都在与疾病做斗争，只能通过身体的潜能来解决。如果想要通过药物等其他的方法解决，那必然是到了出现疾病才能确定清楚。所以最关键的就是能否坚持长久。

也许有人会问："我们身体的潜能有那么强大吗？那为什么还会得病呢？"其实这个问题很好解答，就如同一种疾病发生在不同的人身上，表现的症状有轻有重。一般都认为是体质的原因，如果仔细去分析的话，有很多情况并不能用体质学说解释清楚。实际上就是因为人的潜能是不同的。

举一个小例子，口腔溃疡每个人都得过。如果去医院就诊，大夫也会告诉大家说这只是小毛病，是可以自愈的。但有的人会很快自愈，有些人就迁延不愈。这时就需要去激发一下潜能，不然身体就会不知道应该去管理什么地方，增加病痛。

每个人都知道人体的潜能是无限巨大的，这早已经不是什么新鲜的说法。科学的不断进步让人类实现了越来越多的不可能，但同时身体在不断地退化，越来越依赖仪器的帮助，许多本能也渐渐地丧失。曾经有科学研究表明，人类的嗅觉并不比狗差很多，但是随着视觉和听觉逐渐发达，嗅觉就慢慢地退化。现在空调的环境让人们很难感受到四季酷热与寒冷的差异，当然身体的微妙变化更加无法知觉了。

如果你还在幻想有什么样的特异功能，就赶快来重新找回那些潜藏的能力吧。您会发现这种能力无比强大。

用心去修行，激发身体的潜能

究竟应该如何激发身体的潜能，又怎样让这些潜能对疾病起作用呢？

首先，想要激发潜能就必须要找到潜能，否则还怎么能谈得上是激发潜能呢？如果试一件新衣服，就肯定要到镜子前去看看是否合身。也就是看身体的潜能能否治病或者防病，那么就要看它对身体是否合适，另外还要先找到能看到它的镜子。

简单地讲，就像冷了身体打冷战，热了身体大汗淋漓。有了大大小小的毛病，身体一样会出现各种各样的表现。这时就需要能及时地感受到不一样的变化，还要明白这些变化都说的是什么内容。

在最早的医学著作《黄帝内经》中说："诸病于内，必形于外。"这就是说，如果人体的内部脏腑有病，必然会在外表显现出来。如果说没有医学知识，或者是不知道变化都代表着什么意思。那么就把身体的镜子找出来——反射区。判断出反射区是不是酸痛或者有疙瘩，从而可以判断身体是不是有毛病。只要用按、揉、推、刮的方法在反射区上来回的寻找。如果有毛病，那您就要坚持按下去、揉下去了，直到将病痛全部化解。

反射区一般都是有一定的面积的。脑干反射区只是大脚趾内侧的一个点，子宫的反射区在内脚踝里侧一片梨形的区域，而大多数都是像子宫的反射区一样，仅有极个别的类似脑干反射区。所以做手法的时候，区域比较大的，比如小腿反射区，就用大拇指去按揉或者用手掌来推刮。如果区域比较小的话，那就直接用手指肚来点按。

一般作为平时的保健或者对比较轻的病，都可以用按、揉、推、刮的方法来做，不必太死板，怎么方便怎么来。这个方法非常有效，也比较容易坚持下来。当然也可以借助一些辅助器具，只要能方便按揉，就拿来使用。

另外，用推和搓这两个基础手法的时候，尤其要注意不能来回搓，必须单线进行。如果来回搓，会让作用失去方向，完全是做无用功。如果旋转方式按摩当然也要按一种方向进行，或者是顺时针，或者是逆时针。

身体的健康，交给自己来调理。用按、揉、推、刮的方法作用在全息反射区，平时注意好好捋顺反射区，激活身体各个器官的潜能，让它们风调雨顺地运行，这样身体自然就会越来越好。

第二章

百病渐消，清福自来——经穴是人体的仙药田

在人体上存在着很多的秘密，经络和穴位就是其中的一部分。要知道，祖国传统医学中的经络、穴位理论有着几千年的生命，可以说人类最神奇最伟大的理论之一。中国的传统医学理论在人体经穴的仙药田上撒下了健康的种子，等待着人们去挖掘，去耕耘，去收获健康。

解密伟大的人体经络

《黄帝内经》中说：人体有一个看不见、摸不着的经络系统，具有“行血气、营阴阳”和“决死生、处百病”的重大作用。下面就让我们一步一步地揭秘，认识神奇而伟大的人体经络。

江湖中流传的神秘经络

可能每个人都看过武侠小说，提起里面的武功，立即就联想到易筋经、一阳指、六脉神剑、九阳神功、打通任督二脉什么的。所有与武侠相关的都能看到有关经脉、穴位的描述，如果能使经脉通顺，穴位修炼，那就一定能练就绝世神功。这不仅让人神往又觉得神秘莫测。“到底什么是任督二脉，打通任督二脉是什么概念呢？”“点了哪个穴位能让人动弹不了或者哭笑难忍？”

从传统医学中讲，经脉、穴位是人体一个独立的系统。即使是现代医学也无法对经络做出解释，因为在人体解剖中根本无法找到经络的所在。我国的气功、武术，比如太极拳等都以经络作为基础的，一些手法功式都与穴位有关。当然这里也有文学渲染的成分，所以武功都写得出神入化，经络也就成了神乎其神的东西。

那么究竟经络是一种什么东西呢，在武侠小说中说的是不是真实的呢？举一个最简单的例子，《易筋经》大家都知道，它可是少林寺不可外传的高深绝技，而它的真实面目就是强身健体、锻炼柔韧性的功法。任督二脉，则是人体内的两条极其重要的经脉。督脉就是身体的后正中线，任脉在身体的前正中线，这两条经脉都起源于胞中，也就是俗话说的下腹部。人体的气血在体内沿任、督二脉循环一周叫小周天，练气功时很讲究这个。由于督任二脉起源同一个部位，所以也不存在打通了任督二脉的说法。小说中夸

张形容经络穴位的现象比比皆是，但从中也反映了一个非常重要的问题：经络具有极其关键的作用，抛开武侠小说的夸大形容，人体的经络和穴位确确实实能起到很多作用，尤其是针对预防和治疗疾病。

经络是我们身体里的河川

经络实际上是“内连五脏六腑，外连筋骨皮毛”，纵横交错把人体形成了一个有机的整体，而身体的气血精微都运行于经络当中。它就像人体内的河流，从大河到小溪，分布于身体不同的位置，所有的脏腑和器官都通过它相互联系。

按照中医的解释，实际上经络是分别指两种系统，其中大的为经，就像人体内的二环路，宽广连接重要的部位；小的叫络，仿佛主路旁的辅路，既是对主路的补充，又可以增加细微之处的联系。其中经脉系统又包括有十二经脉，也就是十二正经，还有奇经八脉，以及附属于十二经脉的十二经别、十二经筋、十二皮部，其中最主要的就是十二经脉和奇经八脉中的任脉和督脉了。络脉系统包括有十五络脉，以及难以计数的浮络、孙络等。十二经脉里的气血就好像是江河里的水，不停地流动，而奇经八脉就好像是湖泊和水库，有着调节十二经脉气血的作用。当十二经脉的气血量多的时候，就会渗灌到奇经八脉中。要是十二经脉的气血不足的话，奇经八脉中的气血又会流到十二经脉中。

有了这些主干和分支，当然气血就在这些道路上有机地往复循行。一旦经络出现问题，不通畅了，身体里的气血就会出现堵车，再严重的话，整个交通也就瘫痪了，人体也就生病了。所以平时我们一定要保持这些道路的通畅，只有这样才能保持健康，这就是不生病的智慧。

下面就逐一的来了解一下十二经脉、奇经八脉、十五络脉、十二经别等这些主要的道路、河川。

十二经脉——人体经络的主干要道

人体的十二经脉可以说是经络的主干线，所以又叫“十二正经”。这十二条经脉或者从体内脏腑发出，或者是上行至头部，或者是从头走向双脚，还有从双脚进入体内脏腑的，总之是连接内外表里。

人体的十二经脉分别是：

手三阴经：手太阴肺经、手少阴心经、手厥阴心包经。

手三阳经：手太阳小肠经、手少阳三焦经、手阳明大肠经。

足三阴经：足太阴脾经、足少阴肾经、足厥阴肝经。

足三阳经：足太阳膀胱经、足少阳胆经、足阳明胃经。

其中，手上的三条阴经：从胸部沿手臂内侧走到手指；手上的三条阳经：从手指处沿手臂外侧一直到达头部；足上的三条阴经：从双足向上走，沿腿内侧进入腹部；足上的三条阳经：从头部向下，沿腿外侧达到足趾。

刚开始接触经络的人，可能会觉得经脉的名称太拗口了，而且根本不明白是什么意思，更不用说记住它们的名字了。其实，经脉非常好理解，每个名字带有的脏器就是他们联系的脏器，也就是说这条经脉就是负责调节这个脏器的。掌握了名字就知道了这十二条经脉内连的脏腑，这些脏腑也就是肝、胆、心、小肠、脾、胃、肺、大肠、肾、膀胱、心包、三焦这十二个主要脏腑器官。这样既容易理解，又便于掌握各条经脉的功能。其中，三焦泛指人的整个胸腹，心包则是指保护心脏的一块区域。

在中医理论中阴阳是必须要进行区分的。只要记住在外侧的属于阳，而内侧的当然就是阴；走行在身体前侧的是阴，当然后面的就是阳。十二条经脉一分为二，结果就是：手上的六条经脉，分别称为手三阴经、手三阳经；腿上的六条经脉，分别叫足三阴经、足三阳经。

而这样三条阳经、三条阴经还需要继续再分，所以按照阴气、阳气程度的深浅就又分成了阴经的少阴、厥阴、太阴，阳经的太阳、少阳、阳明。少阴的阴气是最重的，因此走在手臂和腿内侧的最里面；太阴的阴气最轻，因此在内侧的最外面；厥阴的阴气介于少阴和太阴之间，当然在内侧的中间。太阳的阳气最足，因此在手臂和腿外侧的最外面；阳明阳气最弱，因此在外侧的最里面；少阳介于二者之间，位置也就位于中间。

奇经八脉——人体经络的“湖泽”

认识奇经八脉首先要从名字解释一下，在人体上分别有这样的八条经脉，他们的走行与正经完全不同，甚至有些离经叛道，但是又起着非常重要的作用。所以干脆就把他们统一叫作“奇经八脉”。这八条经脉分别是督脉、任脉、冲脉、带脉、阴维脉、阳维脉、阴跷脉、阳跷脉。很奇怪，这八条经既不直属脏腑，又无表里配合关系，真是“别道奇行”。

督脉、任脉、冲脉这三条经脉，同是起源在人体的胞中，就像三胞胎一样，所以叫“一源三岐”。但是这个三胞胎各自延伸，每条经脉走行的方向都完全不一样，其中督脉行于腰背正中，上抵头面；任脉行于胸腹正中，上至颏部；冲脉与十二正经的足少阴肾经一同上行，最后环绕口唇。带脉是所有经脉中最特殊的一个，人体的其他经脉都是纵向的，唯独带脉起于胁下，横向环行腰间一周。阴维脉起于小腿内侧，沿着腿股内侧上行，到咽喉与任脉会合。阳维脉起于足跗外侧，沿着腿膝外侧上行，至颈部后面与督脉会合。阴跷脉起于足跟内侧，随着足少阴等经上行，到目内眦与阳跷脉会合。阳跷脉起于足跟外侧，随着足太阳等经上行，到目内眦与阴跷脉会合，沿着足太阳经上额，到颈后与足少阳经会合。

奇经八脉互相交错地循行，对于十二经脉就好像一个大的蓄水池，分别统摄有关经脉气血、协调阴阳的作用。当十二经脉及脏腑气血旺盛时，奇经八脉就能够蓄积多余的气血；人体功能活动需要时，奇经八脉可以渗灌供应气血。但是如果只把奇经八脉的作用局限在这个方面就远远忽略了他们的功效。

冲脉、带脉、阴维脉、阳维脉、阴跷脉、阳跷脉六脉腧穴，都寄附于十二经与任脉、督脉之中，其中只有任、督二脉各有其所属腧穴，因此又与十二经相提并论，合称为“十四经”。督脉被称为“阳脉之海”，是因为所有的阳经都汇通于督脉。同样任脉被称为“阴脉之海”，所有的阴脉都交通于任脉。而冲脉作用就更大了，被称为“十二经脉之海”，对十二条经脉都有统摄的作用。

举个例子，任脉为阴脉之海，可濡养周身，又由于任脉跟女子的生育功能有关，有调节月经、孕育胎儿的作用，是人体的生养之本。

任脉是人体奇经八脉之一，任脉的“任”字，有担任、妊养的含义。任脉循行于人的前正中线，凡精血、津液均为任脉所司，也就是说，任脉对全身阴经脉气有总揽的作用。如足三阴与任脉交会于中极、关元，阴维与任脉交会于天突、廉泉，冲脉与任脉交会于阴交，足三阴经脉上交于手三阴经脉。任脉的循行路线和人体的生殖系统相对应，而且从古至今这条经的穴位都是要穴，比如关元和气海，不仅能够强身健体，还能调节人的性激素的分泌，促进性功能的发达。

任脉不仅对诸多女性生殖系统疾病有治疗作用，还与人的衰老有密切的联系，在日常生活中注意保养任脉，疏通了任脉就达到了缓解衰老的神奇功效。这种说法并不是在夸大经络的作用。

再比如说督脉，“督”有总管、统率的意思，督脉总管人体一身的阳气，人体的六条阳经都交会于此，而督脉又有调节全身阳经气血的作用，所以督脉被称为“阳脉之海”。

督脉起于胞中，下出会阴，主干主要循行在人体后背正中线和头正中线，就是顺着脊梁骨从下往上走，一直到嘴，与脑和脊髓都有密切联系。“脑为髓海”，“头为诸阳之会”，“背为阳”，督脉的循行特点决定了它对全身阳气具有统率、督领作用。平时要是能抬头挺胸，就能激发督脉的经气，使人看上去很有精、气、神。比如说大椎是手足三阳经和督脉交会的地方，因此，也被称为“诸阳之会”，可以用来治疗各种热病。督脉腧穴随其分布部位的不同，可以疗治各种脏腑疾病，如肛门部、阴器、肠腑、腰部、胞宫、膀胱、背部、胃、肺、心、头项部、鼻面部等病症。

督脉总督六条阳经，阳气有卫外的作用，也就是说可以保护我们的身体，因此，疏通督脉可以增强我们的抵抗力，不容易生病。

“支而横者为络”——了解十五络脉

经络并不是一个简单的名词，实际上这是经脉和络脉的合称。只是一般不进行区分，久而久之就使人误以为经络是一个名词。谈完了经脉当然也要说说络脉了。

人体的正经是十二条，对应有十二条别络，再加上任脉和督脉的别络，最后还有一条脾之大络。所以最主要的络脉一共有十五条。通常被叫作“十五络脉”。

四肢部的十二经的别络，加强了十二经中表里两经的联系，沟通了表里两经的经气，补充了十二经脉循行的不足。躯干部的任脉别络、督脉别络以及脾之大络，分别沟通了腹、背和全身的经气，从而使气血能分布于全身，身体各部分的组织也就能得到气血的营养。

（1）手太阴之别络：从列缺穴处分出，起于腕关节上方，在腕后半寸处走向手阳明经；其支脉与手太阴经相并，直入掌中，散布于鱼际部。

（2）手少阴之别络：从通里穴处分出，在腕后一寸处走向手太阳经；支脉在腕后一寸半处别而上行，沿着本经进入心中。

（3）手厥阴之别络：从内关穴处分出，在腕后二寸处浅出于两筋之间，沿着本经上行。

（4）手太阳之别络：从支正穴处分出，在腕后五寸处向内注入手少阴经；支脉上行经肘部，网络肩部。

（5）手少阳之别络：从外关穴处分出，在腕后二寸处，绕行于臂膊外侧，进入胸中，与手厥阴经会合。

（6）手阳明之别络：从偏历穴处分出，在腕后三寸处走向手太阴经；其支脉向上沿着臂膊，经过肩，上行至下颌角，遍布牙齿，支脉进入耳中，与宗脉会合。

（7）足太阴之别络：从公孙穴处分出，在第一趾跖关节后一寸处，走向足阳明经；其支脉进入腹腔，联络肠胃。

（8）足少阴之别络：从大钟穴处分出，在内踝后绕过足跟，走向足太阳经；支脉与本经相并上行，走到心包下，外行通贯腰脊。

（9）足厥阴之别络：从蠡沟穴处分出，在内踝上五寸处，走向足少阳经；支脉经过胫骨，上行到睾丸部，结聚在阴茎处。

（10）足太阳之别络：从飞阳穴处分出，在外踝上七寸处，走向足少阴经。

（11）足少阳之别络：从光明穴处分出，在内踝上五寸处，走向足厥阴经，向下联络足背。

（12）足阳明之别络：从丰隆穴处分出，在外踝上八寸处，走向足太阴经；支脉沿胫骨外缘，向上联络头项，与各经的脉气相合，向下联络咽喉部。

（13）任脉之别络：从鸠尾穴处分出，自胸骨剑下行，散布于腹部。

（14）督脉之别络：从长强穴处分出，挟脊柱两旁上行到项部，散布在头上；下行的络脉从肩胛部开始，从左右别走足太阳经，进入脊柱两旁的肌肉。

（15）脾之大络：从大包穴处分出，浅出于渊腋穴下三寸处，散布于胸胁部。

经别、经筋、皮部——庞大的经络家族

十二经别：经别，就是别行的正经。十二经别是十二经脉在胸腹及头部的在内部走行的支脉。十二经别的循行，都是从十二经脉的四肢部分开始，多为肘、膝以上的部位别出（称为“离”），走入体腔脏腑深部（称为“入”）然后到达浅部体表（称为“出”）而上头面，阴经的经别合入阳经的经别而分别注入六阳经脉（称为“合”）。所以，十二经别的循行特点，可以用“离、合、出、入”四个字来概括。每一对相为表里的经别组成一“合”，十二经别共组成“六合”。十二经别的功能主要是加强和协调经脉与经脉之间、经脉与脏腑之间，以及人体各器官组织之间的联系。由于十二经别通过表里相合的“六合”作用，使得十二经脉中的阴经与头部发生了联系，从而扩大了手足三阴经的主治范围。比如说手太阴肺经上的列缺可以治疗头部的疾病，就是由于肺经的经别合于手阳明大肠经而循行于头面部。

十二经筋：十二经脉所联系的筋肉系统，是经脉之气结聚于筋肉关节的外周连属部分。经筋分布于外周，不入脏腑，有“起”、有“结”，数筋结于一处为“聚”，散布成片称“布”。十二经筋各起于四肢末端，结聚于关节和骨骼，分布部位与十二经脉的外行部分相类。阳经之筋分布在肢体的外侧，分为手足三阳；阴经之筋分布在肢体的内侧，并进入胸腹腔，但是不联络脏腑，不像经脉有脏腑络属关系，因此，经筋的命名只分手足阴阳而不连缀脏腑名称。其中，手三阳之筋结于头脚，手三阴之筋结于胸膈，足三阳之筋结于目周围，足三阴之筋结聚于阴器。经筋具有约束骨骼，屈伸关节，维持人体正常运动的功能。

十二皮部：是十二经脉功能活动反映于体表的部位，也是络脉之气散布之所在。十二皮部的分布区域，是以十二经脉在体表的分布范围即十二经脉在皮肤上的分属部分为依据来划分的。十二皮部居于人体最外层，又与经络气血相通，因此是机体的卫外屏障，起着反映病证、抗御外邪和保卫机体的作用。

经络是人体的医魂——经络畅通，百病不生

经络是人体的医魂，是人体内神奇的交通线路。人体的经络有机组合在一起，每一条经脉都有它独特的功能和治病方针，有的擅长内科，有的主司儿科，有的能治疗呼吸系统疾病，有的对胃病有神奇的疗效……它们彼此分工，各司其职，就像一个医院，构成了人体内部的医疗体系。只要经络畅通，则百病不生。

人体金矿的神奇功能

经络理论可以说是传统医学理论中最独特、最神奇的一部分，源远流长。历代医家都对经络的使用推崇备至。对于治疗疾病和预防保健来说，经络和各种穴位堪称蕴含在人体内的金矿，挖掘不止则闪光的金子就会数也数不清。在医疗技术相当发达的今天，经络的理论越发的显得神奇而重要。

经络之所以神奇就在于它独特的分布，人体的整个经络就像一个立体架构的信息网，而穴位就是这个网上面交汇点。无论是中医还是西医所有的治疗理论和方法都没有像经络一样，具有这样复杂的体系，可以涵盖人体内外深浅各个脏器和组织。这也就确立了经络穴位无可比拟的治疗效果。

以十二正经和奇经八脉为主，还包括有十五络脉、十二经别、十二经筋、十二皮部等各个层次分类。整个经络纵横交错，入里出表，上下交会，阴阳融合，走行在人体各脏腑组织之间。其中，经筋、皮部联络肢体筋肉皮肤；浮络和孙络则联络着体表各细微之处。这样经络在身体里联络脏腑、沟通四肢和百窍，如山川河流般将人体联系成一个有机的整体，使所有的活动保持着阴阳协调，整体统一。

经络超越了循环系统、血液系统和神经系统等各种分类，它承载着人体的气血精微，并将气血精微运输到人体各处，使人体体表、脏腑、五官、九窍、皮肉、筋骨均能受到温养濡润，又可以将阻滞不通的人体垃圾带走。这样就保证了身体有效的运转，而避免出现疾病产生痛苦。中医说经络行气血而营阴阳，就是对经络的集大成作用的概括。所以从中医的角度看，经络的运行使营卫之气密布全身，在内调五脏和六腑，在外抗御病邪、保卫机体。人体就百病不生了。

实际上经络确实能反映人体不同程度的变化，无论是不同的时期还是不同的部位，都会相应地有所体现。因为经络沟通联络着人体内外，当疾病入侵后，体内就会发生变化，有时候这些疾病更是通过经络传输。因此经络可反映出变化中的病候，例如按压经络可出现明显的压痛，或在经络循行路线上有结节、条纹状物等变异，有时还可出现局部皮肤的形态、色泽、温度等的变化，甚至直接在穴位处产生痛感等。这时经络就成为了诊断疾病最直观的诊断器，世界上任何检验的仪器都无法超越经络的准确性，因为人体本身就是最最精密的仪器。

如果将经络比喻成人体的金矿，这仅仅是说出了经络的重要性，并没有任何的夸大。所以如果要预防和治疗疾病，经络绝对上佳选择。

经络就是我们的随身御医

谁都希望能有一个私人的医生，能够随时对自己身体出现的不适作出准确的判断，对疾病迅速有效地进行治疗。这并非是什么无法实现的梦想。每个人都有一个随身携带

的御医，那就是经络。《黄帝内经》说经络是可以“决生死，处百病”。

对于经络没有很好地利用，根本的原因是由于传统中医理论的深奥难懂，其实经络向内归属于五脏六腑，向外四通八达于四肢百骸，把人体各部分联系形成奥妙无穷的整体。当经络不通时，身体的某些部位就一定会出现不适的症状，而通过按摩等刺激可以疏通了经络中瘀阻的气血，不舒服的感觉当然也就消失了。

每个人都希望能健康长寿，而灵丹妙药其实就在我们的身边，何必要苦苦的寻找呢？经络就是随身携带的保健医生，通过经络可以在疾病刚刚出现征兆的时候就进行调整。无论是体质好坏，经络都能使之常保健康，而开出最有效的药方当然非按摩莫属了。并且经络最大的好处就是，虽然研究起来非常深奥，但是使用却是异常的简单。

如果说自身先天赋予的养生治疗方法不加以利用，反而舍近求远的去吃各种的化学药物，那反而成为了不正常的表现。作为一种调养身体，治疗疾病最有效的方法，经络和穴位必然成为无法代替的随身御医。只需要去掌握最基本的按摩推拿手法，完全可以成为远离疾病的健康人。

在古代有很多著名的医家都对经络穴位的刺激推崇备至，认为治疗疾病需要针药结合。当然预防疾病，使医家达到“治未病”的程度更是需要针灸的辅助。如果结合现实中的情况，对于大家的养生保健，完全可以遵循针灸的原则，以一种更加简便灵活的方式来操作，一样可以达到健身防病的效果。

多年来经络的理论已经越来越被接受，但是如何使经络变成一种大众养生的普及方法，始终没有很好的解决。实际上只要能从最根本的角度出发，抛弃高深的医学理念，通过敲敲打打的最基本方法，就可以使经络的作用完全发挥出来。让这个御医真正地成为神医。

经络畅通，健康自来

不通则痛，所以身体的各种不适实际上都是源于不通不畅的原因。那么打通经络就成为了获得健康的必经之路。只要经络畅通，气血往复循环，自然就百病不生。但是一定会有人怀疑，如果经络真有这么大的作用，那为什么从来没有听到过，即便是中医也没有推荐给大家啊。实际上调理只作为预防保健功能在医疗使用，同时一些穴位的敲打和按摩是最基本的技巧，在医治的时候专业的医生一定会选择效果更加显著的方式来进行。

中医认为经络是运行在身体内气和血的通路。而气和血则是一对互相依赖，互相帮助的伙伴。有了它们，身体才会有每天的各种活动，体内的组织和器官当然也需要气和血的营养支持，是他们能保持健康的最重要因素。“气为血帅，气行血行，血为气母，血至气至，气若顺得意轻松，血若通远离病痛”就是对气血功能的最好概括。作为气血走行的通路，经络畅通了，气血才能正常运行到身体的各个部分，身体才能正常发挥功能，疾病也就无从侵入了。

平时如果坐的时间长了，腰背会酸痛；走路时间长，可能感到双腿发困发沉。身体的本能就让每一个人都发出捶腰、拍肩、捶腿、揉腿等动作，很快身体就会觉得舒服了，其实这还是没有发现刺激经络的好处。因为这种简单的捶打带来的舒服，非常的短暂，而且会越来越感到效果没有以前的明显。这些都是方法太过简单，而使刺激没有针对性。

结合经络的理论，既能让效果持久地延续下去，还能准确定位、有的放矢。

例如经络里的肺经走行到肩部，脾经走行在腿部，当肩背酸痛的时候按按肺经的脉络和穴位，当腿酸腿软的时候推一推脾经的走向，敲打一下穴位。这些都是非常容易的操作，效果又极其的明显，可以立即缓解疲劳的感觉，让身体倍感轻松。

所有预防疾病的宣传，都应该真真正正的落实到每一个人的身体中，这才是最有效的预防。而不是等到疾病都已经出现了，才去想应当怎么预防。找到一条行之有效的准则，从现在开始进行，保持每条经络的畅通，疾病就没法侵入身体，这就是要做的防病健身。只要能抓住空闲的时间，坐在椅子上，躺在床上，敲敲打打就可以维护健康，达到有病调病、无病强身的效果。总之，保证经络的畅通就是保证身体的健康。预防疾病，现在就要从疏通人体的经络开始。

手足温暖，经络才能畅通

一到冬天，很多人都会有手脚冰凉的毛病，需要带很厚的手套、穿最厚的棉鞋才稍稍缓解寒冷，这其实就是经络运行不畅造成的。

我们知道，经络的根在脏腑，而末梢在指趾，这样天地的寒气就会从我们的手足进入我们的身体。但是，经络气血在体内的正常流通是需要恒定的温度的，中医认为寒则凝，就是说，寒气会让经络气血流通不畅。如经络轻度堵塞就会让人患感冒、头痛等病；如果手足长期接触寒气，经络严重堵塞的话，就会得腱鞘炎、关节炎等疼痛难忍又很难痊愈的病。

在医院骨科，很多得了腱鞘炎、手足关节肿痛的中老年妇女来看病，很多就是由于她们不注意手的保暖，经常大冬天接触冷水，寒气长时间郁闭经络造成的。寒气一般都是从手、足、口进入人体的，比如经常吃生冷的东西，大冬天经常用冷水洗东西，平时爱打赤脚。这些生活上不注意的小细节都会让寒气有机可乘，侵犯人体经络使人致病。

所以，你要注意手足的保暖，炎热的夏天不要长时间待在空调屋里，冬天要注意戴手套，杜绝寒凉的食物，平时要用热水泡脚。“严防死守”住这些寒气入侵的门户，我们的经络就会始终畅通无阻，永远生机勃勃。

最简单的经络保养法——步行

按照中医的理论，“走为百炼之祖”，人的五脏六腑在脚上都能找到相应的穴位。脚踝以下有 51 个穴位，其中脚掌有 15 个，是人体的第二个心脏。步行锻炼也就是全身的经络和穴位锻炼。走路时，脚掌不断与地面接触，刺激脚底反射区，使对应的器官加快了新陈代谢，从而达到健身目的。世界卫生组织也有“最好的运动是步行”之说。可是要想达到理想的锻炼效果，走路的技巧不可忽视。

（1）走路时姿势要正确，如头要正，目要平，躯干自然伸直（沉肩，胸腰微挺，腹微收）。这种姿势有利于经络畅通，气血运行顺畅，使人体活动处于良性状态。

（2）步行时身体重心前移，臂、腿配合协调，步伐有力、自然，步幅适中，两脚落地要有节奏感。

（3）步行过程中呼吸要自然，应尽量注意腹式呼吸的技巧，即尽量做到呼气时稍用力，吸气时自然，呼吸节奏与步伐节奏要配合协调，这样才能在步行较长距离时减少疲劳感。

（4）步行时要注意紧张与放松、用力与借力之间相互转换的技巧，也就是说，可以用力走几步，然后再借力顺势走几步。这种转换可大大提高步行的速度，并且会感到轻松，节省体力。

（5）步行时，与地面相接触的一只脚要有一个“抓地”动作（脚趾内收），这样对脚和腿有促进微循环的作用。

（6）步行快慢要根据个人具体情况而定。研究发现，以每分钟走 80~85 米的速度连续走 30 分钟以上时，防病健身作用最明显。

另外，值得注意的是，所谓的“饭后百步走”，只适合那些平时活动较少、长时间伏案工作、形体较胖、胃酸过多的人，这类人饭后散步 20 分钟，有助于减少脂肪堆积和胃酸分泌，有利于身体健康。而对那些体质较差、体弱多病的人来说，则提倡“饭后不要走”，这些人不但饭后不能散步，就连一般的走动也应减少，最好平卧 10 分钟。因为胃内食物增加，胃动力不足，此时如果活动就会增加胃的震动，更加重其负担，严重时还会导致胃下垂。

人体百药齐全，每处穴位都是大药

说到穴位，它的学名叫腧穴，代表着人体脏腑经络气血输注出入的特殊部位。“腧”就是传输的意思，“穴”说明这个部位存在着空隙，所以一般都用“穴位”来称呼。实际上穴位就是每条经络上最突出的地方，穴位对经络的重要就如同经络对于人体的重要。它位于经脉之上，而经脉又和脏腑相连，穴位、经脉和脏腑之间就形成了立体的联系。当然穴位就成了这个相互联系的体系中最直接的因素，通过穴位来发现身体存在的问题，更可以利用它们来治疗疾病，保持身体的健康。

我们的身体有多少穴位

在远古时代，我们的祖先在身体出现不舒服的时候会怎么办呢？那时没有医生，没有医院，没有先进的设备，更没有灵丹妙药，但是我们的祖先发现在病痛的局部按按揉揉，或者用小石头刺刺，小木棍扎扎，就能减轻或者消除病痛。其实这种“以痛为腧”的取穴方式，就是腧穴的原型。后来通过实践活动，古代人对腧穴有了进一步的认识，知道了按压哪个位置能起到什么样的治疗作用，为了便于记忆，便于交流，还给它们起了名字。在公元前 1 世纪的时候，有名字的穴位大概有 160 个。

随着对穴位主治功能认识的不断积累，古代医家发现这些穴位不是孤立的，这些穴位位于“经络”——能量的通路上，通过经络与脏腑相通。历代医家不断整理，到了清代，有名的穴位一共有 361 个，包括 52 个单穴，309 个双穴。这 361 个穴位位于十二经和任、督二脉之上，有固定的名称和固定的位置。这也是我们现代人常说的“经穴”，或者“十四经穴”。

在这 361 处经穴中，有 108 个要害穴。要害穴中有 72 个穴一般采用按摩手法点、按、揉等不至于伤害人体，其余 36 个穴是致命穴，就是我们俗称的“死穴”。严格地说这 36 个致命穴，平常按摩不会有任何不良影响。所谓致命必须超乎正常的意外重力，造成了极大的打击。死穴又分为软麻、昏眩、轻和重四类穴，每类都有 9 个穴，一共是

36个致命穴。有些文学作品中甚至说，在生死搏斗中为“杀手”使用，还有歌诀作了描述：“百会倒在地，尾闾不还乡；章门被击中，十人九人亡；太阳和哑门，必然见阎王；断脊无接骨，膝下急亡身。”

还有一些穴位，也有自己的名字，有固定的位置，但是却不属于十四经，它们属于另外一个系统，那就是“经外奇穴”，简称“奇穴”，其中也包括许多近代发现并获得认可的新穴。比如说四缝、八风、十宣、定喘等。常用的奇穴有40个左右。

其实还有一类穴位，没有固定的名字，也没有固定的位置，这就是“阿是穴”。相传在古时有中医为病人治病，但一直不得其法。有一次无意中按到病者某处，病者的痛症得到舒缓。医者于是在该处周围摸索，病者呼喊“啊……是这里，是这里了。”医者加以针灸，果然使疾病好转。于是把这一个特别的穴位命名为“阿是穴”，其实就是病痛局部的压痛点或者敏感点，这种叫法最早见于唐代。

可以看出，人们对腧穴的认识是不断发展的，关于究竟有多少穴位这个问题，也是在不同时代有着不同的答案。

开发我们的穴位大药

按照中医基础理论，人体穴位主要有四大作用，首先它是经络之气输注于体表的部位；其次它还是疾病反映于体表的部位，当人体生理功能失调的时候，穴位局部可能会发生一些变化，比如说颜色的变红或者变暗，或者局部摸起来有硬结或者条索状的东西等；再者我们可以借助这些变化来推断身体到底是什么部位出了问题，从而协助诊断；最后，当人体出现疾病的时候，这些穴位还是针灸、推拿、气功等疗法的刺激部位，当然我们也可以用这些穴位来预防疾病的发生。

穴位有那么多，我们怎么能记住每一个穴位都有什么作用啊？其实方法很简单，我们只要掌握住其中的规律就可以了。第一条，穴位在什么部位，就可以治什么部位的病。比如说膝关节附近的膝眼、梁丘、阳陵泉等都能治疗膝关节的疼痛。第二条，穴位在哪条经脉上，就可以治疗这条经脉经过部位的疾病。比如说手阳明大肠经的合谷穴不仅可以治疗手部局部的病症，还可以治疗大肠经经过的脖子和头面部的疾病，如牙疼等。第三条，穴位除了可以治疗所在经脉的疾病以外，还可以治疗相表里的经脉的疾病。比如说手太阴肺经的列缺穴，不仅可以治疗与肺相关的咳嗽、胸闷，还能治疗和肺经相表里的手阳明大肠经的头疼、脖子僵硬等。第四条，就是有些特殊穴位的特殊作用，比如说大椎穴可以退热，至阴穴可以矫正胎位等，这些可能就需要稍微记忆一下了。

穴位的治疗作用和用药不太一样，每一个穴位对身体都有双向良性调节作用。这就是说，在按摩或者针灸穴位的时候，我们的身体会根据自身或虚或实的情况，来采取或补或泻的调节方法。比如说内关穴调节心率，不管心率是快还是慢，我们都可以取这个穴位。每一处穴位都是一处大药，能够放松肌肉、解除疲劳、激发人的经络之气、通经活络，从而达到调整人体功能、平衡阴阳、调节脏腑，防病祛病、强身健体的目的。

现代生命科学预测人类的寿命是125~175岁，而目前我们的平均寿命才78岁左右，这说明我们的身体还存在着巨大的潜能，许多大药都还没有被我们好好利用。我们周身的数百个穴位，每个穴位都是人体一处大药，可谓百药齐全。只要我们能认识并好好开发利用我们身体的每一处大药，一定能够达到防治疾病、强身健体、延年益寿的目的。

量穴位，用身体的尺子就够了——穴位的定位方法

相信很多人都有这样的困惑：穴位的位置都是固定的，但是为什么我就取不准呢？下面就告诉大家定位的方法。其实很简单，这个尺子就在我们自己的身上，随身携带，不用担心用的时候没有尺子。

首先我们要了解自己身上的一些标志，包括固定的和活动的。固定的标志就是身上各部位有骨节和肌肉所形成的突起、凹陷、五官轮廓、发际、指甲、乳头、肚脐等。活动的标志是指由于活动而在关节、肌肉、皮肤出现的凹陷、空隙、皱纹等。也就是要想找到这些位置可能需要特殊的活动姿势。比如说听宫这个穴位取穴时就需要张口，这样耳屏前就会出现凹陷，也就是听宫的位置。

再者就是以身体突起的骨节为标志，不同骨节之间的距离都是固定的，不管男女老少，高矮胖瘦，对于同一个人来说，都可以用这个为标准来量自己的尺寸。这也就是中医常说的“骨度分寸”。常用的骨度分寸如下：

头部：前发际至后发际 12 寸；如前后发际不明，从眉心量至大椎穴作 18 寸；眉心至前发际 3 寸；大椎至后发际 3 寸；前额两发角之间为 9 寸；耳后两乳突之间为 9 寸。

胸腹部：两乳头之间 8 寸；胸骨上窝至胸剑联合中点 9 寸；胸剑联合至脐中 8 寸；脐中至趾骨联合上缘 5 寸；腋窝顶点至第 11 肋游离端为 12 寸。

背腰部：两肩胛内缘之间为 6 寸；两肩峰缘之间为 16 寸。

上肢部：腋前纹头至肘横纹 9 寸；肘横纹至腕横纹 12 寸。

下肢部：耻骨联合上缘至股骨内上髁上缘 18 寸；胫骨内侧髁下缘至内踝尖 13 寸；股骨大转子至腘横纹 19 寸；臀横纹至腘横纹为 14 寸；腘横纹至外踝尖 16 寸。

还有一个方法就是用自己的手做尺子来量自身的尺寸，这叫“手指同身寸”。我国古人很早就有“布手知尺，布指知寸”的说法。常用的有以下三种：

中指同身寸：将中指弯曲，指尖触及拇指，以中指节侧面两横纹尽处为 1 寸。

拇指同身寸：是以拇指指关节的横度作为 1 寸。

横指同身寸：又名“一夫法”，是将食指、中指、无名指和小指并拢，以中指中节横纹处为准，四指的宽度为 3 寸。

最后还有一种取穴方法，那就是简便取穴法。比如说立正姿势，双手下垂，这时中指指端所指的位置就是风市穴。这种方法很适合初学者。不过，并不是所有的穴位都有简便的取穴方法，而且这种方法只是一种辅助的方法，在使用的时候我们还需要结合前面提到的几种方法。

虽说每个人的高矮胖瘦各不同，但自己的身体，只有自己最了解，所以这些方法都是用自己的身体为标准来量身体取穴位。同时，还有一点要提醒大家注意，那就是这些方法在应用的时候要灵活使用，还要互相结合，否则可能会长短失度。比如说条口穴在外踝尖上 8 寸，这时我们如果用手指一寸一寸的量，很容易出现偏差，但是换一个角度想想，外踝尖和横纹之间是 16 寸，我们只要找到中点就可以了，这样问题就简单了。再举一个例子，比如说足三里，在犊鼻下 3 寸，犊鼻很容易就找到了，这个 3 寸我们直接用“一夫法”一量，很容易。但是如果还是要按横纹和外踝尖 16 寸，取 3/16 找来足三里的话，那可能很难找准确了。

十大神奇特定穴位，防治疾病有特效

在十四经穴中，有一部分腧穴被称之为“特定穴”，它们除具有经穴的共同主治特点外，还有其特殊的性能和治疗作用。根据其不同的分布特点、含义和治疗作用，将特定穴分为“五输穴”“原穴”“络穴”“郄穴”“下合穴”“背俞穴”“募穴”“八会穴”“八脉交会穴”和“交会穴”等十类。特定穴其实是最常用的经穴，掌握特定穴的有关知识，对发生疾病时选穴具有很重要的指导意义。

1. 五输穴

十二经脉中的每一经脉分布在肘、膝关节以下的五个特定腧穴，即“井、荥、输、经、合”穴，称“五输穴”。

古代医家认为，经脉之中的气血的流注运行就好像自然界之水流一样，由小到大、由浅入深，注于江河，汇于海洋。古人以此为依据，将“井、荥、输、经、合”五个名称分别冠之于五个特定穴，即组成了五输穴。五输穴从四肢末端向肘膝方向依次排列。井穴分布在指或趾末端，为经气所出，就像是水的源头。荥穴分布于掌指或跖趾关节之前，为经气开始流动，像刚出的泉水微流；输穴分布于掌指或跖趾关节之后，其经气渐盛，喻水流由小到大，由浅渐深；经穴多位于前臂、胫部，其经气盛大流行如水流宽大，通畅无阻；合穴多位于肘膝关节附近，其经气充盛且入合于脏腑，喻江河之水汇合入湖海。《灵枢·九针十二原》指出“所出为井，所溜为荥，所注为输，所行为经，所入为合”，是对五输穴经气流注特点的概括。五输穴与五行相配，故又有“五行输”之称。

五输穴是十二经脉之气出入的地方，具有治疗十二经脉、五脏六腑病变的作用。简单来说，井穴可以用来急救，荥穴可以治疗热病，输穴可以治疗肢体关节的酸楚疼痛和五脏病变，经穴可以治疗气喘咳嗽以及经络病，合穴可以治疗六腑病变。

2. 原穴、络穴

什么是原穴呢？原穴是脏腑原气（即元气）经过和留止于四肢的穴位。脏腑的原气源于肾间动气，是人体生命活动的原动力，通过三焦运行于五脏六腑，通达头身四肢，是十二经脉维持正常生理功能的根本。十二经脉在腕、踝关节附近各有一个原穴，合为十二原穴，分别是：肺经——太渊穴，大肠经——合谷穴，胃经——冲阳穴，脾经——太白穴，心经——神门穴，小肠经——腕骨穴，膀胱经——京骨穴，肾经——太溪穴，心包经——大陵穴，三焦经——阳池穴，胆经——丘墟穴，肝经——太冲穴。

当脏腑发生病变时，会在原穴表现出来。根据原穴部位出现的异常变化，可以推测、判断脏腑功能的盛衰、气血盈亏的变化。“五脏有疾，当取之十二原”。在临床上，原穴有祛邪和扶正补虚的功能。取用原穴能激发原气，调动体内正气以抗御病邪，临床主要用来调整脏腑经络的虚实来治疗五脏病变。在具体应用的时候，还可以与其他穴位相配伍。

那又什么是络穴呢？十五络脉从经脉分出处各有一腧穴，称之为络穴，又称“十五络穴”。“络”，有联络、散布之意。十二经脉各有一络脉分出，故各有一络穴。十二经脉的络穴位于四肢肘膝关节以下；任脉络穴鸠尾位于上腹部；督脉络穴长强位于尾骶部；脾之大络大包穴位于胸胁部。络穴可以用来治疗络脉上的病，表里两经的病，慢性病。

原穴和络穴既可单独应用，也能配合使用，中医称之为“原络配穴”。

3. 郄穴

“郄”有孔隙之意。郄穴是指经脉之气深深藏聚的部位的腧穴。十二经脉和奇经八脉中的阴跷、阳跷、阴维、阳维脉各有 1 个郄穴，共有十六个，分别是肺经孔最，心包经郄门，心经阴郄，大肠经温溜，三焦经会宗，小肠经养老，脾经地机，肝经中都，肾经水泉，胃经梁丘，胆经外丘，膀胱经金门，阴维脉筑宾，阳维脉阳交，阴跷脉交信，阳跷脉跗阳。除胃经的梁丘之外，其余的都分布于四肢肘膝关节以下。

根据古代文献记载，阴经郄穴多用于治疗出血，阳经的郄穴多用于治疗急性疼痛。比如说我们前臂上的孔最穴就是手太阴肺经的郄穴，而肺与大肠相表里，所以孔最就有了这个作用。现在社会中，无论大人还是孩子，工作还是学习，经常会长时间保持坐着的姿势，患上痔疮的概率也越来越大，经常按摩孔最穴，就可以让你和家人脱离痔疮的困扰，安心工作。传说孔子就是因为读书久坐而患上了痔疮，之后用按压孔最穴的方法缓解了疼痛，最终治愈此病。再比如说，夏天很多人过于贪凉饮冷，然后出现胃部疼痛，这时我们就可以用手指按摩膝盖附近的梁丘穴，有很好的止疼作用。

4. 俞穴、募穴

脏腑之气输注于背腰部的腧穴，称为“俞穴”，又称为“背俞穴”。“俞”，有转输、输注之意。俞穴一共有 12 个，都位于背腰部足太阳膀胱经第一侧线上，大体依脏腑位置的高低而上下排列，并分别冠以脏腑之名。

脏腑之气汇聚于胸腹部的腧穴，称为“募穴”，又称为“腹募穴”。“募”，有聚集、汇合之意。募穴也有12个，都位于胸腹部有关经脉上，其位置与其相关脏腑所处部位相近。

俞穴和募穴既可以单独使用，也可以配合使用。一般而言，脏病和虚证多取俞穴，腑病和实证多用募穴。

5. 下合穴

六腑之气下合于足三阳经的腧穴，称为“下合穴”，又称“六腑下合穴”。下合穴共有 6 个，其中胃、胆、膀胱的下合穴位于本经，大肠、小肠的下合穴同位于胃经，三焦的下合穴，位于膀胱经。

下合穴可用于治疗相应的腑的病症。比如说胆的下合穴是阳陵泉，如果胆出现问题，比如说胆囊炎、胆结石等病就可以用阳陵泉来治疗。胃的下合穴是足三里，所以足三里可以治疗各种胃炎、胃溃疡、消化不良等等这些和胃有关的疾病。膀胱的下合穴是委中，委中可以用来治疗尿频、尿急、尿痛、尿血、尿潴留、遗尿等各种和膀胱有关的问题。大肠的下合穴是上巨虚，和大肠有关的便秘、腹泻、痔疮、便血等都可以用上巨虚来治疗。三焦的下合穴是委阳穴，这个穴位可以用来治疗水肿、肾炎、膀胱炎等和三焦有关的疾病。小肠的下合穴是下巨虚，因此，下巨虚可以用来治疗和小肠相关的疾病，比如说急慢性肠炎、消化不良等。

6. 八会穴

八会穴是指脏、腑、气、血、筋、脉、骨、髓等精气聚会的 8 个腧穴。具体来讲，脏会章门，腑会中脘，气会膻中，血会膈俞，筋会阳陵泉，脉会太渊，骨会大杼，髓会绝骨。八会穴分散在躯干部和四肢部，其中脏、腑、气、血、骨之会穴位于躯干部；筋、脉、髓之会穴位于四肢部。

这八个穴位虽然分别属于不同的经脉，但对各自相对应的脏腑、组织的病症具有特殊的治疗作用。比如说我们背部的膈俞穴，这个穴位在第7胸椎棘突下，旁开3寸的位置，这个穴位是血会，也就是血汇聚的地方，当身体任何地方出现有出血、血亏或者血瘀等情况，都可以用这个穴位来治疗。再比如说任脉上的中脘穴是腑会，所以中脘不仅仅可以治疗和任脉相关的疾病，还可以用来治疗和六腑相关的疾病，尤其是经常用它来治疗胃的各种病症，常常会有很好的效果。

7. 八脉交会穴

十二经脉与奇经八脉相通的八个腧穴，称为“八脉交会穴”，又称“交经八穴”。八脉交会穴均位于腕踝部的上下。

八脉交会穴具有治疗奇经病症的作用，比如说后背部脊柱的疼痛、僵硬，这属于督脉的病症，我们就可以用通于督脉的后溪穴来治疗，而后溪穴本身是属于手太阳小肠经的穴位。公孙穴通冲脉，内关穴通阴维脉，这两个穴位配合使用，可以用来治疗心、胸、胃的疾病。后溪通督脉，申脉通阳跷脉，这两个穴位一起配合可以治疗眼内角、颈项、耳朵以及肩部的疾病。足临泣通带脉，外关通阳维脉，这两个穴位配合可以治疗眼内角、耳后、脸颊、颈肩部的相关疾病。列缺通任脉，照海通阴跷脉，这两个穴位配合起来，可以治疗肺、咽喉、胸膈的疾病。

8. 交会穴

两经或数经相交会的腧穴，称为“交会穴”。交会穴多分布于头面、躯干部。这样的穴位有很多，它们既可以治疗本经的病症，也可以治疗相交会的经脉的病症。比如说三阴交，它既是足太阴脾经的腧穴，又是足三阴交会穴，所以，可以用它来治疗脾经病证，也可以治疗足厥阴肝经、足少阴肾经的病证。由于这样的穴位实在是太多了，在这里我们就不一一介绍了。

十二时辰经络运行，健康快乐就在每一天

人体有十二条正经，每一条正经都有它所主的时辰，我们只要了解了人体经络一日之中循行运转规律，把握生命中的每时每刻，按摩不同的经、穴，就可以健康快乐每一天！

胆经当令在子时，人体阳气始生发

足少阳胆经是身体上最长的一条经络，起于眼睛的外角，从头走脚，主要分布在头部侧面、躯干侧面、下肢外侧中间，到达四肢外末端，与足厥阴肝经相接。这条经属于胆，而又联络着肝，肝和胆的问题都可以解决。现代工作和生活压力过大所带来的种种不适，都要通过调节肝胆来解决，所以处在第一位的胆经就要多做锻炼。

子时正是前后半夜交替的时间。前半夜人体的阳气越来越弱，阴气越来越盛，后半夜则正好相反，是阳气越来越盛，阴气越来越弱。子时正好处于这个阴阳气相互转化的时候。阳主动，阴主静，此时最需要安静。因此，子时的睡眠效果是最好的，第二天醒来后，头脑会变得更加清醒，气色也更加红润。所以子时前入睡是对胆经最好的照顾。

子时是胆经当令，也就是胆经值班负责的时候。理论上说，在胆经最旺的子时敲胆经效果最好，然而对于身体最重要的是阴阳的平衡，所以强调子时前一定要睡觉。而对于胆经的调养，可以退而求其次，在三焦经经气旺的亥时，即 21：00 到 23：00 采用理三焦的方法来补充胆经的气血。另外，在有空闲时间的时候，可以多多敲打胆经，这样就形成了比较合理的养生方法，胆经也就不会出现问题了。

如果胆经出现问题会怎么样呢？口苦、喜欢唉声叹气、胁肋疼痛甚至不能转身、脸像蒙了一层薄薄的灰尘、皮肤没有光泽、脚面外侧发热，还会头痛、头晕、眼睛不舒服、两颊疼痛、锁骨窝肿痛、腋窝肿、胸、胁、肋、大腿外侧、膝和小腿外侧以及各关节都痛，足小趾和次趾不能活动等。因为它循行路线长，走到哪，管到哪，能解决的问题自然也就比较多，因此很受大家欢迎，是比较有名的一条经。

但是一天十二个时辰就有十二个经对应，为什么唯独胆经比较有名呢？这就需要从胆经所处的位置谈起了。首先十二个时辰中子时是第一个时辰，在这个时辰正是阴阳交汇的时候，身体的各个脏器的气血也在更替交换，所以当然子时所对应的胆经的意义也就不同了。另外由于现代生活的快节奏和夜生活的丰富，大家早就不再是日出而作、日入而息了，睡眠时间的紊乱也就是习以为常的一件事情，当然胆经会经常受到影响。结合其他的一些原因，胆经首当其冲成为非常重要的一条经，它的有名也就顺理成章了。

因此，日常要经常锻炼胆经，这样不仅可增强人体的体质，也能预防和治疗疾病，同时还可以利用它来美容。用于美容时，从两大腿外侧根部开始，自上而下顺序敲打至膝盖处，再反向敲打回大腿根部，如此反复，敲打的时候可以用拳头，要稍用些力，但是速度要比较慢，每天 1~2 次，每次敲打 2~3 分钟。通过敲打可以刺激胆经，促使胆汁分泌，提升人体的消化能力，为人体造血系统提供充足的养料，这样气血旺盛，面色自然就会红润有光泽。而且这个方法还有一个好处就是可以随时随地进行，比较方便。

肝经当令在丑时，养肝如同养树木

足厥阴肝经起于足大指上的毫毛部位，从足走行通过腹胸，主要分布在大腿内侧中间，并经过会阴部、小腹部、胁肋部，属肝，又络胆。另外，它还经过鼻咽部、眼部，前额，与督脉交会于头顶。

中医认为肝属木，对应春季，日常养肝要如同养护树木，要保持柔和、舒畅、升发、条达。古人称肝为“将军之官”，养肝就要及时梳理它的性情，性情暴躁只能助长它的暴脾气。要想养好肝，要保持情绪的平和、舒畅，避免暴怒、狂躁、抑郁等不良情绪，以维持其正常的疏泄功能。

如果肝经出现问题，就会出现胸闷、口苦、咽干、打嗝、恶心呕吐、便秘或者腹泻、腹痛、腰痛、疝气、外阴病等。就像西医说肝脏是人体最大的消化器官，如果肝经不好，必然要影响消化的功能。但实际上肝经跟人的情绪是极为相关的，所以它出现不通畅，一些不适也就随之出现。

中医认为肝关系着人体气机的条畅，如果肝气疏泄失常、气血不和，则可引起情志的异常变化，此外，肝主藏血，肝有储藏血液和调节血量的功能。肝性喜条达而恶抑郁，肝属木，应自然界春生之气，所以暴怒及郁郁寡欢、多疑善虑等情志刺激，最易影响肝的疏泄功能。

再说说十二时辰中的丑时，这段时间是对身体最重要的，因为身体所有的器官和组织都需要在这段时间进行休息，来保证第二天的充沛精力。尤其是大脑的调整，一天的紧张和压力都是在这段时间被释放掉的。如果说经常的夜生活，使得睡眠在丑时之后，那么即便是当时感到很愉快，过后也会无比的疲劳。归根结底的说，没有使肝经在丑时得到修正，身体就无法消除不良的状况，久而久之疾病也就随之而来。这就像许多熬夜很晚的人都会脾气很大，都是因为肝经没有很好的调理造成的。

当人休息或情绪稳定时，身体里的在循环的血量就会减少，大量血液储藏于肝中；当劳动或情绪激动时，循环的血量增加，肝释放储藏的血液，供应各种活动的需要。“人动血运于诸经，人静血归于肝”，说的就是这个道理，丑时是养肝血最佳的时刻。如果在半夜 1 点到 3 点还不休息的话，血液就要继续不停地“运于诸经”，无法回归到肝中，当然肝经也就无从说起调养了。

所以，一定要想办法尽量在子时前就寝，到丑时的时候必须是已经睡着了。如果前一天晚上睡眠不好，那你也一定要在第二天找时间适当休息一会儿，这样才有助于强化肝脏。养肝其实很简单，对于肝最好的养生方式，就是每天找时间“卧”着。因为“卧则血归于肝”，人只有休息时，肝脏血流才充分，才能养好肝，熬夜加班不仅血不养肝，而且还会消耗营养、破坏人的好心情。

人体的肝脏就是人体的血液银行，需要随时存入。肝脏另外一个重要的功能就是排毒，这个大家都知道，身体里有了污染物首先就要通过肝脏来分解代谢。如果天天透支肝脏，再产生一大堆的污染垃圾。那么肝脏储藏和调节血液的功能就会严重受损，肝阴血耗损，分布到全身的血液也就不能满足生理活动需要，不但经常感到乏力，而且也不耐劳累，且目无血养则会变得干涩，血不养筋则筋肉屈伸无力。

保健肝经，刚开始将一条腿放在地下，另一条腿放在椅子上，弯曲大腿，让腿内侧朝上，中间部分就是肝经所通过的地方了，从大腿根部开始，沿着肝经一点一点按压过去，也可以进行敲打，双腿交换轮流进行。开始可以用力轻一些，反复按压后，如果出现了一些地方有疼痛，那就停留在这个地方做揉按的动作。那些痛点一般都是围绕穴位产生的，或者是身体的不良物质堆积所成的。所以按揉这些地方就是把瘀积不适的地方清除掉。坚持一段时间，使身体逐渐恢复正常，不要心急，缓慢的让血和气提升就会得到恢复。

因为肝主藏血，人在睡眠的时候血可养肝，而如果长期加班，肝就会失其所养，从而肝气不舒、肝郁气滞，就有了好发脾气的念头。在丑时保证睡眠，在平时按摩肝经，身体才能健康。

肺经当令为寅时，呵护娇脏当此时

手太阴肺经是从身体的内部发起的，联络肺脏后到达体表，沿锁骨下走行在手臂的内侧，一直到拇指端。肺经与肺、大肠、喉咙等器官的关系密切，当肺经出现异常时，身体这些器官就会出现一些毛病，比如说感冒咳嗽、嗓子疼、胸闷气喘、胳膊麻木疼痛，甚至便秘等问题。

另外中医认为“肺合皮毛”，意思是说皮肤和毛发的问题都是属于肺的。所以如果肺经不通就会出现皮肤过敏、脸上长斑、或者脸色暗淡无光。所以不要小看肺经，经常按摩不但能预防疾病，还能起到很好的美容作用。肺主一身之气，它具有主持、调节全身各脏腑经络之气的作用。

寅时是早上3:00~5:00，在时辰养生中，寅时是肺值班。此时大地阴阳开始发生转化，由阴转阳，这时人们需要保持熟睡。人体经脉的气血循行流注都汇至肺经，并开始重新分配，心需要多少，肝需要多少，都要在这个时间分配完成。寅时睡得好的人，第二天清晨会显得面色红润，精神也充沛。如果此时醒来，多是肺气不足的表现。因此，咳嗽、过敏气喘等疾病，通常会在这个时辰发作，这也就是中医里肺气不利的表现。

所以在寅时应当尽量的保证睡眠的稳定，这样肺经调节呼吸和气血就会按部就班地进行。但是有很多人到了这个时候就已经醒了，尤其是一些老年人，出现这种情况应该怎样做呢?

寅时已经醒来而又睡不着，可以适当的静坐，但要注意保温。坐姿以自己能接受的动作，只要能稳坐不动即可，可以将双腿盘起。因为寅时乃肺经当令，而肺主一身之气，肺朝百脉，所以是练气的最好时机，可以采用导引方法。首先保持全身的自然放松，两手置于腹部前，精神集中，用舌头在口腔中上下搅动、舔揉牙齿牙床内外，尤其是舌下系带两边的“金津”、“玉液”两穴。当津液满口时，叩齿鼓漱，然后分数次咽下，意念随着吞咽的动作转移至小腹。在整个过程中呼吸应该始终保持自然顺畅，不论有没有唾液或是唾液多少，都要做意想和吞咽，并保持一定的叩齿动作。如此反复十次左右，每天进行，肺经自然调理。

这种导引的方法是流传很久的养生方法，依据了传统中医的理论，现在也认为闭口鼓漱可以刺激唾液分泌，唾液中含有黏蛋白、球蛋白、淀粉酶、溶菌酶等有机物。因此，在寅时做一些对肺经的运动是健体防病有效的措施。

中医讲肺为娇脏，这主要是由于肺脏很容易受到外邪的侵袭而生病。因此，在平时就要很好的呵护它，从而保证身体的健康。肺部出现疾病一般可以从咳嗽、咯血等典型症状辨病：夜咳，多见于慢性支气管炎、慢性左心功能不全、肺结核；晨咳，一般多见于支气管扩张、慢性肺脓肿；无痰咳嗽，多见于慢性咽炎或喉炎、胸膜炎；多痰咳嗽，常见于慢性支气管炎、支气管扩张、肺脓肿、肺结核等；青壮年咯血，可能患有支气管扩张、肺结核等病；中老年咯血，如果是经常反复发作，则可能患有慢性支气管炎或肺癌。

人在清晨寅时血压低，脉搏、呼吸次数也少，尤其是在清晨4点左右，血压最低，脑部供血量最少，生命力是最弱的，尤其肺系病、心肌梗死、脑血管栓塞、婴儿猝死症等都易发病，特别是在冬季，常有意外发生。

所以对于寅时的调节一方面要注意对肺部疾病的调理，一方面要对身体的情况有所掌握。就像中医认为“肺为娇脏”一样，在寅时需要谨慎的对待，遵循一定的规律来调节肺脏的功能，使一天的气血足够充足，身体也会逐渐的强壮起来。

卯时当属大肠经，肠道通畅一身轻

手阳明大肠经大致循行路线是从手走头，主要分布在上肢外侧前缘和头面部，可以帮助人体消化吸收并排出废物。因为大肠经多气多血，所以这条经络的阳气盛极，能够治疗各种阳证实证，以及由阳气过盛引起的各种发热病。

如果是手阳明大肠经气血不通畅会导致食指、手背、上肢、后肩等经络路线上的疼痛和酸、胀、麻等不舒服的感觉。如果气血有热、上火时，会有口发干，眼睛干涩，鼻出血，牙龈肿痛或者咽喉肿痛等一系列症状。另外，有的人脸上长青春痘，就很有可能和大肠经相关，长期的便秘，导致毒素堆积，就会出现问题。这时可以取大肠经上的穴位加以按摩，疏通经络，去除体内毒素，就会让皮肤重新光滑。

《黄帝内经》上说："阳明经多气多血"，而气血是维持生命活动的最基本物质。手阳明大肠经与足阳明胃经络属的肠胃是人消化、吸收以及排出废物的器官。所以阳明经是人体重要的经络。当大肠经发生病变时，主要表现为：食指、手背、上肢、后肩等经络路线上的疼痛和酸、胀、麻等不舒服的感觉，以及眼睛发黄、口唇发干，眼睛干涩，流涕或者鼻出血，牙龈肿痛或者咽喉肿痛等一系列症状。因为大肠经并不是大家非常熟悉的，所以要先了解一些相关的内容。

那么卯时又应当如何来进行养生呢？在卯时一般就是人清晨刚起的时候，这个时候人体的阳气已经上升，而气血都需要补充到身体各个所需的地方。所以一天的状态如何关键之处就在卯时。大肠经对应卯时首先可以得知的就是，早晨的饮食必须保证好。有很多人对早餐都不是很重视，从中医的观点看，这是最大的错误。另外还有一些人会说，"我每天都吃早饭的，那就可以了啊"。这里要说明一下，卯时的养生重在饮食，第一位的是补充水分，其次才是保证食物。

为什么说卯时要同时补充水分和食物呢，从现代医学的角度也不难看出，经过一夜的睡眠，身体的各个部分都已经得到了调整，接下来必然是要补充营养，水分和其他的饮食物质当然哪个都不能缺少。所以说传统的医学早在几千年前就已经找到了卯时对应的就是身体的大肠经。

那在卯时补充了营养就是调理大肠经吗？当然不是，人体的气血循行在十二时辰里面各有旺衰，大肠经的气血在早上 5 ：00~7 ：00 点的卯时最旺，这时按摩大肠经最好，如果没有早起的习惯，应当尽量改掉晚起的坏习惯。

"循行所过，主治所及"，也就是说经从哪儿过就能治哪儿的病，与大肠经关系密切的内脏有肺和大肠，所以疏通此经气血可以防治呼吸系统和消化系统的疾病。中医说"肺与大肠相表里"，就是说大肠经与肺经互相联系，互相补充。如果出现了嗓子哑或者咽喉肿痛，只要伴有便秘，就可以通过泻大肠经之火，来调节肺和咽喉，大肠经通顺了，大便就会通畅，嗓子自然也就好了。

跟大肠经关系密切的五官有：脸、鼻子、下牙。比如，爱长痤疮的人，一般都有便秘，因为大便不通，体内的垃圾就会堆积，这时起作用最大的就是大肠经。体内的垃圾和毒素就可以通过调节大肠经而排泄出去，于是脸上长痤疮、雀斑、酒渣鼻，甚至牙痛都会不治而愈。

大肠经上的很多穴位都具有多种的功用，例如合谷穴常用它来治疗头面部的疾病，治疗秋天常见的面瘫，合谷也是必取之穴。经常按揉合谷穴可以止痛、防治感冒，增强身体的抵抗能力。另外，曲池穴可以使心情安逸、缓解关节的酸痛以及辅助控制血压和血糖。手三里穴对缓解上肢疲劳、酸痛特别有效。迎香穴是治疗鼻炎、鼻塞、流涕的特效穴。

那么每天在卯时对大肠经做一下按摩刺激，既不麻烦，又可以让你身体的不适消失，还会使一天都有轻松而愉快的好状态。

胃经当令在辰时，补充能量气血足

人体的胃经有两条主线和四条分支，是人体经络中分支最多的一条经络。主要分布在头面、胸部和腹部以及腿的外侧靠前的部分。它从头部一直走向足部，循行了身体的许多部位。

中医认为，人体气血化生的来源主要是来自外界的饮食，那人体最重要的消化器官——胃就成了无法代替的关键角色。若胃出现问题，就可能出现食欲不振、胃脘胀痛、消化不良、口臭、嗳气、恶心、呕吐、便秘等症状。而头面部、颈部、大腿和小腿方面的肿痛、挛急、麻木等疾病也跟胃经关系密切。胃负责的就是人体消化和吸收营养，供应全身的需要，后勤保障师它是当之无愧。

由于胃经是人体能量的发源地，那么调理胃经和营养胃经就显得非常重要了。由于胃经与身体息息相关，因此，小心呵护，时时敲打，保证经络畅通，才是供给身体营养、维持身体健康的必需条件。

辰时养胃首先要按时吃早餐。因为胃这个器官与别的脏器最大的不同就是既不能让它一直劳累，也不能让它过分休息。中医认为，胃经是多气多血的经脉，它对我们一天之中营养的来源，体力、精力的供应十分重要。如果每天早上都不吃饱，胃经就会变得问题多多，时间久了，消化溃疡等就不请自来了。在早餐后 1 个小时按摩胃经就是最佳的养胃方法，这个时辰当然就是辰时了，早上的 7：00~9：00 应该用以调节人体的胃肠功能。

胃经有毛病，人经常会出现以下症状：发高烧、出汗、头痛、脖子肿、牙齿痛、咽喉肿痛、流浊鼻涕或流鼻血，或口角歪斜；狂躁、受惊；多食易饿、胃胀、腹胀；膝盖肿痛，胸部、腹部、大腿部、下肢外侧、足背、足中趾等多处疼痛，足中趾活动受限。

如果有上面这些情况发生，就要想到是胃经出问题了，当然就该及时敲胃经或者按揉胃经的重点穴位。那究竟如何来刺激胃经最好呢，因为按摩胃经的目的主要是调节胃肠功能，所以饭后一个小时左右就可以开始按揉胃经了。

中医常说的那句话，“宁失其穴勿失其经”，揉胃经的原则就是这句话，不是说要把胃经的每一个穴位都揉到，而是要刺激整条经络。所以胃经的经络循行一定要清楚，可以一边看着经络循行图一边来进行按揉，熟练后就可以随心所欲了。在脸上的穴位要用手指的指肚揉，用食指或者拇指揉上 1 分钟左右，使局部产生酸胀的感觉。然后就沿着经络的方向往下走，一直到了脖子上和胸部，当到达肚子上时就用食指和中指一块儿来揉，整个的过程尽量流畅，不用追求穴位的酸胀感，只要按揉的有力度就可以。到了下腹部天枢的时候，力量要稍微大一点，可以用拇指来做，到腿上两只手同时进行，拇指和其他四指分开，大拇指用力，其他九个指头不动，这样一直往下揉。也可以双手交换来揉。

揉完了整个胃经，下边就是选取重要的穴位进行按压，这里推荐几个穴位：天枢、梁丘、足三里和丰隆。这几个穴位里，特别是足三里、天枢这几个重点穴位一定要按到。因为这四个穴都是非常重要的穴位，也可用艾灸等方法来加强作用效果。

刺激胃经的另一种方法就是敲打，用手或者器具沿着经络走行的方向从上到下的敲打，然后在穴位处重点的刺激，也能收到调养胃经的作用。

每天早上7：00~9：00点这个时间，沿着胃经的循行进行敲打或者按揉是最好的，因为这个时间段是胃经经气最旺的时候。胃是人体能量的发源地，《黄帝内经》中指出："胃者，水谷之海，六腑之大源也。"意思就是说，胃是储存饮食的器官，有"水谷之海"之称，是生成营养物质，供给五脏六腑活动的源泉。那么，在辰时就一定要记得对胃经做按摩和敲打，给我们的身体增加原动力。

脾经当令为巳时，生化气血身体棒

足太阴脾经主要分布于人体胸腹部和下肢内侧前缘，从足部开始一直上行到身体的腹部。进入腹部后，属于脾，络于胃，通过膈部，到食管旁，连接舌根，散布舌下。其分支又从胃部分出，上过膈肌，流注心中，连接了手少阴心经。从走行的路线可以看出来，与足太阴脾经关系密切的内脏就是脾脏。中医理论中的脾脏范围要比与西医中的脾脏的功能大。一边包括了储存血液和提高人体免疫力的作用，还认为脾对食物中的精华物质有很大作用，可以将食物转化为气血津液，并提供给心肺，输送至全身各个脏腑器官。

中医讲脾"其华在面"，意思是说从脸上就可以看出这个人的脾到底是什么情况，就好像是一面镜子一样，能够真实地反映体质的状况。脾气虚弱的人，就会食欲不振、胃胀腹满、大便稀、面色萎黄、形体消瘦、软弱无力。如果脾经的经气出现异常，会出现舌根强直、食则呕吐、胃脘疼痛、腹内发胀、时时嗳气等症状，还会有全身上下均感沉重等病象。所以脾经可以治疗全身乏力或者全身疼痛、胃痛、腹胀、大便稀、心胸烦闷，等等。

对于脾脏伤害最大的就是思虑过多，"思则气结，思伤脾"。思虑过度，会使脾功能失调，消化液分泌减少，这时身体就会出现食欲不振、容颜憔悴、气短、神疲力乏、郁闷不舒等现象，这时除了注意调整情绪外，还要每天花几分钟按摩脾经才会得以恢复。

而现实生活中有很多人采用节食的办法来减肥，爱美之心人皆有之，但是这种减肥是消耗身体内的气血的方法，对脾脏的伤害最大。所以这样做不仅伤害了身体，还容易反弹。实际上若想持久保持身材和健康，就必须保持脾的健康，增加脾自身的功能，排出体内酸毒、脂肪和垃圾，反而能起到意想不到的效果。

当然对脾脏最有好处的还是在脾经旺的巳时，即上午9：00~11：00点，人体的阳气正处于上升期，按摩和刺激穴位，疏通脾经就能起到很好的平衡阴阳的作用。

脾经的按摩方法就和胃经的完全不同了，在脾经上共有21个穴位。隐白、太白、公孙、商丘、三阴交、地机、阴陵泉、血海都是治病好手，对付一些常见的小痛小病可以说手到擒来。只要选取这些穴位进行按压揉推，就是对脾经作了保健按摩了。

工作繁忙的白领，长时间久坐不动，周身气血运行缓慢，对脾经做一下按摩，就避免了"久坐伤肉"。对脾经周围的静脉的轻柔挤压有助于血液的回流，足部的按压或脚趾抓地动作可以促进下肢静脉血回流，良好的气血循行就会使人精神百倍。所以多踩踩、多按按，尤其是在巳时做这样的运动还会事半功倍。

在巳时对脾经做按压还有一个额外好处，中午时分就会胃口大开，而且避免了下午昏昏欲睡的现象。所以调理脾经是处于繁忙工作中的人群要积极去做的事情。

心经当令在午时，养心安神全靠它

手少阴心经起于心中，分出三支，一个联络小肠，一个向上走，经过咽喉，到达眼睛，还有一个就是我们常说的那一支了，它从心经出发后，先是到达肺，然后从腋窝出来，沿着胳膊内侧的后缘往下走，走到手掌的时候还是走内侧后边，一直到小指末端，然后和手太阳小肠经相接。

中医理论认为“心藏神”，“神”有“神智、精神”的意思。《黄帝内经》上说：“心者，五脏六腑之大主也，精神之所舍也。”“心者，君主之官，神明出焉。”这些都说明，心是人的精神思维活动的主宰，同时还是其他脏腑的“领导”，起着主宰的作用。只有心的功能正常，人才会神志清楚、思维敏捷、精力充沛，五脏六腑各司其职。相反，人就会出现如烦躁、迟钝、抑郁、健忘、昏迷、失语等精神异常状况，其他脏腑的功能也会相应受到影响。“心主血脉”，它能够配合其他脏腑的功能活动，推动血液输送全身，全身的组织器官也就能得到充足的营养。所以，保养好心脏及其所属的手少阴心经，是保证人身体健康的基础。

如果人的心经出了问题，会有什么表现呢？主要表现出来的有心前区疼痛、心烦、心慌、咽干、口渴、眼睛发黄、胁痛、手臂内侧外缘那条线疼痛或者麻木、手心发热、失眠、多梦、健忘、情绪低落等症状。如果疏忽大意，就可能会引发心血管疾病或者精神类疾病。要想不生病，平时就要下工夫保养心经。

在心经最旺的午时，即中午 11 ：00~13 ：00 点，敲心经，不仅有利于心脏健康，而且还有安神的作用。在敲的时候，小臂会有酸痛感，大臂会有电麻感，这样的感觉越明显效果就越好。具体敲心经的时候，要循着心经的方向按揉，这样做可以疏通本经的经气，还使手臂得到了放松。

如果想要预防冠心病、肺心病的人，就应当选取心经上的重点穴位进行反复推按。只要坚持就会有很好的效果。

通常讲子午时刻，是人体气血阴阳交替转换的一个临界点。以人体气的变化来说，阳气是从半夜子时开始生，午时阳气最亢盛，午时过后则阴气渐盛，子时阴气最为旺盛，所以人体阴阳气血的交换是在子、午两个时辰。以午时为例，如果心经不畅，午时就会有明显的感觉，或者一种难以表达的煎熬感，或耳鸣、声哑，而且感觉胸闷、呼吸不畅，到了夜晚就难以入睡，或者多梦、盗汗。因此，要调理好心经，午时最好安静平稳，使心火下降。

必须注意的是，心经的养生之道就是减轻心脏负担，避免心脏过度兴奋。所以茶、咖啡、酒等有刺激性的物质要适可而止，肥胖、高血压或已有水肿的人，更要少摄取高糖、肉类、点心、油脂太多以及含盐量太高的食物。

未时当属小肠经，宁心安神兼活络

小肠经起于小指外侧的少泽穴，沿着手背，经过手腕和肘臂背侧到达肩颈，向下进入锁骨，沿着食管通过心脏、横隔膜，最后到达胃部，属于小肠。其支脉则从缺盆上行，经过颈部到达面颊，至外眼角，然向后进入耳中。另一支脉则从面颊部分出，经过颧骨到达内眼角，与足太阳膀胱经相接。手太阳小肠经主要分布于上肢外侧后缘，循行时跨过腕、肘、肩三个关节，按摩两侧穴位，有疏通筋络、活络关节的重要作用。

中医讲小肠是六腑之一，它的主要功能是将剩余的水分经肾脏气化作用渗入膀胱，形成尿液，经尿道排出体外。小肠功能失调，可引起浊气在上的腹胀、腹痛、呕吐、便秘等症，又可引起清气在下的便溏、泄泻等症。

手太阳小肠经属小肠，络心，与手少阴心经相表里，从手走头，主要分布在上肢外侧后缘和面颊部。由于小肠经属于阳经，而阳经不治相关的脏腑病症，只能治疗本经循行的外经病症，故本经多用于治疗上肢和头面部的筋络肿痛、挛急、麻木等症。

按摩小肠经最重要的一个原因是，现代人在办公室待时间久了，不常活动，最容易感到肩酸背痛、颈肩麻木，进而引发颈椎疼痛等不适。而小肠经上的穴位可以说是十二条经络中最好的按摩师。如果感觉肢体活动不利，可以循着小肠经按揉，不仅放松上肢肌肉，疏通经气，还能用来缓解疲劳。

小肠经是人体的按摩师一点也不夸张，同时，在做治疗时也可作为刚开始的放松手法来应用。后溪是治急性腰扭伤的特效穴；拨小海穴就能治疗小指发麻；肩周炎的必用穴是肩贞；天宗穴能治“白领电脑病”。所以一定要抓住每天下午未时的时间对小肠经的穴位做揉按点压的刺激。在做的时候可以先放松身体，以缓和的手法对经络和身体做一个释放，再选取穴位进行按压。

如果身体感到非常的疲劳，全身都有压迫沉闷的感觉。那么就一定要优先选取小肠经的穴位。因为很多人都比较重视五脏调理，反而忽视了这个最佳的按摩师的作用。而如果在未时小肠当令的时候做，还会对下边的经络起到别样的作用。

申时当属膀胱经，调理全身保安康

足太阳膀胱经起于内眼角的睛明穴，上前额交会于头顶。头顶部的支脉：从头顶到达耳上角。从头顶入里与大脑联络，会出来分开向下行于颈后，沿着肩胛骨内侧，挟着脊柱，到达腰部，从脊柱两旁肌肉进入体腔，联络肾，属于膀胱。腰部的支脉向下通过臀部，进入窝中。后项的支脉：通过肩胛骨的内缘直下，经过臀部向下行，沿着大腿后外侧，与腰部下来的支脉会合于窝中，从此向下经过小腿后侧，出外踝的后面，与足少阴肾经相连。

膀胱是一个储存尿液的地方，中医西医的区分并不是很大。但是对于膀胱经却有着很大的不同。纵观膀胱经的走向，从头走足，主要分布在头背部，躯干背部、下肢外侧后缘，穴位大部分位于人体腰背后部，可以说人体的内脏器官在后背部都有一个穴道，作为内部与外界相联系的出口。

因为膀胱经走向更广，所以它的有效范围也很广，不仅仅局限于膀胱，还可以调节全身从头到脚、从内到外的气血，几乎可以治疗全身各个部分的疾病，尤其是在临床上经常用来治疗五脏六腑的各种病症。因为它的循行路线非常广，穴位又异常的多。所以疏通膀胱经对身体健康十分重要。那什么时候刺激膀胱经最好呢？足太阳膀胱经的气血申时最旺，即 15 ： 00~17 ： 00 点，这时如果能按摩一下，把气血给疏通了，身体也就调理了。

一般来讲每天下午的申时，是人体新陈代谢率最高的时候，肺部呼吸运动最活跃，人体的运动能力也达到最高峰，此时锻炼身体不易受伤，可谓是锻炼的最佳时间段。针对于申时的膀胱经按摩，可以适当的增加一些活动，而且膀胱经跟人体的汗液有一定的关系，所以每天的申时，做一下微微出汗的运动也是很好的调节膀胱经。

膀胱经大部在背后，一般很难进行自我的按摩。所以建议找一个适合的硬物，在背部上下移动来刺激相关穴位，同时还能对背部的肌肉进行放松。在实际的应用中，对膀胱经的背部穴位多进行拔罐艾灸等传统的方法。这样对感冒、失眠、背部酸痛有很好的疗效。尤其是失眠，效果非常明显。但是对于日常保健的话，完全可以随机的选用一些器具来进行膀胱经的按摩刺激。例如靠在墙角进行移动。

而膀胱经在头部的穴位应该熟悉，因为这些穴位对缓解头部的疲劳，解决头疼、头晕等症状都有明显的效果。循经进行轻揉或者用手像梳头似的进行刺激，就是一个养生的佳法。而且做这样的一个循环按摩，也是一套“养眼护眼操”。所以对于膀胱经头部的穴位，无论什么年纪的人群都应该多去按摩。

肾经当令在酉时，封藏之本很重要

很多人都知道肾在中医理论中占有很重要的地位。人体的各种活动以及生长发育衰老患病，都和肾脏的功能密切相关。那么现在就来看一看和肾联系最大的肾经。肾经从足走胸腹，主要分布在下肢内侧后缘，属肾，络膀胱。起于足小趾之下，斜向足心，从足骨隆起处，进入内踝，上行小腿内侧，经过腘窝，上行大腿内后缘，到达脊柱，属肾脏，络膀胱。其支脉一，从肾向上，通过肝和横膈，进入肺中，沿喉咙上舌根旁。支脉二，从肺部出，联络心脏，流注胸中，与手厥阴心包经相接。

肾与膀胱的经脉互为络属，相为表里。膀胱的气化功能，取决于肾气的盛衰，肾气有助于膀胱气化津液。所以经常保持肾经的经气旺盛、气血畅通，就会工作精力的旺盛、性生活的和谐等，而对于治疗疾病也有立竿见影的功效。

无疑的想要养生最关键之处就是人体的肾脏。它是人体精气藏纳之所，所以对于肾脏最关键之处就是“封藏”。

肾为先天之本，主藏精，关系到健康的根本所在。而肾的精气盛衰，关系到生殖和发育的能力。肾的精气包含肾阴和肾阳两部分，肾阴是人体阴液的根本，对脏腑组织起着滋养的作用；肾阳是人体阳气的根本，对脏腑组织起着生化的作用。肾阴和肾阳若功能失调、阴阳失衡，则会出现性功能减退、形体消瘦、掉发、心悸气短、胆怯、体虚乏力、失眠多梦、小便不利、肾衰等症。人体的动力之源，就是肾精所化之气称为肾气。肾气的气化对体内水液的潴留、分布与排泄等起着极为重要的作用，若肾的气化异常，则会出现水肿、小便不利等症。

肾脏是无论什么时候都需要保养的，那么对于酉时的肾经到底应当如何调理呢？

一天的酉时就是进入夜晚的时刻，也就说明人体的精气都要归入内部的脏器。而最关键的就是肾经的精气是否能够封藏起来。可能很多人都不会注意，因为这个时候正好是夜生活开始的时候，尤其是年轻人肯定会准备晚上的各种娱乐活动。那这样就是一个非常不好的习惯，身体完全没有准备进行调整和休息，肾中的精气也就根本谈不上有什么封藏。

所以在做沿经刺激之前，一定要保证晚上的休息状态。因为肾经与脏腑器官联系最多，所以沿经刺激不但可以疏通众多经络不平之气，还对相联络的器官内脏也有很好的调节安抚作用。在自身保健肾经的过程中，应该以按揉重点穴位、循经按摩或者结合艾灸等为主要的刺激方法，常用的穴位有涌泉、太溪、照海等。

如果在酉时能够有效的对肾经进行按压推揉，那么夜间的睡眠也能够得到保证。当然益寿延年、防止过早衰老都是完全可以实现的。所以在对肾经的调理中最重要的就是把握封藏两个字。

戌时当属心包经，保护心脏不受邪

手厥阴心包经是十二经脉上穴位最少的经脉，也是人体上最为重要的一条经脉，因为心包经是对心脏最好的护卫。心包是指包在心脏外面的一层组织，起到阻止邪气入侵、保护心脏的作用。手厥阴心包经是基于心包而形成的一个独立的经络，它位于手臂阴面中间的一条线上，具体循行路线是从乳头外侧经过胸，行至上肢内侧中间，到达中指末端，其上分布着 9 个穴位，左右共计 18 穴，是十二经脉中穴位最少的经脉。

心为神之主、脉之宗，是人体最重要的内脏器官，主宰人体的一切生命活动，所以《黄帝内经》中将心脏称为“君主之官”。

那心包经与心脏联系非常紧密，当心包感受到病邪出现的病变与心脏出现的是一致的。心包经的作用就是主要治疗心脑血管疾病，如心动过速、心动过缓、心绞痛以及神经官能症等；还能治疗精神、神经疾病，精神分裂症、神经衰弱、癔病等。也可以治疗一些如胸闷、胃痛、呕吐、肘臂痛、掌心热等疾病。

尽管心包经是联系于心脏的，但是根据中医五行理论“心属火，脾主土”，火能生土，因此通过心包经使心脏功能加强，也有助于提升脾脏的能力。脾脏是人体最重要的免疫系统器官，因此按摩心包经可以提高免疫力。对于多数疾病，按摩心包经都有很大的帮助。

现代人饮食不规律、无节制导致了血液中的胆固醇与脂肪异常增高，当血液中的胆固醇到了一定量时，就会渐渐阻塞血管，使血液流动不畅通，这就很容易诱发心肌梗死和脑中风等并发症。而敲击心包经就会加速血液流动，延缓血管老化，减少血管壁上的胆固醇，让身体达到一个比较健康的水平。

对于经常进行夜生活的人，或者是饮食习惯不好的人，经常很晚才吃饭，还要饮酒。都会使心包经受到损伤，但是大多数的人都不了解心包经的作用，更不清楚心包经的表现。这就为心脏的疾病埋下了隐患。现代心血管疾病越来越高发的原因也正是如此。所以最好能重视对心包经的养生和调理，才能很好的起到预防疾病的作用。

亥时当属三焦经，气血运行大通道

三焦是五脏六腑中的六腑之一，和其他脏腑最大的不同是，三焦不是一个具体的器官，它像是身体里的容器，将其他脏腑器官包裹起来，形成一个大体腔。这个体腔即三焦，分为上焦、中焦、下焦，横膈膜以上的部位是上焦，包括心、肺；横膈膜到脐之间的部位是中焦，包括脾、胃；脐以下的部位是下焦，包括肾、膀胱、大肠和小肠。

三焦是人体元气升降出入的通道，又是气化的场所。元气，是肾中精气所化生，故根于肾，其运行途径通过三焦而充沛于全身，布散于五脏六腑，起着激发与推动作用。三焦还是水液运行的道路，它具有疏通水道、运行水液的作用。人体的水液运行和代谢就在于三焦经的调节。

手少阳三焦经从手走头，主要分布在上肢外侧中间，肩部和头颈部侧面，计 23 穴，左右共46穴。它的循行路线是：从无名指的指端出发，并从无名指的外侧上行，经过手背，行至手腕，并从前臂外侧两骨的中间流出，向上穿过手肘部，沿着手上臂外侧到达肩部，交出足少阳胆经之后，进入缺盆，之后向下分布在两乳之间的膻中穴，并与心包络经相连，再向下穿过横横膈膜膜，依次归属于上中下三焦。

三焦经大体来说，就是手臂外侧靠无名指那一条线，因为这条经绕着耳朵转了大半圈，所以，它还有一个名字叫“耳脉”，可以通治耳朵上的疾病，像耳聋、耳鸣、耳痛等耳病都可以通过刺激本经穴位得到缓解。敲的时候要以有酸痛感为度，这样，不仅能调节全身体液循环，增强免疫力，还能刺激大脑皮层、放松神经，改善头痛、目痛、咽喉痛、出汗等身体不适症状。

另外，三焦经的终点叫丝竹空，这个地方容易长斑、长鱼尾纹，所以敲三焦经就有防止长斑并减少鱼尾纹的功效。

手少阳三焦经是辅助三焦，总管人体能量和气血运行的通道。本经少血多气，很多因为气大而得的疾病，如气机抑郁、心胁不舒、心痛、肩肘、前臂疼痛、小指和食指活动障碍，都是由于三焦经经脉不通、经气不利所引起。

实际上三焦的这个概念让人非常难理解，它并不是一个实际的脏器，又不存在现代医学的名称相对应。究竟应该如何来把握三焦经呢。结论是非常的简单，三焦经的调节方法只要能抓住两种，养生原则也抓住两条这就足够了。

首先调节方法：第一，循经按揉或敲击。三焦经所治疗的疾病基本上都是经络循行所过的地方的一些病，“经络所过，主治所及”，这是非常好理解；然后三焦是人身体气血阴阳循行的通路，只要在其他经络的按摩推压的时候适当增加三焦经的穴位即可。

第二，重点穴位的按揉。三焦经在治疗方面虽然广泛，但在养生保健中只需要记住常用的几个重点穴位即可，例如支沟、肩髎、翳风、耳门等。每次推按这些穴位就完全可以保证身体健康了。

十二时辰经络养生小秘密

秘密 1：子时前一定要睡觉。

子时是 23：00 至次日凌晨 1：00，此时胆经值班，是胆汁运作和骨髓造血的时间。子时是身体休养及修复的开始，一定要保证在睡觉。熬夜就会引起胆火上逆，引发失眠、头痛、易受惊吓等多种神经症状。在子时前能够入睡，一天都会头脑清晰，面色红润；如果子时还没有进入睡眠的状态，到了白天就会面色苍白。而且吃夜宵也会影响子时的睡眠。晚饭吃得太多、吃得太晚都会造成胆经不利。

秘密 2：丑时要愉快入眠。

丑时是 1：00 至 3：00，此时肝经值班，是肝脏修复的时间。肝经可调节全身血液并疏导全身，使气血调和，解毒和排除毒素，人体一天产生的垃圾毒素都在这个时间代谢。如果子时的睡眠没有调整好，甚至心情压抑的入眠，都会导致气血不畅。睡眠的质量也会很受影响。中医认为：“人卧则血归于肝。”丑时前未入睡的人，面色会显得青灰，情志倦怠而易烦躁。

秘密 3：寅时要有较深的睡眠。

寅时是 3：00 至 5：00，此时肺经值班，是呼吸运作时间。肝在丑时把血液推陈出新之后，将新鲜血液提供给肺，经过这一时段通过肺输送到全身。所以人在清晨时面色红润，精力充沛。寅时人体体温最低，血压也最低，脉搏和呼吸都处于最弱状态，脑部供血最少，此时值夜班的工作人员易出差错，重病人员也更易出现死亡，必须引起足够重视。如果在寅时经常醒来，则为气血不足的表现，应加以注意。老人要慢起床，少早练。老年人肾气不足，如果寅时醒来，无法入睡可以参考肺经的导引方法进行调理。

秘密 4：卯时宜喝温开水排便。

卯时是 5：00 至 7：00，此时大肠经值班，有利于排泄。卯时血气流注于大肠，此时最适宜喝杯温开水，然后去排便。早餐可吃香蕉等一些富含维生素微量元素的水果。但是卯时不能做过多的活动，也不可以饱食或饮酒，这都必然对身体产生伤害。

秘密 5：辰时该吃早餐了。

辰时是 7：00 至 9：00，此时胃经值班，一定别让它闲着。所以，每天一定要早起吃早餐，而且要吃好一些，因为这个时间最容易消化，所以也不会发胖。并且要适当的补充水分。每天此时调理胃经最好，可以调整一天的状态。

秘密 6：巳时理脾经。

巳时是 9：00 至 11：00，此时脾经值班，是脾经最活跃的时间。工作一上午之后应该起身走动一下，给自己倒杯水慢慢饮用，或者活动活动四肢。让脾经处于最活跃的程度。坐位时两腿并拢，用力挤压腿内侧脾经，活动大脚趾，如果已经有饥饿感，可以接压公孙穴，以减少胃酸分泌。但是不要立即进餐。脾的功能好，消化吸收就好，血的质量就好，所以在这个时间一定要活跃脾经。

秘密 7：午时最宜小憩。

午时是 11：00 至 13：00，此时心经值班，是养心的时间。午时心气推动血液运行，宜养神、养气、养经。此时要保持心情舒畅，午餐后适当休息或午睡，但午睡不能超过 1 个小时，否则会导致其他经气的不利，影响下午的状态。起来后要适量运动，来疏通周身气血，增强心脏的给养。

秘密 8：未时消化吸收功能最旺盛。

未时是 13：00 至 15：00，此时小肠经值班。小肠可分清浊，将水液归入膀胱，糟粕送入大肠，精华上输至脾。故午餐应在下午 1 点前吃完，这样小肠才可以在其精力最旺盛的时候吸收营养物质。太晚进午餐就会使小肠经紊乱，而出现消化不适。

秘密 9：申时多喝水利排尿。

申时是 15：00 至 17：00，此时膀胱经值班。膀胱储藏水液和津液，并将多余水液排出体外，津液在体内循环。此时最宜多喝水，是一天最主要的喝水时间，及时排尿，这样就是身体的水液代谢循环起来，有害的物质也就排泄出体外。此时辰头脑最清醒，记忆力最好，适合工作和学习。

秘密 10：酉时工作完毕多休息。

酉时是 17：00 至 19：00，此时肾经值班。肾藏生殖之精和五脏六腑之精。肾为先天之本，肾在酉时进入储藏精华的阶段。这时不宜做过于激烈的运动，如果是工作完毕，可以稍事休息，不宜过劳使肾经受损。阳痿患者可在此时按摩肾经穴位，效果最为明显。下班路上多做十趾抓地动作锻炼足三阴、足三阳，以刺激涌泉穴，这是一举两得的补肾方法。

秘密 11：戌时要保持心情愉快。

戌时是 19：00 至晚上 21：00，此时心包经值班，再一次增强心的力量。心包是心的保护组织，可清除心脏周围不良物质，使心脏处于完好状态。此时要保持心情愉快，晚餐不宜食用过多，也不要进食太油腻的食物，餐后要休息；运动以散步方式最好，不要剧烈运动，否则容易失眠。此时是心包经与脑神经活跃的时间，是看书的最佳时间。戌时也是全天体重最重的时候。

秘密 12：亥时睡眠休养生息。

亥时是 21：00 至 23：00，此时三焦经值班。三焦经掌管人体诸气，是人体气血运行的要道，也是六腑中最大的脏腑。人如果在亥时睡眠，百脉可休养生息，对身体十分有益。容易水肿的人睡前不宜多喝水。尽量保持平稳的状态进入睡眠，这样接下来的经气也会很好的循行往复。

第二篇

知“足”常乐——足部是人体最大的药田

第一章

健康之行，始于足下——神奇的足疗保健

俗话说“千里之行，始于足下”，在这里我们想说“健康之行，始于足下”。这是因为，我们的双脚对我们人体来说，不仅仅是起着支撑和行走的作用，其中还蕴藏着健康的密码。脚是我们的第二心脏，上面还有我们身体的缩影。按摩脚上的反射区，不仅可以预防和治疗疾病，还可以帮助我们及早发现疾病，因此有人认为，足部是人体最大的药田。您是不是还不知道足疗的神奇啊？下面就随我们一起揭开足疗保健的神秘面纱吧。

了解足部，认识人体的“第二心脏”

看到这个题目，您是不是会觉得奇怪：脚不就是支撑身体，还有走路用的嘛，为什么脚会是第二个心脏呢？这还得从人体的生理结构功能说起。

心脏就好像是一个永不停歇的水泵，不停地把血液泵入血管，流向全身。血液带着新鲜的氧气和营养物质，从左心室出发，经过大大小小的动脉，流到全身各处的毛细血管，然后把氧气和营养物质交给组织细胞。而返回时，又把二氧化碳和身体代谢产生的废物从身体各处的组织细胞带走，再经过毛细血管、小静脉、大静脉回到右心室，完成在身体的一次循环。

虽说心脏的功能很强大，可以把血液送往全身各处，但是由于要送到遍及身体各个角落的毛细血管，所以流回心脏的时候，它的压力已经变得很小了。输出的血液流回到心脏凭借的是静脉周围的肌肉的力量。

人的双脚处于身体的最下端，是离心脏最远的位置，再加上重力的作用，血液从心脏流向双脚较为容易，而脚部血液回流心脏则相对较难。流下去的血要是没有足够的压力就很难顺畅地流回心脏。当大量血液积聚于下肢静脉时，下肢组织压力增加，必须依靠下肢肌肉的力量，也就是通过肌肉的收缩，挤压下肢血管，协助心脏的泵血作用，迫使下肢静脉血液通过静脉瓣流向心脏，完成血液的体循环过程。也就是说，离心脏最远的脚部血液必须凭借脚部肌肉正常的收缩功能，才能使积存废弃物的静脉血经由毛细血管、小静脉、静脉流回心脏。

为了让血液从末梢流回到心脏，肌肉必须发挥其作用。这就说明，离心脏最远的脚部肌肉特别重要。脚同人体的心脏一样，对血液循环起着至关重要的动力作用。说到这，大家就已经知道把脚叫作“人体的第二心脏”的原因了。

心脏在人的生命中具有非常重要的作用，这是众所周知的。因此，有的人就会想，

那我们应该锻炼锻炼心脏啊，这样心脏功能强大了，不是也可以益寿延年吗？实际上，人并不能支配心脏肌肉的运动，这在医学上称为“不随意肌”，从来没有听说过什么人用意念让心脏跳动或者不跳的，因为这是不可能的。但是每个人都可以操纵自己的第二心脏运动啊。所以，要想提高心脏功能，延缓人体衰老，先从双脚开始。

人的每只脚上具有26块骨头，33个关节，20条大小不同的肌肉，并有114条坚强的韧带，以及无数灵敏的神经与丰富的血管。这些零件不论哪个出问题，都对人体的健康有影响。比如说人随着年龄的增长，血管弹性就会下降，到老了，血管硬化，就会影响血液循环。脚上的血管变硬变脆，没有弹性，就会使脚得不到足够的营养，流到脚上的血液也不能顺利地回到心脏。

实际上很早的时候西方就已经发现了，每天刺激一下双脚就好像刺激了心脏一样，这样也就锻炼了心脏的功能。人的心脏从一诞生就没有停歇的工作，到了一定的年纪，心的功能必然是会出现这样或那样的问题。所以说锻炼锻炼双脚，把身体的血液循环加快，那心脏也就慢慢地得到了休整。其实在传统的中医很早就认识到了这点，保护好双脚，经常的行走，这些方法都是中医养生专家经常强调的重点。

脚对人体的重要性，还不仅仅如此。在人的脚上，存在着几乎所有体内脏器官的反射区。足底还联结着人体的10条经脉，其中包括十二正经的6条：即足太阴脾经、足阳明胃经、足太阳膀胱经、足少阴肾经、足厥阴肝经和足少阳胆经，还包括奇经八脉中的阴维脉、阳维脉、阴跷脉、阳跷脉。此外，我们的脚上还有几十个穴位，其中包括涌泉、太冲、太溪、悬钟、照海等对人体很重要的穴位。

有人说“足底是反映全身的镜子”，这种说法一点也不为过。不论是脚上的反射区、经络还是穴位，都可以反映身体的状况。中医讲“不通则痛”，如果身体有问题了，经络气血不通畅，就会出现疼痛的问题。其实不仅仅是疼痛，在相应部位可能还有包块、条索、结节，皮肤颜色也可能发白或者发红，这些都是身体给我们的信息。因此，要重视身体的“第二心脏”，要呵护它，让它更健康，让身体所有的地方都更健康，生命更长久。

人身一体足为根，坚持足疗有奇效

近几年来，足疗越来越火，街头巷尾很多地方都有足疗馆的身影，报纸、书籍上也到处都是足疗的资讯。足疗究竟是怎么回事？它到底有什么神奇的功效，让如此多人追随其后？

足疗就是足部反射疗法，简称足反射法或足疗，是通过对脚上的反射区的刺激来达到防病治病的作用。其实这并不是新鲜事物，早在两千多年前的《黄帝内经》里就记载有许多脚上的穴位，我们的祖先早已认识到这些敏感反应点与全身脏腑的关系，并提出刺激这些点可以起到治病的作用。反射疗法所说的“反射”并不是我们平时所说的神经反射，而是说脚就好像是一面镜子，全身的各个组织器官都在上面有投影，有反映，是用脚这个局部来反映全身这个整体。脚上的一个个反射区是人体各部位器官的反应点。当人体组织器官发生病变时，在脚上相应的反射区就会出现变化，这对诊断、治疗都有很重要的意义。比如说胃有问题的时候，脚上的胃反射区就会出现压上去有疼痛，或者酸胀，或者摸上去有颗粒感，或者有条索、结节等各种异常情况。也就是说，如果反射区有压痛或其他不适时，就说明与其相对应的脏器和组织有不同程度的异常。人脚的反射区就好像是反映全身状况的一面镜子，它用无声的语言告诉我们身体的健康状况。

说了这么多，足疗到底有什么功效呢？让我们一起来了解一下吧。

1. 促进血液循环

脚在人体的最下端，脚趾又在脚的最末端，所以脚趾就是人体上离心脏最远的部位了。我们前面已经提到了，由于这里位置低，距离心脏远，所以很容易出现血液循环障碍的问题。这时不仅是脚部很难得到各种新鲜的营养物质，同时代谢产生的各种废物也很难带走。日积月累，这些在脚上沉积下来的废物，就会产生各种毒素，侵犯身体的组织和器官。通过对足部的按摩刺激，就能促进足部的血液循环，使气血流通，把代谢产生的废物带走，最终通过肾脏排出体外。曾经有实验证实，按摩脚可以使局部血流增快，皮肤温度升高。脚位于距离心脏最远的位置，双脚的血液循环得到改善，同时也就促进了全身的血液运行，从而使身体能够处于良好状态。

2. 调节各脏腑器官的功能

由于脚上的反射区是身体各部分在脚上的投影，反射区不仅是疾病的反应点，同时也是治疗的作用点。对足部反射区施加的刺激，通过神经反射作用，能调整其所对应的脏腑器官的功能，使处于紊乱失衡状态的脏器功能转为正常，对于没有病变的脏器可以延缓它们的衰老过程。例如，对足部的心脏反射区施加适当的刺激，能改善心脏的功能，对心动过速、心动过缓或心律不齐的患者的心律有一定的调节作用，这很安全没有不良反应，而且操作简单，自己在家就能解决，比去医院用药物治疗要好得多。

3. 修复内分泌功能

人体的内分泌系统和神经系统一起调节人体的代谢，维持正常的生理功能。正常情况下，内分泌系统分泌的激素处于平衡状态，一旦这个平衡被打破，身体就会出现各种表现。人体的内分泌腺有很多，比如说甲状腺、甲状旁腺、脑垂体、性腺等等，它们分泌的激素对身体都有着极其重要的作用。由于这些激素能通过血液循环而到达人体各个部位，因此可对全身状况产生广泛而持久的影响。对足部各腺体反射区施加的刺激，能有效调节各内分泌腺的功能。比如说刺激甲状腺的反射区，不但可以治疗甲状腺功能亢进，也能够治疗甲状腺功能低下。还有女性面部色斑、月经失调，儿童生长缓慢等，都可以通过对相应反射区的刺激来治疗。

4. 调整免疫功能

由于免疫系统的存在，人体本来具备有一定的对外防御能力，就像是电脑的防火墙，保护人体不生病。如果免疫系统的功能存在着缺陷，或者由于衰老而降低了自身的抗病能力，就会容易生病。相反，如果免疫系统功能太过了，把身体里的正常组织也当成外来的侵入者，那么也会产生疾病。对脚上的脾、淋巴等反射区进行按摩，可以调整我们的免疫功能，使免疫功能不会太强，也不会太弱，从而使身体不容易生病，远离感冒、鼻炎、过敏等问题的困扰。

5. 消除亚健康状态

现代人生活节奏快，工作压力大，经常没有时间来照顾自己的身体，很多人都处于亚健康状态，直到身体这个机器再也运转不下去，才发现问题的严重性。其实解决办法很简单，只要经常进行几十分钟的足疗，就可以使我们轻松的从紧张的生活节奏或疾病的痛苦煎熬中解脱出来，让身体得到充分的休息和放松。接受足反射法后，人们一般能有良好的睡眠和食欲，大小便通畅，心情愉悦，精神焕发，使身体摆脱亚健康状态，从而预防疾病的发生。

6. 美容养颜更年轻

越来越多的女性加入到美容的队伍中，每天都会对自己的容貌加一些修饰、打扮。"爱美之心人皆有之"，任何一个人都希望自己的容貌姣好，并且把年轻的样子一直保持下去。但是什么方法才是最有效的呢，并不是需要花费很多的钱，实际通过足底的按摩就能轻松做到美容，有很多长时间按摩足底反射区的人皮肤都很好，而且通过反射区的按摩会使身体各个地方都更有效率的运行，当然衰老也就被推延再推延，作一个永葆青春的魅力佳人秘密就在足部的按摩。

足疗的神奇已经让太多的人都见怪不怪了，用不着夸大任何的效果，只要亲身做了足疗的人都会感到身体的改变，有这么多的好处，那为什么不从今天就开始呢?

坚持足疗，优点多多

足反射疗法作为一种绿色、天然、安全、有效的疗法，有许多独特的优点，是其他疗法所无法比拟的。

1. 安全有效

随着科学的进步，我们的生活发生了翻天覆地的变化，就人类健康而言，我们的平均寿命越来越长，但是我们也无法否认各种化学制剂让我们的生活充满了危险。因此，我们现在总希望找到"绿色食品""自然疗法"等。足疗其实就是一种自然疗法，长期临床实践证明，足反射法不用打针吃药，有病治病，无病强身，没有任何不良反应，也不会给身体带来创伤。足疗之所以在近些年发展如此迅速，其原因就在于此。用足疗治病其效果是肯定的。虽然并不一定都是立竿见影，但是只要坚持下去，往往就能收到成效。有作用不是靠某个人来说的，而是整个人群对这种疗法的认可。因为大家都能体会得到，自己身体的症状减轻或者消失了，局部的阳性反应物变小或者消失了，甚至连检查化验结果都变好了，这是谁都不能否认的。

2. 作用迅速

在患者足部的反射区或穴位上，经常可以找到相应脏腑病变所产生的毒素沉积的硬块。有研究表明，这种沉积物是由代谢产生的尿酸盐晶体和未被利用的钙等其他物质长期沉积而形成的，它严重地影响着人体的血液循环，从而影响了相应脏器的功能，危害着人体的健康。刺激相应穴位或者反射区可以起到促进血液循环的作用，从而通过循环系统把沉积的毒素运输到泌尿系统和消化系统，继而排出到体外，同时也有一部分废物可以通过皮肤汗腺排出体外。人体内的毒素排出后，血液循环功能迅速恢复正常，病变的器官也可以得到充分的营养而迅速恢复正常，从而使人体迅速恢复健康。

3. 适应证多

足反射法可以预防和治疗上百种疾病，其中既包括急性病，也包括慢性病，甚至许多目前医学上还没有研究清楚、无法诊断的病，一样都可以治疗。例如头痛、牙痛、急性腰扭伤、岔气、腹泻等，往往只需按摩一次，就可手到病除。至于许多慢性疑难杂症，如糖尿病、高血压、失眠、前列腺增生等，只要有恒心，坚持按摩，往往也能有意想不到的效果。

4. 经济实用

谁不想少花钱但是能治大病呢，现在医疗费用已经变得难以承受了，比如说到医院看病，挂号、看病、化验、划价、收费、取药等一系列手续，不但要一次次排长长的队伍，还得跑来跑去，需要花很多的时间，而且检查费、药费、手术费等也都很昂贵。医疗费对于家庭和社会来说都是一笔沉重的负担。足疗就完全不一样了，这既不必服用药物，也不必需要什么医疗器械，只要一双手就可以防病治病了。因此，学会足反射疗法，可以极大地节约医疗开支，节省许多宝贵时间，还有很好的疗效，省时省钱又实用。

5. 简便易学

足反射疗法不需要借助任何药物或者医疗器械，也不讲究诊治场所，就靠人的各种感觉，就可直接从足部反射区得知各脏腑、组织、器官的病理变化，及时作出判断。进行治疗时用双手或简单的按摩工具，甚至用我们日常生活的一些器具，如钢笔、筷子、钥匙等都可以施术治疗。做足疗不需要专业的医学背景，相对于我们现行的某些常规诊疗方法来说，足反射法应该是更简便、直观、易行，而且易学。

6. 易于推广

做足疗操作简单，疗效确切，很容易为大众所接受。而且，大家不需要到外面花钱去做，自己在家中每日利用空余时间，按照书上所提供的处方，自我按摩或相互按摩 30 分钟，就可以达到防病治病的目的。在按摩的同时，还可以看书、看电视、谈话、做手工活等。足反射疗法不受空间、时间、人力、物力、财力的限制，而且易学、易掌握、易操作，因此也易于推广。这也是近些年来，足疗越来越火的原因之一。

7. 早期诊断

早期发现，早期诊断，早期治疗，对人的健康有着重要的意义。很多情况下，通过现代医疗检查手段发现的疾病，往往已经是病已确实形成，甚至可能已经到了中晚期，治疗起来难度很大。然而足反射疗法却能解决这个问题。据报道，当人的机体病变程度达 10% 时，就可以通过按摩而被发觉，而这时，靠医疗仪器往往难以检查出来。当能被医疗仪器检测出来时，病变已达 70%，这时病已形成，要想祛病也就十分困难。脚是我们健康的镜子，只要我们的身体出现问题，足部反射区或穴位就会有反应。通过观察脚的形态与皮肤颜色有变化，触摸皮下的颗粒、包块、条索、硬结，按压时有无疼痛酸胀的感觉，就可以发现问题的所在，并将疾病消灭在萌芽状态。

三种神奇足疗法，让你舒服又健康

足部的疗法发展到今天已经非常成熟了，对于人体各个部位出现的不适，或者产生的疼痛都可以很好的治疗，经常的进行足部的按摩保健还能提高对疾病的抵抗能力。那么在这里就为大家介绍三种非常神奇的足疗法。说到神奇，实际上这三种方法非常简单，每个人都能很容易的操作；但是如果说它们简单，却治好很多连先进的医疗技术难以治愈的疾病。如果想通过足部的方法来祛病健身，那么应该仔细的学习这几种方法。

1. 足浴法

说到足浴，即便是对足部反射一窍不通的人都会知道，那不就是每天的泡脚吗？其实足浴不能简单地等同于泡脚，因为如果只是用热水浸泡双脚，使足部的毛细血管舒张，全身的血液循环加快，那么确实能使身体感觉到放松、舒适，但是这并没有一点的治疗和养生的作用。只能每天缓解一下紧张的情绪和疲劳的身体。所以说足浴是一种具体的方法，可以有预防和治疗疾病的双重作用。掌握好足浴的方法，就如同请了一个资深的医生。那么说到这里，究竟足浴是什么呢？具体来讲，根据不同的疾病，或者是个人的身体情况不同，首先要确定不同的足浴方，这个足浴方与传统的中药汤药一样，需要炮制、浸泡以及熬煮。只不过在足浴中，药液需要稀释后浸泡双脚，这样就可以通过经络、穴位以及反射区受到药物的刺激，产生治疗疾病的效果。一般如果同时在内服中药，就可以多配备一些进行足浴。

一些特殊的疾病或者足浴方，可能还需要高温的熏蒸，这时就需要在浸泡双脚之前进行熏蒸，这样双脚的毛细血管都舒张到最大限度，产生的作用也就达到了最大化。需要注意的是足浴的药液需要提前熬煮，而并不是直接用开水浸烫就可以，同时还要遵循中医熬制汤药的一些要求，否则就等同于用温水浸泡双脚。

2. 踮脚法

这种方法并不是为人熟知的，因为太多的人都会感觉到踮脚怎么可能是一种足疗的方法，还会是好的方法。但是掌握足部反射区的分布情况就会知道，在人的双脚部位，脚趾和脚掌相连接的地方，是很重要的反射区。而且在脚趾的根部有很重要的穴位，这些都决定了应当适度的活动脚趾。但是究竟怎样活动脚趾才是好的呢。

如果说活动脚趾是对反射区和穴位的刺激的话，那么踮脚的动作就是对脚趾的刺激。因为当人在做踮脚运动的时候，可以想象整个身体的重量都会由前脚掌来支撑，当然五个脚趾会同时用力，这个过程也就相当于刺激局部的反射区和穴位了。所以经常的踮踮脚是有一定道理的。

那么什么样的踮脚是适宜的呢，不可能在走路的时候都踮着脚。这种踮脚也不是很随意地进行。因为要通过踮脚对反射区进行刺激，那么在踮脚的时候就不要去注意高了多少，而是应该尽量让脚趾分开，均匀的承受压力，这样就使每个反射区都受到了作用。

对于活动的时间和次数，那么应该尽量的保持一定的频率，可以在上班的时候，或者是在家中休息的时候，随意的做一下踮脚的动作。爱美的女士也可以多做一些踮脚的动作，有助于塑造完美的身体曲线。

千万不要忽视这个简单而又常见的动作，正是因为大家都有所忽视，才让踮脚法没有足够的应用。

3. 点按法

点按的方法是对足部反射区的一种刺激方法，之所以说它是一种神奇的疗法，是因为点按反射区和穴位产生的治疗作用，足可以作为治疗疾病的一种主要手段。当然这种点按一般需要借助器具，例如牛角棒、玉棍等。因为只用手指按压的刺激作用不会集中在一点，所以效果也没有那么强烈。

选好一个点按的器具，每次在足部的反射区按照一定的次序进行点压，遇见疼痛明显，或者已经出现肿块的地方，就可以局部的增加按压，以可以忍受的程度进行刺激治疗。经过一段时间，身体不好的地方得到纠正，脚上的疼痛也就慢慢消失了。

点按脚上的经络穴位，甚至沿着经络的走向进行推按，都是比较好的治疗方法。所以点按法实际上是最主要的足部反射方法。如果结合身体其他的反射区，再加上穴位的刺激，身体经常出现的小毛病都可以得到治疗。根本不需要再继续忍受，或者去医院做繁琐的诊疗。

因为对于足部反射区大家都普遍的按压，用手指去推揉。这样虽然能起到一定的作用，但是当疾病比较麻烦，或者起病的时候比较急迫，就需要加强对反射区和穴位的刺激，已达到迅速产生治疗效果的目的。通过一些器具辅助，对局部有顺序的点按，这才是最科学的反射疗法。

传统足部养生之“砭术”

传统的足部养生一直为人们所重视，虽然古代的医家并没有提出双脚是人体的第二心脏，但是对足部甚至双腿的保养都是及其关注的。而有传统中医的理论作为基础，对于足部的养生法，一些古法确实能收到意想不到的神奇效果。如果能借鉴这些方法，那么健康长寿也并非是很难做到的事情了。

在了解古代的传统养生法的时候，首先要对足部作用的基本说法做一下掌握。足部是位于人体的最下方的位置，每天都会与地面接触。这样的因素就决定了人体的足部有两个最显著的特点，首先是由于重力的作用，新陈代谢的产物会集中在这个地方，另外一个就是足部收到的刺激和摩擦比较大，所以会相对角质丰富。这些特点都对双足的养生之道产生了决定性的作用。

一般来讲，脚上的反射区接近60个，而穴位也比较多，治疗的疾病也就有所区别。如果对人体足部、腿部和耳部的反射区进行一下对比的话就可以看出，人体耳朵的反射区异常的敏感，见效也比较快，但是耳朵整个的面积就比较小，再加之自我治疗的时候要借助镜子，那么上边的反射区就很不容易找到。而且大多数人耳朵的反射区非常敏感，按压的时候就会异常的疼痛，很多时候就根本不能下手，所以有一些医家把耳朵看做是检查疾病的方法，但是并不作为治疗的方法。

而足部的反射区和腿部的反射区就具有操作方便的特点了，像人体的小腿上，基本就是脏腑的反射区域，那外部的器官就很少涉及。如果想要调节内部的脏腑，就选择小腿的地方。也就是说主打五脏六腑的就是小腿反射区的长处，例如在防治糖尿病、消化系统疾病的方面，小腿反射区确实功不可没。

人的双脚上和足背的反射区作用效果好，例如在双脚内、外侧的位置，虽然面积不是很大，但是只要推按就能达到纠正颈椎、腰椎、四肢等地方出现的毛病，而且效果还非常好。所以了解了这些足部的基本特点，然后就要进入神奇的传统养生的方法了。

也许有人会问，直接告诉具体的方法不就行了吗，为什么还要绕这么大的圈子呢？实际上这些重复并非没有必要的，因为传统的养生方法并没有什么特别之处，就是简单的砭石，然而通过砭石来达到健康长寿的方法，关键之处就是要深入地理解足部反射区的作用和特点，并且对身体其他部位的反射或者经络都熟悉。实际上砭石养生最核心的思想就是搭配身体几个全息反射区域，再加上经络穴位的作用。

首先要知道什么是砭石。砭石者，以石治病也。通俗的理解：任何石材、玉料只要能达到一定的标准，都可以作为砭石。而运用砭石治病的医术被称为砭术。中医的六大医术：砭、针、灸、药、按跷和导引，就包括运用砭石治病的砭术。中医认为上品的砭石有安神、调理气血、疏通经络的作用，是加工制作医疗器械的上品。

其实，早在旧石器时代，我们的祖先没有药理知识，当身体不适的时候，就抓起火堆旁被烤热的石头进行热敷或者刮拭，慢慢地，他们发现，一些特殊的石头对于治疗病痛颇有疗效，于是逐渐总结为中医的精华之一——砭术。

现代研究发现，砭石是通过微晶、红外和脉冲的波段来达到一些治疗和保健的。脉冲是通过摩擦起热的感应，而砭石不单是作为一个简单的刮痧工具来应用那么简单。古人在没有获得炼铁术前就是靠砭来治疗伤痛、疾患。古有砭针、砭刀等医疗工具。用现代医学手段检测，上等的砭石含有四十多种有益于人体的微量元素和矿物质，还有人体所必需的钙、镁、锌、铬、锶、硒等 20 多种抗衰老元素。而且最神奇的是砭石还具有奇异的能量场，作用于人体皮肤表明可产生极远红外辐射和超声波。

所以说砭石之所以被古人用来养生保健还是有一定的原因的，由于砭石的作用对人体非常适合，所以建议想要进行养生健身的人，可以试一试砭石的方法。

在说如何使用砭石做预防保健之前，首先要掌握住砭石最重要的两个字，这两个字可以说是古人总结出来对于砭术的黄金原则。

（1）热，热是砭石的一个非常重要的特点，一般来讲传统中医治疗的方法中存在加热的方法，但是像砭石这样不用加热的方法就会大大影响有效的作用，还并不多见。所以在通过砭石进行预防和治疗疾病的时候，一定要保持砭石的温热，一般热的程度可以根据个人承受来控制。

这正是“砭之用，首在于热。人生则热，死则冷。病每起于冷热不调，砭术一以热救之，起死回生则热。热之为用，大矣哉。偶有奇症，宜用冷砭，则在例外。”

（2）动，一个动字就包含了砭石所有的使用方法，有一些人虽然知道使用砭石，也知道用的时候要加热，但就是没使砭石在身体的表面不停地移动。这样也会使应有的疗效打了折扣，在大家自己使用砭石的时候，最好能让它反复的在经络或者反射区各个部位行走。

这正是：“砭之诀，惟在乎动。血气不和，则疾痛起。点也、熨也、摩也，皆动之机也。以砭行之，手到而病自去，疾痛乃若失焉。岂不神乎其技哉。”

掌握了砭石的2字要诀，就开始真正的走进传统的足部养生，看看到底有什么神奇之处，到底为什么它就是适合任何人的保健佳法。因为对于反射区及经络的治疗作用，很多人都已经熟悉了，那为什么砭石的作用会尤为突出呢？这是因为砭石带有一定的温度，在局部的反射区进行游走、点按，就产生了温热的刺激作用，再结合砭石自身的各种作用，散发远红外场和超声波场，就让整个反射区或者整条经络都带动起来，当然预防和治疗的效果就更加的明显。而且砭石一个方法就结合按摩、拔罐、针灸等多种作用方法的效果，往往在这个时候就出现了事半功倍的效果。假设能长时间地进行砭石的治疗养生，再神奇的现象出现也不让大家感到惊异了。

所以掌握传统的足部养生法，就是用砭石的方法，结合足部的反射区多多的进行刺激按压，出现了疼痛的地方就要重点地调整一下。这样健康长寿就会总在您身边，疾病疼痛都不会再出现。

最后需要提示的是，现在市场上见到的砭石，鱼目混杂，选取上等的砭石需要仔细的挑选，切莫上当而使自己的养生调理没了效果。

第二章

护好足，一生福——别有洞天的足部反射区

人体的双脚就像是魔镜，告诉我们身体里的秘密，身体里的每一点变化，都会在双脚上如实地反映出来。如果把人的两脚并拢，这就是一个人体的缩影，我们的躯干四肢以及五脏六腑等等，都在上面有着具体的位置。这就是足反射疗法的神奇之处。如果能准确的找到反射区，并仔细的用眼睛来观察双脚，用双手来触摸双脚，就一定能洞悉这些反射区里隐藏的秘密，会发现这里别有洞天。

足底部的反射区大药

当把双脚并拢，在这里就会出现整个人体的缩影，从上到下，从内到外，都可以在双脚上找到相对应的位置。比如说脚趾就代表人体的头部，而脚掌就代表身体的躯干部分。下面就一起来了解一下，这些反射区的具体位置、主要作用，以及操作手法吧，相信一定会对您有所帮助。

1. 肾上腺反射区

定位：位于双足底第2、3跖骨之间，距跖骨头近心端一拇指宽处。

主治：心律不齐、晕厥、过敏性疾病、关节炎、肾上腺皮质功能不全、高血压、低血压、阳痿、下肢无力、哮喘等。

手法：一手握足，另一手半握拳，食指弯曲，以食指近端指间关节顶点施力，定点深部按压，力度以反射区产生酸痛为宜。按摩3~5次。

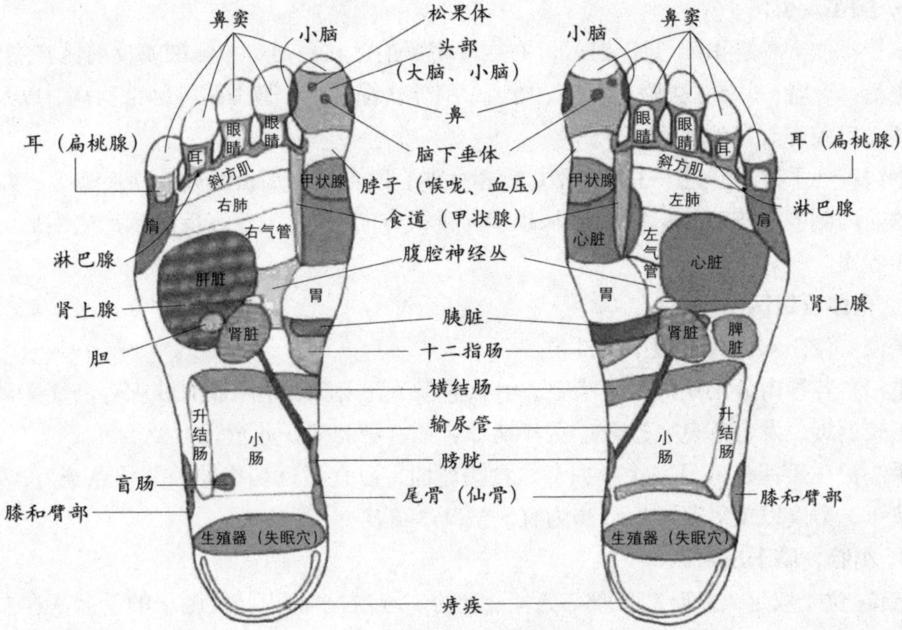

足底部反射区示意图

2. 腹腔神经丛反射区

定位：位于双足足底第 1~4 跖骨体处，分布在肾脏反射区附近的椭圆形区域。

主治：腹泻、腹胀、呃逆、胃肠痉挛、胸闷、焦虑、失眠等。

手法：一手握足，另一手半握拳，食指弯曲，以食指近端指间关节顶点施力，由足趾向足跟方向按摩，力度以反射区产生酸痛为宜。按摩 3~5 次。

3. 肾反射区

定位：位于双足底第 2、3 跖骨体之间，近跖骨底处。即肾上腺反射区下一横指处。

主治：肾炎、肾结石、肾功能不全、泌尿系统感统染、高血压、头痛、阳痿、不孕不育、水肿等。

手法：一手握足，另一手半握拳，食指弯曲，以食指近端指间关节顶点施力，并向足跟方向按摩，力度以反射区产生酸痛为宜。按摩 3~5 次。

4. 输尿管反射区

定位：自双足底肾反射区斜向内侧，至足舟骨内下方，呈弧形带状区。

主治：输尿管结石、前列腺炎、前列腺增生、排尿困难、输尿管狭窄等泌尿系统疾病。

手法：一手握足，另一手半握拳，食指弯曲，以食指近端指间关节顶点施力，由肾反射区向膀胱反射区方向按摩，力度以反射区产生酸痛为宜。按摩 3~5 次。

5. 膀胱反射区

定位：位于双足内踝前下方，足舟骨下方稍突起处。

主治：泌尿系统结石、膀胱炎、前列腺增生、前列腺炎、尿潴留、醉酒等。

手法：一手握足，另一手半握拳，食指弯曲，以食指近端指间关节顶点施力，定点按压，力度以反射区产生酸痛为宜。按摩 3~5 次。

6. 额窦反射区

定位：位于双足 10 个足趾趾端。右侧额窦反射区在左足，左侧额窦反射区在右足。

主治：头痛、头晕、失眠、发热、中风、脑外伤综合征、脑震荡等脑部疾病，以及鼻、眼、耳、口腔等五官的疾病。

手法：一手握足，另一手半握拳，食指弯曲，以食指近端指间关节顶点施力。大趾：自外侧向内侧横向按摩；其他脚趾：从趾端向趾根方向按摩。力度以反射区产生酸痛为宜。按摩 3~5 次。

7. 垂体反射区

定位：位于双足大趾腹中央部位。

主治：各种内分泌疾病（甲状腺、甲状旁腺、肾上腺、生殖腺、胰腺等功能失调）、儿童生长迟缓、发育不良、遗尿、更年期综合征、肥胖症、儿童智力低下等。

手法：一手握足，另一手半握拳，食指弯曲，以食指近端指间关节顶点施力，定点深入按压，力度以反射区产生酸痛为宜。按摩 3~5 次。

8. 小脑、脑干反射区

定位：位于双足大趾趾腹根部靠近第 2 趾的一侧。右半部小脑及脑干的反射区在左足，左半部小脑及脑干的反射区在右足。

主治：小脑疾病、脑震荡、高血压、头痛、失眠、眩晕、共济失调、孩子多动症、脑干损伤等。

手法：一手握足，另一手以拇指指腹施力，由足趾端向趾根方向按摩，力度以反射区产生酸痛为宜。按摩 3~5 次。

9. 三叉神经反射区

定位：位于双足大趾趾腹中部近第 2 趾的一侧。右侧三叉神经反射区在左足，左侧三叉神经反射区在右足。

主治：三叉神经痛，面神经麻痹，腮腺炎，牙龈炎，牙痛，偏头痛，失眠，眼、耳、鼻疾病。

手法：一手握足，另一手以拇指指腹施力，由足趾端向趾根方向按摩，力度以反射区产生酸痛为宜。按摩 3~5 次。

10. 大脑（头）反射区

定位：位于双足大趾的整个趾腹，左半大脑反射区在右足，右半大脑反射区在左足。

主治：中风后遗症、高血压、低血压、眩晕、头痛、神经衰弱、失眠、脑外伤后遗症、脑瘫、听觉与视觉受损等。

手法：一手握足，另一手半握拳，食指弯曲，以食指近端指间关节定点施力，由趾端向趾根方向按摩，力度以反射区产生酸痛为宜。按摩 3~5 次。

11. 颈项反射区

定位：位于双足大趾趾腹根部横纹处。右侧颈项反射区在左足，左侧颈项反射区在右足。

主治：颈项僵硬、颈椎病、落枕、颈部软组织损伤及高血压、头痛、头晕等。

手法：一手握足，另一手以拇指指腹施力，沿趾根部，由外向内旋转，力度以反射区产生酸痛为宜。按摩3~5次。

12. 鼻反射区

定位：位于双足大趾远节趾骨内侧，自大趾腹内侧缘延伸到趾趾甲根部呈"L"形。左鼻反射区在右足，右鼻反射区在左足。

主治：鼻塞、流涕、各种鼻炎、鼻窦炎、上呼吸道感染等。

手法：一手握足，另一手以拇指指腹施力，力度以反射区产生酸痛为宜。按摩3~5次。

13. 眼反射区

定位：位于双足足底第2、3趾额窦反射区下方至中节趾骨的底面及两侧面。在趾根两侧与足底面的斜角处以及第2、3趾背侧趾间各有敏感点。右眼反射区在左足，左眼反射区在右足。

主治：近视、远视、青光眼、白内障、角膜炎、结膜炎、眼底出血等眼部疾病。

手法：一手握足，另一手以拇指指腹由足趾端向趾根方向及趾的内、外侧推按，力度以反射区产生酸痛为宜。按摩3~5次。

14. 耳反射区

定位：位于双足足底第4、5趾额窦反射区下方至中节趾骨底面及内外侧面。各趾根部两侧及第4、5趾根间背侧有敏感点。右耳反射区在左足，左耳反射区在右足。

主治：中耳炎、耳鸣、耳聋、美尼尔氏综合征、眩晕、平衡失调等。

手法：一手握足，另一手以拇指指腹由足趾端向趾根方向及趾的内、外侧推按，力度以反射区产生酸痛为宜。按摩3~5次。

15. 斜方肌反射区

定位：位于双足足底的眼、耳反射区下约一拇指宽的甲状腺反射区与肩反射区之间的横条带状区域。

主治：颈项部及肩背部酸痛、落枕、上肢无力、麻痹等。

手法：一手握足，另一手半握拳，食指弯曲，以食指近端指间关节顶点施力，由反射区外侧向内侧按摩，力度以反射区产生酸痛为宜。按摩3~5次。

16. 甲状腺反射区

定位：位于双足足底第1趾与第2趾蹼处沿第1跖骨头向内呈"L"形带状区。

主治：甲状腺功能低下或亢进、甲状腺肿大、甲状腺结节、肥胖症、神经衰弱、心悸等。

手法：一手握足，另一手以拇指固定，食指稍弯曲，以食指内侧缘施力，由下向上按摩，力度以反射区产生酸痛为宜。按摩3~5次。

17. 甲状旁腺反射区

定位：位于双足底内侧缘第1跖趾关节前方凹陷处。

主治：缺钙引起的手足抽搐、麻痹或痉挛，肌肉抽搐、痉挛，筋骨酸痛等，骨质疏松，白内障，过敏性疾病等。

手法：一手握足，另一手食指、中指弯曲成钳状夹住足趾，食指的侧缘固定在反射区位置上，以手拇指在食指上定点加压，力度以反射区产生酸痛为宜。按摩 3~5 次。

18. 肺、支气管反射区

定位：位于双足斜方肌反射区下方一拇指宽处。支气管敏感带位于自肺反射区的中部向第 3 趾延伸。

主治：肺气肿、气管炎、哮喘、胸闷等呼吸系统疾病。

手法：一手握足，另一手半握拳，以食指近端指间关节顶点施力，沿肺反射区由足内侧向足外侧方向按摩；对支气管反射区用拇指指端施力，力度以反射区产生酸痛为宜。按摩 3~5 次。

19. 心脏反射区

定位：位于左足底第 4、5 跖骨体间，在肺反射区后方（近足跟方向）。主治：心律不齐、心前区疼痛、冠心病、动脉硬化、高血脂、高血压、低血压、心肌炎等循环系统疾病。

手法：一手握足，另一手半握拳，食指弯曲，以食指近端指间关节顶点施力，定点按压，力度以反射区产生酸痛为宜。按摩 3~5 次。

20. 脾反射区

定位：位于左足底第 4、5 跖骨体间，心脏反射区下一拇指宽处。

主治：食欲不振、消化不良、孩子厌食、贫血、各种炎症、发热、牛皮癣、神经性皮炎等皮肤病、月经不调等。对放化疗患者，还有增强食欲，减轻不良反应。

手法：一手握足，另一手半握拳，食指弯曲，以食指近端指间关节顶点施力，定点按压，力度以反射区产生酸痛为宜。按摩 3~5 次。

21. 胃反射区

定位：位于双足足底第 1 跖趾关节后方约一横指宽处。

主治：急、慢性胃炎，胃、十二指肠溃疡，胃痉挛，胃下垂，急性胃肠炎，恶心、呕吐、厌食，反酸烧心，消化不良、食欲不振等。

手法：一手握足，另一手半握拳，食指弯曲，以食指近端指间关节顶点施力，由足趾向足跟方向按摩，力度以反射区产生酸痛为宜。按摩 3~5 次。

22. 十二指肠反射区

定位：位于双足足底内侧缘第 1 跗跖关节前方，胰反射区后方。

主治：胃及十二指肠溃疡、腹胀、消化不良、食欲不振、糖尿病。

手法：一手握足，另一手半握拳，食指弯曲，以食指近端指间关节顶点施力，由足趾向足跟方向按摩，力度以反射区产生酸痛为宜。按摩 3~5 次。

23. 胰反射区

定位：位于双足足底第 1 跖骨体靠近跗跖关节处，胃反射区与十二指肠反射区之间。

主治：糖尿病、胰腺炎、消化不良等。

手法：一手握足，另一手半握拳，食指弯曲，以食指近端指间关节顶点施力，由足趾向足跟方向按摩，力度以反射区产生酸痛为宜。按摩 3~5 次。

24. 肝反射区

定位：位于右足足底第 4、5 跖骨体间。

主治：肝炎、肝硬化、肝大、脂肪肝、胆石症，胁痛、口苦、食欲不振、消化不良、视力下降等。

手法：一手握足，另一手半握拳，食指弯曲，以食指近端指间关节顶点施力，并向足趾方向按摩，力度以反射区产生酸痛为宜。按摩 3~5 次。

25. 胆囊反射区

定位：位于右足足底第 4、5 跖骨体间靠近第 4 跖骨处，肝脏反射区的内下方。

主治：消化不良、胆结石、胆囊炎、肝炎、胃肠功能紊乱。

手法：一手握足，另一手半握拳，食指弯曲，以食指近端指间关节顶点施力，并定点向深部揉按，力度以反射区产生酸痛为宜。按摩 3~5 次。

26. 小肠反射区

定位：位于双足足底中部凹入区域，被升结肠、横结肠、降结肠、乙状结肠及直肠等反射区所包围。

主治：胃肠胀气、腹痛腹泻、便秘、急慢性结肠炎、消化不良、溃疡性结肠炎等。

手法：一手握足，另一手半握拳，食指、中指弯曲，以食指和中指的近端指间关节顶点施力，由足趾向足跟方向按摩，力度以反射区产生酸痛为宜。按摩 3~5 次。

27. 盲肠、阑尾反射区

定位：位于右足足底跟骨前缘，第 4、5 趾间的垂直线上。

主治：腹胀、消化不良、慢性阑尾炎、盲肠及阑尾手术后的疼痛等。

手法：一手握足，另一手半握拳，食指弯曲，以食指近端指间关节顶点施力，并定点向深部揉按，力度以反射区产生酸痛为宜。按摩 3~5 次。

28. 回盲瓣反射区

定位：位于右足足底跟骨前缘靠近外侧，盲肠（及阑尾）反射区的远心端。

主治：腹胀、腹痛、消化不良、各种手术后促进恢复肠蠕动等。

手法：一手握足，另一手半握拳，食指弯曲，以食指近端指间关节顶点施力，并定点向深部揉按，力度以反射区产生酸痛为宜。按摩 3~5 次。

29. 升结肠反射区

定位：从右足足底跟骨前缘沿骰骨外侧至第 5 跖骨底，即小肠反射区外侧与足外侧平行的带状区。

主治：腹胀、腹痛、腹泻、便秘等消化系统疾病。

手法：一手握足，另一手半握拳，食指弯曲，以食指近端指间关节顶点施力，由足跟向足趾方向按摩，力度以反射区产生酸痛为宜。按摩 3~5 次。

30. 横结肠反射区

定位：位于双足足底中部，横越足底呈横带状。

主治：腹胀、腹痛、腹泻、便秘等消化系统疾病。

手法：一手握足，另一手半握拳，食指弯曲，以食指近端指间关节顶点施力，左足由内侧向外侧按摩，右足由外侧向内侧按摩，力度以反射区产生酸痛为宜。按摩 3~5 次。

31. 降结肠反射区

定位：位于左足足底第 5 跖骨沿骰骨外缘至跟骨前缘，与足外侧平行的竖条状区。

主治：腹胀、腹痛、腹泻、便秘等消化系统疾病。

手法：一手握足，另一手半握拳，食指弯曲，以食指近端指间关节顶点施力，由足趾向足跟方向按摩，力度以反射区产生酸痛为宜。按摩 3~5 次。

32. 乙状结肠、直肠反射区

定位：位于左足足底跟骨前缘，呈一横带状。

主治：腹泻、便秘、便血、痔疮、直肠脱垂、乙状结肠及直肠炎症、息肉等消化系统疾病。

手法：一手握足，另一手半握拳，食指弯曲，以食指近端指间关节顶点施力，由足外侧向足内侧方向按摩，力度以反射区产生酸痛为宜。按摩 3~5 次。

33. 肛门反射区

定位：位于左足足底跟骨前缘，乙状结肠及直肠反射区的末端。

主治：便秘、痔疮、肛瘘、肛裂、直肠脱垂等，还能促进痔疮术后的恢复。

手法：一手握足，另一手半握拳，食指弯曲，以食指近端指间关节顶点施力，定点按压，力度以反射区产生酸痛为宜。按摩 3~5 次。

34. 生殖腺（性腺）反射区

定位：双足底足跟中央处。

主治：阳痿、早泄、睾丸炎、月经不调、痛经、卵巢囊肿、子宫肌瘤、不孕不育、更年期综合征等。

手法：一手握足，另一手半握拳，食指弯曲，以食指近端指间关节顶点施力，力度以反射区产生酸痛为宜。按摩 3~5 次。

足背部的反射区大药

足背部的反射区和足底部的有所不同，足底部的以身体内部的器官为主，比如说心、肺、肾等，在足背部则主要分布了胸（乳房）、肩胛骨、肋骨等身体相对比较靠外的组织器官的反射区，当然这也不是绝对的，比如说膈也在身体里边，但是它的反射区也在足背部。下面介绍一下，足背部都有哪些组织器官的反射区。

1. 胸部淋巴结（胸腺）反射区

定位：自双足足背第 1、2 跖骨之间延伸至第 1、2 趾蹼处。

主治：各种炎症、发热、再生障碍性贫血、免疫功能低下、胸部肿瘤、乳房肿瘤、子宫肌瘤等。

手法：一手握足，另一手以拇指固定，以食指内侧缘施力，自关节处向趾间按摩，力度以反射区产生酸痛为宜。按摩 3~5 次。

2. 内耳迷路反射区

定位：位于双足足背第 4、5 趾蹼至第 4、5 跖趾关节间。

主治：头晕、眼花、美尼尔氏综合征、晕车、晕船、平衡障碍、耳鸣、耳聋、高血压、低血压等。

手法：一手握足，另一手以拇指固定，以食指内侧缘施力，沿骨缝向足趾端方向按摩，力度以反射区产生酸痛为宜。按摩 3~5 次。

3. 胸（乳房）反射区

定位：位于双足足背第 2、3、4 趾蹼至第 2、3、4 跖骨底的近似圆形区域。

主治：乳腺炎、乳腺小叶增生、乳腺癌、乳腺术后康复、产后少乳、胸部软组织损伤、胸闷气急、胸膜炎等。

手法：双手拇指指腹施力，自足趾向足背方向推按，力度以反射区产生酸痛为宜。按摩 3~5 次。

4. 膈反射区

定位：位于双足足背第 1~5 跖骨底与楔骨、骰骨之间，横跨足背的带状区域。

主治：多种消化系统疾病、循环系统疾病、呼吸系统疾病，以及腹胀、呕吐、膈肌痉挛、哮喘等。

手法：双手食指弯曲呈镰刀状，以两食指内侧缘同时施力，自足背中央向两侧刮按，力度以反射区产生酸痛为宜。按摩 3~5 次。

5. 扁桃体反射区

定位：位于双足背大趾近节趾骨处，长伸肌的左右两侧。

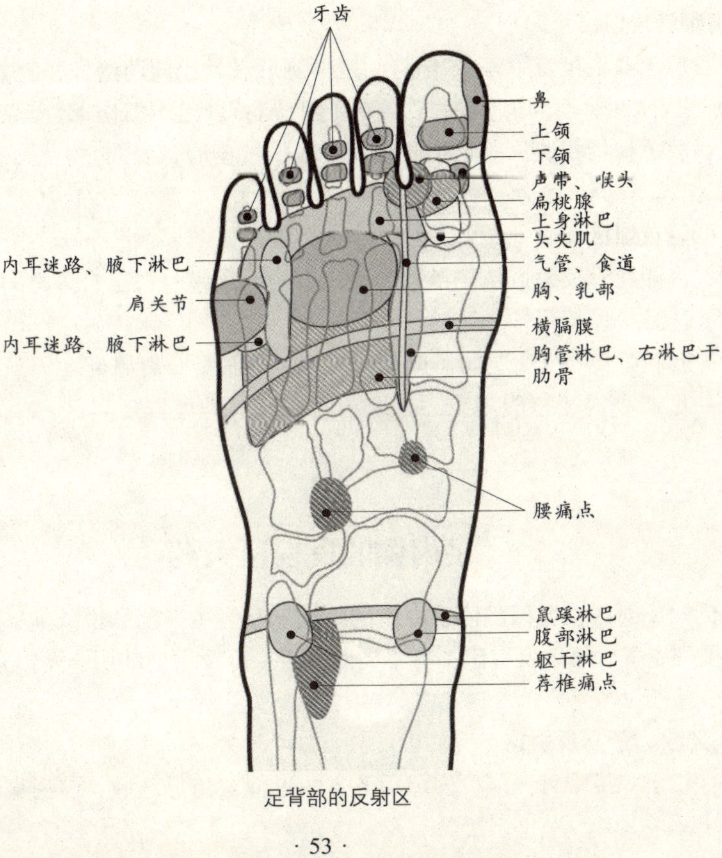

足背部的反射区

主治：扁桃体炎、口腔疾病、上呼吸道感染、咽炎等。

手法：双手拇指指腹同时施力推压，力度以反射区产生酸痛为宜。按摩 3~5 次。

6. 下颌反射区

定位：位于双足背大趾骨间关节横纹后方的带状区域。

主治：牙龈炎、牙痛、口腔溃疡、腮腺病变、味觉障碍、打鼾、颞下颌关节紊乱综合征等。

手法：一手握足，另一手以拇指指腹施力，由足内侧向足外侧按摩，力度以反射区产生酸痛为宜。按摩 3~5 次。

7. 上颌反射区

定位：位于双足背趾趾关节横纹前方的带状区域。

主治：牙痛、牙龈炎、味觉障碍、口腔溃疡、打鼾等。

手法：一手握足，另一手以拇指指腹施力，由足内侧向足外侧按摩，力度以反射区产生酸痛为宜。按摩 3~5 次。

8. 喉、支气管反射区

定位：位于双足背第 1、2 跖骨头与跖骨底之间。

主治：咽喉部及气管的各种炎症，各种原因引起的咳嗽、气喘、声音嘶哑、声带损伤，中风引起的失语，食管炎、食管静脉曲张等。

手法：一手握足，另一手以拇指固定，以食指内侧缘施力，自关节处向趾间按摩，力度以反射区产生酸痛为宜。按摩 3~5 次。

9. 肩胛骨反射区

定位：位于双足足背第 4、5 跖骨间延伸到骰骨处稍向两侧分开的带状区域。

主治：肩背酸痛、肩周炎、肩关节活动受限、肩背软组织损伤、颈肩综合征、颈椎病等。

手法：双手拇指指腹沿着足趾向足背方向推按至骰骨处向左右分开，力度以反射区产生酸痛为宜。按摩 3~5 次。

10. 肋骨反射区

定位：内侧肋骨反射区位于足背内侧楔骨、中间楔骨与足舟骨之间；外侧肋骨反射区位于骰骨、足舟骨与距骨之间。

主治：肋软骨炎、肋骨骨折、胸闷、岔气、胸膜炎、肩周炎等。

手法：用双手拇指指腹施力，采取定点按压，力度以反射区产生酸痛为宜。按摩 3~5 次。

足内侧的反射区大药

足内侧的反射区主要以身体正中线的组织器官为主，比如说颈椎、胸椎、腰椎，以及子宫、前列腺等。每个反射区都有不同的位置，以及主治功用，操作方法也有所不同，具体如下。

1. 前列腺、子宫反射区

定位：位于双足跟骨内侧，内踝后下方的近似三角形区域。前列腺敏感点在三角形

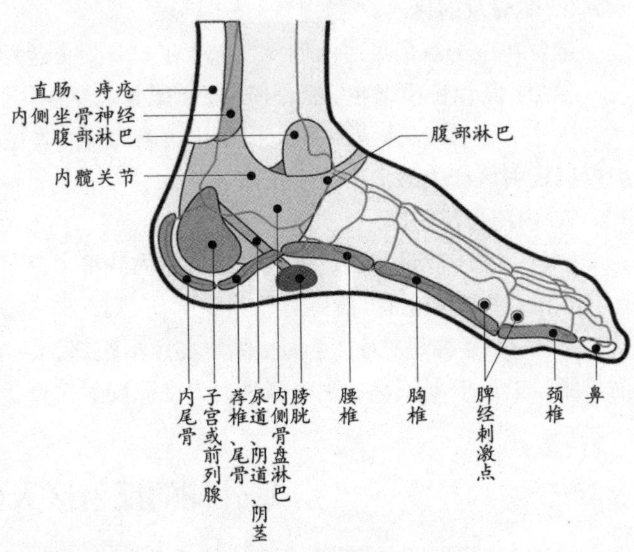

足内侧的反射区

直角顶点附近；子宫颈的敏感点在三角形斜边的上段，即尿道及阴道反射区的尽头。

主治：男性：前列腺肥大、急慢性前列腺炎、尿频、排尿困难、尿道疼痛、阳痿、早泄等。女性：痛经、闭经、月经失调、子宫肌瘤、子宫下垂、宫颈炎、子宫内膜炎、不孕、更年期综合征等。

手法：一手握足，另一手以拇指固定，食指弯曲呈镰刀状，以食指内侧缘施力按摩，或以拇指指腹施力按摩，力度以反射区产生酸痛为宜。按摩 3~5 次。

2. 阴道、阴茎、尿道反射区

定位：位于双足内侧，自膀胱反射区斜向后上方延伸，经距骨止于内踝后下方。

主治：阴道炎、排尿困难、尿路感染、生殖系统疾病等。

手法：一手握足，另一手以拇指指腹施力，自膀胱反射区斜向上按摩，力度以反射区产生酸痛为宜。按摩 3~5 次。

3. 颈椎反射区

定位：位于双足大趾根部内侧横纹尽头处的凹陷区域，内侧第 1 趾骨间关节前后处。

主治：颈项酸痛、僵硬、落枕及颈椎病引起的头痛头晕、恶心呕吐、手麻等。

手法：一手握足，另一手食指、中指弯曲成钳状夹住足趾，食指的侧缘固定在反射区位置上，以手拇指在食指上定点加压，力度以反射区产生酸痛为宜。按摩 3~5 次。

4. 胸椎反射区

定位：位于双足足弓内侧缘，第 1 跖骨头下方到内侧楔骨前。

主治：胸椎疾病、肩背酸痛、颈肩综合征、心脏病、胃病、肺部疾病等。

手法：一手握足，另一手以拇指指腹施力，沿着足弓内侧缘由足趾向足跟方向按摩，力度以反射区产生酸痛为宜。按摩 3~5 次。

5. 腰椎反射区

定位：位于双足足弓内侧缘，内侧楔骨至足舟骨处，上接胸椎反射区，下连骶骨反射区。

主治：急性腰扭伤、腰背酸痛、腰椎间盘突出、腰椎骨质增生、坐骨神经痛、腰腿痛、腰肌劳损等。

手法：一手握足，另一手以拇指指腹施力，沿着足弓内侧缘由足趾向足跟方向按摩，力度以反射区产生酸痛为宜。按摩 3~5 次。

6. 骶骨反射区

定位：位于双足足弓内侧缘，起于足舟骨后方经距骨下方到跟骨前缘。

主治：骶骨骨质增生、骶骨损伤、骶尾骨软组织损伤、坐骨神经痛、颈椎病、失眠等。

手法：一手握足，另一手以拇指指腹施力，沿着足弓内侧缘由足趾向足跟方向按摩，力度以反射区产生酸痛为宜。按摩 3~5 次。

7. 内尾骨反射区

定位：位于双足内侧，沿跟骨结节后内侧呈“L”形区域。

主治：坐骨神经痛、骶尾骨软组织损伤、骶尾骨损伤后遗症、痔疮、生殖系统疾病等。

手法：一手握足，另一手拇指固定在足掌跟部，食指弯曲呈镰刀状，以食指侧缘施力，沿足跟自上而下刮压至足跟内侧缘，力度以反射区产生酸痛为宜。按摩 3~5 次。

足外侧的反射区大药

足底、足背和足内侧的反射区，都已经介绍过了，在脚的外侧都有些什么反射区呢？下面一起来了解一下吧。

1. 肩反射区

定位：位于双足外侧第 5 跖趾关节后方凹陷处。

主治：肩周炎、手臂无力、肩背痛、颈椎病、上肢瘫痪，以及髋、膝、肘、踝、腕等关节的疾病。

手法：一手握足，另一只手半握拳，食指呈弯曲状，以食指近端指间关节顶点施力按压，力度以反射区产生酸痛为宜。按摩 3~5 次。

2. 肘关节反射区

定位：位于双足外侧第 5 跖骨粗隆前后凹陷处。

主治：肘关节炎、网球肘、肘关节外伤、肘关节酸痛，以及髋、膝、肩、踝、腕等关节的疾病。

手法：一手握足，另一手半握拳，食指、中指弯曲，以食指、中指近侧指骨间关节顶点施力按压，力度以反射区产生酸痛为宜。按摩 3~5 次。

3. 膝关节反射区

定位：位于双足外侧跟骨前缘，骰骨、距骨下方形成的半圆形凹陷处。

主治：膝关节炎、膝关节骨质增生、膝关节软组织损伤、风湿性关节炎、类风湿性关节炎，骨性关节炎以及髋、肘、肩、踝、腕等关节的疾病。

手法：一手握足，另一手半握拳，食指弯曲，以食指近端指间关节顶点施力，环绕反射区的半月形周边按摩，力度以反射区产生酸痛为宜。按摩 3~5 次。

4. 生殖腺（性腺）反射区

定位：双足外踝后方跟骨腱前方的三角形区域（与前列腺或子宫反射区位置相对），睾丸、卵巢的敏感点在三角形直角顶点附近。

主治：阳痿、早泄、睾丸炎、月经不调、痛经、闭经、卵巢囊肿、子宫肌瘤、白带异常、不孕不育、更年期综合征等。

手法：一手握足，另一手以拇指固定，食指弯曲呈镰刀状，以食指内侧缘施力按摩，力度以反射区产生酸痛为宜。按摩 3~5 次。

5. 髋关节反射区

定位：位于双足内踝与外踝下缘，呈弧形区域。

主治：髋关节痛、股骨颈骨折引起的疼痛、坐骨神经痛、腰背痛、股骨头坏死、下肢瘫痪，以及膝、肘、肩、踝、腕等关节的疾病。

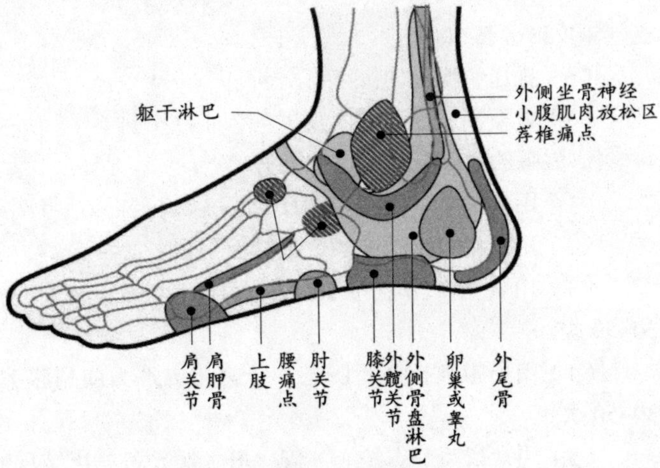

足内侧的反射区

手法：一手握足，另一手以拇指指腹施力，沿着内踝、外踝下缘，向后推按，力度以反射区产生酸痛为宜。按摩 3~5 次。

6. 腹部淋巴结反射区

定位：位于双足外侧踝关节前，距骨和舟骨之间构成凹陷的部位。

主治：各种炎症、发热、癌症、免疫力低下等。

手法：一手握足，另一手以拇指固定，食指弯曲呈镰刀状，以食指内侧缘施力按摩，力度以反射区产生酸痛为宜。按摩 3~5 次。

7. 外尾骨反射区

定位：位于双足跟骨外侧，沿跟骨结节后外侧呈“L”形区域。

主治：坐骨神经痛、骶尾骨软组织损伤、骶尾骨损伤后遗症、痔疮、生殖系统疾病。

手法：一手握足，另一手拇指固定在足掌跟部，食指弯曲呈镰刀状，以食指侧缘施力，沿足跟自上而下刮压至足跟部外侧缘，力度以反射区产生酸痛为宜。按摩 3~5 次。

常见病足部反射区自愈处方

上面几节，我们为大家介绍了进行足部反射区治疗的一般常识，下面在这一节，我们再为大家介绍几种常见病的足部反射区的按摩方法。其实，足疗非常简单，相信大家都能很快掌握，并通过这种方法给自己和家人带来健康。

1. 感冒的足部反射区自愈处方

（1）用食指关节刮压基本反射区（指肾、输尿管、膀胱三个反射区，下同）各 1~2 分钟。

（2）用拇指推压或按揉前额、大脑、鼻、三叉神经等反射区各 30 次。

（3）对伴有头痛者，前额头痛加强按揉前额反射区；偏头痛者加强按揉三叉神经反射区；全头痛者，加强按揉大脑反射区；对伴有鼻塞流涕者，加强推压鼻反射区。

（4）对伴有发热者加强按揉脾、头颈淋巴结、胸部淋巴结、上下身淋巴结、扁桃体、前额等反射区。

（5）用拇指按揉咽喉、气管、甲状旁腺等反射区各 50 次，并用食指关节刮压肺、支气管反射区各 50 次。

（6）推压脊椎反射区 1~2 分钟。

（7）重复刮压 5 个基本反射区各 1~2 分钟。

2. 失眠的足部反射区自愈处方

（1）用食指关节刮压基本反射区 3~5 分钟。重点刮压肾、腹腔神经丛等反射区。

（2）用拇指腹按揉前额、大脑反射区各 2~3 分钟。

（3）用食指关节点按或按揉垂体、小脑、脑干、甲状旁腺、甲状腺等反射区各 30~50 次。

（4）用拇指腹推压胃肠道、子宫（男性为前列腺）、生殖器、脊椎、膈反射区各 30~50 次。

（5）用食指关节点按心、脾、肝、胆、各淋巴结反射区各 30~50 次。

（6）用食指关节按揉失眠点 2~3 分钟。

（7）重复刮压 5 个基本反射区各 1~2 分钟。

3. 头痛的足部反射区自愈处方

（1）用食指关节刮压基本反射区各 1~2 分钟。

（2）用拇指按揉前额、大脑、垂体、小脑、脑干、三叉神经、头颈淋巴结各 1 分钟。

（3）用拇指按揉颈项、颈椎各 30 次。

（4）用拇指按揉胸部淋巴结、上下身淋巴结各 1 分钟。

（5）前头痛者应加强按揉前额、胃、胰、十二指肠、小肠等反射区和足三里穴；偏头痛、三叉神经痛者重点加强按揉三叉神经反射区和足窍阴、太冲穴；头顶痛者应重点按揉前额、肝、胆、胸部淋巴结等反射区和太冲穴；后头痛者应重点按揉小脑、脑干、颈项、颈椎等反射区和至阴穴；全头痛者应重点按揉肾、大脑、前额等反射区和涌泉穴。

（6）重复刮压基本反射区各 1~2 分钟。

4. 疲劳的足部反射区自愈处方

（1）用食指关节刮压基本反射区各 1~2 分钟。

（2）用拇指腹按揉大脑、前额、小脑、脑干、垂体、眼、耳、颈项、甲状腺、甲状旁腺反射区各 30 次。

（3）用食指关节刮压斜方肌、肺、腹腔神经、小肠反射区各 30~50 次。

（4）用食指关节点按心、脾、肝、胆反射区各 30 次。

（5）用拇指腹按揉生殖腺反射区 30 次，拇指腹推压脊椎反射区共约 2~3 分钟。

（6）用拇指腹推压坐骨神经、肩、肘、膝、肩胛部、髋关节、膈、肋反射区各 30 次。

（7）用食指关节按揉各淋巴结反射区各 20~30 次。

（8）重复刮压 5 个基本反射区各 1 分钟。

5. 心脏病的足部反射区自愈处方

（1）用食指关节刮压基本反射区各 1 分钟。

（2）用食指关节按揉或推压大脑、小脑、脑干、垂体、血压点、甲状腺、肺、胃、胰、十二指肠、小肠、肝、胆等反射区各 30 次。

（3）重点用拇指按揉心反射区 3~5 分钟、胸部淋巴结反射区 2~3 分钟。心律过缓者加按肾上腺反射区 1~2 分钟。

（4）用拇指按揉脾、各淋巴结、生殖腺、胸、胸椎反射区各 30 次。

（5）重复刮压 5 个基本反射区各 1 分钟。

6. 糖尿病的足部反射区自愈处方

（1）用食指关节刮压 5 个基本反射区各 1~2 分钟。

（2）用拇指按揉或刮压前额、大脑、小脑、脑干、三叉神经、眼、耳、颈项、血压点、甲状腺、甲状旁腺等反射区各 30~50 次。

（3）用拇指按揉胰腺、血糖代谢等反射区各 5~7 分钟。

（4）用拇指点按垂体反射区 1~2 分钟。

（5）用拇指点按心、肺、脾、肝、胆等反射区各 30~50 次。

（6）用食指关节刮压或拇指推压胃、十二指肠、大肠、小肠、各淋巴结、子宫（前列腺）、生殖腺、膈等反射区各 30~50 次。

（7）重复刮压 5 个基本反射区各 1~2 分钟。

第三章

健康求之足——足部十大特效穴位

人体的经络中有十条都经过脚，双足是人体穴位最多的部位。所以经常按摩双脚，尤其是脚上的穴位，对人体的保健有很好的作用。脚上的穴位有那么多，您只要能找到，并且能准确找到其中最重要的几个就行了，因为这些穴位对机体有着重要的调节作用，使您能恢复健康，远离疾病。这正是，健康求之足，何必求他人。

把握生命的泉眼——涌泉穴

涌泉穴这个名字您一定不陌生。但是您知道涌泉穴的具体位置吗？它为什么叫这个名字啊？它有什么作用啊？可以治疗什么病啊？平时应该怎么按摩啊？下面就为您一一解答。

涌泉穴是足少阴肾经的第一个穴位，在人体的脚底，不算脚趾的部分，脚掌的前 1/3 那里有个凹陷，这就是涌泉穴的位置。您可以看一下脚底，会发现在脚掌前 1/3 处，有个像“人”字一样的纹路，在这个“人”字的交叉位置的凹陷处就是涌泉。您如果还是找不到，就试试这种方法：向脚底方向弯曲脚趾，这时脚底会有一个明显的凹陷，这就是涌泉了。您找到了吗？

涌，外涌而出也。泉，泉水也。古人把经脉比作河川，气血就好像是流淌其中的水流，人体有很多与水相关的穴位名称，比如说“肩井”“太溪”“涌泉”等等。这些穴位名称形象的描述出了气血的状态。《黄帝内经》中说：“肾出于涌泉，涌泉者足心也。”

意思是说：肾经之气犹如源泉之水，自此不断涌出，流向全身各处。这就是涌泉穴的意思。

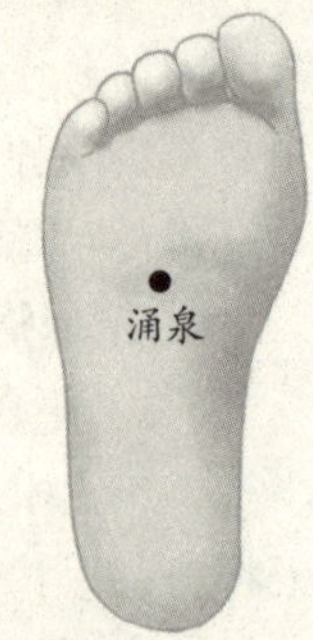

涌泉穴的位置

涌泉穴不仅是肾经的起始穴位，同时也是心、肾两条经相交接的地方，因此涌泉穴可以治疗和肾、心有关的多种疾病。肾为先天之本，是人体生命的原动力，五脏六腑要想正常工作，都离不开肾，所以肾经和肾的功能联系非常广泛，作用非常强大。涌泉穴的功能自然也就很强大，可以补肾填精、益髓壮骨，可以治疗肾及其经脉循行部位的病症，以及与肾有关的肝、脾、胃、心、肺等脏腑及骨、髓、脑的病症。具体来讲，有失眠健忘、头晕眼花、烦躁不安、精力减退、倦怠乏力、腰膝酸软、耳鸣耳聋，以及妇科病、男科病、神经衰弱、高血压、低血压、便秘、腹泻、咽喉肿痛等几十种病，很多很多。看到了吧，这比任何一种药物的功能都强大吧，而且绝对安全，没有不良反应。

涌泉穴是身上常用的穴位，而且有“长寿穴”之称。这里还有个小故事：相传在古代广东福建地区曾有瘴气流行，这是一种有毒的气体，能引起疟疾，很多人都得病了甚至因此而丧生，但有个武将却多年安然无恙，而且面色红润，腰腿轻快。后来人们终于发现了其中的秘密，原来，他每天清晨就起床打坐，盘腿而坐，两脚脚心相对，把双手擦热后不停的摩擦涌泉穴，直到身体微微出汗为止。之后，很多人都仿效他，不仅很少得病，而且就连多年的老毛病也不治而愈。

按摩涌泉穴之所以能防治各种疾病，尤其是老年性的哮喘、腰膝酸软、头痛头晕、便秘等病效果较明显。这是因为：第一，人体的经络系统内连脏腑，外络肢体，沟通了人体的内外上下，涌泉穴是肾经的第一个穴，也是心经和肾经交接的地方，按摩涌泉穴就可以达到对肾、肾经及全身起到整体性调节的目的。第二，人体的双脚有着丰富的末梢神经，以及毛细血管、毛细淋巴管等，通过按摩，可以促进局部血液、淋巴液的循环，从而对全身的新陈代谢起到促进作用。第三，由按摩时摩擦产生的热感对身体也是一种良性刺激。俗话说：“若要老人安，涌泉常温暖。”说明了对涌泉的热刺激可以改善身体状态，对老年人尤其有益。

利用涌泉穴养生治病的方法很多，下面介绍一些常用的方法。

（1）点按法。用拇指的指腹垂直按压足心涌泉穴，也可以用食指操作，把食指屈曲，用指间关节点按涌泉穴，按下片刻后再提起，一按一放，反复进行。以局部有酸胀感为宜，每次 3 分钟，每天 1 次。

（2）指揉法。用拇指揉按涌泉穴，顺时针揉 60 次，再逆时针揉 60 次，速度保持在每分钟 60 次左右，每天 1~2 次。

（3）指搓法。以拇指在涌泉穴上从足跟向足尖方向反复搓动，速度不宜过快，每次 2 分钟，每天 1~2 次。

（4）掌擦法。这个方法就是我们常说的“搓脚心”，操作时，先将两手对搓，直至掌心发热。先以右手心的劳宫穴对准左脚心的涌泉穴，顺时针揉 60 次，再逆时针揉 60 次，速度保持在每分钟 60 次左右即可。按摩后换左手揉右脚，方法同前。每天 1~2 次。

（5）拍打法。用双手掌自然轻缓的拍打涌泉穴，最好以足底部有热感为适宜。需要注意的是要手掌要保持空心状态来拍打足底。

（6）熏洗法。用热盐水浸泡双侧涌泉穴。热水以自己能适应为度，加少许食盐，每日临睡觉前浸泡15~30分钟。

（7）艾灸法。可以直接用艾灸，也可以用隔姜或其他药物灸，每次20~30分钟，每天一次，可在临睡前进行。

（8)贴敷法。如果是穴位贴敷的话就要买些中药，打成细粉，然后用鸡蛋清调成糊状，每天睡觉前贴敷在穴位上，外用纱布包裹或胶布固定。两侧的穴位交替使用。常用的药物有桃仁、杏仁、栀子、胡椒、吴茱萸等。

（9）器具法。可以用脚心蹬搓床头或其他器械，起到对足底涌泉穴的刺激作用。

（10）意念法。取站立位，全身放松，去除杂念，双目微闭，舌抵上颚，将意念放于足心涌泉穴处，每次30分钟左右，可根据自身情况调整时间长短。这其实是气功锻炼的一种方法，每天进行一次，对体弱多病者尤为适合。

涌泉穴在人体养生、防病、治病、保健等各个方面都显示出它的重要作用。经脉就像是一条大河，每条河流都有自己的发源地，涌泉就是肾经的源头。别小看这涓涓细流，这里涌出的可是生命的力量，滋养着身体，这里就是生命的泉眼。

让你保持好胃口的特效穴位——然谷穴

有的朋友可能会遇到这样的情况：看见饭一点食欲都没有，就连自己以前很喜欢吃的，也一点兴趣也没有。这是怎么回事呢?

没有胃口最常见的原因就是生气。不管是暴怒，还是郁怒，都是会影响食欲的。这是因为，生气的时候，肝火比较旺，中医讲，肝克脾，也就是说肝会影响脾的功能，肝火旺就会使脾比较虚弱，因此就会影响食欲。

还有一种常见的情况，那就是脾胃的功能本身就比较弱，部分老年人就属于这种情况。如果脾胃功能比较弱的话，不仅仅是没有食欲，而且吃完饭也不容易消化。这些年来，部分朋友，尤其是年轻女性朋友，过分追求减肥，经常过度节食，这对脾胃也是一种损伤，长期下来，食欲就会明显下降，甚至形成厌食症。也有一部分小朋友，比较挑食，长的又瘦又小，让家长很是着急。

不管是那种原因引起的没有食欲，都会对身体造成影响，甚至形成伤害。这是因为，消化系统对我们身体来讲是主要的能量来源，如果没有足够的营养物质的摄入，身体就无法正常工作。中医讲，脾胃是气血生化之源，说的就是这个道理。打个比方说，身体就好像是汽车，食物就好像是汽油，想省油可以理解，但是如果不给油，车肯定是没有办法跑起来的。您可能会说，现在科技这么发达，有太阳能的啊。其实，不管是哪种能源，都是给车提供动力。人体也一样，不吃饭也可以，但是要想生存下去，肯定都选择能替代食物的东西啊，现在看来，只能是选择输营养液。相比较而言，您愿意选哪一种呢?

食物对我们的生存来讲有着极其重要的意义，可要是由于各种原因没有胃口，根本不想吃饭怎么办呢？别着急，让然谷穴来帮您解决这个问题。

然谷穴是足少阴肾经上的穴位，在我们的脚内侧，足弓弓背中部的位置，可以摸到一个突起的骨头，这就是舟骨粗隆，在它的下边有个凹陷，这就是然谷穴。

然谷的“然”字是就是“燃”，也就是燃烧的意思；而“谷”字是告诉我们这个穴的位置在足内踝前起的大骨间，就好像是山谷一样，同时也说明这里是精气埋藏很深的地方。也有人说“然谷”就是燃烧谷物的意思。谷物是指我们吃进胃里的食物，通过燃烧进行消化。这样就很容易理解为什么说然谷穴可以增强脾胃功能和促进胃里食物消化了。

要想增进食欲到底应该怎么办呢？首先是找准然谷穴，这很重要。因为只有准确的取穴，才能让穴位发挥作用。找准位置后，用大拇指用力往下按，按下去后马上放松。大拇指按下去的时候，穴位局部会有酸胀的感觉，如果这种感觉同时向小腿延伸，那效果就更好了。按的时候，可以双脚交替进行，也可以同时按摩两侧。每天按摩 1 次，每次 3 分钟，只要坚持经常按然谷，一定可以增强脾胃的功能，再也不会有食欲不振、消化不良的苦恼了。

您会不会觉得奇怪，为什么肾经上的穴位，却可以治脾胃的病呢？这要从中医的基本理论讲起。《黄帝内经》有句话说：“肾者，胃之关也。”“关”可以理解为关口、关卡的意思。在通常情况下，我们吃的这些东西首先要经过胃的消化吸收，然后再通过其他脏腑，运输到全身各处。肾就好像是水液出入的关口，如果这里出了问题，水液就不能排出，都堆积在胃里，或者溢于全身。另一方面，肾是先天之本，人体生命活动都要依靠肾。如果肾不能正常工作，其他脏腑的功能也就受到影响，无法工作。这下您明白了吧，肾对胃有很大影响，因此肾经上的然谷穴可以用来治疗食欲下降。

推拿然谷后，我们会很快感到嘴里唾液腺兴奋，唾液分泌得多了，很快人就会产生饥饿感。这时候，可以吃东西了。不过千万不要暴饮暴食，吃到八分饱就可以了。平常体弱多病的人、素来胃口不好的人，以及小孩子尤其要注意，以免损伤脾胃功能。

其实，然谷穴的作用不仅仅如此，还可以治疗阴虚火旺的各种症状，比如说心烦失眠、口渴喜饮、咽喉肿痛等等。这是因为然谷穴是肾经的荥穴，荥穴有很好的清火的作用。因为然谷是肾经上的穴位，众所周知，肾主生殖，因此然谷也可以用来治疗泌尿生殖系统疾病。值得一提的是，然谷穴还可以用来治疗糖尿病。中医把糖尿病称作消渴病，认为是体内阴虚，并由此引起燥热，所以表现出来多饮、多食、多尿以及消瘦的症状。然谷穴是肾经上的穴位，对于以多尿为主要症状的下消病症，尤为适合。

疗效众多的养生妙穴——大敦穴

老百姓常说：“人吃五谷杂粮，哪有不生病的啊。”的确是这样，得病以后给自己、给家人都会带来很多痛苦。为了不生病，或者少生病，我们在平时就应该注意预防，学会养生保健，防患于未然。其实在我们的身上就有很多的仙药田，随处可得，随手可得，帮我们防治百病，大敦穴就是其中之一。下面，一起来认识一下大敦穴吧。

大敦穴是足厥阴肝经的第一个穴位，在脚拇指指甲根的外侧，是肝经的井穴，五行属木。可别小看它，它能治的疾病可多了，疝气、遗尿、经闭、崩漏、阴挺、癫痫等，它都可以治。

疝气：疝气并不是很常见的一种病，是指人体组织或器官一部分离开了原来的部位，通过人体间隙、缺损或薄弱部位进入另一部位。最常见的症状就是在大腿根或者肚脐鼓出来一个包，躺着或者用手揉揉可以回去，一般发生在咳嗽、喷嚏、排便等腹压增高的时候，发育不良的婴幼儿和体弱多病的老年人多见。很多家长对孩子“疝气”并不放在心上，认为“疝气”进进出出，对身体没什么影响。其实这种想法是不正确的，虽然在大多数情况下，“疝气”可以自行进出，但是偶尔也会发生嵌顿、上不去的情况，这就麻烦了，如果不能及时恢复，时间一长会造成疝内肠段的缺血性坏死，甚至肠穿孔而危及生命。看到了吧，疝气可不是小问题，要引起注意。如果您身边有这样的病人，您可以告诉他坚持按揉大敦穴，这个穴位可是治疗疝气的特效穴。除了大敦穴外，还可以配合太冲、气海、地机一起来治疗，疗效更好。

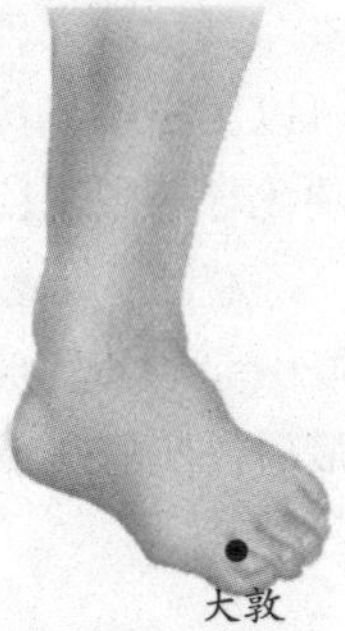

大敦穴的位置

生殖系统疾病：包括女性的月经失调、闭经、功能性子宫出血、子宫脱垂；男性的阳痿、遗精、睾丸炎、附睾炎、阴茎疼痛等。配太冲、气海、归来、曲泉等穴。肝经循行时经过泌尿生殖系统，所以可以用来治疗这里的疾病。中医讲，肝主藏血，所以肝经上的大敦穴能治疗出血症，而且多用来治疗下部的出血，像崩漏、月经过多等。治疗时如果能采取艾灸的方式，效果更好。比如说功能性子宫出血的患者，经常会出现月经量多、时间长，由此可能引起头晕眼花、乏力等一系列症状，这时可以用大敦配隐白，直接艾灸，有补益肝脾，调理冲任的作用。子宫脱垂的话，用大敦配百会、三阴交、照海，有调补肝肾，益气固脱的作用。

泌尿系统疾病：包括泌尿系统感染、肾炎、肾结石、排尿困难、尿不尽等。泌尿系统感染其实是很常见的一种病，尤其是女性朋友容易得。这是由女性的生理结构所决定的。女性的尿道口与阴道距离很近，而且尿道长度短，细菌很容易上行，从而引起泌尿系感染。最主要的症状就是小便次数多、而且憋不住，小便的时候还有疼痛灼热的感觉。如果您得了泌尿系统感染，不必惊慌，可以用按压大敦穴来治疗，同时注意多喝白开水，多排尿，很快就会痊愈。

癫痫：癫痫俗称“羊癫疯”。发作时，患者经常突然昏倒，口吐白沫，这个病有两大特点，一是突然发作，二是反复发作。大敦穴是足厥阴肝经的井穴，具有开窍醒神的作用。对于有癫痫病史的患者，平时可每天早晚按压大敦穴，预防发病。如果遇到癫痫发作的患者，也可以帮他刺激大敦穴，促进他苏醒，不过这时需要给予强刺激，可以用钥匙等来辅助。

焦虑急躁：大敦穴自古以来就被视为镇静的要穴。现代人生活压力很大，经常需要工作到很晚，早晨起来感觉头昏脑涨，一点工作状态也没有。休息质量差不仅会影响工作效率，而且长此以往还会影响身体健康。告诉您个很简单的方法，用手指按压大敦就可以起到缓解焦虑急躁的作用，按压时要用力按压 7~8 秒钟才慢慢吐气，每日晚上睡觉前重复 10 次左右。这是什么道理呢？中医认为肝主疏泄，如果平时工作紧张，压力大，就会使肝的疏泄功能受到影响，身体里的气血运行不畅，因此出现头晕乏力、眼睛干涩等症状。按压大敦穴可以促使肝的功能恢复正常，也就起到了治疗的作用。

其他：大敦配合神门穴有一定的降压作用。大敦穴还有调节大肠运动功能的作用，可以用指甲掐按大敦穴来治疗便秘。同时此穴还是治疗脂肪肝、肝炎、酒精性肝病、肝硬化等肝脏慢性病必不可少的治疗和保健要穴。

总之，大敦穴是肝经的起始穴，可以用来治疗肝经经过部位的疾病，也可以治疗由肝引起的各种疾病，只要掌握住这两点，您就可以用大敦来轻松应对上述各种问题了。最后提醒您一点，这个穴位在孕妇生孩子前后都不宜艾灸。

具有独特疗效的特效穴位——行间穴

行间穴就在脚背上，大脚趾和二脚趾之间的赤白肉际处，您发现了吧，离大敦穴很近，而且它们都是足厥阴肝经的穴位，因此，它们两个就像是两兄弟，可以治疗的病差不多。不过，这兄弟俩也各有所长。大敦穴是大哥，善于疏肝理气，就好像是擅长耕地的农夫，能把土地整理的井井有条；行间是老二，善于清肝泻火，就好像是擅长浇水的农夫，能让干旱的土地不再口渴。

行间穴可以治疗的疾病有很多。先说头面五官的疾病，比如头痛、头晕、眼睛红肿疼痛、鼻子流血、周围性面神经麻痹引起的口眼歪斜等等，都可以用行间来治。行间穴还经常用来治疗泌尿和生殖系统的疾病，这是由于肝经的循行经过这些器官，比如说尿频、尿急、尿痛、尿血、小便不利、疝气、崩漏、月经失调、痛经、白带异常、外阴瘙痒、外阴或阴囊肿胀、阴囊湿疹等。行间还可以治疗中风。中风是中医的名词，相当于西医的脑出血或者脑梗死等脑血管病。“中风”的意思是说中于风，往往是由于肝风内动、肝阳上亢引起的，行间作为肝经的荥穴，有很好的清肝火的作用，因此可以用来治疗中风。肝开窍于目，所以，行间穴对假性近视也有治疗作用。

行间是个善于清泻肝火的穴位，前面已经说了很多它可以治疗的疾病了，这里要告诉大家的是肝火旺往往是由于情绪引起的。中医讲五志皆可化火，也就是说肝、心、脾、肺、肾的五个脏器都可以出现火旺的表现。肝火旺经常表现出来的就是口苦、咽干、胁痛、脾气急、总想发火，如果您也有这些小毛病，不妨也多按按行间穴吧。

中医讲，肝属木，心属火，木生火，所以肝火太旺的话，往往会导致心火旺，这叫“母病及子”。如果你经常两胁胀痛、嘴里发苦、嗓子干，那是肝火旺；而像口腔溃疡、尤其是舌尖长泡，小便色黄量少，那就是心火旺盛，这时火已经不在肝上而在心上了，但是同样也可以通过揉行间穴来消火。比如说舌头尖起疱，这会让人很痛苦，吃饭、喝水都会疼，甚至连说话都会疼。这时可以按天突、太冲、行间这几个穴位，每个穴位都按 3 分钟，很快您就会发现长泡的位置已经不那么疼了。不过要是火已经到了心经，最好配合一些清心火的穴位，这样效果更好。

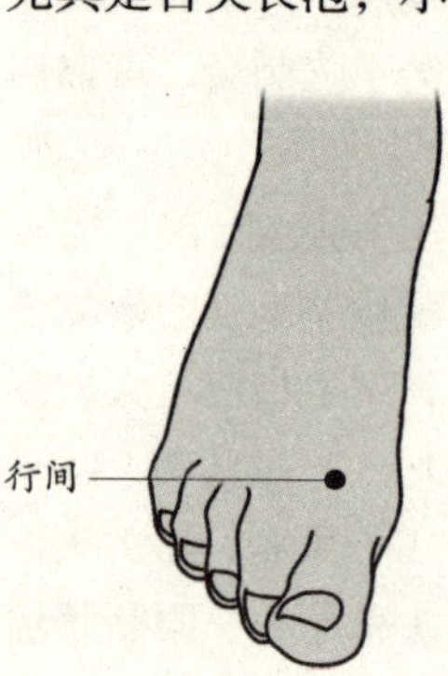

行间穴的位置

肝火旺不仅可以引起心火旺，而且还能引起其他问题，肝克脾土就是其中之一。中医认为，五脏之间都是相互制约的，这样才能保持平衡，不会生病。一旦其中某个脏器功能发生变化，就会引起相关脏腑的平衡失调。肝火如果太旺，或者肝气不舒，就会影响脾的功能，导致脾失运化，从而在肝的症状基础上，又出现脾的症状，包括腹胀、不想吃饭、大便稀等。这时还是可以用行间穴来清泻肝火，肝的功能恢复正常，脾的功能自然也就可以恢复。这就是中医的治疗理念：治病必求于本。只要能抓住本质，其他表面现象也就会迎刃而解。

痛风常被称为是“富贵病”，但现在这个病越来越常见了，很多人刚 20 岁，却已经是老病号了。痛风是由嘌呤代谢障碍引起的一种疾病，常发生在大脚趾上，突然发作，局部红肿热痛，往往让人疼痛难忍，严重的甚至还会影响走路。痛风如果不控制好，经常反复发作的话，还会影响肾功能，最终走向尿毒症。虽说开始可能是个小病，但发展到最后也是很严重的。如果您也有这个问题，除了要多喝水，不吃嘌呤含量高的食物外，您还可以按揉行间穴。因为行间穴就在大脚趾附近，按摩行间穴可以使新陈代谢增快，促进局部的血液循环，代谢产生的废物也就能很快被运走，从而使症状缓解。

此外，对于宿醉不适、腿抽筋、肝脏疾病、肋间神经痛、腹胀、心中烦热、干咳、失眠等疾病，也都可以取行间穴来治疗。

在用行间穴来治疗时，可以用手指来按压双侧行间，每次 3~5 分钟，每天 2 次。要是想增强刺激的话，可以用牙签等来点刺，但要注意不要刺破皮肤，以免感染。

人体健脾要穴——太白穴

太白金星大家一定不陌生吧，《西游记》里有个白发老头就叫作这个名字。其实太白是古代星宿中的一个，相传它有平乱安邦的能力。太白穴和太白金星一样，有着治理城郭的作用，不过它的城郭在人身上。

太白穴在脚的内侧，用手沿着赤白肉际，从大脚趾趾跟开始，往踝关节方向摸，摸到的第一个突起叫作跖骨小头，在它后下方有个凹陷处，那就是太白穴的所在了。

太白穴是足太阴脾经上的重要穴位之一，由于太白穴是脾经的原穴，健脾补气的效果比其他穴都强。所以人们很重视它，把它称作“健脾要穴”。

脾经是个少气多血的经脉，气不足、血有余，所以常会出现脾气虚的症状。究竟脾气虚都有什么症状呢？消化不良，吃完东西不一会儿就腹胀，或者是觉得胃疼，大便总是特别稀，面色发黄、没有光彩，睡觉流口水，舌两边有齿痕、好像裙子的花边一样，血液循环不到末梢、手脚冰凉，身体沉重、女性崩漏，白带量多，月经淋漓不尽，因气血上不到头部而头晕眼花，没有精神、总觉得特别累，连说话也是有气无力的，等等。这些症状都是脾的运化能力差造成的。虽然脾虚的症状有很多，但揉太白穴全都可以防治。因为它是原穴，能补充脾经经气的不足。主管脾脏和脾经上的各个问题，另外，按揉太白穴还可以调节血糖，治糖尿病。

中医讲，脾胃为后天之本，脾胃为气血生化之源，脾虚不仅仅会出现上述症状，时间长了，还会影响其他脏腑，出现其他病症。比如说肝旺脾虚，常表现为两胁胀痛，食后腹胀，或腹部胀痛，泻后痛减。心脾两虚的表现则是心悸健忘、失眠多梦、食少便溏、倦怠乏力、崩漏、便血、皮下出血等。很多贫血、紫癜、功能性子宫出血的患者就属于此种类型。要是肺脾气虚，就会有咳喘不止，气短乏力，痰多稀白，食欲不振，腹胀便溏，声低懒言，面色晄白，颜面或下肢水肿等。还有一种叫作脾肾阳虚的，表现为面色白，畏寒肢冷，腰膝酸软，腹中冷痛，腹部胀满，久泻久痢，小便不利，面浮肢肿，甚则腹胀如鼓；或见小便频数，余沥不尽，或夜尿频。如果到了脾肾阳虚的话，那么病情就比较重了。但是不管是单纯脾虚，还是合并有其他问题，都可以用太白穴来治疗。

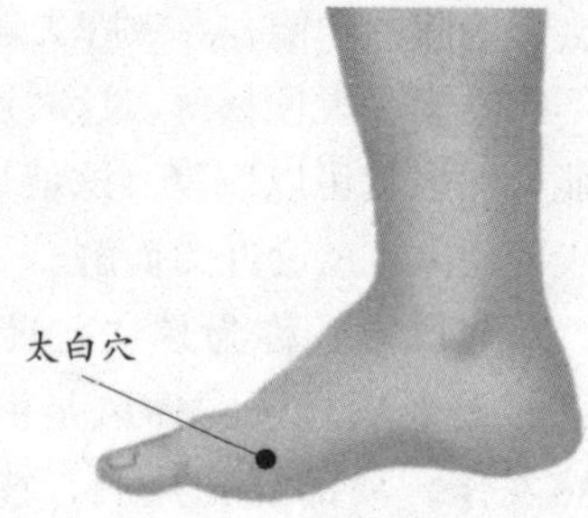

太白穴的位置

有一种很好的方法，推荐给大家。就是用人参切片后，放在太白穴这里，外面用纱布叠成的小方块盖在上面，然后用胶布固定，如果没有胶布的话，也可以用膏药代替。两侧的太白穴都要贴上，而且要 12 个小时以后再取下来。隔天贴一次就可以了。这种方法很简单吧，只要贴上就不用管了，而且还能健脾补气，多好啊。如果要是您对胶布过敏的话，也可以直接用手来揉，按摩时要让穴位有轻微的胀痛感，每天坚持按揉 3~5 分钟。揉太白穴也有个窍门，就是用大拇指的内侧多硌它，这样健脾的效果会更好。如果用艾灸的话，健脾效果也很好。按揉太白穴来健脾的功效说简单点就像是吃山药薏米粥，既可以健脾，也可以利湿。

除了健脾之外，太白穴还可以解除身体疲乏，特别是脚上和腿上的疲乏。很多人都有这个体会，逛了一天的街，回到家里，马上就想把鞋子脱下来，用手揉揉捏捏脚趾脚背。其实这是一件很自然的事，却反映出我们身体的本能。在捏脚的过程中就刺激了各个穴位，不仅促进了局部的血液循环，也使全身的血液都流动起来，自然就会解乏了。太白穴就是这众多穴位中的一个。

其实我们上面说的都是生病之后的补救办法，如果能不生病不是就更好了吗。下面简单说一下，有什么原因可以造成脾虚。首先就是饮食没规律，暴饮暴食，或者肥甘厚味吃得太多，这是损伤脾的最常见的原因。其次就是思虑过度。中医讲思伤脾，过度思虑就会使脾的功能失调，从而出现气短乏力、不思饮食等脾虚的表现。按揉太白穴有病可以祛病，没病的话还可以强身，这也是通过补脾的作用来实现的。脾是后天之本，脾的功能正常，自然就会身体强健，百病不生。

媲美足三里的养生大穴——太冲穴

太冲穴是足厥阴肝经上的穴位，在脚背上，第一、二跖骨结合部之前的凹陷中。在这里还可以感觉到脉搏的跳动。

太冲穴是肝经的原穴，原穴是脏腑原气汇聚的地方，可以双向调节脏腑气血。《黄帝内经》中有“五脏六腑之有疾者，皆取其原”的说法，所以太冲穴可以治疗和肝有关的各种疾病，在养生保健以及临床治疗领域有广泛的作用。

中医讲，肝为将军之官，将军能统领千军万马，可以看出来古人对肝有多重视了吧，由此我们也可以看出肝是人体异常重要的器官。太冲穴也如将军一样，时时刻刻保护着我们的身体，而且是有求必应。当我们感到头昏脑涨时，太冲穴会让我们神清气爽；当我们感到有气无力时，太冲穴会给我们补充气血；当我们心慌意乱时，太冲穴会让我们平定心神；当我们怒气冲天时，太冲穴会让我们心平气和。它不怒而威，能量无穷。下面让我们看看它的威力究竟有多大吧。

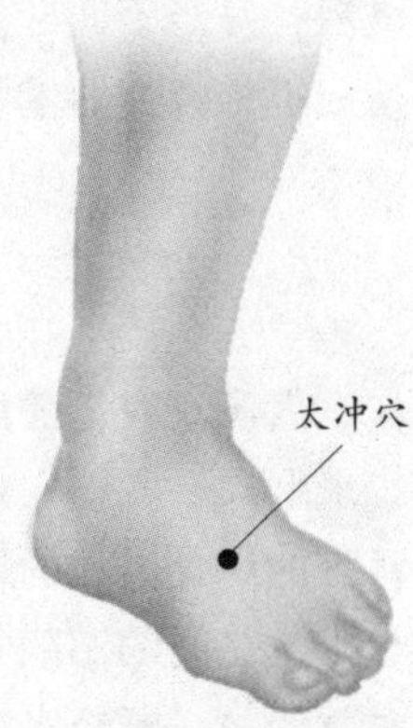

太冲穴的位置

（1）可以治疗人体上部的多种病症，比如说头疼头晕，目赤肿痛，口眼歪斜，咽喉肿痛、癫痫、孩子惊风等。太冲穴能够降血压、平肝清热，清利头目。

人在暴怒的时候，血管发生扩张，致使头颈部充血，表现出来脸红脖子粗。在连续不断的怒火刺激下，中枢神经对血管的调节机能失调，影响颜面健康肤色，使皮肤色泽变暗，并失去弹性而加速松弛，出现皱纹，使细胞加快角化而衰老。生活中如果我们仔细观察，就会发现，脾气暴躁、爱生气发怒的女人，容易出现皱纹，老得也更快。虽然我们都知道生气会伤身体，但生气在所难免。告诉您一个很好的补救方法，那就是生气以后，一定要按摩一下太冲穴。

（2）可以治疗人体中部的多种病症，比如说胁痛、腹胀、腹痛、黄疸、呕吐、腹泻、胆结石、各种肝病等，概括起来说，主要是可以治疗由于肝胃郁热引起的消化系统疾病。

很多人都经常会生气，对于女性而言，危害就更大了，发怒不仅仅可以影响面色，加速皮肤衰老，还极易诱发乳腺增生、月经不调等妇科疾患。这个穴位最适合那些爱生闷气、有泪往肚子里咽的人，还有那些郁闷、焦虑的人。脾气大的人有时是因为肝火太旺，情绪很难控制，肝火很大的人按这个穴位上会觉得很疼，所以要多去点按。常揉太冲穴可给心脏供血，对情绪压抑、生闷气后产生的反应有疏泄作用，每次点按五至十分钟。也可以通过揉太冲穴来治疗，从太冲穴揉到行间穴，这两个穴位一起使用，可以增强疗效。

（3）可以治疗人体下部的多种病症，比如说疝气、小便不利、遗尿、月经失调、下肢疼痛、活动不利等各种泌尿、生殖系统疾病，以及下肢疾病。

很多女性月经总是提前或者延长，老没规律，月经的颜色深红，量比较多，有的还会有血块，经前几天特别烦躁不安，想发脾气。这是肝有热引起的。治疗的话，可以在经期来之前 7 天开始，每天用手指点揉太冲穴 2 次，每次 3~5 分钟。每个人都会衰老，但是却因人而异，即使同样年纪的人，他们的老化程度也不一定一样。比如，时常运动的人和从事体力劳动的人肌肉老化较慢，坐办公室人员身体运动量少，所以肌肉老化较快。肌肉老化不但会影响血液循环，而且也会影响体内各部，尤其是对性交有显著的影响。这主要是因为影响了阴茎的勃起。如果肌肉老化，性交就变成了单纯的生殖行为，而无法彼此享受性爱。现代由于交通工具的发达，人们运动量锐减，所以不论年轻与否，最好平常就加以按摩太冲穴，以防止肌肉过早老化，从而增强性能力。

总之，太冲这个穴位有调理气血，平肝息风的作用，而且还是镇静镇痛的要穴，人体上中下各个部分的病症，它都可以治疗。发热上火，太冲能清热；身体虚寒，太冲可增温；月经不调，太冲可调理；遗精阳痿，太冲能改善。您发现了吧，这是一个可以和足三里相媲美的重要的养生大穴。这真是：诸病寻它皆有效，没事常揉保安康。

人体生命力的象征——太溪穴

太溪穴在足的内侧，内踝后方和脚跟的肌腱之间的凹陷。可以以坐姿或者仰卧的姿势来取穴。太溪穴是足少阴肾经的输穴和原穴，输穴就是本经经气汇聚之地，原穴就是肾脏的原气居住的地方，太溪穴合二为一，肾经经气最旺的穴位。这个穴位在内踝高点与跟腱之间的凹陷中，穴位上有动脉可见。这个穴位之所以被称作太溪，是因为这里有血脉经过，肾经水液在此形成较大的溪水。这里流淌着源源不断滋养人体的肾脏之水，与肾脏的健康息息相关。

中医认为，是人体的先天之本，有藏精主生殖的功能，其内深藏着人体的元阴元阳，因此，太溪穴既可以补肾阴，又可以补肾阳，具有滋肾阴、补肾气、壮肾阳、理胞宫的功能，是古代医籍中记述的“回阳九穴”之一。该穴主治月经不调、遗精、阳痿、小便频数、便秘、消渴、咯血、气喘、咽喉肿痛、牙痛、失眠、腰痛、耳聋、耳鸣等。

太溪穴是肾经的原穴，每次点按与温灸各 5~10 分钟有滋肾阴、补肾气、温肾阳之功效，相当于吃了几颗六味地黄丸。太溪穴是补肾回阳、修复先天之本的要穴。太溪穴处肾经的经气最旺，具有明显的提高肾功能的作用。要想滋阴补肾、修复先天之本，就必须激活肾经。

《会元针灸学》中有这样的记载：“太溪者，山之谷通于溪，溪通于川。肾藏志而喜静，出太深之溪，以养其大志，故名太溪。”太，大也。溪，溪流也。太溪就是大的溪流，所以说，要想滋阴补肾、修复先天之本，就必须激活肾经，而要激活肾经，就要从太溪穴着手，也就是从源头开始，太溪穴就是肾经的源头。通过按这个穴位，让它再撞击、通络别的穴位，最后把整条肾经都打通，正所谓“牵一发而动全身”，最后，你就会发现整个身心在不知不觉中都改善了。

有人经常足跟痛，这就是肾虚。您应多揉太溪穴，顺着太溪穴把肾经的气血引过去。只要太溪穴被激活了，新鲜血液就会把瘀血冲散吸收，然后再循环带走。为什么会痛？痛就是有瘀血，停在那里不动了，造成局部不通，不通则痛。你把好血引过去，把瘀血冲散，自然就不痛了。揉太溪穴就是帮助冲散瘀血。

有人经常咽喉干，喝水也不管用，没有唾液，这是肾阴不足。揉太溪穴就能补上肾阴。可以一边按揉一边做吞咽动作，这样效果会更好。

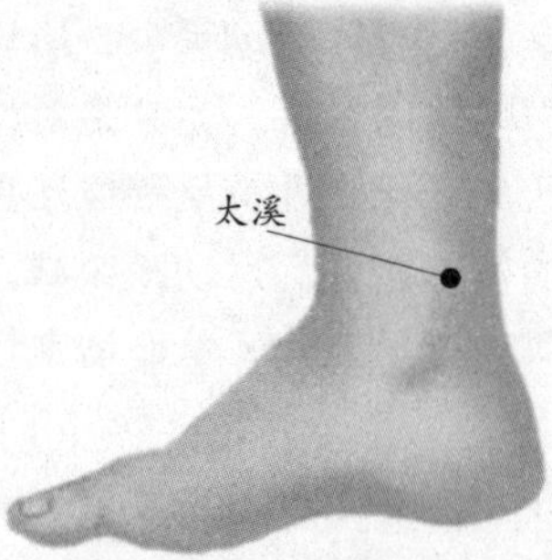

太溪穴的位置

如果家里有高血压、肾炎病人，也可以经常给他们按揉太溪穴，可使高血压有一定程度的降低，而且对尿蛋白有一定的治疗效果。手脚怕冷或发凉的人，可以在睡前按摩太溪穴，在每天反复刺激之下，慢慢会感觉到暖和的。

太溪穴不但是肾经上的大穴，而且还是全身的大补穴。众所周知，足三里穴是人体的第一长寿穴，它是胃经上的合穴，偏重于补后天，而太溪穴偏重于补先天。所以，要补肾回阳、修复先天之本就得从太溪穴开始。

此外，太溪穴在治疗脱发掉发方面具有非常好的效果。生活中，如果长时间的紧张，处于过大的压力之中，人体会出现一些不适症状。那么头发过多的脱落、掉发是常见的一种不良的现象。但是过多的掉发不仅影响美观，还会连锁引起失眠、饮食不佳等等更严重的疾病症状。

中医认为头发跟肾中精气是否充盈有很大的关系，所以调节治疗脱发和掉发，就选用肾经的穴位进行治疗。即便是治疗发质的改变，出现黄发、白发，都需要选用肾经的穴位，最重要的就是太溪穴这个穴位。

结合百会穴、肾俞穴等穴位，以太溪穴为核心的治疗方法，可以作为治疗脱发和掉发的有效措施。经常按摩这个穴位，就可以调节身体的状况，促进头部的血液循环，使新陈代谢提高，有效地防止掉发，进而维护一头美丽健康的头发。

如果想要身体健康长寿，防止过早衰老，那么一定要抓住太溪穴，它是决定人体健康的关键穴位。

既能驱寒又可增加耐性的神奇穴位——申脉穴

申脉位于人体的足外侧，在脚外踝中央下端大约一厘米的地方，这里是一个凹陷处。可以采用仰卧或正坐的姿势取穴。在解剖学的定位也是外踝下缘，在趾长伸肌腱的外侧凹陷处。中医认为申脉主治：后枕部头痛、目眩、目赤痛、癫痫、失眠、腰腿酸痛等。此穴位为人体足太阳膀胱经上的重要穴位之一。

实际上在传统的中医理论中，申脉是一个非常普通的穴位。但是为什么现在会认为申脉是神奇的穴位呢，这就和现在生活中极为常见的两种现象有关了。

1. 申脉穴可以治疗祛寒症

首先来了解一下什么是祛寒症，过去所说的祛寒症跟现实中的有什么样的区别。因为天有四季的区分，所以人就会感到温热和寒冷。那么对于寒冷而言，有一些人会感到冻得不得了，但是身体的皮肤表面温度几乎是正常的；或者就是直接的惧怕寒冷，而身体的温度也会比较低。这些在中医的范畴都是祛寒症的表现，可能一些人的表现各不相同，有人是全身都感觉到冷，而有一些人则是腰部感到冷，还有人是下肢双腿感到寒冷。也就是说寒冷的表现一般都会集中在身体的下方，在这里中医认为祛寒症跟人体内的阳气和血液有很大的关系。

人体的膀胱经上边的穴位非常多，而整个经络走行的距离也非常远，沿头部通过整个背部。在中医里人体的阳气都集中的背部，所以想要改善阳气不足的情况，那么必须要选取膀胱经上的穴位。而申脉穴就是这里面最重要的穴位。因为申脉穴位于人体的足部，所以从这里开始改善阳气，使身体内部得到振奋，所有的阳气都上升到上方，这样祛寒症就逐渐消失了。

对于不同位置的祛寒症按摩的穴位可以不尽相同，例如全身寒冷选用气海穴，脚部寒冷选用梁丘穴，肩膀和手腕寒冷按摩申脉穴，腰部的寒冷用腰阳关穴，这些穴位都是

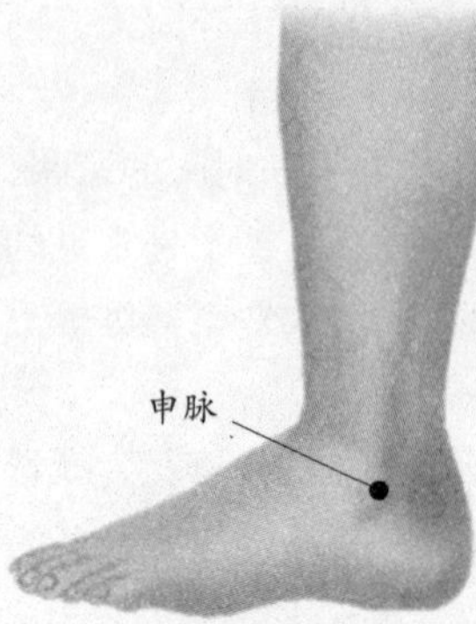

申脉穴的位置

祛除寒冷的有效穴位，可以结合自己的情况选择使用。

现实生活中还有一类祛寒症与传统的说法不很一致，大多集中在女性的身上。她们一般都会感觉手脚发凉，无论是寒冷的冬天还是炎热的夏季，都会有手脚不温。有人会认为是血液循环不好，但是年轻的女性有时血液循环是非常顺畅的。这就难以跟传统的祛寒症相等同了，究竟是什么原因造成的呢？其实这些是因为女性朋友工作压力大等原因，导致身体的阳气郁闭在体内，无法到达体表的原因。

通过按摩申脉穴，无论是传统的祛寒症，还是现代女性多发的祛寒症，都可以得到明显的改善，甚至就不再出现怕冷的现象。

2. 申脉穴可以增强耐性

现在有很多人都会经常的说“我没有这份耐性”，不是对工作半途而废，就是在生活中没有足够的坚持。如果这种缺乏耐性出现在工作和生活中，难免对事业以及爱情产生不良的影响，或者是商业的伙伴离开了，刚刚开始的事业就搞砸了，或者是女性朋友远离自己，认为缺少一种应有的韧性。

为什么人会越来越缺乏耐性呢。如果工作用保有一份坚持不懈的态度，那么会让工作非常的顺利，有时甚至是不可思议的，好像引发连锁反应一样，一顺百顺，什么事都得心应手。

在临床上的总结能够发现，在治疗疾病的过程中，选用的申脉穴进行治疗，一段时间后，那种对任何事情都感到厌烦的情况不见了，缺乏耐性的人变得集中精力做事，稳定性也会增强。所以如果遇见了自己心烦意乱，没有耐性去做一些事情的时候，可以自我按摩一下申脉穴。

具体的方法可以用手指去按压穴位，微微感到酸胀的感觉，同时尽量的深呼吸，维持几分钟后，可以稍作放松。持续一段时间这种治疗方法，心情会有所改变，耐性也就回归心理，对于工作和生活也就会充满追求。

申脉穴是膀胱经上一个非常重要的穴位，在现代的实际应用特别广泛，有很多常见的不适都可以通过申脉穴来调节。如果出现一些莫名其妙的不适症状，那么不妨试一试申脉穴的治疗方法。

勇敢面对不幸的坚强“后盾”——丘墟穴

丘墟穴位于人体双脚外踝突出位置的前下方，解剖学的定位是趾长伸肌腱的外侧凹陷处。一般选取丘墟穴的时候都采用仰卧的姿势。从中医的理论讲，丘墟穴属于人体少阳胆经上的一个重要穴位，可以使人头脑清晰，情绪稳定，所以会认为丘墟对人在承受不幸时释放心理压力有很重要的作用。

1. 丘墟穴使人头脑清晰

经常坐在办公室中，或者本身就是担任领导的责任，会议、加班就成了常事，也许就一直工作到深夜，甚至会连续很多天都忙碌直至深夜。那必然会出现头昏脑涨，仿佛气血都瘀阻在头脑当中，思维也变得不是很清晰敏捷了。

那到底身体出现了什么变化，会使得头脑无法清晰，全身的感觉都让人不舒服呢？这是因为长时间的劳累，工作强度大，会使身体血液循环变慢，逐渐的一些身体末端产生的垃圾和有害的物质就堆积在一起。其他的系统也慢慢地失去原有的活性。那么也有人说长时间的身体压力大，会形成微微的瘀血，这些瘀血会阻碍血液的循环，神经以及其他地方缺少养分，自然全身都会感觉非常不舒服。而产生瘀血的位置就在丘墟穴。

找到了原因应该如何来解决呢，为什么丘墟穴就可以使人的头脑变清晰呢？原来出现瘀血的原因是因为长时间的开会加班，导致下肢没有很好地活动，这种瘀血没有出现在腿部，也没有出现在脚掌，而是出现在了脚和腿之间的踝关节。虽然人体的脚和大脑距离最远，但是通过足部的反射可以了解到，足部对大脑的血液循环起着至关重要的作用。如果脚上的运动代谢通畅，那么头部连接身体一直延续到脚上的往复就会运行通畅，一旦出现瘀阻，那么由于重力的原因必然会出现在下方。

所以对于神经和血液的循环推动，中医的经络一直非常关注在脚踝部位的几个大穴。其中丘墟就是非常典型的代表，通过刺激丘墟穴，脚部的瘀血就会循环代谢出去，当然存在于身体末端的垃圾和有害的物质也会被全身的循环运输到体外。那么最关键的循环被捋顺被疏通了，大脑的血液自然非常通畅，供氧和其他有用的物质都会一体改善，慢慢的思路逐渐清晰，头脑也变得清醒。

所以千万不要小看在脚踝位置的丘墟，它可是能够远程遥控大脑的开关，如果想使人头脑清晰，那么选取丘墟穴，另外可以加上脚踝后方的昆仑穴，缓慢的按摩、点按。开始的时候要先放松整个腿部和脚步的肌肉，然后边按摩边深呼吸，这样操作几次就能感到明显的效果。

2. 丘墟帮你勇敢面对不幸

每个人都会面对一些不幸的事情，而人体自身也有一些调控的能力。但是随着现代生活压力越来越大，工作越来越紧张，每天神经都在高负荷的运转。当出现一些不幸的时候，就会让人感到难以承受，甚至痛不欲生。现代医学也证明身体出现疾病，首先是源自精神上的异常。也有说这个世界每一个人都存在心理疾病的说法，这就意味着人体的疾病并不是仅仅局限在生理上的改变，还应该注意精神上的情绪上的异常表现。

如果人出现精神不稳定、烦躁不安的情况，多半都和疾病有关联，不是直接引起非常严重的疾病，就是导致其他的病痛加重。那么在人受到精神上的打击的时候，往往会出现不理智的情况，身体出现疾病也就是不可避免的了。

无论是工作上的还是生活上的紧张因素都变得越来越多，现代人也就随时在高强度的压力下生活。各种各样的打击也就频繁发生，对于当事人来说，这些烦恼都使内心变得忧郁无助，长时间的持续就会引起失眠、神经衰弱、郁郁不欢。

遇到这种精神的打击也应当立即给予治疗，不要等身体出现明显的不适，甚至疼痛都已难忍的时候再悔之晚矣。但是治疗的方法却不是很多，经络穴位恰恰是有效的手段之一。出现不好的事情，按压一下丘墟穴，根据经络的原理，调节了身体肝胆的功能，不仅仅能使心情舒畅，压力也会缓解，那么精神情绪上的一些紧张也会慢慢消失。

如果经常对丘墟穴做一下按摩的治疗，那么人内心的性格、想法都会出现变化。当遇见不幸的事情，自然的承受能力也会变得提高，心胸宽广了压力也会减少。疾病当然也不会主动找上门来。

鲜为人知的人体奇穴——足临泣穴

足临泣位于人体脚背的外侧，在第四脚趾关节的后方，在取穴定位的时候可以采用仰卧的姿势。在解剖学的定位上看，足临泣位于第4、5跖骨结合部前方，小趾伸肌腱外侧凹陷中。

中医认为足临泣是人体足少阳胆经上的主要穴位，可以主治：目赤肿痛、胁肋疼痛、月经不调、乳痈、足跗疼痛等，还包括胆经头痛、腰痛、肌肉痉挛、眼疾、胆囊炎、中风、神经官能症等。

但是在治疗疾病的时候，人们会发现一个奇怪的事情，那就是足临泣并不是仅局限在经络相关的作用方面，对于很多意想不到的疾病，足临泣都有不错的效果。特别是现代生活中亚健康状态下出现的一些疾病，说大不大说小不小，说不大是因为去医院通常会建议注意休息，说不小是因为这些小毛病确确实实对人体产生了不舒服的感觉。

那么这个时候选用足临泣往往会收到意外的效果，所以也有人称足临泣是人体的神医。下面就是两个实际应用中的例子。

1. 治疗肋间神经痛的穴位及指压法

由胸部到侧腹或是由背部到侧腹，如果产生强烈疼痛，那么在转身、大声笑、深呼吸、打哈欠时都会感到痛苦难当，这就是肋间神经痛。

所谓肋间神经，是沿着胸部肋骨，由背后经过侧腹，一直到胸前的神经。肋间神经痛就是沿着这条神经，经胸部、腹部呈半环状的强烈疼痛。

肋间神经疼痛的原因是由于脊椎生病或是胸膜黏合，但还有其他尚无法了解的原因。其他如肝脏病是原因之一。突发性、真性的肋间神经痛原因至今仍然一无所知，但是症状却是非常了解。这种疼痛会因咳嗽或呼吸强弱而定，严重时可能会形成呼吸困难。一般是吸气感到痛苦，吐气则否。但是应该注意的是有时误认为是肋间神经痛，但其实是肋膜炎或狭心症。

真性的肋间神经痛有三种特征。一是背骨侧面即是压痛点，二是腋窝即是压痛点，三是胸侧面即是痛点，只轻轻一压疼痛难当。

为了防止肋间神经突发性疼痛，必须用以下的穴道指压法，这种方法在病发半年内能即刻治愈，如果病发数年的话，只要持之以恒也能治愈。

在手背距横纹三指处有“外关”。在小脚趾和第四趾之间用指尖向上搓，到了尽处就是“临泣”穴。指压时只要在这两处穴位上，一面缓缓吐气一面轻压6秒钟，左右各按10次就能去除疼痛。

肋间神经痛有时不只限于胸部，连背部和肚子也有疼痛的可能。在这种情况下，只要用穴道指压法就可奏效。如果想提高效果的话，在指压前先用温湿布覆盖患处。如果治疗后还感到相当疼痛，则再用温湿布擦患处，重新再指压一次就可减轻疼痛。

2. 去除穿高跟鞋的倦累感的穴位及指压法

女性时常诉苦穿高跟鞋倦累异常，穿着不自然的鞋子走路，产生倦累感是难免的。现在奇装异服纷纷出笼，并且不分老幼都有用鞋子来配合服装的倾向；有些人想使自己变“高”，于是便穿高跟鞋，那高跟鞋鞋跟，有的竟有 12~13 厘米。最近男性也流行高跟鞋，穿高跟鞋的倦累感是目前男性面临的一大问题。

本来鞋子选用的目的是为了保护脚部，现在为了美观，才会导致脚痛、脚累、骨骼变形等等。能支撑体重，能稳健的行走，这样的脚才是健康关键之处。因此应该尽量选择适合自己脚型的鞋子，这才是最科学的方式。但事实并非如此。鞋子追随流行早已经变成了根深蒂固的观念。

“人类是鞋子的奴隶”。现在的确是有这种倾向。穿上高跟鞋使自己的脚变形，这种想借助鞋来增高自己，实际上并非用脚站立，而是用脚尖站立，因此脚尖使劲日久，关节就会变弯曲，由于趾节骨、中足骨、脚腕关节等受到不良姿势的压力，所以会感到疲倦。生活中我们的确应该懂得点儿去除穿高跟鞋的倦累感的常识。

治疗穿高跟鞋倦累感，只要指压“足临泣”就有效。所谓临泣穴是脚小趾和第四趾根中间向上 4 厘米左右之处，只要一边吐气一边强压 6 秒钟，重复 20 次即可。

不论你穿高跟鞋是否感到倦累，最好采用刺激足临泣的方法，如果不加按摩，倦累感由小积大，到时候就很难恢复了。这种去除穿高跟鞋的倦累感的办法，可以说是预防日常疾病的一个重要常识。

上面的两种情况是足临泣非常常见的一种用法，当然人体的神医功能要远远超过这两种情况，所治疗的疾病也非常的广泛。可以一边按压足临泣的时候，一边仔细体会，感觉一下身体的变化，也许就会发现足临泣更加重要的作用。

第四章

做自己的足疗师——足部按摩手法及注意事项

做自己的足疗师，每大在工作和生活之余，在脚部的穴位和反射区按压一下，用专业的手法来给自己做个舒适的按摩。这样既省下了去专业足疗场所的费用，还让自己一天的劳累都得到释放，长期坚持还能使身体保持健康。其实这些足部的按摩手法并不是很难掌握的，只要能稍作了解，就完全能明白在平日要怎么按摩和保养足部。

足部按摩的手法和要求

足部按摩不需要任何医疗器械，也不需他人帮助，完全可以依靠自己的力量，用双手按摩自己的双脚，就能够取得显著疗效，而且没有任何的不良反应，因此深受人们的欢迎。但是，足部按摩能否起效，或者是疗效有多好，首先决定于穴位和反射区的选择是否正确；其次是手法的正确与否；还要保证每天都进行一段时间的按摩刺激。

每个人都必须根据自身不同的情况，来选择相应的穴位和手法，这是影响足部按摩最重要的地方。切不可乱摩蛮按一通。还有，人身上任何一种疾病都不是说长出来就长出来的，那想要祛除疾病，当然也不是一朝一夕能做到的事情，所以要有一个持之以恒的按摩。不要因为几天没有见到效果就放弃或者松懈，因为通过足部的按摩可以治疗疾病以及预防疾病，是普遍得到认可的事情。

足部按摩的常用手法

足部按摩的一些手法，实际上都是以中医的推拿术为基础的。虽然推拿的手法种类非常多，有一些还难以掌握。但相对于足部按摩，基本手法主要为以下几种。

（1）点法：食指弯曲，拇指轻靠于食指末节。食指指骨同手掌、前臂、上臂保持一条直线，按压时，压 1 次提起 1 次，用力要均匀，有渗透力。适用于足底部、足内侧面和足背的穴位。

（2）按法：拇指关节弯曲成直角，着力点在偏离指甲尖端中央的位置，用力要由轻而重，稳而持续，使刺激充分渗透到身体深部，切忌用迅猛的爆发力，以免产生不好的作用。但需注意，长时间用这种方法，拇指会经常处于紧张状态，容易患腱鞘炎，所以也可以选择其他的手指去按，或者与其他手法交替施用。

（3）揉法：用中指罗纹面部分吸附于穴位上，腕部放松，以肘部为支点，作轻柔缓和的回旋揉动，带动局部的皮下组织，也可以用手掌的掌根部位进行揉按。但是一定要注意。操作时应避免触打或跳动，也就是说揉的过程要有连续性，不要出现手掌脱离皮肤的现象。揉法适用于按摩区域较大的部位。

（4）推法：用单指、多指及掌根、大小鱼际侧等，也可单用拇指，着力于足部的一定部位做单方向的直线移动。操作时要紧贴皮肤表面，用力需稳健，速度缓慢均匀，一般是沿骨骼走向施行，并且在同一层次上推动。整个动作要贯穿一个“松”字，即将肩、肘、腕、掌各个部位都放松，保持自己的感觉集中在手指。最后使整个推的作用能渗透进皮肤深层。

（5）擦法：用单指或手掌大小鱼际及掌根部附着于足部，紧贴皮肤进行反复、快速在一条直线上运动。要注意的是腕关节尽量自然伸直，小臂与手近似水平，摩擦的手指端可微微向下按，要以肩关节为支点，上臂主动带动手指和手掌作往返直线移动，也可以根据不同的部位，分别用腕部、指掌关节及指间关节为轴施行，操作使皮肤出现温热感为最佳。擦法的应用是比较广泛的。

（6）叩法：叩法有食指叩法和撮指叩法两种，可以分别掌握，根据自己的情况选择使用一下。

食指叩法是拇、食两指指腹相对，中指指腹放在食指指甲上，三指合并捏紧，食指端略突出，用腕力上下动作行点叩法。适用于足部各个穴位。

撮指叩法是手指微屈，五指端捏在一起，形如梅花状，用腕部弹力上下动作行点叩法。适用于足部肌肉少的穴位。

叩法的两种方法都需要以腕部为支点，并且在操作的时候一定要用力均匀。

（7）掐法：用拇指顶端及桡侧甲缘施力，也有以拇指与其余各指的手指端甲缘，相对挟持在穴位或者反射区施力，有时变形为双手拇指顶端对应挟持穴位。掐法是一种强刺激手法，所以应当注意不要掐破皮肤，而且掐后常以揉法揉之，以缓和刺激。如果痛感非常强，那就稍作停顿，并减轻一下力量。掐法多适用于足部肌肉少的穴位。

（8）捏法：拇、食两指或拇、食、中三指捏压在两个对应的穴位上压揉，或者拇指在一个穴位上点压，而食指在另一面起固定作用，该法用力可轻可重。捏法是比较随意的一种按摩手法，所以在操作的时候应该尽量体会自身的感觉，随时调整力度，这样就会使反射的效果增强。

（9）摇法：一手紧捏小腿中部，另一手摇动脚趾前部，使脚趾及踝关节作被动均匀的环转活动。动作应缓和，用力要稳健，摇动范围在正常生理活动范围之内，由小到大，频率由快而慢，然后再由大至小，频率则转快，切忌单向加力，以防损伤关节。

（10）踩法：用脚踩压患者足底部，操作的人用足跟及足底前部跖趾有节律性地踩压按摩者的足底，进行时不能将全身重量全部作用于患者，而是随时的按需要适当加力。这种方法适用于足底部广泛区域，特别是前足底与足趾。

足部按摩的特殊手法

由于足部既有很多的反射区，还有走行的经络和穴位。所以足部的按摩有一些特殊的方法，这些方法都是经过长时间的总结发现，有些是适合足部的穴位，而有些是适合足部的反射区。在日常的保健的时候可以结合着使用。如果按摩的手段和方法多种多样，那么产生的效果也就各不相同，当然身体就有更多的地方得到梳理和调节。

1. 单食指扣拳法

单食指扣拳法要领：操作的人一手扶持的要按摩的脚，另一手半握拳，中指、环指（无名指）、小指的第 1、2 指间关节屈曲，以食指中节近第 1 指间关节（近侧指间关节）背侧为施力点，作定点顶压。此法适用于肾上腺、肾、小脑和脑干、大脑、心、脾、胃、胰、小肠、大肠、生殖腺等足底反射区。操作的时候要注意小指尽量紧扣掌心，拇指弯曲后放在食指的下方。

2. 双指钳法

双指钳法要领：操作的人环指、小指第 1、2 指关节各屈曲 90° 紧扣于掌心，中指微屈后插入到被按摩足趾与另一足趾之间作为衬托，食指第 1 指关节屈曲 90° ，第 2 指关节的尺侧面（靠小指侧）放在准备要按摩的反射区上，拇指指腹紧按在食指第 2 指关节的桡侧面上，借拇指指关节的屈伸动作按压食指第 2 指关节刺激反射区。拇指腹按压发力点：靠拇指指关节的屈伸动作带动食指对反射区发力。中指不发力只起辅助衬托作用。适用范围：颈椎反射区、甲状旁腺反射区。

3. 拇指腹按压法

拇指腹按压法要领：拇指腹按压法是指以拇指指腹为着力点进行按压。适用范围：内肋骨、外肋骨、气管、腹股沟等反射区。

4. 单食指钩掌法

单食指钩掌法要领：操作的人中指、环指、小指的第 1、2 指关节屈曲 90° 紧扣于掌心，食指第 1 指关节屈曲至 90° ，第 2 指关节屈曲 45° ，食指末节指腹指向掌心，拇指指关节微屈，虎口开大，形成与食指对持的架式，形状像一镰刀状。

5. 拇指推掌法

拇指推掌法要领：操作的人的食指、中指、环指、小指的第 1、2 指关节微屈，拇指指腹与其他 4 指对掌，虎口开大。主要的发力点：拇指指腹的桡侧。适用范围：足内侧反射区、足外侧反射区、足背反射区。

6. 双食指刮压法

双食指刮压法要领：双手食指弯曲呈镰刀状，以双手食指桡侧缘（靠近拇指侧）同时施力刮压。适用范围：适用于足背膈反射区。

7. 双拇指指腹推压法

双拇指指腹推压法要领：施术者以双手拇指指腹置于被按摩足的相应反射区上，其余 4 指扶持、固定足，同时以双手拇指指腹为施力点按压。适用范围：适用于肩胛骨、胸反射区。

8. 双指扣拳法（拇食指扣拳法）

双指扣拳法要领：一手持脚，另一手半握拳，食指、中指弯曲，以食指、中指的第 1 指间关节顶点施力按摩。适用范围：适用于小肠、肘反射区。

在进行足部按摩时，要因人而异，手法灵活运用，按压区位时，要进行适度持续性的刺激，有正常的压痛感是最好，应该以反射区内压痛最敏感部位为重点，当体内器官发生病变时，双足相应的反射区会有针刺感。对于按摩手法的掌握要根据自身的情况，多掌握一些效果好的技巧能够帮助提高足部按摩的效果。

另外，进行足部按摩时应保持室内清静、整洁、通风，按摩前用温水洗净足部，全身放松。按摩每个穴位和病理反射区前，应测定一下针刺样的反射痛点，以便有的放矢。按摩结束后 30 分钟内应该至少饮一杯温开水，这样有利于气血的运行，从而达到良好的按摩效果。

足部按摩的操作要求

对于足部的按摩想要保证比较好的效果，就应该注意相关的一些方面，一般会包括这四点：定位、姿势、力度、坚持。定位的准确和姿势的把握都会足部按摩的基本要求，这需要熟练地掌握足部反射区和相关的穴位知识。力度需要一定的时间积累，平时要多进行交流和总结，否则不是力量太大难以忍受，就是力量太小没有什么效果。坚持实际上是最简单的要求，但是也是最难达到的，做任何事情都要能持之以恒，想要做足部的养生保健更要每天都坚持的做。

足部的按摩除了对手法和技巧的掌握以外，还需要注意一些操作上的要求，这样既能保证治疗的效果更加突出，还能避免一些不必要的损伤。虽然脚上的反射区和穴位一般不会出现什么不良的作用，但是对于一种长时间进行的养生保健方法，多加注意还是有好处的。

足部的按摩一般每日按摩 1~3 次，如长期坚持，可每天只按摩 1 次，但最好选择在饭后 1 小时左右进行，每次以 30~40 分钟为宜，早上、中午、睡前均可按摩，严重心脏病、糖尿病、肾脏病患者，按摩时间不得超过 10 分钟，力度也应稍轻，只要有明显感觉即可，痛感敏感者施力也不宜过重。

反射区正确操作的最佳顺序从左足开始，按足底反射区→足内侧反射区→足外侧反射区→足背反射区的顺序按摩，然后同样顺序按摩右足全部反射区。详细顺序如下。

左足：肾上腺→肾→输尿管→膀胱→额窦（右侧）→垂体→小脑及脑干（右侧）→三叉神经（右侧）→鼻（右侧）→头部（大脑）（右侧）→颈项（右侧）→颈椎→甲状旁腺→甲状腺→眼（右侧）→耳（右侧）→斜方肌→肺及支气管→心→脾→胃→胰→十二指肠→小肠→横结肠→降结肠→乙状结肠及直肠→肛门→腹腔神经丛→生殖腺→胸椎→腰椎→骶骨→尾骨内侧→前列腺或子宫→尿道及阴道→内侧髋关节→直肠及肛门→腹股沟→内侧坐骨神经→尾骨外侧→生殖腺→外侧髋关节→下腹部→外侧坐骨神经→膝→肘→肩→肩胛骨→上颌→下颌→扁桃体→喉与气管及食管→胸部淋巴结→内耳迷路→胸→膈（横膈膜）→肋骨→上身淋巴结→下身淋巴结→肾→输尿管→膀胱。

右足：肾上腺→肾→输尿管→膀胱→额窦（左侧）→垂体→小脑及脑干（左侧）→三叉神经（左侧）→鼻（左侧）→头部（大脑）（左侧）→颈项（左侧）→颈椎→甲状旁腺→甲状腺→眼（左侧）→耳（左侧）→斜方肌→肺及支气管→胃→胰→十二指肠→小肠→肝→胆囊→盲肠（及阑尾）→回盲瓣→升结肠→横结肠→腹腔神经丛→生殖腺→胸椎→腰椎→骶骨→尾骨内侧→前列腺或子宫→尿道及阴道→内侧髋关节→直肠及肛门→腹股沟→内侧坐骨神经→尾骨外侧→生殖腺→外侧髋关节→下腹部→外侧坐骨神经→膝→肘→肩→肩胛骨→上颌→下颌→扁桃体→喉与气管及食管→胸部淋巴结→内耳迷路→胸→膈（横膈膜）→肋骨→上身淋巴结→下身淋巴结→肾→输尿管→膀胱。

按顺序做完足部的按摩治疗后，一般要进行短暂的休息，调整一下身体的状况，另外也让作用的效果能够更加深入。但是不要立即进入睡眠，即使是在睡前按摩，最好也要待上几分钟，在进入睡眠，这样睡眠的质量也会有所提高。

巧借器具，按摩效果更佳

一般来说足部的按摩是一个非常简单的操作，每个人都可以在家中自我按摩，那么具体的多需要什么器具呢？这里边有哪些是会影响按摩的效果呢？

首先需要一条毛巾，毛巾虽然是日常生活中常用的一种物品，但是对于足部的按摩，毛巾却是第一重要的东西。首先毛巾是要铺在地面上的，因为做足部的按摩，尤其是自我的按摩，必须将双脚释放出来，那么席地而坐当然就是最佳的做法。如果地板上有地毯之类的物品，这个铺在脚下的毛巾就不需要了。而且在做按摩的过程中，一般都会持续一段时间，那么毛巾就有了保温的作用，或者是铺在脚下，或者是盖在腿上，总之要让双腿和双脚都感觉舒适。所以对于毛巾的选择，应该尽量使柔软的，舒适的，厚度和面积都要有一定的尺寸，否则就会直接影响按摩的效果。

其次是要有护肤品，因为足部的按摩需要在脚底进行摩擦，在脚面也会有按压、揉推，一般都会感到皮肤疼痛。而足部按摩真正的目的是刺激深层次的组织，穴位和反射区也都在皮肤之下，所以首先要保护脚步的皮肤。按摩前在双脚的皮肤上涂抹油质的护肤品。选择护肤品需要注意，一方面需要的是油质的，千万不要搞错；另一方面是要选择一些有品质保证的护肤品，或者是足部按摩专业用品。以免使用时加重对皮肤的刺激伤害。

另外，足部按摩一般都会需要一个按摩棒，因为长时间的用手指去按压穴位或者反射区，特别是按压足底较硬的地方，手指非常容易疲劳，短时间手指和手腕就会发酸，那么必然影响按摩的效果，时间长了手腕还会出现劳损。这当然是不应该出现的事情，所以经常按摩足部的人，建议准备一个按摩棒。可以到药店去买一个专门用来足部按摩的，也可以自己动手制作一个，即使是手边没有，找一个塑料的或者是木头的，甚至是石头的，只要是一头光滑的圆形的物体就可以。所以按摩棒的选择要求并不高，只要自己用着顺手就可以。

另外一个对足部按摩有帮助的就是脚踏的按摩板，这种用具实际上很容易看见，市面上就有用木制的脚踏板，上边有一些可以滚动的滚轮，表面并不光滑，这样不停的踩踏就对整个足底都产生刺激。其实自己也可以动手来制作一个这样的东西，甚至是收集一些大大小小的卵石，经常的踩踏效果是一样的。只要开动脑筋，完全可以做出一个既适合自己又非常实用的按摩器。

足部的按摩通常这些用具就可以满足基本的要求，所以条件并不算高。但是在做按摩的时候最重要的还是自己的双手，因为无论是用器具也好，还是不用器具也好，都要时刻注意手上的感觉，这才是按摩治疗能起效用最关键的地方。所以要结合所用的工具，熟练地掌握好各种按摩的技巧，通过手上的感觉，调整对不同穴位、不同反射区的不一样的力度和方法，这样也会适应不同的病症，效果当然也是最佳的。

足部按摩重细节，一些事项要注意

无论是在治疗期间，还是在平日的生活当中，都要尽量穿宽松的衣服，系宽松的腰带，穿宽松的鞋子，穿透气的袜子，不要或者少穿高跟鞋，使脚处于自然放松的状态中。还有就是应多吃富含维生素类的食物。平时足部按摩的时候，要注意以下的一些事项：

饭后、洗澡后 1 小时内及空腹等，都不宜按摩，按摩停止 30 分钟后，必需喝温开水 1 茶杯约 500 毫升以上，这样可以排泄掉体内的废物和垃圾，严重肾脏病患者，喝水不得超过 150 毫升。操作完成后无论自己还是其他人都要用温水洗手，禁用冷水，平时要多注意双脚的保暖，切忌着凉。足反射法按摩后，要注意双足保温（尤其冬天），夏天勿直接对着按摩的双足开风扇吹。在按摩后双足不可立即接触凉水。

有些人在治疗多次以后，会产生一些反应，如有淋巴回流障碍的人脚踝后出现肿胀，曲张的静脉突然明显肿胀，脚部创口渗血，发热，排尿量增加，小便黄，背痛，嗜睡，出汗增多，鼻腔、咽喉、气管分泌物及妇女白带增多等现象，这些反应都是正常的，说明按摩之后人体机体免疫力及代谢功能加强，血流通畅，因此不必担心，短期内上述反应即可消失，仍可继续按摩。但如上述现象持续不退，就应该暂时停止，并请专业的医师检查，诊断原因后再进行按摩治疗，一般来讲，这种情况是极少出现的。

女性在月经周期和妊娠期的时候，或者有严重出血倾向的，如尿血、呕血、咯血、便血以及活动性结核病患者，脑血管病的昏迷者和长期服用激素，包括极度疲劳的人，都不适宜用按摩疗法。

在足部按摩期间，不可服用镇静剂。而其他药物可以根据病情，或者遵医嘱服用，这样药物和足部按摩的效果就会相辅相成，彼此增加疗效，加速治愈。

有些疑难病症应坚持治疗，才会达到预计目的。慢性病、疑难病症采用足反射法按摩治疗，有时因体质差异，要经过 10 次以上才能出现疗效。所以进行足部的按摩是一个按部就班的过程，并不能立刻就产生明显的效果。当然如果身体素质比较好，又是一些急性的疼痛，足部的按摩确实能够迅速地缓解这些疼痛。

还有一些是操作时应注意的小细节：足反射法按摩前，应检查患者心脏反射区，了解患者心脏功能，以确定一个合适的用力标准。在足部有外伤、疮疖时，应该避开，或者是另选相似或相关对称的反射区代替。初次足反射法治疗造成部位瘀血或红肿，可搽红花油等药物来缓解症状。女性应该询问一下是否在月经期间，或者妊娠期，而且慎用足反射法按摩刺激生殖腺反射区。对一些棘手的疑难病症的按摩治疗，要特别重视对双足头部反射区的按摩。实践证明，这样实施治疗效果都较良好。避免在皮下组织少的部位施以重按，以免造成肿胀；若患者是小孩、老人，则只用拇指、食指采用捏、按手法，禁止强刺激。对炎症病人，要重视对其淋巴结、肾上腺、甲状腺等反射区的按摩，这样可以调动人体的免疫功能。

足部按摩真的是“愈痛愈有效”吗

足部的按摩追求的是对相应的反射区产生刺激，当然在穴位上也要有作用的强度。那么就说明在足部的按摩中产生效果就必然跟做手法的力度有关系，所以就有一些人会产生一种错觉，力量越大肯定效果就最好。这是一个错误的观点，虽然在足部按摩用力的程度非常重要，但是越痛越好的按摩做法，是缺乏科学依据的。

脚底按摩操作中只要给予一定的能达到保健或治疗作用的刺激量即可，不是越重越好，越痛越好。有说法认为，按摩脚底反射区，如果同样的力道某部位特别疼，就极有可能和相应的内脏不适有关。其实，这种说法站不住脚，因为人的足底的不同位置对于力道的承受能力也是不同的，比如脚心，能够承受的力道肯定是比脚跟小。

按摩时，如果力度太小，达不到有痛感的最小刺激量，则不起作用，力度太大不仅会造成强烈的疼痛，肌肉和神经也会随之过度紧张，如果产生自抑的现象或者造成麻木，按摩也就根本不会从反射的角度产生作用，而且力度过大还会引起肌肉损伤，出现局部疼痛，或使被按摩的部位产生出血，还有可能造成发炎、化脓，有时还会出现下脚静脉栓塞。有人被按摩后 1~2 天脚无法着地，一走路即痛，很明显已损及局部软组织，甚至骨膜。

那究竟怎样的力度才是合适的呢？医学专家指出，如果用具体的数值来体现的话，按压的力度应该在 5 千克以内，而且最重要的是一定要根据个人能忍耐承受的限度来考虑。如果是在个人所能承受的最大限度内，想要取得最好的效果，就应该由轻到重，慢慢的遵循一定的规律来尝试，感觉既有刺激，又是安全和舒适的才好。在这里也是有一些特殊的情况，如果体内火毒比较大，想要通过按摩足底来清热去火的话，就要从力量大的程度开始，当然这只是个别情况。

无论是强烈的刺激还是和缓的刺激，都是为了在反射区产生作用，对穴位逐步调节。所以所有的按摩手法都在强调“稳”和“慢”，这是应该掌握并做到的要求，因为平稳的手法会保持刺激均匀的传达到肌肤的深层次，反射的原理也会将这个作用发送到相应的组织和器官，如果作用不是平稳的，忽高忽低，忽强忽弱，作用的效果渗透也就不规律，当然身体分节这些刺激信号也就很凌乱。慢的要求是在强调足部的按摩追求的是力度的渗透，如果匆匆划过，力量根本不会从肌肤渗透下去，那作用也就毫无效果。

个别的时候加强了刺激，还会产生“应激反应”，出现冒冷汗、心烦气躁，甚至痉挛。这时候就必然会造成内部出血，表面青一块紫一块，严重了还会造成骨膜或者肌肉出现炎症。总的来说，足部的按摩需要因人而异，要适当的分析病症，了解一下病情，或者是身体的以往情况。因为操作的对象是人而不是病。最好能稍微的区分实证和虚证，以及做手法的区别。例如虚证就要用轻而稍快的手法，而对于实证，可能就要重而偏慢的手法。

归根结底地说，足疗是不是适合所有人，这和保健者的体质有关，常见的有感到疲倦、头昏、恶心等。对于心脏不好的人，如果在心脏的反射区按摩，就会导致血压升高。对于有溃疡的病人，如果用力过大，会使溃疡不断扩大。此外，身体虚弱的病人、有皮肤病或患有骨质疏松的人，也不适合足疗。

下面举一个实际操作时的例子，在足部按摩中常用手法之一叫作单食扣拳法，用食指的关节部刺激有关部位。它主要用于脚底部，因为按照足部反射区分布，有很多内脏反射区全在脚底，必须力度比较大，才能起到有效刺激作用。脚内侧、脚面是骨膜，所以要柔和地刺激，不能刺激力太大，容易把骨膜伤着。按摩双足治疗疾病和保健五个必须选择的反射区：第一个反射区就是腹腔神经丛；第二个反射区是脾脏；第三个反射区是肾脏；第四个反射区是输尿管；第五个反射区是膀胱。这五个反射区是在按摩的开始或结束时，都必须加强的五个反射区。

足部按摩要随机应变，因时、因人而异

足反射法按摩实际上是一种“有痛”的按摩，正是靠刺激足部反射区产生的疼痛感而使疾病痊愈，使人恢复健康。对反射区按摩力度的大小和刺激的强弱，并无一定的模式可循，需视每个人的具体情况而定，即使是同一个人，也会因机体所处的周围外环境和内环境的不同而产生变化。

因此，必须以被按者的足部反射区对疼痛刺激的敏感程度和耐受程度来作为参考，双足按摩后的反应程度以及患者面部表情、双足心有无出汗等情况，来调整对足部反射区按摩治疗时的力度。对任何疾病的按摩治疗原则是：开始轻轻地按摩，做到有痛（微痛）为好，虽感到疼痛但又疼得舒服为宜，渐渐地再增加力量的强度。

如果身体中病情比较严重，尤其是心脏病和肝病的人，在实施按摩手法时，开始按摩治疗的第一个疗程的力度不可过大。否则，一开始对反射区刺激过强，势必使体内潜

在的病灶骤然爆发，或使未愈的病情过早地出现反跳现象，使局部症状加重。

而相对体弱多病的人反射区是特别敏感的；初做足反射法按摩治疗的人，经过前3~5次的按摩后，其双足的反射区就变得极其敏感。在按摩治疗时应施以轻的力度，避免产生难忍的痛楚。对高度敏感区域也应以轻力度按摩数秒即可；对较可承受的反射区可按摩稍久。对这类人按摩的力度既不可过大也不可过小。力度过大，自身无法承受，会给带来额外的痛苦。

有人形象地把按摩治疗比喻成往花盆中种花，如果将盆中的土压得过实，那么，肥料和养分就不容易让花草的根茎吸收；如果把土壤疏松太过的话，水就会直接流失出去，养分也很难保存。仔细地想一想，这与足部的按摩保健道理是一样的。有很多人刚开始的时候，感觉效果非常明显，这是因为反射区和穴位确实使身体得到了梳理，但是经常的频繁刺激，做足部的按摩，尤其是做足疗，很容易出现疲劳，甚至能引起疾病。

所以一方面要强调把足部的按摩长时间地坚持下去，另外一方面要与个人的情况和周围的环境做调整。例如在冬季的时候，足部的保健按摩就应该相应地减少，降低幅度。同时在做足部的按摩时，对于食疗以及其他的疗法应该予以补充。否则不分季节的按摩、不分情况的按摩，使足部每天都受到持续的不间断的按摩，往往会适得其反。

对于初学足反射法按摩的人，在用足反射法治疗疾病时，前2个疗程时大多数人的反映很好，之后有人就会告诉症状改善不太明显，进展缓慢了，慢慢的甚至怀疑这种疗法是否真正有它的科学道理，是否真的是一种对某些系统疾病的治疗具有疗效好、见效快的物理疗法。

为什么会出现这样的现象呢？主要是按摩者的力度和手法未能随机应变，不能依据现实情况而随时改变自己的按摩力度、更换按摩手法，因此容易造成一种假象，初期足反射法按摩治疗有效，远期按摩治疗疗效不佳甚至无效。所以深入了解足部反射的原理后，要知道变化在做手法时候的意义。

造成没有变化的根本原因，是足部按摩的人不了解，在一个疗程足部反射按摩治疗过程中，按压双足反射区的发力给予了一定的刺激，这些刺激是停留在皮层及皮下组织，待数次按摩治疗后并未能及时传达到深层的肌肤。由于力度不够或者手法不当，而未能使深层组织受到足够的刺激，当然不会继续产生好的疗效，因而也就不会使疾病得到彻底痊愈。

这个道理就像是运动会跑接力赛，如果只有一个人跑得很快，并不能代表整个的速度是快的，而在传递接力棒的时候，如果没有提前的预跑和递接力棒的人助跑，那传递的时候就容易产生问题，而且也会影响效率。足部的按摩刺激也是这个道理。

因此，要特别注意按摩治疗过程中阶段刺激力度的变化，这是取得初步疗效、巩固疗效和治愈疾病的关键。其次是只知治标不知治本，未能注重各个反射区之间的密切关系，没有抓住反射区之间的不同作用，也是造成近期治疗见效快，远期治疗疗效差，效果不能巩固的原因。

所以足部的反射疗法，一定要因人而异和因时而异。操作的时候应当时刻的注意变化和调整，让作用的效果能够切实的持续下去。

足部按摩的适应证与禁忌证

足部的按摩疗法对于全身的各个部位都有一定的调节作用，也就是说足部的按摩可以治疗各个系统的功能性病变，而且效果十分明显。那么作为一种治疗的方法，它肯定有一定的适用范围，还有一些禁忌的病症。

足部按摩疗法的最佳适应证

对于适应证，足部的按摩治疗有一个总的要领。那就是先要明确这个疾病的性质，也就是俗称的功能性病变还是器质性病变。足部的按摩主要适应于功能性的疾病，治疗的效果非常好，所以完全可以作为主要的治疗方法。如果是器质性的疾病，那么就应该结合中医、西医的治疗方法，把足部的按摩治疗作为辅助的方法。这样的做法是比较科学合理的。

（1）内科中的消化系统疾病，例如消化功能紊乱、消化溃疡、糖尿病、高血压、失眠等。

（2）外科中的骨质增生、软组织损伤、前列腺的疾病。

（3）女性容易出现的月经失调、子宫肌瘤、更年期综合征等。

（4）孩子中出现大脑发育迟缓、注意力不集中、反复的呼吸道感染等常见的疾病。

（5）神经系统出现了各种神经性的疼痛以及神经官能症。

（6）过敏性的疾病，例如过敏性哮喘、过敏性皮炎、鼻炎等。

（7）局部的发炎，像乳腺炎、气管炎、淋巴炎、上呼吸道感染、脉管炎、皮炎等各种的炎症。

（8）出现药物过敏的情况，或者是不好内服或注射药物治疗的情况。

（9）如果是出现应该手术治疗的疾病，但是短时间无法采用手术，足部的按摩疗法完全可以作为辅助的补充的代替。

因为这样的分类基本是和医院的分科很类似，如果这样分类无法很清晰地了解足部按摩的最佳适应证，那么还有一种一目了然的分型，可以很清楚的指导足部按摩治疗的疾病类型。

（1）急性疼痛性疾病轻者一次即可治愈，重者经数次足反射治疗后也可显效，而后痊愈。如：胃痉挛、肠痉挛、胆绞痛、心绞痛、偏头痛、急性咽喉痛、声音嘶哑、上呼吸道感染、三叉神经痛、急性扁桃体炎、痛经、落枕、急性腰扭伤、踝关节扭伤、急性乳腺炎、急性胃肠炎、牙痛、急性软组织损伤、晕车、晕船、便血、肛裂等。

（2）单一慢性病只要坚持1个以上的疗程，完全可以收到明显效果，以至疾病痊愈。如：慢性胃炎、胃溃疡、十二指肠溃疡、孩子消化不良、脑外伤综合征、失眠、神经衰弱、神经官能症、高血压、眩晕、植物神经功能紊乱、坐骨神经痛、过敏、风湿性关节炎、腰腿痛、骨性关节炎、膝关节软组织损伤、闭经、月经不调、经前紧张综合征、颈椎病、颈肩综合征、遗尿、慢性鼻炎、慢性咽喉炎、前列腺肥大、网球肘、下肢水肿、下肢静脉曲张、无名热等。

（3）疑难病症需要2个以上疗程的足反射治疗，就会收到可喜的疗效。关键是做到有信心的长时间按摩，贵在坚持。如：脑血管疾病中的脑出血、脑栓塞、脑血栓后遗症、脑性麻痹、心血管疾病中的严重的心律不齐、反复发作的心绞痛、冠心病、慢性肾炎、牛皮癣、糖尿病、再生障碍性贫血、子宫肌瘤、胆囊炎合并胆结石、肿瘤放、化疗的恢复期及泌尿系结石等。

足部按摩疗法的禁忌证

足部按摩疗法广泛用于骨伤、内、外、儿、妇、五官科多种疾病，足部按摩疗法在减轻人们的疲劳以及美容养生方面，也有惊人的效果。但是足部按摩疗法也有一定的局限性，存在着不适合按摩或按摩有一定危险的情况，也就是禁忌证，在进行按摩施术前，一定先判断受术者是否患有禁忌证，如有禁忌证，则禁止进行按摩。足部按摩的禁忌证有以下几种：

（1）各种严重出血性疾病，如：吐血、呕血、咯血、便血、脑出血、胃出血、肠出血、子宫出血及其他内脏出血等。

（2）一些外科疾病，如：严重外伤、烧伤、骨折、关节脱位、胃肠穿孔、急性阑尾炎等。

（3）意识不清或昏迷的病人，各种严重精神病患者。

（4）各种急性传染性疾病，如：肝炎、结核、流脑、乙脑、伤寒及各种性病等。

（5）急性心肌梗死及冠心病病情不稳定者。

（6）严重器官功能衰竭，如：肾衰竭、心力衰竭和肝坏死等。

（7）各种急性中毒，如：煤气中毒，药物、食物中毒，毒蛇、狂犬咬伤等。

（8）急性高热病证。

（9）空腹、暴饮暴食及极度疲劳等。

（10）女性的月经周期和妊娠期。

第五章

足部小细节，身体大健康——足部日常护理细节

双脚其实就像是身体健康的镜子，脚底的反射区对应着身体的器官及循环系统，每日给予适当的脚底按摩，不但能促进血液的循环，释放压力，还可增进身心的健康。因此，在日常生活中尤其要注意足部的保健。

健康人生，不可忽视足部保养

中国人很早就发现脚部与人体器官之间，有一种相对应的关系，按摩脚部某一反射区，就能刺激血液循环畅通，内分泌平衡，促进该身体部位的健康功能。而以热水泡脚，更被明文记载于医学典籍中，好处多多：“春天泡脚，升阳固脱；夏天泡脚，湿暑可解；秋天泡脚，肠胃润泽；冬天泡脚，丹田温灼。”这也解释了为什么脚底按摩前后，师傅会请你用热水泡脚的原因。

如果有头痛的倾向，可以适度揉捏大拇指尖，或踮起脚尖走路，可有效消除头痛。

若觉得累了，你可以将按摩重点放在大拇指下方肥厚肉垫的外围处和脚底板的正中央，前者是甲状腺反射区，后者则是肾上腺反射区。针对此处的按摩可以把激活精力的信息传回大脑，去除疲劳。

有效按摩双脚的足部反射区可以解除疼痛、疲劳、增强免疫力等，身体健康了，双脚自然回到舒服、美丽的状态，所以说足部是人体的缩影，是非常有道理的。

以矿物油与纯净盐为材料进行足部的按摩，使用脚趾甲漂白剂、指甲修护的各类产品，一些简单的修护在家中也可进行，只要你的器具消毒适当，消毒水安全保险，在卫生、感染概率比较小的情况下，还是可以提倡的。

虽然市面上出现越来越多护足产品，但其实在家中，也可以自制出便宜有效的足部保养品：

（1）给双脚的面膜：海盐与橄榄油以 2 ∶ 1 的比例调配，充分按摩脚部后，再用毛巾擦干。

（2）给双脚的按摩油：凡士林加入数滴茶树精油，混合后即可用来按摩双脚。

洗脚的时候可以在温水里放些粗盐，大颗粒的海盐就可以。这样脚上厚厚的角质就会软化容易去除，然后用那种小磨脚石把死皮磨掉，等脚干了以后用稍微带油性的润肤露好好按摩一下脚上干燥的地方。最后穿上一双袜子，这样早上起来的时候就会有一双完美的脚了！

足底按一按，就能提升免疫力

俗话说得好，“人老脚先衰，养生先养脚”。在医学上，脚有人的第二心脏之称，可见脚对健康的重要性，所以现在很多足疗、足浴、足部按摩非常受欢迎。人们感觉累了、压力大了、浑身不舒服又查不出什么毛病的时候，就想着去做做足疗推拿什么的，放松一下身心。

古老的中医理论加上现代的全息医学理论已经把我们的脚研究得清清楚楚，人的脚底穴位分布密集，五脏六腑都在脚底有对应的反射区，经常进行足底按摩就能通经活络，使内脏得到相应的刺激，从而促进人体健康，所以说足底就是我们进行自我保健的理想阵地。

现代人生活节奏快，工作压力大，免疫力日渐衰退，经常按摩脚底的涌泉穴就能有效的提升免疫力。涌泉穴是足少阴肾经的起点。按摩这个穴位，能活跃肾经内气、强壮身体、防止早衰，有滋阴补肾、颐养五脏六腑的作用，有利于健康长寿。老年人常按摩此穴位，还能防止腿脚麻木，行动无力，脚心凉冷等现象。

除此之外，足底按摩还有很多方面的保健功效：

1. 缓解贫血、消化不良

以现在的生活水平，出现营养性贫血的可能性已经很小了。但由于特殊的生理结构，在女性每个月不可避免的那几天，很容易出现贫血症状，而不规律的就餐习惯又常常导致消化不良，经常按摩足底的肝、胆、脾反射区就可以在一定程度上缓解此类症状。

在双足的大拇指前端，有通向人体肝、胆和脾的穴位，当有腹部膨胀、打嗝、吐苦水等消化不良症状时，刺激这些穴位，症状就能得到缓解。如果你经常头晕、乏力，面色苍白，这就是贫血的表现，除了在饮食上多吃红枣、猪肝之类的食物以外，刺激小脚趾头部位的反射区也能起到一定的辅助作用。

2. 给你良好睡眠

现代人都很忙碌，每天加班加点，即使睡眠也是“假寐”，脑子里还在不停地想着工作的事，根本睡不好，第二天上班也是无精打采。而经常按摩靠近脚掌根部1/3处的失眠点，就可以每天香甜入梦。

3. 对抗电脑病

如今我们的工作都离不开电脑，但是长期坐在电脑跟前就导致了诸如：颈椎病、肩周炎等“电脑病”，经常进行足底按摩就可以有效对抗这些病症。颈肩肌肉反射区在双足拇指指腹根部横纹处，和双足外侧第五趾骨中部（足外侧最突出点中部）。每天按摩该处穴位2次，每次10~30分钟，坚持两周，就会有明显效果。

自己在家进行足底按摩时，手法要准确，否则达不到祛病健身的目的。更重要的是要长期坚持，每天两次，每次30~40分钟，用力的轻重、缓急要根据个人情况而定。通常要按摩至局部发红、发热为止。身体较弱，或者无法容忍疼痛者，必须减小力度，或者减少时间。对于严重的心脏病及肾病患者，更要缓慢、柔和地进行。

在这里要提醒大家的是在做足底按摩前最好配合热水泡脚，边浸泡边两脚互搓，或用手在水中搓足，5~15分钟后用毛巾擦干，再进行按摩，效果会更好。

在这里要提醒女性朋友的是按摩足底需尤其谨慎，如在月经来前做足底按摩，按摩用力过大，就可能导致女性朋友月经紊乱、月经提前甚至出血量过多；还有患循环系统疾病者，如心脏病、高血压病患者本来下肢血液循环就不好，如果按摩时用力过大，不但不能起到加速血液循环的作用，反而会引起下肢水肿，脚背、脚踝、小腿都可能会肿起来；有消化系统疾病的，如胃炎、肝功能损害患者，按摩手法重了产生不当刺激也会加重病情；骨质疏松患者、体质虚弱者，按摩时都该用力相对小些。

有的人还根本不适合做足底按摩，如脚气等皮肤病患者，身体内的毒素沉积在足底的血管、神经末梢，而按摩起到的活血作用会导致他们血液中的沉积物上升，反而会加重他们的皮肤病病情。

简单小动作，腿部大健康

俗话说：“人老腿先老”。人老了腿脚不灵便了，很多老人也就懒得动弹了，运动缺乏又会导致免疫力下降，身体越来越差。其实只要在平时多用心做做运动，就能保证腿部的健康。

（1）“干洗”腿。用双手紧抱一侧大腿根，稍用力从大腿根向下按摩直至足踝，再从足踝往回按摩至大腿根。用同样的方法再按摩另一条腿，重复10~20遍。这样可使关节灵活，腿部肌力增强，也可预防小腿静脉曲张、下肢水肿及肌肉萎缩等。

（2）甩腿。手扶树或扶墙先向前甩动小腿，使脚尖向前向上翘起，然后向后甩动，将脚尖用力向后，脚面绷直，腿亦伸直。两条腿轮换甩动，每次甩80~100下为宜。此法可防半身不遂、下肢萎缩、小腿抽筋等。

（3）揉腿肚。以两手掌紧扶小腿，旋转揉动，每次揉动20~30次，两腿交换揉动6次。此法能疏通血脉，加强腿的力量，防止腿脚酸痛和乏力。

（4）扭膝。两足平行靠拢，屈膝微向下蹲，双手放在膝盖上，顺时针扭动数十次，然后再逆时针扭动。此法能疏通血脉，治下肢乏力、膝关节疼痛等症。

（5）蹬腿。晚上入睡前，可平躺在床上，双手紧抱后脑勺，由缓到急进行蹬腿运动，每次可达3分钟，然后再换另一条腿，反复8次。这样可使腿部血液畅通，尽快入睡。

赤脚走——土地是最好的按摩师

在公园里，常见用鹅卵石铺的小路，行人光着脚踩在上面会感觉很舒服。其实，除了用手给自己的双脚进行按摩以外，土地也是双脚最好的按摩师。古语说得好："树大全凭根深，人壮全凭脚健。"古人走路是不穿鞋子的，可见，古人很早就知道赤脚走路和健康有着极其密切的关系。

足底虽不大，但十二经脉均起始于足部，人体各个器官脏腑与足部有着密切联系，都有各自的"投射区"。在鹅卵石上或走或跑，相当于按摩足底，能使血行通畅，分泌旺盛，体内环境高度和谐，肌肉富有弹性，步态健康优美。

不仅仅是在中国，世界上许多国家的疗养院，在治疗神经系统、肌肉关节和心脑血管等方面的疾病时，都有"赤脚行走"和"足底按摩法"。苏联的米库林院士曾提出用"土地接触法"来对抗衰老。他说："地球和电离层之间存在电场，一切生物都适应了这个环境。生活的现代化使人类脱离了负电荷，在我们的身体里积累了过多的正电荷，这使人变得容易生病。解决的方法很简单，将一根金属线一端固定在暖气片上，另一端拴在脚上。"米库林一直坚持这样做，他不仅活到了90岁，而且在高龄时仍精力旺盛。

人体就像一座真正的发电站，细胞就是无数台发电机，不断产生着电能。如果处在一个封闭的环境中，电能就无法释放，它便以静电的方式积存下来。为了防止静电对人体健康的危害，人们应当通过接触地面来消除多余的电能。数千年来，我们的先辈几乎天天赤脚走路，接触土地。然而后来人们穿上了鞋子，所以这个平衡就被打破了，而代价就是健康有损。

你可能觉得赤脚锻炼不太雅观，千万不要有这样的心理障碍，为了健康长寿，该赤脚走就赤脚走。经常赤脚锻炼不仅能使血液通畅，而且对锻炼踝关节的柔软性有重要作用。如果一个人常年在鹅卵石上行走和慢跑，那么他的呼吸功能和心肺功能一定会得到加强，赤脚走还能活血化瘀、改善血液循环、降低血脂，且能促进全身新陈代谢、增强人体的免疫功能、延缓衰老，从而达到养生、保健和延缓衰老的目的。赤脚锻炼也可在草坪、沙滩和水泥地等场地进行。注意不要在雨天或冷天进行，这样会使脚部受凉致病。

临睡烫脚，温经络升清气

脚由多块骨头、肌肉、肌腱、血管、神经等组成，脚上汇集着6条经脉的66个穴位，并有多个与内脏器官联结的神经反应点，所以我国传统医学认为脚是人体之根。现代医学认为，脚是人的“第二心脏”“第二个大脑”和“第二个身体”。

俗话说：“树枯根先竭，人老脚先衰。”这是有一定科学道理的。每个人在年轻力壮时，总是步履轻盈，但到年老体弱时，就会感到举步维艰而显得老态龙钟了。由此可见，脚与人体健康长寿的确存在着密切的关系，所以我们要好好地呵护自己的双脚。

刘纯说：“临睡烫脚，温经络以升清气，清气升而不死。”一个人，尤其是老年人，容易在睡梦中猝死。其原因有血黏度增高、心律失常、呼吸暂停等各种推测，往往防不胜防。但是中医认为睡前烫脚，刺激足部的穴位，利用经络的作用是可以预防睡梦中猝死的。

人体的五脏六腑在脚上都有相应的穴位，脚底是各经络起止的汇聚处，脚背、脚底、脚趾间汇集了很多穴位。脚掌上有无数的神经末梢与大脑相连，是人体的保健“特区”，充分开发这个“特区”的保健潜能，对预防某些疾病有一定益处。脚部保健方法有以下几种：

浴足养生：浴足与通常的洗脚相似，但不尽相同。开始时水不宜过多，浸过脚趾即可，水温在40~50℃。浸泡一会儿后，再逐渐加水至踝关节以上，水温保持在60℃左右。同时两脚不停地活动或相互搓动，以促进水的流动。每次持续20~30分钟。若用冷热水交替浴足，还可收到治疗头痛、失眠、心绞痛、鼻炎、支气管炎、足扭痛等效果。

按摩脚部：脚部按摩是对机体反射区的良性刺激，因为这种强烈的、经常的对反射区的刺激，可以有效地抑制体内原先的病理刺激，从而中止这些病理刺激对中枢神经的传输，使机体排除了不良刺激而得到调整恢复。对脚部的按摩还可以增加血液中的白细胞、淋巴细胞、免疫物质等，以调节机体免疫防御功能。

暖脚防病：适当保暖，冬天要特别注意“寒从足起”。脚掌远离心脏，血流供应少，与上呼吸道，尤其鼻黏膜有着密切的神经联系。所以忽视脚腿的保暖，易伤风感冒。秋冬时节，耐寒力差的老年人一定要注意足部的保暖。

晃脚解乏：取仰卧位，两脚抬起悬空，然后摇晃两脚，最后像蹬自行车那样有节奏地转动，每次做5~6分钟。此法可促进全身血液循环，解除疲乏感。

晒脚强体：早晨或傍晚脱掉鞋袜，将两脚心朝向太阳晒20~30分钟，专家称之为脚心日光浴。此法的妙处在于让阳光中的紫外线直射脚心，促进全身代谢，加快血液循环，提升内脏器官的活力，使其功能得到充分发挥。此法对佝偻病、鼻炎、贫血、低血压等疾病有较好的疗效。

捶脚健身：用一根棒槌轻轻捶击脚心，每次50~100下，使之产生酸、麻、热、胀的感觉，左右脚各做一遍。通过捶击来刺激脚底神经末梢，促进血液循环，可收到健身防病之效。

搓脚舒筋：脱掉鞋，把一个网球大小的球状物顶在脚心，来回滚动一两分钟，这样能够帮助你防止足弓抽筋或者过度疲劳。

一只脚站立是平衡阴阳的绝佳健身法

不知道你观察过没有，在动物园的鹤笼里，除了走动的鹤，其他鹤都是一只脚站着的。这是为什么呢？这当然要从鹤的生存环境说起。鹤有许多强大的天敌，必须保持高度的警惕。如果它躺下睡觉，遇上险情就会来不及逃脱。而鹤的腿细长，无法长时间承受身体的重量。它只好在睡觉或休息时，用一只脚站在地上，另一只脚收缩起来休息。过一会儿，再放下另一只脚替换。这样它们就既不会感到吃力又可以迅速逃离危险了。

鹤的这种生活习性对我们的养生也很有帮助。中医认为，疾病主要就是因为阴阳失衡造成的，确切地说是五脏六腑之间的合作关系和协调性出了问题。所以，只要让五脏六腑都正常工作，疾病也就可以不药而愈了。而我们只要经常像鹤一样用一只脚站立，就能调节人体的阴阳平衡。大道至简，这种锻炼法极其简单，只要将两眼微闭，两手自然放在身体两侧，任意抬起一只脚就可以了。千万不能睁开眼睛，否则就达不到锻炼的效果了。这种方法几乎不受任何时间和空间的限制，等车、等电梯的时候都可以做，甚至还可以用来解闷除烦。

闭上眼睛要保持平衡，就必须专注，心意专注于脚底。人的脚底有 70 多个穴位，6 条经络起止于脚上。而且，人的脚底还有成千上万个末梢神经，与大脑和心脏密切联系，与人体各部脏器密切联系，所以脚又有人的“第二心脏”之称。通过脚的调节，虚弱的经络就会感到酸痛，同时得到了锻炼，这条经络对应的脏腑和它循行的部位也就相应地得到了调节。

这种方法的妙处在于：如果不放松根本就站不稳，随着站稳的技巧被渐渐掌握，无意之中，心性就变得清净专一，久而成习，一个人平时的心境也会慢慢变得空明淡定。还增强了自身的平衡能力，对心脑血管病、高血压都有调理的作用。另外，闭上眼睛后，我们的注意力都集中在脚底，气血便向下流注，激活了气血的循环，就像弓拉得越满，箭射得越远，无意间便达到了活血化瘀、除浊布清的效果，用中医里的话说就是“浊血下来了，好血就上去了”。相应的身体的各项器官都得到了滋养，免疫力增强了，身体也就健康了。

如果有时间的话，最好坚持每天早、午、晚做三次单腿独立。如果今天单腿独立的是左腿，那么一天当中就总是左腿，不能早上是左腿中午是右腿。开始的时候你可能只能站三五秒钟，如果站不稳可以扶一点儿东西，但必须锻炼得能独立站住，逐渐就会延长时间起到平衡阴阳、养生强体的作用。

第三篇

大饱“耳”福——耳部是人体最密集的药田

第一章

耳为宗脉之所聚，护耳就是护健康

很多人都说耳大有福，其实这里面还真的蕴含一些道理。因为耳朵是人体最密集的反射区，通过耳朵就能调节身体，改善不健康的状况，当然福气也就包含其中了，保护我们的耳朵也就是在维护我们的健康。

双耳是我们的健康源

耳朵虽为人体的一小部分，仅占人体总面积的1%，然而却有着维护全身健康的重要作用。耳朵就是我们身体和健康之间的纽带，通过它我们可以最大限度地远离疾病。

大自然赋予耳朵的作用可不少。《黄帝内经》上说："耳者，宗脉之所聚也。"中医认为，人身体上大部分的经脉都会走到耳朵上，或者是在耳朵周围的位置。这就说明了一个很重要的问题，耳朵对全身的所有经络都有调节的作用，当身体出现了疾病就可以通过耳朵来治疗。

《黄帝内经》上还说"肾开窍于耳"，大家都知道肾为先天之本，人的生长、发育、疾病、衰老都跟肾的功能有着密切的关系——肾为先天之本，藏五脏六腑之精，而耳朵呢，就是它在身体表面的"办事员"。

这都说明了人的双耳并不仅仅是一个听觉的器官，它还有很多重要的功能。一般来讲，眼睛分管看什么，鼻子分管闻气味，而耳朵却分管太多的地方，全身各个器官都可以从耳朵上得到调节。所以说耳朵是健康之源是不为过的。

运用耳穴诊治疾病，早在《灵枢·五邪》中就有记载："邪在肝，则两胁中痛……取耳间青脉以去其掣。"古代的医生也有用针、灸、熨、按摩、耳道塞药、吹药等方法刺激耳朵，达到防治疾病的目的，还能用望、触耳部来诊断疾病的。

现代的全息反射理论也认为耳朵不是一个孤立的器官，它和全身经络及五脏六腑都存在着密切的联系。如果只把听觉的功能归属于耳朵那就太过狭隘了，耳郭就像缩小而倒立的人体身形，人体各器官组织在耳郭上都有相应的刺激点。一旦器官组织发生不良的改变，耳朵相对应的穴位上就会产生变化和反应。因此当刺激耳穴时，就可以诊断和治疗深在内部的疾病。

同样是反射区的原理，足底反射疗法较耳朵反射疗法首先被人们所接受，足部是人体的第二心脏，足底的反射区面积广泛并走行在足部的经络穴位非常多，这的确是足底反射疗法的优势，不过我们应该认识到耳朵对于足部最大的优势：反射的敏感性。

在人的耳部，血管和神经异常丰富，而且没有脂肪细胞，所以对于各种外界的刺激都异常的敏感。就像在非常寒冷的时候，人的耳朵会首先感觉疼痛一样。所以，反射的敏感性是一个不可比拟的优势。通过耳穴压豆的方式进行刺激，反射的作用会异常迅速地到达出现疾病的位置，治疗的效果当然也就不言而喻了。

既然耳朵有如此重要的作用，那么我们就应该将双耳很好地利用起来，通过对双耳的刺激来达到健康长寿的目的。

耳朵这个健康源需要我们每一个人都能实际操作起来，对它做一些必要的按摩，或者通过一些特定的方法来刺激它，以去除身体的病痛。

对耳朵的必要护理是保护这个健康源的基础，首先，人体的双耳是非常敏感的器官，对一些冷热温度的变化、触痛的反应以及声音的强度都很灵敏。所以在日常生活中应当尽量对双耳做到必要的保护，不要因为耳朵只是外在的器官就忽略了相应的影响。无论外耳还是内耳，一旦产生了损伤，都必然导致我们的身体产生不良变化，疾病也会由此引发。

一个非常重要的原则：既要对耳朵有良好的保护，还应将耳朵对身体的调节或者疾病的治疗这些方面的作用都最大地发挥出来，这样这个健康的源泉就会长久地保持下去，身体也就远离了疾病。

耳部——灵丹妙药的炼丹炉

西游记中孙悟空偷走了太上老君炼丹炉里的仙丹，他把这些仙丹都吃了进去，结果身体变成了金刚不坏之身。那在现实生活中，要到哪里去找灵丹妙药来让身体变得更加强壮，对疾病有足够的抵抗能力，其实就在我们的耳朵当中，让我们来看看这个神奇的炼丹炉吧！

打开我们的炼丹炉

想要知道耳朵上的灵丹妙药，那首先必须得知道这些药藏在什么地方。所以对于耳朵这个炼丹炉上的名词要有所了解，并且看到这些词，要知道它们在什么位置。

1. 耳郭前面

耳轮是耳郭最外缘的卷曲部分。其深入至耳腔内的横行突起部分叫“耳轮脚”；耳轮后上方稍突起处叫耳轮结节；耳轮与耳垂的交界处叫“耳轮尾”。

对耳轮在耳轮的内部与耳轮相对的隆起部，又叫对耳轮体；其上方有两分叉，向上分叉的一支叫对耳轮上脚，向下分叉的一支叫“对耳轮下脚”。

三角窝是对耳轮上脚和下脚之间的三角形凹窝。

耳舟耳轮与对耳轮之间凹沟，又称舟状窝。

耳屏指耳郭前面瓣状突起部，又叫耳珠。

屏上切迹指耳屏上缘与耳轮脚之间的凹陷。

对耳屏是对耳轮下方与耳屏相对的隆起部。

屏轮切迹是对耳屏与对耳轮之间的稍凹陷处。

屏间切迹是耳屏与对耳屏之间的凹陷。

耳垂耳郭最下部，无软骨的为脂肪垂。

耳甲艇指耳轮脚以上的耳腔部分。

耳甲腔指耳轮脚以下的耳腔部分。

外耳道开口在耳甲腔内的孔窍。

2. 耳郭背面

主要有 3 个面、4 个沟和 4 个隆起。

耳轮背面为为耳轮的外侧面，因耳轮是向前卷曲的缘故此面多向前方。

耳轮尾背面为耳舟隆起与耳垂背面之间的平坦部分。

耳垂背面为耳垂背面的平坦部分。

对耳轮沟为对耳轮上脚和对耳轮体部背面的凹沟。

对耳轮下脚沟为对耳轮下脚的背面，从内上略向外下行走的凹沟，又称耳后上沟。

耳轮脚沟为耳轮脚背面，此沟向内上方延伸并分为上下两支，多数人这个地方不明显。

对耳屏沟为对耳屏突起的背部凹陷。

耳舟隆起于耳舟的背面。

三角窝隆起为三角窝的背面，对耳轮沟与对耳轮下脚沟之间。

耳甲艇隆起为耳甲艇背面之隆起。

耳甲腔隆起为耳甲腔背部隆起。

灵丹妙药在其中，捏捏按按得健康

上面我们介绍了耳朵这个炼丹炉的具体构造，那么其中的灵丹妙药都有何妙用呢？

当刺激我们的某个耳部反射点或耳穴时，就可以诊断和治疗体内相应部位的疾病。一些有经验的医学专家可以通过耳部皮肤颜色的深浅变化、有无凹凸变形结节或脱屑、毛细血管是否充盈等协助诊断疾病，常见的如某些冠心病病人的耳垂处可见到一条斜形的皱痕，此皱痕被称为冠心病沟。耳垂对血管缺血很敏感，一旦冠状动脉硬化引起冠心病时，耳垂组织也会发生缺血现象，使耳垂皮肤组织发生一定程度的萎缩变化，这条斜线状的皱痕出现在诊断冠心病时，准确率可达 90% 左右。

在耳上某个特定的穴位埋药籽或耳穴埋针等方法已经被大多数人接受。中医认为肾主藏精，开窍在耳，耳朵就是肾脏的外部表现。耳坚的人肾脏功能就好；耳薄不坚的人肾脏功能就比较差。耳郭较长，耳垂组织丰满，在一定程度上是肾气盛健的一种征象，所以经常进行一些双耳的按摩，可以起到健肾壮腰、益寿延年的作用。

耳朵的按摩在临床治疗的疾病很广，不仅用于治疗许多功能性疾病，而且对一部分器质性疾病，也有一定疗效。大致有下边这些方面：

（1）各种疼痛性疾病，如对头痛、偏头痛、三叉神经痛，肋间神经痛、带状疱疹、坐骨神经痛等神经性疼痛；扭伤、挫伤、落枕等外伤性疼痛；五官、颅脑、胸腹、四肢各种外科手术后所产生的伤口痛；麻醉后的头痛、腰痛等手术后遗痛，均有较好的止痛作用。

（2）各种炎症性病症，如对急性结膜炎、中耳炎、牙周炎、咽喉炎、扁桃体炎、腮腺炎、气管炎、肠炎、盆腔炎、风湿性关节炎、面神经炎、末梢神经炎等，有一定的消炎止痛功效。

（3）一些功能紊乱性病症，如对眩晕症、心律不齐、高血压、多汗症、肠功能紊乱、月经不调、遗尿、神经衰弱、癔病等，具有良性调整作用，促进病症的缓解和痊愈。

（4）过敏与变态反应性病症，如对过敏性鼻炎、哮喘、过敏性结肠炎、荨麻疹等，能消炎、脱敏、改善免疫功能。

（5）内分泌代谢性病症，如对单纯性甲状腺肿、甲状腺功能亢进、经绝期综合征等，有改善症状、减少药量等辅助治疗作用。

（6）一部分传染病症，如对菌痢、疟疾、青年扁平疣等，有恢复和提高机体的免疫防御功能，加速疾病的治愈。

（7）各种慢性病症，如对腰腿痛、肩周炎、消化不良、肢体麻木等，有改善症状、减轻痛苦的作用。

耳朵的按摩除上述病症外，也可用于妇产科方面，如催产、催乳等。也能用于预防感冒、晕车、晕船，以及预防和处理输血、输液反应。还可用于戒烟、减肥，甚至还用于戒毒等。

通过耳部药田保健理疗的密码

想要深入地了解耳朵对疾病的作用以及对身体的保健作用，首先就要知道耳朵与脏腑经络的关系。传统的医学早就对耳朵的密码进行了破解，双耳的治疗作用就在这个密码本里了：

密码 1：五脏六腑牵于耳——耳朵与人体脏腑

耳朵与脏腑的生理、病理有着密切的联系。《黄帝内经》上说："南方赤色，入通于心，开窍于耳，藏精于心""耳者，肾之官也""肾气通于耳，肾和则耳能闻五音矣"。《千金方》也说："心气通于舌，非窍也，其通于窍者，寄见于耳，荣华于耳"。《证治准绳》说："肾为耳窍之主、心为耳窍之客"。《杂病源流犀烛》说："肺主气，一身之气贯于耳"。而《厘正按摩要术》总结了前人的经验基础，提出了耳背与五脏的关系，指出"耳珠属肾，耳轮属脾，耳上轮属心，耳皮肉属肺，耳背玉楼属肝"的生理联系。这些都对耳朵和脏腑的关系进行了描述。而《证治准绳》说："凡耳轮红润者生，或黄或黑或青而枯燥者死，薄而白、薄而黑者皆为肾败"，这说明耳朵出现了变化就是身体内部发生改变的征兆。现代科学研究也表明，耳朵与脏腑器官在生理上有着密切联系，不仅存在着相关性，而且具有相对特异性，这为通过耳朵刺激诊治疾病提供了客观依据。

密码 2：宗脉皆聚于耳——耳朵与人体经络

《黄帝内经》中所记述的经脉循行分布，说明耳与经络之间存在着非常密切的联系。近年来的耳穴与经络的感传实验，也表示耳朵与经络的极大相关性。在手足六阳经经脉循行中，有的直接入耳中，有的分布于耳郭周围。手足六阴经经脉循行，虽然不直接上行至耳，但是通过各自的经别与阳经相合，会间接地上达于耳。所以，《黄帝内经》说："耳者，宗脉之所聚也"，可见耳与经络的关系在《内经》时期已奠定了基础。后世的著名医家又多有阐述，如《医学真经》说："十二经脉，上终于耳，其阴阳诸经，适有交并"，《丹溪心法》说："盖十二经络，上络于耳""耳为诸宗脉客所附"，《类经国翼》说：“手足三阴三阳之脉皆入耳中”，《奇经八脉考》一书还从奇经八脉的角度，阐述了耳和经络的关系。

密码3：耳穴反应有奇效——耳穴反应的多种形式

由于耳朵的反射区太过密集，所以经过耳穴的治疗反应也就不一样，一般会有十多种反应。

（1）耳部反应：做耳部的刺激时，多数耳穴会有剧痛感，少数有酸、麻、胀、凉等感觉。当刺激耳郭局部或整个耳郭后，会见到耳郭充血、发热，这属于中医里面的耳针得气的反应，有得气反应的，疗效会非常好。

（2）反射反应：当刺激耳穴相应部位之后，机体的相应反射部位或内脏会出现热流或非常舒适的感觉，有的肌肉会出现不自主的跳动。例如，面神经炎或麻痹的患者耳针时或耳针之后，能够明显地看到面部的肌肉、眼睛周围以及额部的颤动或跳动；血栓闭塞性脉管炎，针刺耳穴相应部位之后，自己会感到一股暖流向下肢放散；对于胃肠疾病，针刺会感到胃肠蠕动活跃。甚至一些直肠松弛、子宫脱垂患者，当刺激耳郭时，通常可以明显地感觉到小腹有向上提拉紧缩样的感觉。

（3）经络反应：刺激耳穴之后，很多人会在身体上出现与十二经络相同的放射循行路线，沿着经络方向有酸、麻、蚁行的感觉等，甚至会出现电击样的反应，其中，足太阳膀胱经、足阳明胃经、足少阳胆经的反应是比较明显的。经络反应的出现常与手法的强弱有着较为密切的关系，强刺激手法下，经络反应的出现率较高。耳穴埋针法、耳穴压丸法均有经络放射反应。凡出现经络反应的人，疾病治疗效果都比较好。

（4）全身反应：接受耳针治疗、耳穴刺激的患者，都会反映精力旺盛，抵抗力增加，这也就是达到了调整“精、气、神”的作用。全身反应的表现是多方面的，胃肠疾患患者，可出现胃肠蠕动增加，从而有饥饿的感觉。而皮肤病患者则会感到一种热乎乎或凉飕飕的感觉。

（5）“闪电”反应：刺激某一耳穴时，患部或者内脏某一症状就好像按电铃接通线路一样，症状即刻获得缓解甚至消失，这多是一些头痛、牙痛、内脏痉挛痛等疼痛性疾患。

（6）连锁反应：在刺激耳穴治疗某一病症的同时，往往会产生连锁反应，使其他一些病症同时获得痊愈或者缓解。

（7）延缓反应：也有些人在刺激的时候或者结束时，会出现疗效不佳或者无效。但是过一段时间，却渐渐地，症状有好转或者显著改善的趋向。

（8）适应反应：部分人在长期耳穴刺激、耳针治疗的过程中，开始的效果比较好，但是由于逐渐对刺激产生了适应性，疗效就不是很明显了，此时，仍需继续治疗，而且刺激要达到一定强度时才会好转。

（9）迟钝反应：少数人耳朵的敏感点比较匮乏，刺激的感觉或反应不是很明显，当然效果也就比较差，那么，这类人群就不宜采用耳穴刺激治疗。可以调整加一些其他的方法。

（10）反效应：在治疗中偶可呈现一种反作用，原有的症状非但没有改善，反而加剧，这类情况通常是由于精神紧张，或者是在治疗中取穴过多，刺激强度过大或者手法不当等因素诱发的，这种反效应一般属于一时性的变化，稍加调整和适应之后就会消失，大部分人仍可以继续治疗。但是，如果这种反应持续出现，则应该停止治疗或者更换其他刺激方法。

看一看，摸一摸，小耳朵反映大健康

人体患病时，耳朵会出现不同寻常的反应，发出疾病的信号。比如肾气衰退时便会引起耳聋、耳鸣等症状，动脉硬化的人也是通常先发生耳聋。耳朵还与人的寿命有关，耳朵垂上没有皱褶、听力好的人寿命一般比较长。耳朵垂上有皱褶、听力差的人寿命一般比较短。患病时，耳朵发出的信号通常是痛阈值降低，色泽、形态改变等，这些信号都是辅助诊断的依据，同时也是可以产生效果的刺激点。

看一看：观察我们的双耳，找出健康的秘密地图

观察耳朵时，尽量保持双眼平视，用拇食和食指捏住耳郭，对准光线，由上而下，自内向外，顺着各个部位仔细地观察。发现有可疑阳性反应物存在的耳穴后，用手指顶起，或者用探棒对其上下左右触诊，先绷紧，然后放松，仔细辨别反应物的位置、性质、颜色，并将双耳进行对照。发现有隆起、结节以及条索状物等反应物时，可以用手指触摸，或者用探棒推按，这样就可以确定反应点的硬度、活动度、形状以及大小等。看三角窝、耳甲艇、耳甲腔等部位时，要用探棒拨开耳轮脚或对耳轮下角，并用中指顶起耳郭，以充分暴露视诊部位。光线要充足，以自然光线为宜。

那么，如何通过观察和摸触耳朵来判断疾病呢？这些异常的反应都提示给我们哪些身体的疾病信息呢？

1. 耳朵的变色

红色：有淡红、鲜红、绛红、暗红之分。如果耳朵的颜色为淡红色，则常是疾病的初期或者恢复期，表示热毒比较轻；如果耳朵是鲜红色，则说明疾病的热势比较盛，有继续发展的趋势；如果为绛红色，则表示热毒俱盛，蕴毒较深，血络已经受伤；暗红见于病史比较长的慢性病，热毒虽然不是很厉害，但是瘀阻比较明显。一般来讲，红色基本上见于热证，由淡红、鲜红、绛红到暗红反映了疾病由轻到重的发展过程的不同阶段，如果治疗得当，则可以由暗红向淡红转化，直至恢复正常颜色。

如果是红色又见点状、片状和中心白、周围红等不同形状，一般说来，点状者患病比较轻，片状者较重，中心白、周围红者多是慢性病。

白色：有淡白、苍白、灰白和中白外红之分。如果耳朵的颜色为白色，则多是虚寒症、慢性病。如果是淡白色，则多是气血不足，脏腑之气虚弱，抗病能力低下；苍白色多是由于身体虚弱而受寒邪，或由于惊吓而患病；若为灰白色，则提示气血枯竭，阳气衰微，病情严重，已经难以恢复。

灰色：有淡灰、暗灰和灰黑之分。灰色也是热性病的标志，从淡灰到灰黑，提示热由轻到重；如果耳朵为黑色而且干枯，则说明热毒太过严重，病情比较严重；如果耳朵为黑色而湿润，则提示体内寒湿。灰色提示身体患有慢性病，也可提示体内有肿瘤病变。

青紫色：青紫色多见于惊证和瘀证。如果青紫色在耳朵上的某部位固定不移，而且长时间不变色，则多为肿瘤或其他器质性病变。

动态观察，如果耳朵颜色的深浅、形态、位置常有变化，则身体所患疾病通常比较轻浅，属于功能性疾病，容易治疗；如果耳朵颜色的深浅、形态、位置经久不变，则提示患病已经很久而且比较严重，属于器质性病变，治疗会比较慢而且比较难。压之退色的提示病程比较短，压之不退色的提示病程较长。

变色反应约占阳性反应物出现率的一半左右，所以应该了解。变色反映的疾病较广泛，常见于外感、肺炎、咽炎、心肌炎、胃炎、肠炎、消化性溃疡、阑尾炎、肝炎、肾炎、关节炎、高血压病、月经不调、附件炎及多种常见儿科疾病。

2. 变形

隆起：有结节状、链珠状和条索状等不同形状。隆起性变形多提示脏腑组织有较长时间的瘀结，属实证。

凹陷：有点状、圆圈状或条索状，线状等不同形状。凹陷形变形多提示脏腑有较长时间的虚衰性病变，多为气虚或血虚。

观察变形还应注意变形的大小、润枯、颜色等。一般形大者病变范围较大，形小者病变范围亦小；病轻浅，未伤津者色润，病深重，津已伤者色枯；色红者病在活动期，色淡者病情较稳定，色白者病在虚衰阶段。

变形反应常见于慢性器质性疾病。常见的疾病有：肝大、脾大、肝硬化、良性或恶性肿瘤、甲状腺肿大、慢性扁桃体炎、乳腺增生、慢性胃炎、慢性胆囊炎、胆石症、胃下垂、先天性心脏病、肥大性脊椎炎等。

3. 丘疹

耳穴部位呈点状隆起高于周围皮肤。以形状分有点状丘疹和水泡样丘疹，以颜色分有红色丘疹、白色丘疹和灰色丘疹等。丘疹多反映常见的急性或慢性器质性病变、过敏性疾病和皮肤病等。

4. 血管变化

耳穴血管反应，常见的有血管充盈、血管扩张、呈圆圈状或条索状，色红或紫或暗红。血管变化常见于心、脑血管疾病，急性炎症和出血性疾病。如冠心病、心肌梗死、高血压、出血性紫癜、泌尿系血管瘤、支气管扩张等。

5. 脱屑

脱屑多为白色糠皮样或者鳞片状，不易擦去。或者是干燥脱屑，或者是脂溢性脱屑。脱屑常见于皮肤病、吸收功能低下、带下以及内分泌功能失调类疾病。

6. 脂溢

即耳穴表面分泌油脂比较多。基本上和脂溢性脱屑差不多，多见于内分泌失调类疾病。

7. 光泽

耳穴部位有明显的反光感。多见于急性病或慢性病的发作期。

在对耳朵进行观察时，需要注意几个问题：

注意个体差异。老人和从事露天作业的人，耳郭皮肤的色素沉着和角化都比较明显，而婴幼儿的耳郭血管收缩清晰，很少有色素深着、隆起、凹陷等现象；

注意时令不同引起耳郭的不同变化：夏秋之时，耳郭的皮肤湿润，充血比较明显，冬春之时，耳郭的皮肤干燥，颜色多为苍白色，脱屑较多；

视诊前切忌洗擦揉搓耳朵。如果耳郭凹陷处有污垢，可以用干棉球轻轻沿同一方向拭净，以免消除阳性反应物，影响视诊准确性；

耳郭采光应取正面位置，以自然光线为宜，夜间视诊或者遇有危重病人不能配合者，可以借助采光的工具；力求排除假象。常见的假象有色素沉着、痣、疣、小脓疱、冻伤或者外伤疤痕等。

鉴别时可以结合运用其他耳穴诊断方法。

摸一摸：摸触我们的双耳，发现我们的健康标志

摸触耳朵一般采用探笔、探棒或手指进行按压或触摸，寻找痛觉敏感点或形态改变的地方。方法是：用一定的压力按压耳郭各个反射区，观察痛觉反应，比较各个穴位、区域、点的触压疼痛敏感的程度。用压痛法在耳轮脚周围、肿瘤特异区和三角窝探查点时，还可运用划动法，即用一定的压力，均匀地在被测部位滑动。

1. 压痛表现

在对耳朵具体部位触压时，一般都会出现呼痛、眨眼、皱眉、躲闪、拒按等表现。所以这也是寻找最佳治疗点的有效方法的参考。耳穴的痛觉与情绪有关，心情不舒畅，或过于激动时，痛觉敏感度也下降，个别敏感体质的人敏感度会较强，但只要用力均匀，仔细比较，都能找到敏感度相对高的耳穴。

2. 耳部的改变

隆起：有各种不同形态，显示不同类型的疾病。点状隆起：多见于头痛、气管炎等。片状隆起：多见于腰腿痛、腰肌劳损、慢性胃炎、慢性阑尾炎、偏正头痛、肠功能紊乱等。条片状隆起：多见于肌纤维组织炎、腰肌劳损、慢性胆囊炎、附件炎、便秘等。条索：多见于子宫肌瘤、消化性溃疡、冠心病、心动过速、痔疮、气管炎、脊椎增生、外伤性关节炎等。圆形结节：见于多种肿瘤疾患。软骨增生：多见于肝大、脊椎增生和神经衰弱等。

凹陷：与疾病相关的耳穴可出现点状、片状、线状等不规则的凹陷。点状凹陷：多见于十二指肠溃疡、肠炎、散光、缺齿等。片状凹陷：多见于慢性结肠炎、溃疡病、头目眩晕等。线状凹陷：又称耳折征，多见于耳鸣、缺齿、冠心病等。

压痕：压痕有深浅、色泽改变和压痕恢复时间的不同，以此来辨别虚证和实证。压痕浅，色白，恢复平坦慢者多为虚证。常见于贫血，缺氧、水肿、酸中毒、过敏性疾病、胃下垂、重症肌无力等；压痕深，色红，恢复平坦快者多为实证。常见高血压、肝炎、胆系感染、阑尾炎、泌尿系感染、肺炎、胃肠炎等。

水肿：一般可见于凹陷性水肿和水纹波动感。凹陷性水肿：多见于慢性肾炎、肝硬化腹水、各种原因引起的水肿、内分泌功能紊乱，下肢静脉回流障碍等。水纹波动感：见于冠心病、心律不齐等。

3. 注意事项

首先被检测的人要仔细感觉体会，密切配合才能有助于效果的体现。在每一个过程中都要密切观察表情以及对疼痛的耐受程度。

点压耳穴时，用力要均匀一致，停留时间要相等，否则容易出现假阳性或假阴性。使最佳的位置被错过。

探压物的顶端要圆钝，避免因其过于尖锐而造成假阳性的反应点。如果用手指，要避免指甲过长。

要结合其他诊断方法，有重点地点压相应穴区。不要单纯地只用一种方法。

耳部药田保健治病的优势

早在《灵枢·九针十二原》中，就已经记载了通过刺激耳朵可以达到的各种治疗作用和耳针治病的广泛性。一般来讲，通过耳部药田保持我们的健康具有以下几个优势：

1. 治疗病症多，应用范围广

耳针具有调节神经平衡，镇静止痛、疏通经络、调节气血阴阳、强身壮体等功能，无论是内、外、妇、儿、神经、五官、皮肤等哪一科的疾病，它都能起到很好的效果。对功能性和器质性疾病，病毒、细菌甚至传染所致的一些疾病也有治疗作用。曾有人做过统计，耳穴刺激可治疗 200 余种病症，疗效在 93%~99%，对于一些急性扭伤的痛症还能达到立竿见影之功效。

2. 能防能治

通过刺激耳朵这个健康源既可以治病，又可以防病。《养性书》中载："以手摩耳轮，不拘数遍，所谓修其城郭。以补肾气，以防聋聩也。"就像女士们戴耳环可防治眼病一样。医学已经证明耳朵的刺激确实可以提高免疫力，增强抗病能力，能防治晕车、输血输液反应（如最常见的发热反应和过敏反应）。

3. 没有不良反应

越来越多的人都在为药物的滥用而担心，这些无非都是因为绝大多数的药物都存在副作用。难道要治好一些病就一定要损伤其他的内脏吗？答案当然是否定的。对耳朵的刺激，不可能刺伤内脏，也不会有类似药物的不良反应，从而可以避免药源性疾病的发生。因此，通过刺激耳朵来防病治病，保持健康，任何一个人都会安枕无忧。

4. 弥补其他疗法的不足

随着社会对中医的越来越重视，很多人都熟知了针灸等方法。但是也有一些人，从心理上就非常惧怕针灸，对针灸的刺激感到莫名的恐慌，而常用的耳朵刺激——耳针疗法就很容易让人接受了。它不但可以调阴阳、补虚损、泻火毒、疏气机、综合调理脏腑功能，而且还有抗过敏、抗晕厥、抗感染、抗休克、抗昏迷等作用。

很多医疗方法都是有针对性的作用，而在其他方面或多或少都存在着局限，也就是说只能作为主要的治疗手段。但是耳穴刺激完全突破了常规，它既可以作为主要的治疗手段，还可以辅助其他方法。就拿针灸举例，耳穴的刺激能加强针灸的作用效果，还会降低晕针等反应的出现。

5. 简便易行

耳穴的分布有一定的规律性，易学易记，操作非常简便、易行，随时随地都可以操作。尤其像毫针法、放血法、压丸法、点压法，按摩法更是不需要任何的特殊设备，只要想起来就能立刻做一做，时间也非常短。对于年纪比较大的人，或者是工作繁忙的人，没有比耳穴的方法再适合的了。

第二章

耳部药田采大药——了解耳部反射点

通过全息反射的原理可以确定，整个耳朵都对应着不同反射点。由于一般人的耳朵的面积都比较小，因此对应的不是反射区，而是对应的反射点，通过揉揉、按按、压压等刺激这些反射点，就可以治病养生。

耳部药田的5大福地

耳朵的形状，就像一个倒转蜷缩的婴儿，“头朝下、脚朝上”这就是整个耳部对人体的反射对应，反射区的排列顺序也是极其相近的，这个规律是取准耳穴的一条黄金准则。

实际上对于耳朵的反射区，分类的方法有很多，一般的都会将耳朵分成5大区域，即头面区、肢体区、中心区、三角区、边缘区，这就是我们的5大福地。掌握好这5大区域，各区反射点的位置也就非常好记了，从药田中采取自己想要的药物对症保健施治也就随手既得了。

1. 耳部头面区

耳部头面区包括耳垂、对耳屏（耳朵孔外面最直接的突起就是耳屏，耳屏对应的耳郭里有软骨形成的部分叫对耳屏）一带。耳垂对应人体的面部，其上面的大药也就是反射点主要有：眼点、拔牙麻醉点、上腭点、下腭点、上颌点、下颌点、内耳点、扁桃体点、面颊区、神经衰弱点等。

对耳屏对应人体的头部，上面的反射点主要有：腮腺反射点（简称腮腺点）、平喘反射点（简称平喘点，其他反射点亦同）、脑点、枕点、额点、太阳点、头顶点、皮质下点、兴奋点、脑干点、喉牙点、牙痛点。

头面区是治头部和脸部各种疾病的大药聚集地，主要治疗和调理腮腺炎、扁桃体炎、气喘、各种头痛、牙痛、咽炎、失眠等病。只要出现了头部的不适，都可以在头面部的范围寻找反射点，如果不想仔细找也没关系，只要把这个区域整体揉一揉就有极好的效果。比如晚上失眠的时候，皮质下区域会有明显的压痛，这就是调理失眠的大药所在了，一般来说，只要揉一揉头面区，掐一掐皮质下，3~5分钟后，杂念就没有那么多了，很快就会睡着。

从事脑力劳动累了的时候，或是思绪疲惫而混乱的时候，很容易从脸上看出来，因为这时脸上的肌肉僵硬、极不自然，长此以往，脸上皮肤就会变得焦黄，皱纹也会越来越多。怎么办？经常揉耳朵的头面区，也就是耳垂，就可以提神醒脑，活跃面部的气血，

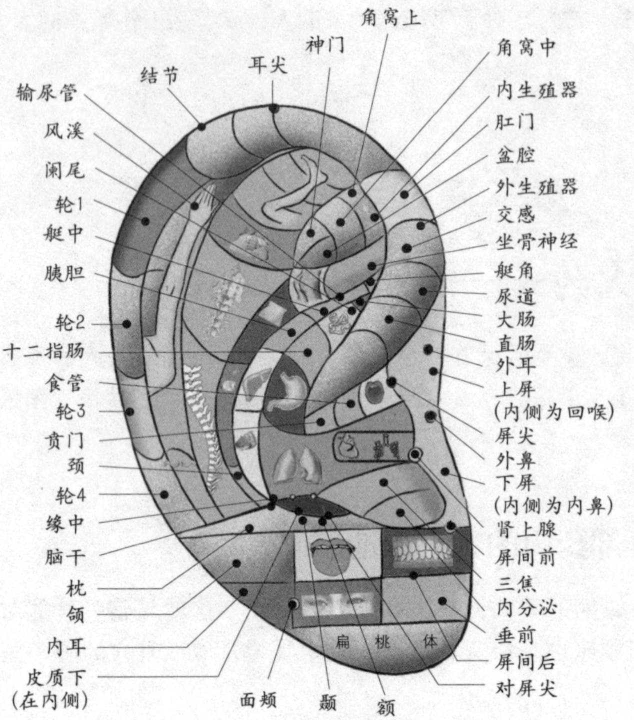

耳部反射区

使人聪明，防止衰老。

2. 耳部肢体区

耳部肢体区对应于人的四肢和躯体，主要包括耳舟和对耳轮。耳舟对应人体上肢，其耳穴从上到下分别是：手指、腕、肘、肩、肩关节、甲状腺、锁骨。肢体区还有3个特例，就是荨麻疹点和两个阑尾点。

对耳轮对应人体的躯干和下肢，其耳穴从下到上分别有：颈椎、颈、胸椎、乳腺、胸、腰椎、腹、腹外、腰痛点、骶椎、热穴、膝、髋关节、膝关节、踝关节、趾、脚跟。把所有点连在一起，就使人联想到一个倒立的人体，下肢在上面，躯干在下面。

肢体区聚集着调理和治疗肢体上各种疾病的反射点，对颈椎病、腰椎病、胸腹疼痛、腰痛、肩周炎、关节疼痛等都有明显的治疗和调理效果。

肢体区在耳朵上占的面积比例比较大，对应人的躯干和四肢。身体强壮的人，耳朵的这一区域会呈现出红润、柔和的健康色泽。当体力劳动造成身体疲劳的时候，能揉揉耳舟和对耳轮这个区域，不到3分钟，疲劳感会明显减轻以至消失。

3. 耳部中心区

中心区就是耳朵最中间的部位，包括耳甲腔、耳甲艇、耳轮脚、外耳道口，对应人的内脏。这个区域是治内科疾病的重要大药分布部位，穴位特别多，非常密集。可以将其简单的联想成一个倒立的、蜷成一团的婴儿头部和腹部，以此来理解和记忆上面大药的分布。

从外耳道口上部外侧耳轮向下的口点开始，逆时针方向看，其上的反射点分别是：咽喉点、食道点、内鼻点、气管点、三焦点、内分泌点、皮质下点、腮腺点；接着就到了上焦：支气管点、支气管扩张点、肺点、心点、结核点；接着到中焦：脾点、胃点、贲门点、肝区（这个区域比较大，包括肝炎区、肝硬化肝大区、肝点）、胰腺点；再往上就到了下焦：小肠点、腹水点、阑尾点、大肠点、肾点、膀胱点、输尿管点、前列腺点，此药田的分布极有规律。另外，耳轮上还分布有尿道、肛门、直肠下段、膈点这些高升点。

中心区这一区域非同小可，五脏六腑对应的反射点全在这里，只要体内的五脏六腑出现微微不适，在这块位置一定能找到相应的反射点来治。由于这个区域范围小，治疗点密集，所以一般不用点对点的定位，只需要把耳窝整个儿按一按、点一点，这就已经完成了五脏六腑的调理。

中心区有两个特殊位置：一个是醉酒点，在这个区域的上部，肾点略下方。醉酒点，顾名思义，就是用来醒酒的，能防治酒精对人产生过大的损伤。还有一个卵巢点，在该区域的最下方，内分泌点附近，对女性来讲，这个位置无论是防病还是治病都不要忽视。

4. 耳部三角区

耳部三角区就是三角窝、对耳轮下脚和耳轮与三角窝相邻的部分，它对应人体的生殖系统，这个区域对于人体有着很特殊的意义。

三角窝内分布的反射点主要有：子宫点、神门点、盆腔点、便秘点、尿道点等。此外，降压点、喘点、肝炎点也在这一区域，为什么这几个反射的点会在这呢？因为像高血压、气喘、肝病等，都与肾有关，所以反射区都在这个位置附近。

对耳轮下脚对应于人体的臀部，其间分布的大药主要有：臀点、交感点、坐骨神经点；耳轮与三角窝相邻的部分从上到下的大药主要有：痔核点、外生殖器点、尿道点、肛门点、直肠下段点。凡是与这些部位相关的疾病，都可以通过耳朵上的这些点来治疗。经常揉三角窝，能滋阴壮阳，补肾生精，效果比吃补肾药都好。

5. 耳朵上的边缘区

边缘区就是耳朵上那些边边角角的地方，主要是耳轮、耳屏以及耳朵后面。

耳屏对应于人体的鼻咽部，其间分布的反射点有：内鼻点、咽喉点、外鼻点、鼻眼净点，此外，肾上腺点、屏尖点、饥点、渴点、高血压点也在这个部位。耳屏的上方，还有一个心脏点。

耳轮上的反射点有扁桃体 1~3 点、肝阳 1~2 点、轮 1~6 点、枕小神经点。

耳背对应于人体的背部，上面的反射点主要有上背点、中背点、下背点、降压沟点、脊髓 1 点、脊髓 2 点。

头面部对应的耳部反射点

下面我们简单介绍一下我们的头面各个器官在耳部的反射点：

1. 耳朵上的外耳点

外耳反射点在屏上切迹前方，主要治疗外耳的疾病，比如说外耳道炎、耳软骨炎、中耳炎、耳鸣等。

2. 耳朵上的内耳点

内耳的反射点在耳垂后面中部，主要治疗的疾病和内耳有关，比如说内耳性眩晕，也就是美尼尔氏综合征，还可以治疗耳鸣、听力下降、中耳炎等。按摩时外耳点和内耳点可以一起使用，也不必分得很清楚，到底哪个是内耳病，哪个是外耳病。

3. 耳朵上的外鼻点

外鼻点在耳屏外侧面的中部，主要治疗外鼻的疾病，常见的有鼻炎、鼻塞、流涕等。

4. 耳朵上的内鼻点

内鼻点在耳屏内侧面的下 1/2 处，主要治疗的疾病有鼻炎、上颌窦炎、鼻出血等。在治疗时，外鼻点和内鼻点也可以一起使用。

5. 耳朵上的眼点

眼点有两个，被称为目1和目2。这两个穴都是用于治疗各种眼病的，但效果略有不同。目1侧重于防治急慢性青光眼、视神经萎缩等症；目2多用于治疗眼睛红肿、干涩等多种常见眼病。此外，目1还被称为屏间前，可以治疗咽炎、口腔炎。目2也叫作屏间后，可以治疗额窦炎。

6. 耳朵上的腮腺点

如果有孩子患了腮腺炎，那么家长一定要找到孩子耳朵上的这个点来做辅助治疗，比外敷药的效果还好。而成年人在扁桃体发炎、咽炎的时候也可以选用这个反射点。

7. 耳朵上的咽喉点

咽喉点在耳屏内侧面的上1/2处，各种咽喉的疾病它都可以治，比如说常见的声音嘶哑，咽炎，扁桃体炎等。甚至连失语、哮喘也可以治。慢性咽炎是老师的职业病，很多老师会觉得嗓子这里又干又疼，或者是有个东西吐也吐不出来，咽也咽不下去，所以，老师们应该平时多揉揉这里，有病治病，没病防病。

8. 耳朵上的口点

在耳轮脚下方前1/3处，治疗面瘫、口腔炎、胆囊炎、胆石症、戒断综合征、牙周炎、舌炎等。一般只要是跟口腔关系的病痛，都可以采用这个反射点来治疗，而且这个反射点还有一个特殊的作用就是减肥。爱美的女士可以多多在这个地方作用。

9. 耳朵上的牙点

牙的反射点在耳垂的正面前上部的位置，可以治疗牙痛、牙周炎、低血压。实际上可以看出牙的反射点不仅仅局限在治疗牙齿的疼痛，它对面部的神经都有一定的作用，所以可以根据个人的情况适当增加牙的反射点治疗。

10. 耳朵上的舌点

舌的反射点在耳垂的正面，偏中上的位置，治疗口腔炎是舌的反射点的拿手好戏。所以出现了口腔溃疡，就立刻在这个地方刺激一下，应该可以加速愈合。

11. 耳朵上的颌点

颌的反射点在耳垂的正面正上方，这个地方刺激比较明显。一般牙痛以及颞颌关节疼痛都可以在这个地方进行治疗。但是像痄腮等疾病，也可以增加选用，辅助提高治疗的效果。

12. 耳朵上的扁桃体点

在耳垂的正面下1/3的整个区域都是属于扁桃体的对应点，可以治疗扁桃体炎、咽炎等。有的小朋友，一感冒发热，首先就是嗓子疼，扁桃体发炎，妈妈就会很着急，会想要把扁桃体割掉，这样就不会再因此而发热了。其实没必要这样做，因为扁桃体是我们的免疫器官，就好像是人体的警卫，如果把它们摘除了，细菌病毒就会长驱直入，可能引起更大的问题。

13. 耳朵上的面颊点

面颊的反射点在耳垂的正面与内耳区之间，人的面颊由于神经分布丰富，这个反射点可以治疗面神经麻痹、三叉神经痛、痤疮、扁平疣、腮腺炎以及面肌痉挛等疾病。多多进行这个反射点的刺激还能增加面部的血液循环，对皮肤的美容有不错的效果。

14. 耳朵上的额点

这个穴在对耳屏外侧面的前部，有镇静止痛的作用，可以治疗前额头痛、失眠多梦、鼻炎、鼻窦炎等。头部的一些小症状这个反射点都可以很好的解决。

15. 耳朵上的颞点

这个穴在对耳屏外侧面的前部，可以治疗偏头痛、头晕等。比如外出的时候出现晕车晕船的现象，而手头又没有药，可以直接用手指掐，给予强刺激，可以缓解身体上的不适。

16. 耳朵上的顶点

这个穴在对耳屏外侧面的前部，主要治疗头顶疼痛。高血压的病人很多会出现头顶疼痛，这和肝经的循行有关，肝阳上亢，所以出现头顶痛，这时用肝点和顶点配合使用，效果更好。

17. 耳朵上的枕点

枕点在耳垂上方偏外，多用于治疗神经系统疾病，如抽搐、脚弓反张、牙关紧闭、颈部强直、落枕、休克等，还能预防晕车、晕船、治疗老花眼和皮肤病，此外它还有消炎、镇静、止咳、止痛、止喘的作用。自己使用该点的时候，可以用手掐。由于这一带区域比较小但反射点比较密集，找到具体的枕点比较困难。所以，做手法时不需要太精确，掐到痛感最强的地方就是枕点了。

脊柱四肢对应的耳部反射点

我们的脊柱四肢在耳部的反射点：

1. 耳朵上的指点

手指的反射点在耳周的上方处，治疗手指麻木和疼痛的现象。由于人的手指是最灵活的，所以受伤的情况时有发生，例如现代白领多发的“鼠标手”，就可以通过刺激这个反射点来治疗。

2. 耳朵上的腕点

在手指的反射点下方，治疗手腕关节的疼痛，对于运动的挫伤以及“鼠标手”，配合手指的反射区效果非常明显。

3. 耳朵上的肘点

肘在耳周的中间偏上的位置，肘部的疼痛就找这里，所以运动产生的疾病。“网球肘”都是以这个反射点为主的选用，可以根据个人来选择。

4. 耳朵上的肩点

肩的反射点紧接着肘的反射点，关节相关，反射点也相关，对于肩周炎等疼痛明显的，可以选用这个地方来治疗，同时加上肘点，可以配合使用。

5. 耳朵上的锁骨点

锁骨在肩的下方，治疗肩关节的疼痛，因为锁骨的损伤并不多，所以它的功能就包括在肩的范围中。

6. 耳朵上的跟点

跟是指脚跟，这个反射点在耳轮的前上部。一般会治疗足跟的疼痛，但是如果脚步的疾病，也应当选取这个反射点。

7. 耳朵上的趾点

脚趾的反射点就在耳尖的部位，由于双脚的环境经常得不到改善的话，人体的足部就会出现不好的病症，而且治疗起来还非常麻烦。如果选用脚趾的反射点，能有不错的效果。

8. 耳朵上的踝点

踝关节是比较容易受伤的，所以记住这个地方，如果一旦出现扭伤等症状，立即刺激按摩，疼痛就会缓解不少。踝的反射点具体的位置就在脚趾和足跟反射点的下边。

9. 耳朵上的膝点

膝关节是人体最大的关节，下肢的主要支撑有很大程度来自于膝关节。那么无论是年纪较大还是年轻的人，都适当的去按压一下膝的反射点，这个位置就在对耳轮上角的上 1/3 位置。

10. 耳朵上的髋点

有很多老年人上了年纪容易得股骨头坏死，实际上都跟髋关节有一定的关系。髋的反射点在膝反射点的下方，对于坐骨神经痛、腰骶部的疼痛都能缓解。

11. 耳朵上的臀点

臀的反射点就在对耳轮下脚的后 1/3 处，这个反射点可以治疗坐骨神经痛、梨状肌综合征等。

12. 耳朵上的腰骶椎点

腰骶的反射点在腹区的后边，腰椎间盘突出引起的疼痛都可以选用，当然腰部的其他疼痛也有不错的效果。

13. 耳朵上的胸椎点

胸椎的反射点在对耳轮的前部，由于人体的胸部一般不会出现疼痛，那么这个反射点是治疗哪些疾病的呢。实际上胸部的反射点是非常重要的，因为所有的乳房疾病都需要选用它。

14. 耳朵上的颈椎点

现在人患颈椎病的比例越来越多，而且越来越年轻化。但是颈椎病药物又很难有效果。所以多多刺激颈椎的反射点可以说是非常好的做法，它就在胸区的后方位置，只要有时间就多进行一下这个地方的作用。

15. 耳朵上的坐骨神经点

坐骨神经点有通络止痛的作用，主要用来治疗坐骨神经痛。坐骨神经痛初期可能表现为腰痛，但是此时这个穴位多会表现出来红润，以此可以协助诊断。在疾病中后期，这里可以摸到条索。治疗坐骨神经痛的时候也可以配合腰点、腿点一起使用。坐骨神经点在对耳轮下脚上，用手很容易摸到，治疗时直接用手指掐按就行了。

五脏六腑对应的耳部反射点

我们的耳朵上全身各部分对应的反射点，总共130多个。它们各有各的作用，无所谓哪个重要哪个不重要，对症的、能治病的就是最重要的。由于这些耳穴都是以其对应的人体部位或器官来命名，所以，顾名思义，大部分耳穴的作用都能一目了然。比如，咽喉点就是专门治疗咽喉方面的疾病的，如慢性咽炎、扁桃体炎、声音嘶哑等；颈椎点就是用来治疗颈椎病、落枕、头晕的，其他依此类推。

下面，给大家重点介绍一下五脏六腑对应的耳部反射点。因为五脏六腑是人体最重要的器官，所以，时时保持它们的正常运行非常重要。

1. 耳朵上的心点

心的反射点在耳窝正中，就是看上去最低的那个点。我们把手往耳窝里一塞，就点到了。还有一个叫"耳背心"，就是在耳背上的心的对应点，在耳背上方。

心点常用于治疗和调养心血管疾病与精神系统疾病，比如高血压、冠心病、心律失常、心悸、心烦、失眠、多梦、健忘等。这是因为，心主血，心还主神明，所以，心点可以清心泻火，宁心安神，对于这些由心火旺引起的疾病都可以治疗。因为心开窍于舌，所以，还可以用心点来治疗口腔溃疡、舌头疼、舌头僵硬等。心情不好，情绪低落的时候也可以找这个穴位来帮忙，因为心对应的情志是喜，所以可以帮您把忧愁赶走。

因为它在耳窝正中，很好找，甚至不用照镜子自己就能找到，使用起来也很方便，平时用指甲戳一戳就可以了，不过注意不要弄破皮肤。

2. 耳朵上的肝点

肝的反射点的位置差不多在耳窝外侧正中，靠近对耳轮的地方。耳背肝点在耳背中外部。

肝有很强大的功能，这个点的作用也很多。首先，肝点是疏肝利胆的良药，可以用于脂肪肝、肝炎、肝硬化、胆囊炎、胆结石、胁肋疼痛等。其次，肝属风木，肝点可驱除风邪，对头痛、头晕、耳鸣、抽搐、肌肉游走性疼痛等都有治疗作用。第三，肝主筋，所以肝点可以用来治疗肌肉无力、肢体疼痛、抽筋等。再者，肝主藏血，肝点对于出血和瘀血的病症都有一定作用。此外，肝开窍于目，所以近视、老花、白内障、红眼病等眼部的疾病，都能用肝点来治疗。有些朋友平时总是脾气急，或者爱生闷气，这样对身体有很大伤害，平时不妨多掐掐肝点，对调节情绪有很大帮助。

肝区是一个比较大的区域，我们在自己耳朵上使用这个点，只需要用手掐一掐，掐到最痛之处，就是肝的对应位置了。

3. 耳朵上的脾点

脾点在耳窝外侧偏下的位置，也就是肝点的下方。耳背脾点在耳背中央。

中医讲，脾主运化水谷，还是气血生化之源，意思是说人体的消化吸收离不开脾，气血这些营养物质都是来源于脾的。如果，脾的功能出现问题，就会产生许多症状，比如面色萎黄、食欲不振、消化不良、头晕、乏力、腹痛、腹胀、便秘、腹泻、肠鸣、水肿等。如果脾的功能长期不能恢复，还可能影响身体的其他部分，出现贫血、肌肉萎缩、脱肛、内脏下垂、消瘦、便血、尿血、月经量多等许多问题。所以，您要是发现自己有这些问题，就可以找耳朵上的脾点，多多按压。告诉您个小窍门，要是因为生气引起的没有胃口，可以肝点、脾点一起刺激，这样效果更好。

脾点在肝点的下方，在找的时候先找到肝点，然后顺着对耳轮往下一摸就到了。平时可以多捏捏按按，对身体有很多好处。

4. 耳朵上的肺点

肺点有两个，一个在心点上方，一个在心点下方，一个是左肺，一个是右肺。怎么区别呢？左耳上上面的肺点是右肺，下面的肺点是左肺，右耳正好相反。耳背肺点在耳背中内部。

肺掌管呼吸，主一身之气，对呼吸系统疾病等有明显疗效，比如说感冒咳嗽、咽炎、扁桃体炎、气管炎、支气管炎、肺炎、哮喘等，都可以求之于肺点。中医还认为，肺主皮毛，所以皮肤疾病也归肺管，所以肺点也可以治疗皮炎、湿疹等。爱美的女性朋友要注意了，这个点还可以美容啊，对脸上长小痘痘的很有帮助。肺与大肠相表里，要是大肠出了问题，大便干，可以用它来治疗。肺主通调水道，所以肺点还能用来治疗小便不利、水肿等。有些人体弱多病，平时特别爱感冒，或者动不动就出汗特别多，稍微一活动就气喘吁吁的，说话时有气无力的，这些都是肺气虚的表现，可以用肺点来调节。

我们在找这两个点的时候，可以以心点为参照，用指尖戳一戳，跟着感觉找，哪里戳上去疼，哪里就是有效的对应点。

5. 耳朵上的肾点

肾点在耳窝上方偏外，临近对耳轮拐弯的地方。耳背肾点在耳背下部。

肾是人体先天之本，司二便，主生殖，肾点能治疗和调养泌尿、生殖系统疾病，如大小便不利、尿频、尿急、尿痛、尿不尽、水肿、阳痿、早泄、痛经、月经不调等等。肾开窍于耳，并主骨、主瞳子髎，所以肾点可以强脊柱、明目聪耳，治疗腰膝酸软、耳鸣耳聋、近视、老花眼、白内障等，还可以用于骨折后帮助恢复。肾藏精，精生髓，脑为髓海，所以这个点可以补脑髓，是益智的重要穴位，对失眠健忘、头空痛、老年痴呆都有一定作用。肾之华在发，所以该点还可以治脱发、秃斑、须发早白等。此外还能防治神经系统的疾病，如脑出血、脑梗死等。

我们自己使用该点，可以用拇指掐，不过这个点一般会比较疼。要是局部已经掐的有点肿了，可以先休息几天，等好了再继续。

6. 耳朵上的大肠点

大肠点在耳窝上部，靠近耳轮脚的位置。

大肠主传导糟粕，大肠点可用于预防和治疗肠道疾病，比如说消化不良、肠炎、腹胀、腹泻、便秘等。大肠点还可以用来治疗牙疼，尤其是下牙疼，这是因为大肠经经过下牙。前面已经说过了，肺与大肠相表里，所以，大肠点亦可治疗呼吸系统疾病，比如咳嗽、肺热等，尤其是伴有便秘的，效果更好。这个点也可以用来美容，对脸上长痘痘，同时有便秘的，效果最好。

我们自己可以用食指尖或小指尖按压。

7. 耳朵上的小肠点

小肠点在耳窝上部，在大肠点的外下方。

中医讲，小肠主化物而分别清浊，小肠点也主要用于预防和治疗消化系统疾病，如肠炎、腹胀、腹痛、腹泻等。小肠与心相表里，所以心慌、心烦、失眠、小便色黄量少等，都可以取小肠点来治疗，同时配合按压心点的话，效果会更好。

我们可以用食指尖或小指尖按压。

8. 耳朵上的胃点

耳轮脚消失的地方就是胃点的所在。

胃主要受纳和消化食物，所以，胃点可以用于防治各种各样的胃病，比如说胃疼、胃炎、胃溃疡、消化不良、恶心呕吐等。中医讲，脾胃是人体的后天之本，病情再重的人，只要有一分胃气，就有一分生机。所以胃点非常重要，不管什么疾病，只要产生了厌食症状，就必须要取这个点。胃点还可以治疗牙疼和前额疼，这跟胃经的循行部位有关。您有没有过这种情况，由于晚饭吃得太晚，或者吃得太饱，或者吃得太油腻，结果晚上怎么也睡不着？这就是“胃不和则卧不安”。下次再遇到这种情况，记得自己按揉胃点，可以促进消化，就能睡得香了。

胃点我们自己很容易摸到，用手指尖按压即可。

9. 耳朵上的胆点

胆点在耳窝上部偏外侧，在肾点和肝点之间。

胆主藏胆汁，与肝相表里，胆点用于防治一切肝胆疾病，也可以帮助消化，经常用来治疗胆囊炎、胆结石、胆道蛔虫症、胁肋疼痛等。此外，胆点对中耳炎、耳鸣、偏头痛等症亦有很好的疗效。这里也有个小秘密，其实胰腺对应的胰点和胆点是重合的，所以，糖尿病、胰腺炎也可以取这个点。

自己使用时可以用手指掐按。

10. 耳朵上的膀胱点

膀胱点在耳窝中，大肠点的上方，差不多是耳窝最上面的部分。

膀胱主一身水液的输布，同时贮存和生成尿液，膀胱点主要治疗和调理泌尿系统的疾病，如尿频、尿急、尿痛、尿血、尿浊、排尿困难、尿不尽等。由于膀胱经走人体的背部正中，还有后头部，所以膀胱点对后头痛、腰疼、坐骨神经痛等疾病也有较明显的疗效。

这个位置比较靠里，我们可以用小指尖按压。

11. 耳朵上的三焦点

三焦点在耳窝下方深处，靠近耳朵眼儿的位置。

三焦在人体解剖上并没有这个器官。对于三焦究竟为何物，自古就有争议。而现在普遍比较认同的观点是，三焦就是人的整个体腔，是气血津液运行的通道。所以，三焦点的作用也是神秘而多样的，遇到循环系统、消化系统和生殖系统的疾病，比如说腹痛、腹胀、水肿等，我们都可以去压三焦点，说不定就会收获意想不到的效果。

在刺激三焦点的时候，可以直接用手指尖来触压。

耳部大药田的取药方法

人体的任何一种疾病，都会在耳朵的不同部位出现若干个不同的反应点，这些就是我们人体大药选取的地方。但是在治疗的时候要采取“少而精”的原则，选择压上去最疼的反应点，一般取 3~5 个点为宜。

耳朵上的反射区非常多，密密麻麻，一个挨着一个，即使是专业的医生也不容易取准，所以在取耳穴的时候，要先确定好一个大体的位置，然后用棉棒或牙签的圆头作为探棒，在大体位置中去进行试探性的按压，压到感觉最疼的那一点停留，这就是最终确定的反射点。照这样操作非常容易，既能给别人找，还可以对着镜子给自己找。

取好反射点后，可以一手用小棒按压。按压的力度要稍微大一点儿，既要让感到疼，又不能疼得不能忍受，按压的时间大约 3 分钟左右。压完一个穴，再压另一个穴；压完一个耳朵，再压另一个耳朵；对于重要的穴，可多压一次。压完以后，耳朵会有胀热感。坚持每天按压 1~2 次，保健作用特别好。

一般情况下，前几次按压时会很疼，后来就没那么疼了，这意味着反射点已经作用，体内的不适得到了纠正，身体正在恢复相对平衡。这都是好的表现，反射点也就不会再有强烈的感觉了。此外，如果该点在耳窝里，可以用手指指尖去揉，如果在其他部位，则可以用手掐。

如果您不想按压，可以通过贴耳豆的方法。现在很多药店和医疗器械商店里都有专门的耳豆卖，就是一片胶布里粘着的一颗王不留行籽，王不留行是一味中药，质地比油菜子坚硬，有活血行气之功效。将耳豆固定在耳穴上以后，没事就揉揉，会很舒服，而且效果跟按压是一样的。

第三章

了解重点耳穴，取走耳部的灵丹妙药

身体对应的耳部反射点比较好用，只要诊断准确，知道该病与哪个脏腑、哪个器官有关，就可以迅速对症对点治疗，而一些重要的耳穴，保健治病的效果也非常明显，作用也更为广泛，这需要我们在实践中经常运用，并配合其他穴位，方能体会其中的妙处。

现代医学研究认为耳郭就像是缩小的人体身形，人体各器官组织在耳郭的局部皮肤上都有相应的刺激点，一旦器官组织发生病变，耳上的某个特定部位就会产生一定的变化和反应，所以这些部位也被叫作耳穴，如神门穴（或称神门点）。

耳部取穴要遵循“天时”

从耳部的药田中采取药材，用哪些耳穴进行治疗，依据什么原则选择治疗穴位，就是一个至关重要的问题。取穴是否正确、配穴是否得当是取得疗效的关键一环。

1. 相应部位取穴

相应部位取穴是根据人体患病部位，在耳郭上取相应部位的穴位。当机体某一部分患病时，在耳郭的相应部位就会出现特定的敏感点。如疼痛、变色、变形、脱屑等，医学上也称此为阳性反应点。如能准确地选择出疾病在相应部位上的阳性点，就会取得较满意的疗效。相应部位的穴位是耳针治疗中的首选穴位。是治疗中取得疗效的关键性穴位。如心脏疾病要取心穴，妇科疾病取盆腔、子宫，腰椎疾病取腰穴，损伤性疾病取相应部位的耳穴，以此为主穴，再配合其他相关穴位的协助作用，就能提高治疗效果。

2. 根据中医的基本理论取穴

中医学是耳穴的基础，也就是说怎样治疗，如何治疗，或者是养生保健都必须按照中医的理论体系来进行，这是一个大的基础，不能逾越的范围。

（1）根据脏象学说取穴是中医理论的核心，它把人体看成是由各个部分相互联系组成的一个整体，按照五脏的不同功能分为五大系统，各个系统既自成体系，又与其他系统密不可分。这样以五脏为代表，把六腑、五体、七窍、五声、五色等都作为归属五脏的部分。耳穴的视、触、电测所得到的结果，亦属于脏象的一部分。全息生物学认为，任何部分都具有与整体相对应的信息，部分是整体的缩影。根据这一理论，结合脏腑学说，就可以在耳郭上取出和脏腑各系统相对应的信息反应点或反应区——耳穴。如鼻病，依据“肺开窍于鼻”的理论可取肺穴；某些病症在面部可见到青色，青属肝，可以取肝穴，若见到心烦、失眠、多梦、健忘等神志方面的表现，据“心主神明”，可取心穴。

（2）根据阴阳五行理论取穴，阴阳反映脏腑功能的特性，五行则揭示脏腑、器官等机体各部分之间的联系，可以根据脏腑、器官等的阴阳属性、五行归类以及相互关系来确定耳穴。如肝阴虚证，据“肾阴滋肝阴”，可取肾穴；脾阳虚证，据“心主君业”，可取心穴。肝病取肾，脾病取心，又属补母泻子取穴法。如系肝火上炎，可依据五行“金能制木”和“实则泻其子”的理论，取肺、心二穴。

（3）根据经络学说取穴是经络的一部分，那么耳穴也包含在经络的体系中，所以大多数情况下，医生都是按照经络的方法来选取穴位。

循经取穴：即按照经络循行部位取穴。如前头痛、侧头痛和后头痛分别属于足阳明胃经、足少阳胆经和足太阳膀胱经，故可分别取胃、胆和膀胱三穴。

按经络病候取穴；是根据经络所属病候来取穴的。如手阳明大肠经病有齿痛，可取大肠穴，其余依次类推。此外，按照中医理论，还可以根据季节、气候、地理环境、人体素质、邪气性质、邪气与人体脏腑的关系等各方面的因素灵活取穴。

3. 按现代医学理论取穴

现代医学有关病因病理的理论是指导取穴的重要依据。如糖尿病、甲状腺病等均属内分泌功能紊乱，故可取内分泌穴；尿崩症的病理根结在于脑垂体后叶分泌抗利尿激素减少，故可取脑点、丘脑、内分泌等穴；如慢性气管炎、支气管哮喘和硬皮病等属于肾虚者，多与下丘脑—垂体—肾上腺皮质系统的功能改变有关，故可取脑点、丘脑、肾上腺等穴。

4. 按穴位功能取穴

耳穴的每一个穴位都有其功能和主治，取穴时可首先考虑该穴的主要功能。如神门穴为镇静止痛要穴，故凡病疼痛者，均可配合取晕点为止晕特效穴，过敏区主要抗过敏，痔核点主要治疗痔疮等，可据相应功效取穴。

5. 经验取穴

在临床实践中，每个人在耳穴治疗中对于耳穴的应用会有不同的体会和经验。耳穴治疗有特异性，也有一穴多用和双向调节的作用，有时在治疗中会得到“意外收获”。此外还要注意穴位间及与某些疾病的配伍禁忌，以提高疗效。如神门和枕穴都具有镇静、镇痛和安眠作用，对于一些精神兴奋的心烦、急躁、失眠之类的疾病用之适宜，但对于精神不振、情志抑郁、脘闷纳呆的病人就完全不适用，如果用了则对精神及胃肠功能起抑制作用，加重病情。再如交感穴，经临床验证和实验证实，作用耳穴治疗血管疾病为主，故可治疗血栓性脉管炎、脑血栓形成、雷诺综合征等血脉闭塞性疾病，而禁用于出血性疾病。

选用穴位须全面考虑，既掌握穴位的共性，又掌握穴位的特性，多种取穴方法联合运用，达到最合理的取穴，疗效也就是最佳的。

耳部取穴的“理、法、方、穴、术”

耳穴的治疗就像在门诊医生开出的处方，穴位之间的选用合理与否，是提高疗效的关键之一。它体现了耳穴治疗的理、法、方、穴、术的全部内容。认真研究不仅能提高疗效，而且对养生长寿有很重要的作用。这个道理完全可以用在自身全方位的调理。

1. 理

“理”是指运用中医传统的基本理论指导耳穴治疗处方的配伍。传统中医的理论体系具有非常丰富的内容，主要有阴阳五行、脏腑经络、营卫气血、病因病机等，这些理论指导着耳穴治疗的处方。八纲辨证、脏腑和经络辨证都是重要的理论。耳穴治疗处方的“理”，如感冒发热，通过八纲辨证属表寒证者，治宜宣肺散寒，辛温解表，则取肺、内鼻、气管、大脑组合成方；属表热证者，治宜宣肺泄热，用辛凉的方法，则取肺、大肠、耳尖、三焦组合成方，若有咳嗽者，可以用支气管、脾、胃等穴。以八纲辨证指导耳穴处方在应用中是极为普遍的，是耳穴配方的重要指导理论之一。脏腑辩证对指导耳穴治疗处方亦很重要。如胃脘痛，属胃寒者，治宜温胃散寒止痛，取胃、脾、三焦、肾等穴配方；属肝胃不和者，治宜疏肝和胃，取胃、肝、胆等穴配方，气虚者，取肺、脾、胃，血虚者取心、肝、脾。

2. 法

“法”指立法，根据法的要求合理的选穴。根据立法来筛选穴位，就像提出了一些条件来淘汰不合适的穴位。如腰痛，属实证者，治疗时应以疏散祛邪，选肾、腰、膀胱、三焦，用泻法；肾虚者，治疗时宜补肾益精，选肾、肝、腰等配方，用补法或用艾灸法。所谓疏散祛邪、补肾益精，即是“法”。常用的治疗法则有清热解表，取耳尖、肺、大肠；清热泻火，取神门、胆；清热利湿，取神门、脾、三焦；行气止痛，取肝、胆、膈；

活血止痛，取心、肝、神门、交感、三焦；宣肺降气，取肺、气管、平喘；明目，取脑、枕、目、眼、肝；补肾健脑，取脑、肾、肝等。只有拟定了合理的法，才能根据法的要求和穴位的功能，选取适当的配方。

3. 方

“方”指穴位的配合使用。方的重点是研究配穴的组成。方是在法的基础上，选用适当的穴位，进行合理配穴而成。每个穴位在处方中占有一定的位置，一般分为主穴和配穴，或为随症选用穴。这些穴位在一起起作用，或是急则治标，或是缓以治本，或是标本兼治，或是起主治作用，或是起辅助作用，或是起兼治作用。好的方法有按脏腑经络配方、按相应部位配方等。另外还有单方、验方、大方、小方之分，单方只取一个穴，验方是经验穴，二三个穴是小方，五个穴以上是大方。作为耳穴功能全面的表现，在平时就要注意积累这些经验。

4. 穴

“穴”是耳朵治疗的穴位点。各穴均有其相对的特异性和双向作用。在处方选穴时，要掌握穴位的特性和主要功能，可以一个穴位治好几种病，好几种病都可选取一个穴位，要尽量熟练掌握经络命名的穴位点、以病名命名的经验穴，以及按相应部位命名的穴位的特点和作用。只有了解穴位的特性，才能更好地发挥穴位的协同作用。在具体的操作时就非常灵活，像耳穴治疗痛经取肝、脾、肾、子宫等穴进行治疗，也可以取内分泌、耳迷根、神门等穴进行治疗，在中医中就叫同病异治。脾、胃、肠等穴可治疗泄泻，也可以治疗便秘，这就叫异病同治。

5. 术

“术”指针刺手法，即耳穴治疗手法。操作技术对疗效有很大影响，其含意包括：对某病不能用针或宜灸，宜点刺放血或者用梅花针叩打，或者直接指针点按，或者耳穴压豆，或者针灸并用。这些都是属于术的范围，只有能达到区分不同目的而采取不同方式，才能达到提高疗效的目的。

8个功能强大的耳穴

耳朵上有8个功能非常强大的耳穴，让我们来了解一下：

1. 耳朵上的神门穴

神门穴在三角窝的边缘，属于肾水系统的区域，其作用主要是调节人体的心系统。肾属水，心属火，水火不调、心肾不交就容易在这个穴位出现反射点，刺激这个穴位可充分调动人体功能，达到一种水火交融的平衡。如果对这个穴位理解不是很深刻，那么从名字来理解一下，关于神经系统的相关病症都可以选用，神门就好像是人体的开关。

神门穴主要用于镇静安神、止痛、泻火解毒、降气镇咳，对于烦躁、失眠之人效果尤佳，还可以治疗癫痫、高血压等病。

神门穴在三角窝外侧边缘的中点上，自己可以用手摸到，使用该穴的时候，应该尽量加强一下刺激，忍受一下疼痛。

2. 耳朵上的交感穴

在人体神经系统中有一个很重要的分类就是交感神经，同样的道理，在耳朵上反射交感的穴位就会产生相类似的作用。按压交感穴对内脏有较强的镇痛作用。只要身体有疼痛，尤其是体内的疼痛，交感穴必然是要选用的位置。此外，它对治疗和调理高血压、冠心病、头晕、眼花等效果很好。

交感穴在三角窝下方与耳轮的交汇处，很容易用手摸到，使用该点，可以用手掐、手指尖顶，也可以用一些探棒。

3. 耳朵上的皮质下穴

皮质下穴是大脑皮层的对应区，有调节大脑皮层兴奋的作用，用于镇静止痛、消炎退肿、止汗、抗休克，主要用于调节人的精神，对失眠、心烦等效果非常好。同时皮质下穴还是调理内脏下垂和各种瘫痪的要穴，有强壮作用。

耳垂的上方、耳窝的外缘有一处凸起，皮质下穴就在这个凸起处，是一个区域，可以很容易找到。

4. 耳朵上的肾上腺穴

肾上腺穴能调节肾上腺和肾上腺皮质激素的分泌，有退热、消炎、消肿、抗过敏、抗风湿、抗休克的作用，还可以止咳喘。最值得一提的是，刺激这个穴位，能调节血管，既能使硬化收缩了的血管软化，也能使松弛无力的血管收缩，是高血压、低血压、出血病等症的克星，对皮肤病也有很强的防治作用。肾上腺的作用比较广泛，一些困扰难缠的疾病，都可以选用肾上腺辅助治疗。

肾上腺穴在耳屏内侧，自己使用该点的时候，可以用手掐，或者用棉棒压。

5. 耳朵上的脑干穴

脑干穴有镇静息风的作用，可以健脑提神、抗休克、抗过敏、镇痛、止血。多用于治疗和调理脚弓反张、抽搐、大脑发育不全、脑震荡后遗症、脑膜炎后遗症等。脑干穴对于老年人比较重要，防治老年常见疾病必须要选用脑干这个穴位。经常按摩刺激还能延缓衰老。

脑干穴在耳窝外侧下方，用手很容易掐到。

6. 耳朵上的脑穴

脑穴是脑垂体在耳朵上的对应穴位，可以防治脑垂体功能障碍产生的各种疾病，如肢端肥大、尿崩、月经过多、子宫出血等，此外，该穴位还有止咳、镇静、催眠作用，对遗尿、脉管炎等症也有很好的疗效。脑穴的作用范围广泛，它就像一个总领一个团队的领袖，所以在很多时候都首先把脑穴选上，并且做加强刺激。一般都会有不错的效果。

脑穴和脑干穴都在耳窝外侧下方，距离很近，作用也相近，用手很容易掐到，可以两个点一起刺激，效果更好。

7. 耳朵上的枕小神经穴

枕小神经穴有镇静、止痛作用，适用于脑外伤后遗症、头痛、头晕，以及出血引起的半身麻木和神经官能症引起的头部麻木。枕小神经穴缓解疼痛的效果比较明显，顽固性的头痛可以得到减轻。所以可以根据个人的情况选择使用。

枕小神经穴在耳舟最上方，用手掐，效果最好。

8. 耳朵上的内分泌穴

由内分泌紊乱引起的疾病有很多，大家最熟悉的可能就是糖尿病了吧，此外还有甲状腺功能失调引起的甲状腺功能亢进或者甲状腺功能低下，性激素分泌失调引起的月经不调、更年期综合征、不孕症等。此外，内分泌穴还可以治疗痛经、面部痤疮、疟疾等。

内分泌穴在屏间切迹内，耳朵眼的外方，很好找，用手指也很容易掐到。

这 8 个功能强大的耳穴多和神经系统有对应点，因为人体的大多数疾病都会影响到神经的紊乱，而先将神经系统调节就可对治疗起到事半功倍的效果。所以在日常的保健和治疗的时候，要对这些反射点适当予以倾斜，多多重视起来。

16 个简单好用的耳穴

下面的一些耳穴，治疗的范围相对狭窄一些，因此也就非常简单好用。具体用法可以贴耳豆，也可以用棉棒压，或者用手掐或用手指尖顶。方法是可以随意的，遇到了这些症状或疾病，直接去按图索骥就行了。

这些穴位分别是：

1. 耳朵上的胰腺炎点

前面已经提到过了，胰腺点和胆点处于同一个位置，按压它可治疗和调理消化不良、糖尿病、胰腺炎等。这是跟消化非常有关系的一个反射点。

2. 耳朵上的子宫点

按压耳部子宫穴，可以治疗和调理各类妇科病，对性功能障碍也有很好的疗效。女性朋友，尤其是上了年纪的女性，都应该多选用这个反射点。有些女性朋友月经周期总是不准，不知道老朋友会什么时候来，其实子宫点可以告诉您。在月经来潮之前，这附近就会有淡淡的血丝出现，一直到月经结束才会消失。知道了这个小秘密，您就可以知道老朋友到来的口子了。

3. 耳朵上的太阳、兴奋点

很多人总是晚上睡不好，早晨不想起床，没精打采，有时还会头痛，刺激耳部太阳穴和兴奋点就可以解决这些问题。

4. 耳朵上的结节点

这个点在耳轮结节处，也叫肝阳点，可以用来治疗头痛、头晕、高血压，还用于治疗慢性肝炎，对迁延性、传染性肝炎、转氨酶长期不降者有十分好的调理效果。平时肝区不适就可以多多地按压这个地方。

5. 耳朵上的耳轮 1~4 点

这是耳轮上的 4 个穴位，在耳轮结节的下方，都有消炎、退热、消肿、降压的作用，经常用来感冒、咽炎和扁桃体炎等，同时也有一定的降压作用。

6. 耳朵上的膈点

膈点很好找，就是耳轮脚，它把整个耳窝分成了上下两部分，就好像人体的膈肌把胸腔和腹腔分开一样。这个点主要用于防治膈肌痉挛、血液病、皮肤病，另外对内脏出血、咯血也有明显辅助疗效。如果您再打嗝的话，不必再憋气、喝水了，用手指按揉膈点，有非常好的效果。

7. 耳朵上的平喘点

这个点在三角窝中，有平喘、调节呼吸等功能，不管是过敏性哮喘，还是支气管炎引起的哮喘，都可以治疗。另外还能抗过敏、止痒。

8. 耳朵上的耳尖点

耳尖点顾名思义就是耳朵上最高的那点，把耳朵向前对折时的上部尖端处，就是耳尖点了。耳尖这个点可以用来治疗发热、高血压、急性结膜炎、麦粒肿、牙痛、失眠等。在治疗发热的时候，可以用三棱针在耳尖放血，这样效果更好。不过在放血时，要注意消毒，避免感染。

9. 耳朵上的胸点

胸点在对耳轮上，可以用来治疗胸部的各种疾病，有胸胁疼痛、肋间神经痛、肋软骨炎、胸闷憋气、乳腺炎、乳腺增生、产后乳汁不足等等很多。只要您能想到的和胸有关的疾病，都可以用它来治疗。

10. 耳朵上的颈点

颈点也在对耳轮上，和胸点作用类似，可以用来治疗各种和颈相关的疾病，比如说落枕、颈椎病、咽炎、喉炎、甲状腺疾病等。

11. 耳朵上的腹点

腹点的位置也在对耳轮上，主要治疗腹部的各种疾病，比如腹痛、腹胀、便秘、腹泻、急性腰扭伤、痛经、产后宫缩痛等。

12. 耳朵上的食道点

食道点在耳轮脚的下方，用来治疗食管炎、食管痉挛等疾病。有的朋友经常会觉得食道有烧灼感，这是由于胃里的胃酸反流引起的，可以用胃点和食道点一起来治疗。

13. 耳朵上的十二指肠点

十二指肠点在耳轮脚的上方，小肠点的外侧，可以治疗的疾病也很多，有十二指肠溃疡、胆囊炎、胆石症、幽门痉挛、腹胀、腹痛、腹泻等。十二指肠溃疡多在饭前疼痛，一般是隐痛或者是灼痛，吃饭后疼痛会有减轻；而胃溃疡一般是在饭后疼得比较厉害。

14. 耳朵上的直肠点

直肠点在耳轮脚上，常用来治疗腹泻、便秘、便血、痔疮、脱肛等。

15. 耳朵上的肛门点

肛门点在三角窝外侧的耳轮上，用来治疗痔疮、肛裂、脱肛等。得了痔疮的人都知道，这个病可真是难言之隐，疼起来甚至连走路都受影响。平时可以经常按压直肠和肛门这两个反射点，预防痔疮的发生。

16. 耳朵上的前列腺点

男性随着年龄的增长，前列腺也在偷偷地增长，所以很多老年男性就会出现尿等待、尿频、尿不尽等许多症状。很多年轻人也有前列腺的问题，不是前列腺炎就是前列腺增生。前列腺点就可以治疗这些问题，这个点在对耳轮下脚下方的前部，也就是大肠点的里面的那个角。这个点也被称作“艇角”，因为它正好在耳甲艇的角上。

常见病耳部穴位自愈处方

这一节，我们再为大家介绍几种常见病的耳部穴位区自愈处方：

1. 晕船、晕车的耳部穴位自愈处方

（1）耳部穴位选用。

主治反射区：晕点、内耳、皮质下、胃。

配用反射区：贲门、枕、风溪穴。

（2）反射区按揉方法。

取以上 2～ 3 个主治反射区，必要时加配用反射区，一般用王不留行籽贴压，亦可用磁珠贴压，或麝香虎骨膏粘王不留行籽贴压。取双侧耳部穴位，以对压或直压手法按压，强刺激。一般多在乘车、船、机前 30~60 分钟开始贴压，到运行结束。

2. 戒断综合征的耳部穴位自愈处方

（1）戒烟时以肺、神门、皮质下、胃为主反射区，每次取一侧耳穴的敏感点进行贴压。每天在早、中、晚及欲抽烟时进行按压，以局部疼痛、发热为度，保留 3~5 日后换反射区。本疗法对主动戒烟者的有效率在 85% 左右，一般在 3~5 日产生明显疗效。如能克制在劳累、紧张或旁人劝烟时产生吸烟的冲动，则可保证戒烟的远期疗效。

（2）戒酒时以醉点、胃、口、心、神门、内分泌、皮质下为主反射区，在双侧耳郭上寻找压痛敏感点 1~4 个，采用压丸法，每日在饭前或欲饮酒时按压 3~5 分钟，强刺激至痛不可忍为上，3 日换穴 1 次，4~8 次为 1 个疗程。耳穴戒酒的有效率在 80% 左右，对被动戒酒者无效。

（3）吸毒者在药物戒毒过程中常出现一系列戒断症状，如失眠，焦虑，易怒，疲乏，广泛性疼痛，心境恶劣等，尤其在戒毒后阶段。药物用量少时，上述症状更为明显。耳穴疗法能有效地控制戒断症状，已成为配合药物来戒毒的有效手段之一。常取肺、口、神门、皮质下、交感、心、肾、内分泌等反射区，用王不留行籽进行按压，根据戒断症状的不同进行随症加减。

3. 尿频的耳部穴位自愈处方

（1）耳部穴位选用。

主治反射区：肾、膀胱、尿道、缘中。

配用反射区：皮质下、心、内分泌。

（2）反射区按揉方法。

取主反射区，然后随证选 1~2 个配用反射区，用王不留行籽或磁珠贴压，以点压或按揉手法按压，每次取一侧耳穴，2~3 日 1 换，左右交替进行，5 次为 1 个疗程。

4. 泌尿系结石的耳部穴位自愈处方

（1）耳部穴位选用。

主治反射区：尿道、肾、膀胱、输尿管、交感、神门、艇中。

配用反射区：肝、皮质下、腰肌、腹。

（2）反射区按揉方法。

按结石发生部位来辨证选取 5~7 个反射区，采用王不留行籽或磁珠贴压。以直压法和对压法为主，急性者疼痛剧烈时宜强刺激。每次贴压 1 侧耳穴，两侧交替进行，隔日 1 次，10 次为 1 个疗程，疗程间隔 3~5 日。

5. 过敏性鼻炎的耳部穴位自愈处方

（1）耳部穴位选用。

主治反射区：内鼻、外鼻、肺、风溪、内分泌、额。

配用反射区：脾、肾上腺、肾。

（2）反射区的按揉方法。

取主反射区和配用反射区 3~5 个。用磁珠或王不留行籽贴压。每次取一侧耳部穴位，双耳交替，每 2~3 日更换 1 次，10 次为 1 个疗程。疗程间休息 10 日。发作频繁时贴双侧耳部穴位，3 日换 1 次，2 次治疗间休息 1 日。

6. 扁桃体炎的耳部穴位自愈处方

（1）耳部穴位选用。

主治反射区：扁桃体、咽喉、耳轮、口。

配用反射区：肺、胃、耳尖、肾上腺。

（2）反射区的按揉方法。

选用王不留行籽、六神丸或磁珠，其中以磁珠贴压效果最好。用直压或对压手法，急性者用强刺激，每次只取一侧耳穴，双耳交替使用，通常 2~3 日 1 换，5 次为 1 个疗程。

第四章

耳穴压豆，四两拨千斤

耳朵虽小，但能反映人体的大健康。耳穴的作用也十分神奇，就好像在武术中一个看似弱小的人能打倒非常强壮的大汉，靠的就是四两拨千斤的技巧。通过在耳穴采取压豆的方法，用小小的药豆代替复杂的针药，一样使身体健康远离疾病。耳穴压豆是以中医的传统理论为基础，结合经络的原理，包含现代全息反射方法，是属于古今合璧的上佳防病治病的方法。

耳穴压豆，以丸代针

耳穴的治疗最常见的就是压豆的方式，这种方法使用起来非常地简单，却能带来意想不到的效果，有时甚至会超过传统针灸的方法。无论是在国内还是国外，耳穴的压豆法都已经被认为是一种神奇的治疗方法。

如果已经了解耳穴的含义以及耳朵整个的反射区概念，就会清楚耳穴的概念并不等同于经络的穴位。这就意味着需要找到一个只对应耳朵这个奇特构造的刺激方法。那么针灸是不是能达到效果呢？首先一般人的耳朵都很薄，其次耳部的表面都是不平整的，这就对毫针的刺激方法起到了限制的作用，而对于必要的留针得气的治疗，用毫针的方法就难以做到了。所以经过长时间经验总结，对于耳穴的治疗压豆是公认的上佳方式。

中医的理论强调天人合一，总是通过调理人体自身的阴阳和谐来达到治病固本的效果。耳穴压豆就是通过反射的原理，使身体的内部受到刺激，这样从最根本的地方让人体自身产生修复的作用，相应地使疾病慢慢地削弱，有害的物质也就慢慢地减少，从而达到内病外治的效果。这种方法强调的就是身体的自身调整，既不会有毒不良反应也不会发生误治，因为即便是刺激到了正常的反射区，也不过是帮助内部的脏器更加健康。所以对于身体无论是内是外的病症都可以通过耳穴的压豆方法进行，这种绿色的疗法绝对是中医上应当首先推崇的。

对于耳穴的压豆法我们首先应有个初步的认识。压豆法就是指选用质硬而光滑的小粒药物种子或药丸等贴压耳穴以防治疾病的方法，又称为压籽法、压丸法。是在耳毫针、埋针治病的基础上产生的一种简易方法。不仅能收到毫针、埋针同样的疗效、而且安全、无创、无痛，且能起到持续刺激的作用。

千万不要小看这小小的豆，压在耳部就是对于疾病的特效药。由于耳朵的反射区广泛，而平时又基本不会受到什么刺激，所以耳朵的反射疗法无论什么人都会感到效果显著。当然用压豆的方式也就越来越被接受。而且在一些重要的地方，还可以在耳前耳后分别压豆，这样就形成了对应的强效刺激，当然效果也就翻倍了。

其实耳穴的压豆没有任何神秘难以掌握的地方，如果多多地进行了解，然后实际的操作，通过对耳朵的反射刺激，就能使身体的疾病得到控制。时间长久，治愈哪种疾病也不难办到了。而且，压豆的方法适用于治疗各种病症，所以对于老人、儿童、怕痛的患者以及需长期进行耳穴刺激的情况都可以使用。还有就是，这种压豆法所用的材料非常随意，完全可以因地制宜，植物种子、药物种子、药丸等。凡是具有表面光滑，质硬无不良反应的都可以选用，只要能适合贴压穴位面积大小的就是符合条件的，例如王不留行籽、油菜籽、莱菔子、六神丸、喉症丸、绿豆、小米等。

选好植物药物种子或小药丸之后。先在耳朵局部消毒，这样既可以保持卫生，还能让药豆固定得更加牢固。将药豆放在半公分见方大小的胶布中央，然后就可以贴敷于相应的耳穴上。并要给予适当的按压，使耳朵有发热、胀痛感这样的效果是最佳的。一般每次只贴压一侧耳穴，轮流贴压，一周一次，当然想要效果强一些也可两耳同时贴压。

在耳穴贴压期间，要每天自行按压数次，每次按压一分钟左右。使用此法时，外耳局部有炎症、冻疮时不要贴压；如果出现对胶布过敏，可缩短贴压时间并加压肾上腺反射区和风溪穴，也可改用对穴位直接的按压法刺激；按压时，不要大力的揉搓，以免皮肤溃破，造成感染。

实际上耳穴压豆的治疗方法对大多数人都会很快的起效，作用效果明显。所以对于一些常见疾病都可以采用耳穴压豆的治疗，但是一般要坚持一段的时间，这样才能保持内病外治的真正持续作用。如果仅仅是短暂的使用，那么从全息反射的角度看，这是不能直达病灶起作用的。

内病外治的绿色疗法

现在很多地方都提倡绿色的方法，当然要治疗疾病也应该追求一个绿色、自然的方法。经过很长时间的实践，很多医家都总结出在众多的耳穴疗法中，压豆法既简单、方便和安全、没有不良反应，作用效果也是非常显著的，因此会经常作为养生健身的方法使用。而现代的研究表明，耳穴在美容、戒烟、戒毒、减肥、止痛以及过敏性疾病等很多方面应用非常之广。那么具体的耳穴压豆作为这么好的一种方法，都有哪些优势呢？

1. 绿色安全没有毒不良反应

耳穴压豆真正的安全可靠就在于没有任何的不良反应。唯一的"不良反应"就是有点痛，在治疗最初期，耳穴的反应点较为敏感，贴压后可能感到较痛。有些人，在头几天可能会因此而睡不着。这种情况一般只维持几天左右，随着身体的调理，痛就越来越轻。

2. 比针刺方便

传统的针刺疗法，除了需要专业知识和熟练的技术，还需要一定的环境要求才可以取得疗效，并且有很多人都对毫针的刺激有不小的惧怕。而耳穴压豆，每个人都可以做到。选穴贴上磁珠或王不留行籽后，可以每天自己按压，或者在发病时加强按压达到缓解的目的。如果心理上能够更加接受一种方法的话，那么取得的效果也会相应的加倍。

3. 疗效独特且持久

耳穴压豆可以消炎、解毒、泻火，又可以补虚、升阳、止痛和麻醉，而且还可以抗过敏、止晕、抗休克、复苏等。所以说耳穴的作用是一种综合的效果，这是任何一种药物和方法都无法比拟的。此外，耳穴压豆在改善微循环、松弛肌肉痉挛、降血脂、抗抑郁、戒烟戒毒、减肥、增强免疫力、改善视力、治疗痛经和一切过敏性疾病都有独特的效果，又能补充针灸的不足。

4. 能治病也能防病

利用刺激耳朵来防病的历史比针灸的出现还要早，最少也有三千多年了。在民间早就有按摩耳轮以补肾气防衰老，防止耳聋和耳鸣。女性穿耳戴耳环，除了美观外，更可以防治眼病，因为戴耳环的位置就是眼的反射点。近年来随着耳穴的深入研究发现，在预防疾病的方面耳穴有突出的效果，应用也很方便，譬如出门乘车乘船先进行耳穴压豆就可以防止晕车、晕船。在输血和输液方面，事前做了耳穴治疗，异常的反应就大为减轻。

5. 耳穴美容效果好

现代耳穴的最大作用实际上是在美容的方面上。由于越来越多的女性经常美容，切不要说不正规的美容方法对人产生的不良作用，就是大多的美容问题根本原因在身体内部所造成的，譬如便秘引致脸上长暗疮反复出现。耳穴压豆有良好的美容效果，能综合的改善体内循环，调整内分泌。这样才能由内向外的散发美丽的气息，身心健康，神采飞扬。这一切都会表现在脸上和身体的整体情况上。

耳穴疗法既可以治疗疾病，也可以预防疾病，甚至可以直接通过耳部的观察而找出没有表现出来的疾病。所以可以说耳穴是一种方便又简单的养生健身手段。具备这么多的特色可以说耳穴当之无愧会成为各种人群都适合的自然疗法。

耳穴疗法，你需要准备哪些工具

我们知道，相对于其他人体全息胚来说，耳穴是最小的。因此，要想有针对性地进行耳疗，必须要借助一些工作进行耳部按压。一般来说，我们需要准备下面这些工具：

1. 按压的药物

耳穴疗法所用材料可因地制宜，植物种子、药物种子、药丸等都可以，只要具有表面光滑，质硬无不良反应，适合贴压耳穴，体积大小相应的物质均可选用。如：王不留行籽、磁珠、油菜籽、六神丸、绿豆等植物、药物种子和小药丸。

2. 胶布

将医用胶布（讲究美观时可选用肉色的胶布）剪成0.6厘米 ×0.6厘米的小方块，将贴压药物黏附在胶布中央，逐块排列在纱布上，供治疗时取用。

3. 耳豆板

如果按压耳穴的部位比较多，可以准备一块耳豆板。选用0.3厘米厚的有机玻璃加工成14厘米 ×16厘米，然后再划成0.6厘米 ×0.6厘米小方块，每一划线深约0.2毫米，在每一方块中央钻成1~2个1~1.5毫米深，直径1.5~2毫米的小凹陷。将贴压的药物铺满小凹中，用与有机玻璃板同样大小的胶布封贴上面，以切割刀按划线的大小切割开后备用。

4. 其他

可以准备一把蚊式血管钳（或镊子），以夹取上述准备好的贴籽胶布并贴到耳穴上；准备适量的75%乙醇和棉签来消毒和擦拭耳朵。

耳穴常用刺激手法

一般来说，进行耳穴治疗，我们可以采用以下四种刺激手法。这四种手法具有各自不同的功效，每个人可以根据自己的情况选择适合自己的一种：

1. 揉按刺激法

这是我们最常用的一种手法，方法很简单：用指腹轻轻将贴压物压实，以不损伤皮肤为原则，然后顺时针带动贴压物在皮肤上旋转，以贴压处有胀、酸、痛或轻微刺痛为度。每次每穴揉按3~5分钟，每天3~5次。这种方法属于补法，具有补虚的作用，一般人都可以使用，但如果是久病体弱、年老体衰及耳穴过敏者则必须选择此种方法。

2. 对压刺激法

这是一种最简单的方法：用拇指和食指置于耳郭的正、背面，相对压迫贴于耳朵上的贴压物，拇、食指可边压边左右移动或做圆形移动，寻找痛、胀较明显的位置，一旦找到，则最好持续按压20~30秒钟，使贴压处出现沉、重、胀、痛感。另外，还可以在耳郭前面和背面同时进行贴压，这种方法刺激会更大。每日按压3~5次。

值得注意的是，这种手法是一种强刺激手法，属于泻法，对于实证、年轻力壮的患者、内脏痉挛性疼痛、躯体露痛及急性炎症有较好的疗效，但不适合体质虚弱的人，如老人、儿童、孕妇等。

3. 点压刺激法

用指尖一压一松、间断地按压耳穴。每次间隔 0.5 秒。本法不宜用力过重，以被按压处感到胀而略感沉重刺痛为度。视具体病症和本人耐受程度，每穴每次可点压 20~30 下，每日 3~5 次。这种手法是一种弱刺激手法，也属于补法，比较适用于各种虚证、慢性病，如神经衰弱、失眠、心悸、头晕等。

4. 直压刺激法

以指尖垂直按压贴压物，至贴压处产生胀、痛感。持续按压 20~30 秒，间隔一会儿，重复 囱梗 垦ㄇ ~6 次，每日按压 3~5 次。这种手法也是一种强刺激手法，强度弱于对压刺激法，仍属于泻法，其适应证同对压法。

值得注意是，有些耳穴难以用对压法，如：交感、艇角、大肠等反射区，用泻法时，多用直压法。另外，耳甲腔、耳甲艇的反射区也常用直压法。

四步疗法——耳疗常规操作流程

一般来说，进行耳穴疗法，我们需要进行以下四步流程：

1. 耳穴探查

进行耳穴疗法之前，我们必须找到病变部位，因此需要对全耳进行疾病探查。一般来说，耳部探查分为观察与按摩两种。如果发现异常色泽，或者某部有异常凸起，则说明人体相应的部位有病变，需要进行按压。另外，即使没有发现异常，如果摸到耳部某一部位异常疼痛，也说明相应部位有病变，需要进行治疗。

2. 耳部消毒

用 75% 的乙醇棉球擦洗并消毒耳郭，使胶布及贴压物易于贴牢。

3. 进行贴压

左手固定耳郭，右手持已粘好贴压物的胶布对准耳穴贴压好，亦可用血管钳（或镊子）夹持备好的贴压胶布置于耳穴上贴牢，按压片刻。

耳穴贴压时要稍加用力，注意刺激强度，并注意耳穴的方向性、向轮性和低凹性，以使耳郭有发热、胀痛感（即“得气”）等为度。一般情况下，儿童、孕妇、年老体弱、神经衰弱等患者，刺激手法应当比较轻一些。而急性病、实热征、体质强壮者，以及室外作业者耳郭增厚，皮肤粗糙，刺激的手法则应相应重一些。

4. 耳部疗法的疗程

每次贴压一侧耳穴，两耳轮流来，3~7 日即可更换 1 次，亦可双耳同时贴压。急性病可稍短，慢性病可稍长。每天患者可自行进行揉按 4~5 次，每次每个反射区 1~2 分钟。每 5 次为一个疗程，疗程间应当休息 3~4 天。

科学有序，方显神奇疗效

现在对于耳穴压豆的选取有很多种，像菜籽、谷粒、绿豆，也可用药物种子如莱菔子、王不留行，或用药丸如仁丹、六神丸、喉症丸等，或用磁珠等，近年来开始应用经过炮制加工的贴压物，注意根据个人的情况来选用不同功效的药物制作药丸，重视药效在局部的作用，如应用麝香、冰片、草决明、石菖蒲等炮制王不留行籽，用来贴压治疗近视眼，能使疗效显著增加。

科学有序，方显神奇疗效，谈了豆的选取，那么，耳穴压豆的操作程序、手法、疗程以及注意事项是怎样的呢?

1. 操作程序

耳穴的压豆具体的操作程序如下：

（1）探查耳穴，明确治疗用穴。

（2）擦洗并适当消毒耳部，使胶布及贴压物易于耳穴贴牢。

（3）将贴压物如王不留行籽等贴在胶布上，左手固定耳郭，右手持已粘好贴压物的胶布，对准穴位贴压好，也可用钳子或镊子夹持备好的贴压胶布，把胶布放在穴位上贴牢。如果选用绿豆做贴压物，可先把绿豆切成两截，或分成两瓣，选择适合大小的绿豆，以其粗糙面贴在胶布上，以绿豆的光滑面对准耳穴贴压。对耳轮、对耳轮上角可用绿豆瓣，耳甲腔、耳甲艇、三角窝、耳垂等处可用半个绿豆贴压。

2. 贴压手法

耳穴贴压时要稍施加压力，注意刺激强度，其强度应据病员具体情况而定。儿童、孕妇、年老体弱、神经衰弱等患者，用轻刺激手法为宜。急性病、实热证、体质强壮者，以及室外作业耳郭增厚，皮肤粗糙，就要用强刺激手法。一般用中等度刺激手法就可以达到效果。

贴压物要准确地贴在耳穴上，以“得气”，即贴后耳穴处有酸麻热胀痛等感觉为度；注意贴压耳穴的方向性，耳穴的向轮性和耳穴的低凹性；急性病症患者，予以施展手法在贴压处按摩数秒钟，直至症状缓解或减轻为止；贴压时要精力集中，细心体察贴压处的感觉，了解患者的感觉及病情变化情况，观察患者的精神、表情、气色、动作以及言语等情况。

3. 疗程

每贴压 1 次，可在耳穴上放置 3~7 天，急性病可短一些，慢性病可长一些，贴压期间自己要每日按压数次。每 5 次为一疗程，疗程间休息 3~5 天。

4. 注意事项

严格消毒，防止感染。耳朵是暴露在外，结构相对特殊，血液循环较差，非常容易感染，且感染后容易波及软骨，严重者甚至导致软骨坏死、萎缩而耳郭畸变。所以在日常的使用时，一旦感染，应立即采取相应措施，如局部红肿疼痛较轻，可涂点碘酒，每日 2~3 次左右；重者局部涂擦消炎抗菌类的软膏，并口服抗生素。

耳上有湿疹、溃疡、冻疮破溃等，不宜用贴压耳穴治疗。

有习惯性流产的孕妇禁用耳针治疗；妇女怀孕期间也应慎用，尤其不宜用子宫、卵巢、内分泌、肾等穴。

对年老体弱者、有严重器质性疾病者、高血压病者，治疗前应适当休息，治疗时手法要轻柔，刺激量不宜过大，以防意外。

对肢体活动障碍及扭伤的患者，在耳针留针期间，应配合适量的肢体活动和功能锻炼，有助于提高疗效。

贴压耳穴应注意防水，以免脱落。

夏天易出汗，贴压耳穴不宜过多，时间不宜过长，以防胶布潮湿或皮肤感染。

如对胶布过敏者，可用黏合纸代之。

根据不同病症采用相应的体位，如胆石症取右侧卧位，冠心病取正坐位，泌尿系结石取病则在上方的侧卧位等。

这些注意的事项在日常使用耳穴压豆的时候要尽量注意，而且要根据自身的情况作适当的调整，千万不要固守成规而影响治疗的效果。

5. 晕针

贴压耳穴也可能发生晕针，应注意预防并及时处理。总的来说晕针的原因一般是几种原因：精神紧张、惧痛；体质虚弱，过度疲劳；空腹、低血糖状态；刺激过强；取穴不当。

晕针轻度会出现头晕、目眩、胸闷不适，但呼吸脉搏仍正常。较严重的心慌难受，恶心欲吐，脸色苍白，汗出肢冷，脉搏变细。甚至可以全身厥冷，人汗淋漓，血压下降，脉微细欲绝，呈昏厥状态。

处理晕针是先让患者平卧休息，喝些热茶或糖水，消除紧张心理，片刻即可恢复。或者解开衣领裤带，冬季注意保暖。

所以对精神紧张的人，预先做好必要的解释工作，消除顾虑，刺激强度不宜过大。

“五禁五不禁”——耳穴压豆的独特规范

耳穴的压豆疗法是公认的最好的耳穴刺激的方法，在实际的应用中，人们已经总结出了对于耳穴压豆的一些技巧。除了经络的传统理论和现代的全息反射相结合以外，耳穴的压豆的作用范围已经非常广泛了。耳穴本身有一些独特的规范，综合起来就是“五禁五不禁”。

究竟什么是五禁？什么是五不禁呢？这都要从耳穴相对于传统的其他治疗方法，都有些什么区别。首先耳穴的应用是很广泛的，并没有非常局限的只针对一种疾病。另外耳穴的治疗方法不需要过多的器具，对于地点和时间也没有什么要求，普通的一些方法就截然不同了，治疗既要保证卫生，也要有固定的地点和时间来进行。所以耳穴的要求是比较独立的，有别于一般的方法，下面就详细地说明一下。

1. 五禁

五禁是指在进行耳穴压豆的时候需要禁止做的五类事情，虽然是要求不能做的事情，但是在具体操作的时候还是可以根据个人情况来调节一下。

“禁揉”，由于耳穴的压豆是要在具体的刺激反射点上作用，需要把药豆固定在局部，而且所有使用耳穴进行治疗的人都会说“只要有空闲就多按按”，这样长时间的就让人形成了一种错觉，自己可以随意地在留豆的地方按压，更加错误的就是大多数的人都把“按”这个动作等同于了“揉”。实际上在去按药豆的时候绝大多数的人也是用手指在那里揉。在这里要明确的是，耳穴的位置比较局限，因为耳部的反射区太过于丰富，导致耳穴的具体位置都集中在一个点上，所以经常会直接说耳朵上的反射点。那么问题就出来了，“揉”这个动作是和“按”有很大的区别的，作用在一个位置上就会产生不同的效果，所以实际上耳穴的压豆是不能去揉的。

“禁久”，为什么要说是“久”呢？还是一个误区的问题，绝大多数人都会认为，药豆就是在持续进行刺激，这样才产生了治疗的作用。那当然刺激的时间越久，作用也就越明显了。恰恰相反，由于所有的耳穴都是有双向调节的功能——过分的它可以刺激消除掉，而不足的它可以刺激补充。所以耳朵的压豆治疗，必须要遵循一定的作用时间，千万不要认为时间越长，效果就一定越好。

“禁不眠”“不眠”也是需要详细解释一下的，不眠并不等于真的不睡眠，而是指现代生活中非常常见的晚睡眠。因为随着夜生活的丰富，绝大多数人都不会很早就睡觉，这样就对耳穴的治疗产生了影响。为什么会这样说呢？肯定会有人问，“晚睡觉怎么会让耳穴的作用受影响呢？”实际上中医认为，过度的熬夜，会使身体出现紊乱，无论是阴阳，还是气血，所以身体就出现各种不适，在这个时候进行耳穴的治疗，往往会使治疗的效果发生扭曲，因为这时候人的身体本身就不是健康的。所以一定要规律的进行睡眠。

“禁少时”，有意思的是“禁少时”的意思是说耳穴的治疗通常需要药豆保留的耳朵上一定的时间，而相对于“禁久”中的一些人来讲，还有一部分人非常短的时间里就将贴在反射点上的药豆拿走了。这样就使得对反射点的刺激只持续了短短的一段时间，那效果就会大打折扣。所以如果选择通过耳穴来治疗的话，就一定要维持一段时间的作用，这样反射的效果才能真正地作用于身体的内脏。

“禁强刺激”，最后这个禁止出现的也是关于作用的问题，强刺激是现在在耳穴治疗中普遍存在的问题。因为越来越多没有经过专业培训的人，都去用耳穴给大家治疗，或者做养生保健的作用。可是由于没有很好的专业性，在确定耳穴的时候就出现了通过强烈的刺激，来代替穴位或反射点的定位不准确。那很多人也认为刺激的强度大一些没什么问题，所以这个有错误的现象并没有得到很好的纠正。于是在进行自我的耳穴压豆的时候，要重视反射点的定位，对于刺激的力度，把握适中的水平。

2. 五不禁

说完了“五禁”就要再说说“五不禁”，这“五不禁”实际上是对很多人不是非常了解耳穴的一种解释。耳穴的压豆对于要求并不很严格，像时间、地点、方式都比较随意。那么当然对于一些通常情况下禁止的事情，在耳朵的反射疗法中是并不严格限制的。

“不禁饮食”，很多的治疗过程中都会对饮食做一下限定，例如不要吃油腻，不要吃辛辣，或者不要吃刺激性过大的食物。这些都是避免日常的饮食对治疗产生了不良的影响，让作用的效果能够显现。而耳穴的刺激，做压豆的方法，不需要对饮食有任何的控制，因为这些反射区完全可以通过相互的作用，来使身体的消化功能达到一个良好的水平，而通过强制的规避饮食，只会是短暂的调理。

“不禁洗澡”，由于药豆是需要贴在耳朵上面的，而耳朵确实暴露在身体外部的，那就有一些人会担心，如果洗澡，甚至是每天洗澡会不会使药豆脱落，或者是影响到治疗的效果。其实完全不用担心，压药豆的方法不会对正常的生活产生任何的影响，不需要要求去调整哪些生活习惯，当然洗澡也是包括在其中的。

“不禁时间”，这里所说的时间是指压药豆的时间，有很多的治疗方法需要在早晨进行，而有一些需要在饭后进行，相比而言，耳朵的压豆方法可以任何时间进行，即使是在夜晚也没关系。所以只要需要用耳穴来治疗，那么就立刻拿出药豆，选好穴位和反射点，直接贴好就可以了。

“不禁年龄”，每个人都知道一些药物是需要有年龄或者性别的调整，不同年龄的人，是否可以服用，服用多大的量，都是不一样的。而耳穴属于反射区的原理，自身就是一个尺度，完全没有必要再用年龄等条件来限定，只要根据个人的情况就可以了。

“不禁材料”，实际上所有大小合适的物品都可以贴在反射点上，当然有药物作用的更好。这也造就了耳穴反射区疗法的方法多样，并不是只能一种东西作为贴压的媒介。只不过在使用中，一般都会以王不留行籽来刺激，因为这种药籽大小适合，还会有药物的作用，非常适合做耳穴的贴压。

掌握了这五禁五不禁，只是需要在进行耳穴的压豆疗法时，多多注意一些细节，使效果更加明显，起效也就能时间更短。不管是禁止的还是不禁止的，都不仅仅局限在五个方面，也可能是十禁、十不禁，最重要的原则实际上是需要根据个人的情况做一定的调整来保证反射的正确有效。

小事不糊涂——耳部疗法注意事项

所谓“健康在于细节”，虽然我们的耳朵很小，但它却关系着全身健康的大问题，一点一滴都马虎不得。一般来说，进行耳穴疗法，我们应当注意以下事项：

（1）在进行耳疗的时候，力度一定要把握好，不要搓破耳部皮肤。另外，在进行完耳穴疗法之后，患者千万别再揉搓，以免搓破耳部皮肤，造成细菌感染。

（2）在进行耳疗过程中，如果疼痛比较严重，则只要局部稍放松一下胶布或移动位置就可以了。

（3）孕妇在进行耳疗时，最好用轻刺激手法，习惯性流产者尤应慎用，一般避免应用子宫、盆腔等耳穴。

（4）在进行耳疗时，耳穴一次不宜选用过多，一般以 3~8 个比较合适。

（5）防止胶布潮湿和污染，避免贴压物贴敷张力低和皮肤感染。对氧化锌胶布过敏者，可改用其他膏药贴压，同时配合刺激肾上腺、风溪等耳穴。

（6）由于夏季多汗，所以耳疗的时间不宜过长。

（7）耳郭有冻疮、炎症时不宜进行耳穴疗法。

这些状况不必害怕——耳疗法常见反应

我们的耳朵有着丰富的神经血管，又是经络之气汇聚的场所，故在耳朵上给予各种不同的刺激，均能导致全身或局部出现各种不同的反应。这些反应的产生常与患者经络的敏感性、机体的反应性有着密切的关系，属于治病过程中的正常反应，因此我们不必过于担心。常见的反应有下述几种：

1. 耳部反应

多数耳穴有痛、酸、麻、胀、凉等感觉。刺激后局部或整个耳郭可见到充血、发热，属于“得气”反应，多数得气后疗效较好。个别敏感性患者，刺激耳穴后，耳朵呈现一种弥漫性无菌性的红肿现象，通常无需进行处理，停止治疗或休息数日可自行消肿。

2. 患部反应

当刺激耳穴相应部位后，机体的相应患部或内脏可出现热流、舒适之感觉，有的患部肌肉出现不自主的跳动。

3. 全身反应

接受耳穴治疗的患者，有些会反映精力旺盛、抵抗力增加。即达到了调整“精、气、神”的作用。

4. 经络反应

刺激耳穴后，部分病例呈现与体表十二经络相同的放射循行路线，沿着经络方向有酸、麻、蚁行感等。出现经络放射感应者，往往收效较速，疗效显著。

5. 迟钝反应

少数患者耳郭的病理性敏感点匮乏或无反应。治疗无得气感，这类患者的治疗效果差，不宜用此法。垂危患者亦出现这种现象，双耳用耳穴探测仪检查时毫无反应，故耳穴疗法只作辅助。

6. 延缓反应

治疗即时或疗程结束时，临床疗效不佳或无效。在停止治疗后，却见症状有好转或显著改善。

7. “闪电”反应

刺激某一耳穴时，患部或内脏某一症状似按电铃式接通线路的感觉，症状即刻获得缓解甚至消失。

8. 连锁反应

用耳穴按压治疗患者某一病症时，往往使其他一些病症同时获得痊愈或缓解。

9. 适应反应

部分患者在长期治疗中，开始效果较好，但后来逐渐对刺激产生了适应性，疗效停滞不前。因此，疗程需要间隔数天或更长一些时间，继续治疗达到一定强度时才好转。

另外，在治疗过程中，可能会出现反作用，原有症状不仅没有改善，反而加重，这可能是由于患者的精神紧张，治疗中取穴过多，刺激过强等因素诱发，这种反应一般属一时性反射性变化，稍加调整和适应后即可消失，大部分患者仍可继续治疗。但是，如果这种反应持续出现，则应停止治疗或更换其他刺激方法。

第五章

小方法，大智慧——简易耳部按摩法

按摩是对自身非常好的保健方法，对于耳朵的作用就更加明显了，所以每天都做一做耳朵的局部按摩好处非常多，既能祛病，还可以使身体保持健康的状态，当然更能延缓衰老。

耳部按摩要讲究方法和程序

耳部按摩法是指在耳郭不同部位用手进行按摩、提捏、点掐以防治疾病的方法，常用的方法有自身耳郭按摩法和耳郭穴位按摩法。

（1）自身耳郭按摩法包括全耳按摩、手摩耳轮和提捏耳垂：全耳按摩，是用两手掌心依次按摩耳郭腹背两侧至耳郭充血发热为止；手摩耳轮，是两手握空拳，以拇食两指沿着外耳轮上下来回按摩至耳轮充血发热为止；提捏耳垂，是用两手由轻到重提捏耳垂 3~5 分钟以上，可用于多种疾病的辅助治疗和养生保健。

（2）耳郭穴位按摩法是用压力棒点压或揉按耳穴，也可将拇指对准耳穴，食指对准与耳穴相对应的耳背侧，拇食两指同时掐按。此法可用于耳针疗法的各种适应证。

如果能按照一定的次序来进行规律的按摩，那无论是预防的效果还是治疗的效果，都能从身体各个部位强烈的感受得到。具体的程序是怎样的呢？我们来看一看：

1. 揉耳垂，健脑养颜

耳垂一带，也就是对应人体头面区的部位，集中在这一区域的耳穴与人的头脑、面颊关系密切，经常按揉耳垂，可以美容养颜、醒神健脑。

揉耳垂的操作方法：将食指和中指并拢，塞入耳腔，拇指放在耳垂后面，3 个指头尽量将头面区全部捏住，进行揉动。食指和中指不动，拇指做搓揉动作，先顺时针揉 50 次，再逆时针揉 50 次。揉完以后，再把耳垂往下拉一拉。揉耳垂，要坚持做效果才会好。

2. 掏耳窝，调和五脏

耳窝就是耳朵的中心区，五脏六腑对应的耳穴都在耳窝里，要调和五脏，就得对耳窝里的各个点进行刺激。耳窝不容易搓揉，所以要用手指掏。具体做法：把食指或中指的指甲剪掉，放进耳窝里，用力来回掏，争取让手指触及耳窝的每一处，每天一共掏 100 次。

3. 揉外缘，强健四肢

耳郭外缘，也就是肢体区，这一带的耳穴主要对应于人的四肢。其实，平时我们如果稍加留心就会发现：肢体健壮而敏捷的人，耳郭外缘比较宽大；肢体瘦小的人，耳郭外缘就相对窄小。长期揉耳郭外缘，可以使四肢强健。

具体做法：用拇指的全部和食指的大部分夹住耳朵外缘，来回搓揉，每天 100 次。

4. 捏三角，滋阴补肾

捏三角，就是捏耳朵上的三角区，这一区域集中了泌尿生殖系统的许多穴，还有交感、神门这两大要穴。捏这个区域，可以滋阴补肾，还能调整体内植物神经，调节排泄机能。

具体操作方法：食指和中指托住三角区的背面，拇指按在三角区上，捏紧，食指和中指不动，拇指做搓揉动作，先顺时针搓揉50次，再逆时针搓揉50次。

5. 摩耳背，调畅气血

耳背上有一条沟，它对应的是人的脊背，也有医生把这条沟叫作“降压沟”。摩耳背的作用相当于捏脊，可以调畅全身的气血。捏脊一般需要一定的技术水平，而且需要别人的辅助，而摩耳背自己操作就可以轻松完成一样的效果。

具体做法：食指和中指塞进耳窝，从反面托住降压沟，拇指指腹沿着降压沟从上往下摩擦，每天摩擦100次。

6. 搓全耳，通达全身

在对耳朵的各个区域进行了一遍按摩之后，还要搓一次全耳。这是一个对整个耳部的提纲挈领的按摩，能通达全身，让气血流注更加顺畅。

具体做法：每天用手掌搓耳朵，前后搓50次，再上下搓50次。

上面这一套动作，坚持每天早晚各做一次。做完以后，还要根据自己的体质，确定一个重点动作，再做一遍。打个比方，经常失眠、头脑昏沉、学习或工作效率不高，就要把重点放在耳垂一带；如果四肢瘦弱无力，就要把重点放在耳朵的边缘；如果年纪比较大体质弱，就要把重点放在捏三角上；如果有胸闷、烦躁的症状，或有心脑血管方面的问题，就要把摩耳背作为重点。

这套动作做完之后，觉得耳朵发烫，浑身充满暖意，手上也微微出汗。这就是最佳的效果，全身的气血、经络和脏腑都得到了一次锻炼和清洗，身体又如何不是在一种健康愉悦的状态呢。

有人做过一个调查，发现80岁以上的长寿老人中，很多人耳朵都很大，而且耳垂很长。从医学的角度看，耳朵大意味着肾气旺，先天禀赋好，耳垂长意味着头脑健康。当然，这并不是说耳朵小的人就一定不健康、不聪明。但不管怎么说，揉耳朵绝对有利于耳朵上气血的循环，能够刺激耳朵上的穴位，是养生健身的捷径。我们平时这样坚持搓下去，寿命是会越搓越长的！

如果在进行按摩耳朵的过程中，发现有几个部位揉上去很疼，那可要留心一点儿了，这些就是耳朵给身体的信号。对于健康的朋友来说，这是有了病还没暴露，身体在进行调整；对于身体不是很好的朋友来说，这也是疾病藏在您耳朵上的解药。这样取的耳穴，甚至比专业医生选取的穴位还要准确有用得多！不必管这个疼点叫什么穴，也不用管它对应什么部位，压上去很痛，那就盯紧他！这样的穴位重点记住，在完成整套动作后，再适当按一按、揉一揉，或者掐一掐，对身体都是有百益而无一害的。

简简单单的耳部按摩养生操

在按摩方面耳朵的保健操有很多。早在两晋南北朝时期，道教盛行，追求长生成仙，其中的养生思想和实践，对养生医学有所裨益，道家比喻人体精、气、神为内三宝，耳、目、口为外三宝，于是特别重视对外三宝之一的耳郭进行按摩，作为养生祛病的重要方法。此法最早见于公元4世纪道家许逊著的《灵剑子引导子午记》，其中介绍的“营治城郭法”即是按摩耳郭法。此后，《诸病源候论》《外台秘要》《圣济总录》《普济方》《杂病源流犀烛》《遵生八笺》等书均相引述，《东医宝鉴》还将此法介绍到朝鲜。

养生的灵丹妙药，耳朵上最多。当然揉耳朵就非常有利于耳朵上气血的循环，能够刺激耳朵上的穴位，这是养生健身的捷径。清朝的乾隆皇帝算是古代寿命最长的皇帝了，他的养生方法之一就是每天早上起来搓耳朵。只要平时这样坚持搓下去，寿命是会越搓越长的！

如果了解了耳穴的作用，并能很熟练地找到耳穴的位置，通常都会有这样的疑问：“耳穴疗法很管用，但是每次都会在耳朵上取穴很多，自己压耳穴，即使是对着镜子也不太方便。”

那究竟有没有一个简单的方法，能够让人更方便的掌握耳穴的治疗，并且在举手投足之间就能完成治疗的作用，作为养生保健的功能也变得轻松随意。下面就来一步步的了解这些耳部按摩养生操。

（1）提拉耳尖法：用双手拇食指捏耳上部，先揉捏此处，然后再往上提揪，直至该处充血发热，每回15~20次，此处的穴位有神门、盆腔、内外生殖器、足部踝膝胯关节以及肝阳穴风溪穴等。

（2）上下按摩耳轮，并向外拉：以拇食二指沿耳轮上下来回按压揉捏耳轮，使之发热发烫，然后再向外拉耳朵15~20次，耳轮处主要有颈椎、腰椎、胸椎、腰骶椎、肩肘等穴的反应区。

（3）下拉耳垂法：先将耳垂揉捏搓热，然后再向下拉耳垂15~20次，使之发热发烫，耳垂处的穴位有头、额、眼、舌、牙、面颊等穴。

（4）按压耳窝：先按压外耳道开口边的凹陷处，此部位有心、肺、气管、三焦等穴，按压15~20下，直至此处明显的发热发烫，然后再按压上边凹陷处，此部位有脾、胃、肝胆、大肠、小肠、肾、膀胱等穴，同样来回摩擦按压15~20次。

刚才介绍的耳部四种按摩手法，基本上将耳部各处都按摩到了，按摩的程度一定要有发热发烫的感觉，这样就明显地促进了耳部的血液循环，这种治疗的信息就会通过体内的传导经络传导到相应的脏腑，改善相应脏腑的功能，起到治病和保健的作用。

第五步是用食指和中指延着下耳根向上耳根推，中指放在耳前，食指放在耳后，二手指都要用劲向上推，推40~50次，推后不但耳部发热，面部头部都有明显的发热的感觉，这对健脑治疗头痛头昏神经衰弱耳鸣等等都有非常好的疗效而且还有明显的美容效果，爱美的女士你不妨试试看，按照这种方法按摩耳部后再用劲的推耳根的前后，一套操做下来，最多10分钟的时间，面部明显的有发热发烫的感觉，当面部的血液循环明显增加后，自然带给面部肌肤充足的营养，同时也增强了代谢产物的排出。经常的按摩，就会看到面部越来越富有光泽和弹性。

最后再用十指干梳头，可以刺激头部的经络，增加脑部的血液循环，降低血压，有效的治疗和预防脑动脉硬化脑血栓的发生，每次手梳头的次数也不应少于30~40次。

刚才介绍的是一套简单的耳部按摩操，可以在睡觉之前和起床之后坐在床上每天做两次，方法很简单，却起到了全身保健治病的效果。这套按摩操，不仅能增强耳朵的听力和平衡作用，而且能起到养生保健作用。特别是坚持耳部的按摩可以起到补肾固肾及补气治疗气虚的保健功效，对老年人的肾虚尿频夜尿多前列腺炎及患有阳痿的病人，只要长期坚持对耳部的按摩，几个月后都可以见到明显的效果；对孩子的遗尿症哮喘及体弱多病的孩子，家长每晚在孩子睡觉前给孩子按摩双耳，可以治疗这些疾病，并能增强孩子的体质，这一治疗方法需要家长要有耐心，坚持半年一年，您一定会看到您的孩子身体慢慢地强壮起来。

下面再介绍第二套耳部按摩操，方法同样很简单，不过步骤更为简练：

（1）揉耳郭：将两手掌搓热，用两手掌的掌心对准耳郭轻轻揉搓，先上下揉，再前后揉，最好转圈揉，直到局部发红发热为止。

（2）拉耳垂：两手拇指、食指捏住两耳垂，轻轻牵拉，先向上下牵拉50下，再向前后牵拉50下。

（3）钻耳孔：两手的小手指分别插入两耳外耳道，顺时针旋转，像钻头钻东西一样，连续钻50下。

（4）按耳屏：两手食指按压住耳孔前面的耳屏，一按一松，使外界的气体对鼓膜产生按摩作用，连续按压50下。

（5）推耳背：两手四指并拢托住耳朵后背，轻轻向前推，使耳郭盖住耳孔，然后松开，如此反复推耳背50下。

现在的上班族身心压力大，经常头痛脑热、腰酸背疼，但是由于忙于工作，四处奔波，无暇顾及自己的健康，下面就介绍一套专为上班族而设的耳部按摩养生操。可别小看这套操，这可是跟清代的长寿皇帝乾隆学来的。

首先是摩擦耳郭。以掌心前后摩擦耳郭正反面10余次，这样可以疏通经络、振奋脏腑，对全身起到保健作用。然后，用拇指、食指上下摩擦耳轮部10余次。别看方法简单，对于缓解上班族常见的颈、肩、腰、腿痛，以及头痛、头晕很有效果。

摩擦完毕，该上下提拉耳朵了。用拇指、食指先向上提拉耳顶端10余次，此法对情绪急躁或身有病痛的人有镇静、止痛、退热、清脑的功效。再用拇指、食指夹捏耳垂部向下再向外揪拉，并摩擦耳垂10余次，可防治头晕、眼花、近视、耳鸣、痤疮、黄褐斑等症，是美容要法。

最后，再对全耳进行一次“总动员”：用食指指腹自耳部三角窝开始摩擦耳甲艇、耳甲腔各10余次，使之发热，这一手法对内脏有很好的保健作用。

在工作间隙，或上下班途中，将耳朵揉一揉、拉一拉，每天只需花几分钟，不仅可减轻身体的不适症状，还能使人神清气爽、精神振奋、疲劳消除。精神好了，体力好了，也有助于提高工作效率，这可是工作保健两不误。

耳部按摩有禁忌，6种情况要注意

耳部的按摩一般都是比较安全的，没有绝对禁忌证，但在下列几种情况下应予以注意。

（1）严重的心脏病者不宜使用，更不宜采用强刺激。

（2）患有严重器质性疾病及伴有高度贫血者不宜过强的刺激。

（3）外耳患有显著的炎症，如湿疹、溃疡、冻疮破溃等情况暂不宜按摩。

（4）戴耳环者，应在取下耳环后再行按摩，以免发生损伤。

（5）妇女怀孕期间，按摩应慎用，手法和力度都要一定程度的减轻。有习惯性流产史的孕妇就要做到忌用。

（6）妇女月经期内，不宜按摩，虽然此时按摩大多是对身体有不利影响，但也有经期缩短或月经骤停，一般下月来潮即自行恢复，可以继续治疗，由于对耳部刺激有了适应性，月经常不再受影响。子宫功能性出血、痛经患者行经期内治疗，同样有治疗作用。这也说明，耳部按摩的禁忌证虽应注意，但并不是绝对不变的，它与机体当时的机能状态有着密切的关系。

不可不知的耳部日常保健

耳部按摩的各种作用都已经了解之后，我们就应该逐渐养成对耳部做日常保健的习惯，否则，前面所做的按摩不就成了无用功？只有改正不好的习惯，使耳部按摩与日常保健不可偏废其一，双管齐下，治病保健的效果才能更好、更持久。

1. 保持良好的精神状态

当人情绪激动或着急之后，人的肾上腺素分泌增加，可使内耳小动脉血管发生痉挛，小血管内血流缓慢，造成内耳供氧不足，导致突发性耳聋。

2. 养成科学的饮食习惯

多食含锌、铁、钙丰富的食物，可减少微量元素的缺乏，从而有助于扩张微血管，改善内耳的血液供应，防止听力减退。

3. 避免长时间接触高分贝噪音

长时间接触高分贝的噪音会损害听觉细胞，损伤内耳，从而导致噪音性耳聋。工厂的噪音会导致职业性的噪音性耳聋，卡拉OK等噪音很大的娱乐场所应尽量不去。另外也应避免长时间听耳塞，否则会引起听力减退。

4. 不要经常掏耳朵

掏耳朵时如果用力不当容易引起外耳道损伤、感染，导致外耳道疖肿、发炎、溃烂。掏耳朵时，稍不注意，掏耳勺还会伤及鼓膜或听小骨，造成鼓膜穿孔，影响听力。

5. 积极治疗有影响的疾病

例如高血压、高血脂、脑动脉硬化及糖尿病等疾病，这类疾病可能会引起耳朵的病变。这是因为，这些疾病可以影响耳部的供血，耳朵没有营养，功能自然就会受到影响。

6. 戒烟忌酒

香烟中的尼古丁及慢性酒精中毒，可直接损害听骨、听神经细胞及神经中枢。烟酒均可诱发脑血管的舒缩功能紊乱，造成耳内供血不足，诱发听力下降。

7. 慎用药物

很多药物都是有毒性反应的，所以在使用时一定要慎重，常见的有损听神经的毒性药物有：链霉素、庆大霉素、卡那霉素、新霉素等。水杨酸类的制剂也应慎用。由于老年人肝肾功能减弱，代谢减慢，这些药物老年人更应该注意使用。另外，还有些药物一起使用时，会使不良反应增强，这点也应注意。如果您不清楚药物有什么不良反应，或者不清楚它和别的药物一起使用有没有什么问题，那么您在使用前一定要仔细阅读说明书，或向医师、药师咨询。

8. 坚持体育锻炼

要坚持加强体育锻炼，如经常跑步、快走等，这样可以增强周身血液运行，从而改善内耳的营养供应。锻炼最好从年轻的时候就开始，并要长期坚持下去，不要三天打鱼，两天晒网。

9. 多做耳部按摩

平时的时候应该多做一些耳穴的按摩法。因为按摩可促进内耳血液循环，这样既能减少对耳朵的损伤，还能帮助提高双耳的功能，也能对全身起到保健的作用。

具体是在耳郭不同部位进行按摩、提捏的一种治疗方法。这种方法自古代就有应用，古今养生家都把这看作为一种重要的养生保健措施。坚持每天早晚长期按摩耳郭，可以激发精气，疏通经络，促进血行，祛病延年，具有确实的保健作用。

按摩的时候应注意几点：按摩用力要由轻到重，用力均匀，快慢适中，以感觉舒适为度；按摩时要精力集中，意到力到气到；耳郭如有炎症或有严重冻伤时，不宜用此法。

耳朵同样需要排毒

听力丧失是逐步的。听觉器官中的废物累积，黏着在一起，渐渐地阻塞声音的传递，导致耳朵听力的减弱。

当你的内耳中没有垃圾时，通过耳鼓它会接受到更多的振动，你将敏锐地听到声音。但当垃圾覆盖了你的耳膜时，废物堵塞了你的内耳并变成废物坑，你将遭受听觉消失的痛苦状态。

为解除这个听觉威胁，应清洗堵塞你的耳膜和耳液的垃圾。

如果你吃大量的精微的碳水化合物（糖和淀粉），将引起你血糖的快速上升。一段时间后，血糖降低，它将产生一种升降胰岛素，可使你的听觉产生反弹。

用这种排毒方法，你应及时清洗你的耳朵，并为你的耳朵注入能量以得到良好听力。

维生素 A 可用于滋养和保护组成内耳听觉的神经；维生素 C 可用于清除废物，清洗耳膜，将垃圾从你的内耳清洗出去，并清洗干净微小的毛发。

少用耳机保护耳朵

长时间戴耳机，不但会造成听力减退还会造成注意力不集中和记忆力减退，弄不好还会发生意外。

有很多青少年爱戴耳机听音乐，有的还边走边听，其实常戴耳机听音乐对健康不利：

第一，易造成听觉疲劳：微型录放机耳机的音量输出通常有 85 分贝左右，甚至高达 120 分贝。这样的音量对听神经有极大的刺激，长时间收听会导致听力减退，严重的会出现神经衰弱症。特别是耳机塞住外耳道，高音量的音频声压直接进入耳内传到鼓膜上，毫无缓冲，把听神经刺激得异常兴奋，极易造成听觉疲劳。

第二，容易造成心理障碍：噪音使人感到头昏脑涨，久而久之，就会造成注意力不集中，思维和反应的敏感度下降和记忆力减退，有的还会出现烦躁不安、缺乏耐心等异常心理。

第三，易发生意外：戴耳机听音乐，由于注意力集中在音乐上，再加之堵住耳道，对外界的听力几乎没有了，很容易发生类似车祸的人身伤害。

当戴耳机听音乐时，最好注意下面几个问题：

（1）每听半个小时后，取下耳机休息一会儿。

（2）尽量把声音开关调小，以免过分刺激耳朵，影响听力。

（3）骑车、乘车、走路时最好不要戴耳机听音乐，以免造成交通事故。

（4）上课、写作业时不要听音乐，以免影响学习。

保护听力是大事，音量适中才相宜，耳机不要长久戴，身体健康又惬意。

许多人没有意识到劣质耳机对身体的伤害有多大，认为花那么多钱买一个耳机不值，花几块钱照样能听音乐，这种想法正好让制造和销售劣质耳机的人钻了空子。

劣质耳机的高音区是听力健康的杀手锏，过于尖锐的高音很容易在瞬间使你的听力过度疲劳，这比劣质低音的摧残速度要快很多。许多人的听力在年轻的时候就开始衰退，很大一部分原因是受过多刺耳高频的袭击。如果长此以往，最严重的后果可能是失去听觉。

一个比较惊人的情况是：有许多高价耳机，它们的声音仍然会对你的听力和身心健康造成伤害，最普遍的情况便是过于强烈的低音。

怎样才能买到优质的耳机呢？

鉴别耳机最简单的方法便是：听 10~15 分钟，如果耳朵有胀痛感，头晕晕的，并且伴有轻微恶心感，那么这款耳机很可能是劣质产品。

原装耳机在听的时候效果会非常好，没有杂音，高中低音表现特别不错；而假货耳机一般听上去声音比较单薄，像是立体声广播一样，没有低音。甚至有的时候会出现“吱吱”的杂声，或是一个音量大一个音量小的情况。所以如果你购买的产品出现上面这些问题，那么该耳机多半就是有问题的。

第四篇

“手”护健康——手部是人体最敏感的药田

第一章

手是百药齐全的全息元

人体的各个组织器官在我们的手上都有它的缩影，当身体出现不舒服的时候，我们只要伸出双手，找到对应的全息元，就可以在这片百药齐全的药田里采药治病，用我们自己的双手来守护健康。

手是人体的缩影

在人体上有很多局部都是自身的一个缩影，手也是其中之一。由于手部神经血管分布的很丰富，并且可以找到相应脏腑的反射区，因此我们说手是人体的缩影是名副其实的。通过对手进行按摩理疗，可以保持经络通畅，调节机体的阴阳平衡，促进血液循环，从而达到保健治病的目的。

我们拿第二掌骨掌侧反射区为例子，在第二掌骨的背侧靠近大拇指的那一片区域里，又包含了与头、面、上肢、肺、肝、胃、十二指肠、肾、腰、下腹、腿和足相对应的十二个反射点。我们的食指指尖部位连接到胆经和肝经，在食指指甲旁0.1寸桡侧的部位是手阳明大肠经的井穴——商阳穴的位置，在食指的第一指关节与第二指关节之间又有大肠的反射点，在食指的第二指关节与第三指关节桡侧的连接处又有前额的反射区，在食指的掌指关节两侧又有多梦和失眠的反射区，再往下就是连接肩部、胸膈等部位。小小的一根食指周围就有这么多反射区、反射点，能联系到这么多脏腑，那么以小见大，整个手掌、手背则会更加全面、详尽地反映人体的状况。

俗话说“心灵手巧”，大脑是人体的最高指挥官，手受到大脑的指挥而从事一系列活动，然而在生产活动中所产生的经验和知识又是通过手回馈给大脑的。因此，手与脑是彼此协调、促进而共同发展的。手以神经和经络来联络大脑，大脑对获得的信息进行分析，然后再传递到相应的内脏器官或组织，从而调整身体机能的平衡。

手部聚集着经络的起点和终点。经络是手和内脏之间直接联络的渠道及内脏传递信息的媒介，是人体一种特殊的物质通道。手上有六条经脉，它们分别是：

手三阴：太阴肺经、厥阴心包经、少阴心经。

手三阳：阳明大肠经、少阳三焦经、太阳小肠经。

相对应6条经脉，有6个始末“井穴”在手指部位，是淋巴液涌流的“玄关”，也就相当于门口，起名叫“井穴”。

下面，为大家介绍一下这6个神奇的“井穴”：

少商穴：属于手太阴肺经，位于拇指指甲边。肺经与肺、支气管等呼吸系统功能有关，如感冒、哮喘、支气管炎等症状时，在此处有压痛感。左手指“少商”有压痛，系左侧肺部有异常，如右侧“少商”压痛，右侧肺部有异常。

商阳穴：属于手阳明大肠经，位于食指指甲边。大肠经的作用主要控制大肠功能，如患消化不良，胃肠功能失调在商阳穴区有压痛。

中冲穴：属于手厥阴心包经，位于中指指甲边。中冲穴使心包经与心脏的功能相互关联，还控制整个循环系统的功能。从中医理论上来说，心与小肠相表里，因此，心包经对小肠也有一定作用，如有意外刺激引起腹泻时，中指也会有压痛感。

关冲穴：属于手少阳三焦经，位于无名指指甲边。三焦经的主要作用是调整内脏机能、水液代谢的平衡，如果三焦经失调，会造成大小便、体内水液代谢失常以及体温调解失衡，使人感到排便不畅，表现在小便上就是多尿或者少尿或者尿频、尿急、尿不尽等症状。

少冲穴：属于手少阴心经，位于小指桡侧指甲边。心经与心脏及血液循环系统有直接关系，因受到意外刺激引起内脏不调，多半和心经有关，这个时候，小指的少冲穴部位就会有明显的压痛。

少泽穴：属于手太阳小肠经，位于小指指甲边尺侧，与少冲相对应位置。小肠经主要与小肠泌别清浊功能相互关联，所谓的泌别清浊功能，就是说小肠在正常情况下会将人体所需要的水液和食物分开，并将日常所摄入的水分和食物中废弃的部分传导给膀胱和大肠，之后排出体外；但是泌别清浊功能失常了，就会导致水液和食物不按照正规的渠道消化和排出，再说明白点，就是该到膀胱的水液跑去大肠了，因此，就会出现大便稀而且小便少的情况。如果您有拉稀便而且小便反而不多的情况，这就是小肠的泌别清浊功能出了问题，在小指的少泽穴部位就会有明显的压痛。

“双手”为我们拉响警报

人体各器官中，只有手上分布的神经最多，约60万条，并且最集中。神经在身体里组成许多四通八达的神经网络，承担了为大脑输送各种信息的职能。而这一切信息又都集中在手上，汇集成网，听命于大脑的安排、指挥。

事实上，手对内脏异常反应是最敏感、最快的，甚至可以说有先知的作用。比如：人在感到胸闷、心慌以前，手上已经有了预示着发病的“信号”了。这一点用肉眼可以清晰地看到，就像手心出汗，就是心脏发病或者说心胸部位有隐患的信号之一，在中医上来讲，“汗为心之液”，心脏病发作之前，人体会预先做出一个警告，就是会表现为“汗出”；看到这，您肯定会觉得片面，也许您会说我经常出汗、心电图却很正常，看不出一点心脏有毛病的迹象，这个怎么解释？其实啊，您有没有想过您为什么经常出汗？从中医角度上来讲，经常出汗是因为身体阳虚（当然了，盗汗是阴虚的表现，在这里，只用阳虚自汗来解释一下机理），阳气最主要的功能是温暖我们的身体，鼓动气血的运行，心脏之所以能够正常地跳动，全是依靠阳气的作用，经常自汗就是说明您的阳气在不知不觉地亏虚，凡事都有个度，没到一定程度的时候是不会影响到心脏的正常功能的，因此，您就感受不到心脏有什么不舒服，心电图自然也会正常。但是如果时间一长，阳气亏虚到一定程度的时候，您就会感受到心胸区域的不适，但是到那时可就晚了。中医经常有一句话讲“上医治未病”，意思就是未病先防，我们为什么非要等到疾病发生了才去治疗它、重视它？我们的双手能够为我们鸣响警报，我们只要稍加注意就能尽早发现，尽早采取措施。

还有，维生素 A 缺乏者，手足部皮肤粗糙、角质层粗糙化；元素锌缺乏时，手指尖可出现糜烂、脱屑等；头脑血液循环不良时，可在指甲部出现黑红色的瘀斑；胃肠功能不好的人，食指的半月甲呈现粉红色；肝功能有问题的人，指甲常常嵌入肉里或者呈勺形；便秘者张开五指，就会感觉到食指靠近指蹼根部会有疼痛感。因此，我们可以通过经常活动双手和按摩双手以起到防病治病和保健的作用。

举这些例子，就是想告诉您，我们自己的手能够比那些医疗诊断器材要能更早地发现身体的异常，这是手所具有的无可比拟的优越性。

如何从手部药田取药

手部是人体对外界世界接触运用最为频繁的部位，手部对外界触觉的冷暖等均有较为精细而敏感的反映。因此，手部的大药如果被科学地运用，将对于人体健康有着相当重要的意义。

人体是自然界一个统一的有机整体，五脏六腑、四肢百骸等各司其职，有着不同的生理功能，共同维持着人体的基本生命活动。根据传统中医学的整体理论、经络学说，脏腑、组织、器官的生理功能以及病理变化都能反映到手部。手部有着异常丰富的反射区和经络穴位。

人体十二条经脉中，有六条经络就是直接到达手指端，通过经络的表里络属、循行交接，人体气血在经络中循环无端，这就使手部通过“内属于脏腑，外络于肢节”的经络系统与人体的四肢百骸、脏腑器官有机地联为一体。因此，从手部的皮肤纹理、色泽、形态就可以辨病，指压按摩手部的穴位同样也可以通过经络等联系调节相应的脏腑、组织和器官，使疾病得以康复。现代的医学的神经体液理论、全息学理论等也揭示了手部按摩法治疗疾病的机理所在。

在日常生活中，当你感到腹痛时，一定会下意识地用手揉摸或攥拳头；当你感到胸口痛时，也会抚弄胸部或掐手指；在牙痛时，用手托颊部或者掐虎口处；头痛时用手叩击头颅部。这些手部动作的实质是人体进行自我保护的本能行为，也就是说，当人体给脑发送来内脏不良“情报”时，唯有手对这种“情报”最敏感，最先采取行动，因而，手对于人体病患部的安危就有重要责任，可以说起到了监督、防治的作用。

比如，双手经常摩擦按揉，可以改善局部血液的微循环从而达到改善全身血压循环的目的。手部按摩可以防治脑动脉硬化、降低血脂，可以使消化系统保持通畅；如果经常按摩双手的大小鱼际可以宣肺止咳、调肝明目、健脾和胃、促进心脏功能正常；经常按揉五指则可以使四肢灵活，双脚活动自如；经常摩擦手背可以改善脊柱的功能，还可以镇静安神，消除紧张情绪，放松全身肌肉，降低血压；按揉中渚穴可以治疗头痛、眩晕；经常按摩肺、支气管反射区，可以防治肺部疾病与支气管疾病。灵活的双手是人们智力发达的水准，即所谓“心灵手巧”。双手经常摩擦按揉可以激发大脑的潜能、增加智力。

从手部药田取药其实并不难，只要您能找准内脏与手部相对应的反射区，然后施以按摩手法就可以了。这时候，您该说了，我怎么能知道内脏相对应的手部反射区位置在哪儿呢？我又不是学医的……别急，下面就为您介绍手部与各器官、内脏的相应反射区。您只要按图索骥，一定就能找到您想要的药田。

第二章

细究我们的手部反射区

在上一章已经讲述了人体双手与全身各脏腑、组织、器官有着密切的联系，双手确实能反映某些脏腑、组织和器官的病理变化，按摩双手某些穴位或反射区确实能防治疾病，提高人体的健康水平。下面让我们来仔细看看双手的手掌反射区、掌指反射区、手背反射区、各手指反射区以及各自的功能。

手掌上的反射区

手掌上的反射区应该是我们重点应该了解的部分，这是因为这里的反射区有很多，人体上重要的部分几乎都可以在这里找到相对应的区域。因此，如果身体有什么不舒服的话，可以参照手掌反射区的图片，找到相应的位置，加以按摩，就可以达到治疗的作用。

1. 大脑（头部）

定位：双手掌侧，十指末节螺纹面均为大脑反射区。

主治：头痛、头晕。头昏、失眠、高血压、中风、脑血管病变，神经衰弱等。

2. 额窦

定位：位于双手掌面，十指顶端约1厘米范围内。左额窦反射区在左手上。

主治：前头痛、头顶痛、头晕、失眠及眼、耳、鼻、鼻窦等疾患。

3. 小脑、脑干

定位：位于双手掌侧，拇指指腹尺侧面，即拇指指末节指骨体近心端1/2尺侧缘。左侧小脑，脑干反射区在右手，右侧小脑，脑干反射区在左手。

主治：头痛、眩晕，失眠，记忆力减退、震颤麻痹等。

4. 垂体

定位：位于双手拇指指腹中央，在大脑反射区深处。

主治：各种内分泌失调的疾患，如甲状腺、甲状旁腺、肾上腺、性腺等功能失调；孩子生长发育不良，更年期综合征，骨质疏松，心脏病，高血压，低血压，贫血等。

5. 三叉神经

定位：位于双手掌面，拇指指腹尺侧缘远端，即拇指指末节指腹远端1/2尺侧缘。左手三叉神经反射区在右手上，右三叉神经的反射区在左手上。

主治：偏头痛、牙痛、眼眶痛、面神经麻痹、三叉神经痛等。

6. 眼

定位：位于双手手掌和手背第二、三指指根部。左眼反射区在右手上，右眼反射区在左手上。

主治：结膜炎、角膜炎、青光眼、白内障、近视眼等眼疾和眼底病变。

7. 鼻

定位：位于双手掌侧拇指末节指腹桡侧面的中部。右鼻反射区在左手上，左鼻反射区在右手上。

主治：鼻炎、鼻窦炎、鼻出血、鼻息肉、上呼吸道感染、头痛、头晕等。

8. 扁桃体

定位：位于双手拇指近节背侧正中线肌腱的两侧，也就是喉、气管反射区的两侧。

主治：扁桃体炎、上呼吸道感染、发热等。

9. 斜方肌

定位：位于手掌侧面，在眼、耳反射区下方，呈一横带状区域。

主治：颈、肩、背部疼痛及落枕、颈椎病等。

10. 肺、支气管

定位：肺反射区位于双手掌侧，横跨第二、三、四、五掌骨，靠近掌指关节区域。支气管反射区位于中指第 3 近节指骨。中指根部为反射区敏感点。

主治：肺与支气管疾患（如肺炎、支气管炎、肺结核、哮喘、胸闷等）、鼻炎、皮肤病、心脏病、便秘、腹泻等。

11. 甲状腺

定位：位于双手掌侧第一掌骨近心端起至第一、二掌骨之间，转向拇指尖方向至虎口边缘成带状区域。转弯处为反射区敏感点。

主治：甲状腺功能亢进、甲状腺功能减退、甲状腺炎、甲状腺肿大、甲状腺性心脏病、心悸、失眠、烦躁、肥胖、发育不良等。

12. 胸部淋巴结

定位：位于第一掌指关节尺侧。

主治：各种炎症、发热、囊肿、癌症、子宫肌瘤、乳腺炎、乳房或胸部肿块、胸痛、免疫力低下等。

13. 脾

定位：左手掌侧第四、五掌骨间（中段远端），膈反射区与

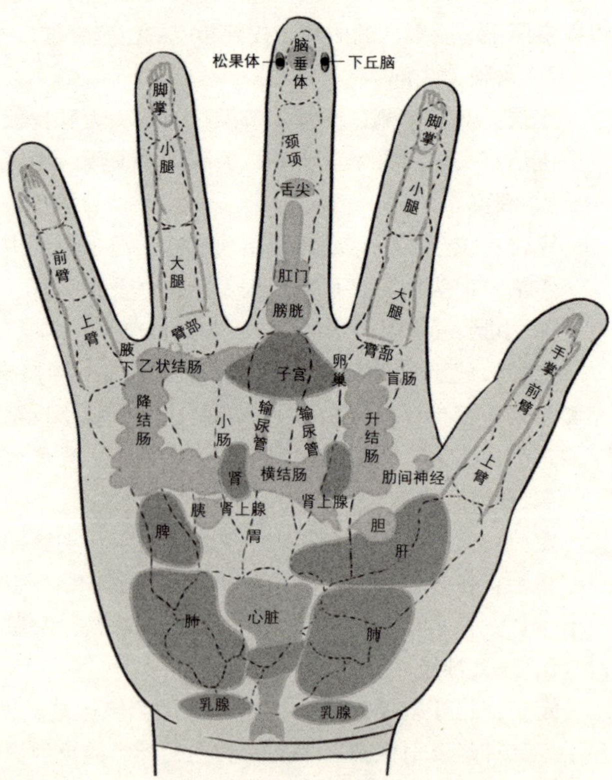

手掌反射区图

横结肠反射区之间。

主治：炎症、发热、贫血、高血压、肌肉酸痛、舌、唇炎、食欲不振、消化不良、皮肤病等。

14. 腹腔神经丛

定位：位于双手掌第二、三掌骨及第三、四掌骨之间，肾反射区的两侧。

主治：胃肠功能紊乱、腹胀、腹泻、胸闷、呃逆、烦躁、失眠、头痛、更年期综合征、生殖系统疾患等。

15. 肾上腺

定位：位于双手掌侧第二、三掌骨体之间，距离第二、三掌骨头 1.5~2.0 厘米处。

主治：肾上腺功能亢进或低下、各种感染、炎症、过敏性疾病、哮喘、风湿病、心律不齐、昏厥、糖尿病、生殖系统疾病等。

16. 肾

定位：位于双手掌中央，相当于劳宫穴处。

主治：急慢性肾炎、肾结石、肾功能不全、尿路结石、高血压、贫血、慢性支气管炎、骨折、斑秃、眩晕、耳鸣、水肿、前列腺炎、前列腺增生等。

17. 输尿管

定位：位于双手掌中部，肾反射区与膀胱反射区之间的带状区域。

主治：输尿管结石、尿路感染、肾积水、高血压、动脉硬化等。

18. 膀胱

定位：位于掌下方，大小鱼际交界处的凹陷中，其下为头状骨骨面。

主治：肾、输尿管、膀胱等泌尿系统疾患。

19. 生殖腺（卵巢、睾丸）

定位：双手掌根部腕横纹中点处，相当于手厥阴心包经之“大陵”穴。

主治：性功能低下、不孕症、不育症、月经不调、前列腺增生、子宫肌瘤等。

20. 前列腺、子宫、阴道、尿道

定位：位于双手掌侧腕横纹中点两侧的带状区域。

主治：前列腺炎、前列腺增生、尿路感染、尿道炎、阴道炎、白带增多等生殖系统疾患。

21. 腹股沟

定位：位于双手掌侧腕横纹的桡侧端，桡骨头凹陷处。相当于手太阴肺经之“太渊”穴。

主治：生殖系统病变、性功能低下、前列腺增生、年老体弱等。

22. 食管、气管

定位：位于双手拇指近节指骨桡侧，赤白肉际。

主治：食管肿瘤、食道炎症、气管疾患等。

23. 胃

定位：位于双手第一掌骨体远端。

主治：胃炎、胃溃疡、胃下垂等胃部疾患，消化不良、胰腺炎、糖尿病、胆囊疾患等。

24. 胰腺

定位：位于双手胃反射区与十二指肠反射区之间，第一掌骨体中部。

主治：胰腺炎、胰腺肿瘤、消化不良、糖尿病等。

25. 十二指肠

定位：位于双手掌侧，第一掌骨体近端，胰反射区下方。

主治：十二指肠炎、十二指肠溃疡、食欲不振、腹胀、消化不良等。

26. 小肠

定位：位于双手掌心结肠各反射区及直肠反射区所包围的区域。

主治：小肠炎症、腹泻、肠功能紊乱、消化不良、心律失常、失眠等疾患。

27. 大肠

定位：位于双手掌面中下部分。自右手掌尺侧手腕骨前缘起，顺右手掌第四、五掌骨间隙向手指方向上行，至第五掌骨体中段，约与虎口水平位置时转向桡侧，平行通过第四、三、二掌骨体中段，接至左手第二、三、四掌骨中段，转至手腕方向，沿第四、五掌骨之间至腕掌关节止。包含盲肠、阑尾、同盲瓣、升结肠、横结肠、降结肠、乙状结肠、肛管、肛门各区。

主治：腹胀、腹泻、便秘、消化不良、阑尾炎、结肠炎、腹痛、结肠肿瘤、直肠炎、乙状结肠炎、痔疮、肛裂等。

28. 盲肠、阑尾

定位：位于右手掌侧，第四、五掌骨底与腕骨结合部近尺侧。

主治：腹泻、腹胀、便秘、消化不良、阑尾炎及其术后腹痛等。

29. 回盲瓣

定位：位于右手掌侧，第四、五掌骨底与腕骨结合部近桡侧，盲肠、阑尾反射区稍上方。

主治：下腹胀气、腹痛等。

30. 升结肠

定位：位于右手掌侧，第四、五掌骨之间，掌骨关节结合部之盲肠、回盲瓣反射区至第四、五掌骨体中部，约平虎口水平之间的带状区域。

主治：腹泻、腹痛、便秘、结肠炎、结肠肿瘤等。

31. 横结肠

定位：位于右手掌侧，升结肠反射区至虎口之间的带状区域；左手掌侧与右手对应的区域，其尺侧降结肠反射区。

主治：腹泻、腹痛、便秘、结肠炎等。

32. 降结肠

定位：位于左手掌侧，平虎口水平，第四、五掌骨之间至腕骨之间的带状区域。

主治：腹泻、腹痛、便秘、结肠炎等。

33. 乙状结肠

定位：位于左手掌侧，第五掌骨底与钩骨交接的腕掌关节处至第一、二掌骨结合部的带状区域。

主治：直肠炎、直肠癌、便秘、结肠炎、乙状结肠炎等。

34. 肛管、肛门

定位：位于左手掌侧，第二腕掌关节处，乙状结肠反射区的末端。

主治：肛门周围炎、痔疮、肛裂、便血、便秘、脱肛等。

35. 直肠、肛门

定位：双上肢前臂桡侧远端约3横指的带状区域。

主治：痔疮、肛裂、便血、便秘、脱肛等。

36. 肩关节

定位：位于第五掌指关节尺侧凹陷中。手背部为肩前反射区，赤白肉际处为肩中部反射区，手掌部为肩后部反射区。

主治：肩关节周围炎、肩部损伤、肩峰下滑囊炎等肩部疾患。

37. 膝关节

定位：位于第五掌，近端尺侧缘与腕骨所形成的凹陷处。手背部为膝前部，赤白肉际处为膝两侧部，手掌部为膝后部。

主治：膝关节病变和肘关节病变。

38. 颈肩区

定位：位于双手各指根部近节指骨的两侧及各掌指关节结合部。手背面为颈肩后区，手掌面为颈肩前区。

主治：颈椎病、肩周炎等各种颈肩部病痛。

39. 胸腔呼吸器官区

定位：位于手掌侧，拇指指间关节横纹至腕横纹之间的区域。

主治：胸闷、咳嗽、气喘等呼吸系统病症。

40. 胃脾大肠区

定位：位于手掌面，第一、二掌骨之间的椭圆形区域。

主治：消化不良、食欲不振、腹胀、腹泻、贫血、皮肤病等。

掌指的反射区

关于手指部分的反射区，在这里分成两部分介绍，一个是第二掌骨反射区，另一个是第五掌骨反射区，在这里分别包含有整个人体的重要部分的反射区。下面分别介绍一下这两个部位的反射区的定位和主要治疗范围。

1. 手部第二掌骨桡侧

（1）头区。

定位：位于第二掌骨小头桡侧。

主治：头痛、牙痛、三叉神经痛、急性结膜炎及头面、眼、耳、鼻、口、牙、脑等部位疾病。

（2）颈肩区。

定位：位于第二掌骨体远端桡侧，头穴与上肢穴之间。

主治：颈肩、甲状腺、咽喉、气管上段、食管上段等部位的疾病。

（3）上肢区。

定位：位于第二掌骨体远心端桡侧，颈肩穴与心肺穴之间。

主治：肩、上肢、肘、腕、手及食管中段的疾病。

（4）心肺区。

定位：位于第二掌骨体远心端桡侧，头穴与脾胃穴连线的中点。

主治：心、肺、胸、乳房、气管下段、食管下段及背部疾病。

（5）肝胆区。

定位：位于第二掌骨体中段桡侧，脾胃穴与心肺穴连线的中点。

主治：肝胆疾病。

（6）脾胃区。

定位：位于第二掌骨体中段桡侧线的中点。

主治：脾、胃及胰脏疾患。

（7）十二指肠区。

定位：位于第二掌骨体中段桡侧之间。

主治：十二指肠及结肠右曲部疾患。

（8）腰腹区。

定位：位于第二掌骨体近心端桡侧，脾胃区与肾区之间。

主治：腰扭伤、腰腿痛、大肠与小肠疾病。

（9）肾区。

定位：位于第二掌骨体近心端桡侧，脾胃区与足区连线的中点。

主治：肾、输尿管、大肠、小肠疾病。

（10）下腹区。

定位：位于第二掌骨体近心端桡侧，肾区与腿区之间。

主治：下腹部、骶尾部、子宫、膀胱、结肠、直肠、阑尾、卵巢、阴道、睾丸、尿道、肛门等部位疾病。

（11）腿区。

定位：位于第二掌骨体近心端桡侧，下腹区与足区之间。

主治：臀部、股部、膝关节等下肢疾病。

（12）足区。

定位：位于第二掌骨基底部桡侧，第一、二掌骨近拇指侧的交点处。

主治：足、踝部疾病。

2. 手部第五掌骨尺侧反射点

（1）头穴。

定位：位于第五掌骨小头尺侧。

主治：头面部及眼、耳、鼻、口腔等疾病。

（2）颈肩穴。

定位：位于第五掌骨体远心端尺侧，头穴与心肺穴之间。

主治：肩周炎、肩部扭伤、落枕、颈椎病等。

（3）心肺穴。

定位：位于第五掌骨体远心端尺侧，头穴与脾胃穴连线的中点处。

主治：心、肺、气管及胸背部疾病。

（4）肝胆穴。

定位：位于第五掌骨体远心端尺侧，心肺穴与脾胃穴之间。

主治：肝胆疾病。

（5）脾胃穴。

定位：位于第五掌骨体尺侧，头穴与生殖穴连线的中点处。

主治：脾、胃、肌肉疾病。

（6）肾穴。

定位：位于第五掌骨体近心端尺侧，脾胃穴与生殖穴连线之近脾胃穴 1/3 处。

主治：遗尿、肾、膀胱及生殖系统疾病。

（7）脐周穴。

定位：位于第五掌骨体近心端尺侧，脾胃穴与生殖穴连线之近生殖穴 1/3 处。

主治：结肠炎、小肠炎、腰扭伤等。

（8）生殖穴。

定位：位于第五掌骨基底部尺侧。

主治：生殖系统疾病、肛周疾病、腰腿痛等。

手背部的反射区

手背部的反射区也有很多，其实这有点像足背部、足内侧、足外侧反射区的一个集合。当然并不完全一样。下面一起来看看手背部的反射区都有哪些，可以治疗什么样的疾病吧。

1. 耳

定位：位于双手手掌和手背第四、五指指根部。左耳反射区在右手上，右耳反射区在左手上。

主治：各种耳疾中耳炎、耳聋、耳鸣、眩晕、晕车船等。

2. 耳内迷路（平衡器官）

定位：位于双手背侧，第三、四、五掌指关节之间，第三、四、五指根部结合部。

主治：头晕、晕车船、梅尼埃病、耳鸣、高血压、低血压、平衡障碍等。

3. 喉、气管

定位：位于双手拇指近节指骨背侧中央。

主治：气管炎、咽喉炎、咳嗽、气喘、上呼吸道感染、声音嘶哑等。

4. 舌、口腔

定位：双手拇指背侧，指间关节横纹的中央处。

主治：口舌生疮、味觉异常、口腔溃疡、口干唇裂、口唇疱疹等。

5. 上、下颌

定位：位于双手拇指背侧，拇指指间关节横纹与上下最近皱纹之间的带状区域。横纹远侧为上颌，横纹近侧为下颌。

主治：牙周炎、牙龈炎、牙周病、牙痛、口腔溃疡、颞下颌关节炎、打鼾等。

6. 颈项

定位：位于双手拇指近节掌侧和背侧。

主治：颈项酸痛、颈项僵硬、颈部伤筋、落枕、颈椎病、高血压、消化道疾病等。

7. 胸、乳房

定位：位于手背第二、三、四掌骨的远端。

主治：胸部疾患、各种肺病、食道病症、心脏病、乳房疾患、胸闷、乳汁不足、胸部软组织损伤、重症肌无力等。

8. 心

定位：位于左手尺侧，手掌及手背部第四、五掌骨之间，近掌骨头处。

主治：心脏疾病、高血压、失眠、盗汗、口舌生疮、肺部疾患等。

9. 膈、横膈膜

定位：位于双手背侧，横跨第二、三、四、五掌骨中点的带状区域。

主治：呃逆、腹痛、恶心、呕吐等。

10. 肝

定位：位于右手的掌侧及背侧，第四、五掌骨体中点之间。

主治：肝脏疾患（如肝区不适、肝炎、肝硬化等）、消化系统疾患（腹胀、腹痛、消化不良等）、血液系统疾病、高脂血症、肾脏疾患、眼病、眩晕、扭伤、指甲疾患等。

11. 胆囊

定位：位于右手的掌侧和背侧，第四、五掌骨之间，紧靠肝反射区的腕侧近第四掌骨处。

主治：胆囊炎、胆石症、胆道蛔虫症、厌食、消化不良、高脂血症、胃肠功能紊乱、肝脏疾患、失眠、惊恐不宁、皮肤病、痤疮等。

12. 头颈淋巴结

定位：双手各手指间根部凹陷处，手掌和手背侧均有头颈淋巴结反射区。

主治：治疗眼、耳、鼻、舌、口腔、牙齿等疾患，淋巴结肿大、甲状腺肿大及免疫功能低下。

13. 甲状旁腺

定位：双手桡侧第一掌指关节背部凹陷处。

主治：甲状旁腺功能低下或亢进、佝偻病、低钙性肌肉痉挛、心脏病、各种过敏性疾病、腹胀、白内障、心悸、失眠、癫痫等。

14. 上身淋巴结

定位：位于双手背部尺侧，手背腕骨与尺骨之间的凹陷中。

主治：各种炎症、发热、囊肿、子宫肌瘤、免疫力低下、癌症等。

15. 下身淋巴结

定位：位于手背桡侧缘，手背腕骨与前臂桡骨之间的凹陷处。

主治：各种炎症、发热、水肿、囊肿、子宫肌瘤、蜂窝组织炎、免疫力低下等。

16. 脊柱

定位：手背侧第一、二、三、四、五掌骨体均为脊柱反射区。

主治：颈椎病、落枕、背部不适、腰痛、腰肌劳损、腰椎间盘突出症等。

17. 颈椎

定位：位于双手各指近节指骨背侧近桡侧及各掌骨背侧远端约占整个掌骨体的1/5。

主治：颈椎病、落枕、颈项酸痛或僵硬等。

18. 胸椎

定位：位于双手背侧，各掌骨远端约占整个掌骨体的1/2。

主治：颈、肩、背部软组织损伤，循环和呼吸系统疾病引起的胸痛、胸闷等，胸椎病变。

19. 腰椎

定位：位于双手背侧，各掌骨近端约占整个掌骨体的1/2。

主治：腰酸背痛、急性腰扭伤、慢性腰肌劳损、腰椎骨质增生、腰椎间盘突出症等各种腰椎病变，坐骨神经痛等。

20. 骶骨

定位：位于手背侧，各腕掌关节结合处。

主治：坐骨神经痛、腰骶劳损、便秘等。

21. 尾骨

定位：位于手背侧，腕背横纹区域。

主治：骶尾骨部损伤、疼痛等。

22. 肋骨

定位：位于双手背侧。内侧肋骨反射区位于第二掌骨体中部偏远端的桡侧；外侧肋骨反射区位于第四、五掌骨之间，近掌骨底的凹陷中。

主治：肋骨病变、肋软骨炎、肋膜炎、胸闷、胸痛、胸膜炎、胸胁疼痛等。

23. 肘关节

定位：位于手背侧，第五掌骨体中部尺侧处。

主治：网球肘、学生肘、矿工肘等肘部病痛，髌上滑囊炎、半月板损伤、副侧韧带损伤、增生性关节炎等膝部疾患。

24. 髋关节

定位：位于双手背侧，尺骨和桡骨茎突骨面的周围。

主治：髋关节疼痛、坐骨神经痛、肩关节疼痛、腰背痛等。

25. 血压区

定位：位于手背，第一掌骨、阳溪穴、第二掌骨所包围的区域及十指近节指骨近端

1/2 的桡侧。

主治：高血压、低血压、头痛、头昏、眩晕、呕吐、发热、胃痛、便秘等。

常见病手部反射区自愈处方

下面，我们再为大家介绍几种常见病的手部反射区自愈方法，希望能为大家带来健康：

1. 烧心的手部反射区自愈处方

（1）健理三针区和胃肠功能有着密切关系，如果用圆珠笔芯和发夹刺激健理三针区，既可抑制胃肠功能，又可减少胃酸分泌。

（2）胸腹区和三焦经、肝经、心包经有关，对三焦经、心穴、肝穴等穴位实施强刺激，则有助于抑制胃酸的分泌。

值得注意的是，只有经过强刺激才可抑制胃酸的分泌，轻轻地压揉手背，反而会促进胃酸的分泌。

2. 腰痛的手部反射区自愈处方

手部反射区治疗腰痛有三个关键。第一，偏于食指一侧的腰腿点，是腰痛和坐骨神经痛的有效穴位；第二，偏于无名指一侧的腰腿点，是专治闪腰的特效穴位，手疗刺激应以柔为宜；第三，位于小指与无名指交界处手臂侧有一个穴位叫作坐骨神经点，是专治坐骨神经痛的特效穴位。

具体方法：指压按摩，压 1 秒钟，松一下再压，反复多次，治疗腰痛。

3. 老花眼的手部反射区自愈处方

治疗老花眼的有效反射区（兼穴位）即位于手掌上的心包区，食指上的商阳，小指上的少泽，还有老眼点和养老穴。

具体方法：对每个反射区（或穴位）指压按揉，尤其应在养老穴和老眼点各做 10~15 次指压、按、揉，疗程 1~3 个月。刺激法多种多样，如指压法、圆珠笔尖刺激法、烟灼法和艾灸法等。

4. 腹泻的手部反射区自愈处方

（1）指压位于手背胸腹区的下痢点，止泻有奇效。治疗方法：用拇指摁住下痢点反复揉压，顷刻会有明显效果。

（2）除以下痢点之外，还有位于食指掌侧的第一指节上的大肠区和小指掌侧第一指节的肾区，无论用手指按压或用烟头熏灼都有明显疗效。

（3）位于手心上的健理三针区对于控制腹泻也很有效，充分压揉这一反射区，可改善胃功能，促进消化吸收能力。

5. 哮喘的手部反射区自愈处方

（1）咳喘点是治疗哮喘病的特效反射区，哮喘发作时，首先刺激此处。具体方法：用烟灼法。将香烟点着灼熏咳喘点，当患者手感到灼热时抬离一下，然后再进行下一次烟灼。每次持续 3~5 分钟为 1 个疗程。反复多次，疗效显著。

（2）刺激呼吸区和肺穴。呼吸区位于手掌拇指丘外侧，刺激方式与咳喘点稍有不同，只需轻柔按摩，指压等。这两个反射区对预防哮喘非常有效。

6. 高血压的手部反射区自愈处方

手疗治疗高血压要因地制宜，辨证论治，以降压为唯一目标。方法是刺激手背上血压反应区，必须按步骤进行。

（1）早期高血压降压穴位是“血压反应区”下端小指侧的阻谷穴。

（2）血压升高到 24 千帕（180 毫米汞柱）时，降压穴位反应区升至音谷穴。

（3）血压升高达 27 千帕（200 毫米汞柱）时，降压穴位继续上行至落零五穴。

具体方法：将牙签 10 个为一组捆扎起来分别刺激相应的穴位。

第三章

天赋妙手——常用手部九大特效穴

上天赋予我们一双精美灵巧的妙手，它的功用真的是其他动物所望尘莫及的，除了神奇的反射区，在我们的双手上还有很多的特效穴，下面我们为您一一列举最常用的六大特效穴。

疗效非凡的妙穴——合谷穴

合谷穴是手阳明大肠经的原穴，位置在手背，第一、二掌骨间，第二掌骨桡侧的中点处。简便取穴的方法是：以一手的拇指之骨关节横纹，放在另一手拇、食指之间的指蹼缘上，在拇指尖下就是此穴。还有一种简便方法，把拇指、食指合拢，在肌肉的最高处取穴。

为什么叫合谷穴呢？就是因为这个穴正好在人拇指和食指的虎口间，拇指和食指像两座山，虎口则好像是两山之间的山谷，合谷穴正好在这个山谷中，因此而得名。合谷穴是手阳明大肠经上的一个很重要又好用的穴位，中医认为它具有疏风止痛、通络开窍之功，可以治疗很多疾病。

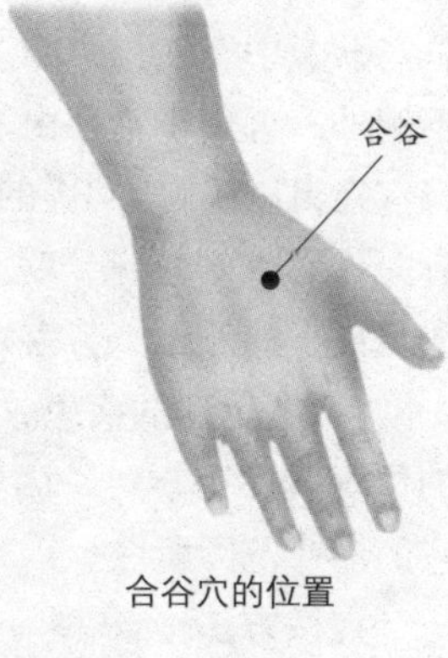

合谷穴的位置

主治：

（1）头部、面部五官疾患：如头痛、头晕、眼斜口歪、流鼻血、牙痛、痄腮等，中医学著作《四总穴歌》中言“面口合谷收”，明确指出了合谷穴能够治疗头面部的诸多疾患。

（2）各种痛证：包括手指痛、手臂痛、头痛、牙痛、腹痛、痛经等各种疼痛疾病，中医讲“不通则痛，不荣则痛”，由此可知，形成疼痛症状的病因无非就是两条，一是气血不通，瘀滞则痛；二是气血不足，不能濡养而导致疼痛。合谷穴是一个特殊的穴位，它集攻邪和补虚的双向作用于一身，通过不同的刺激手法、力度可以起到补虚或者攻邪的作用，从而达到止痛的目的。

（3）双向调节人体汗液代谢：多汗或者无汗都是人体汗液代谢失常的表现，通过刺激合谷穴能将人体异常的排汗调整至正常。

（4）治疗感冒发热、皮肤疹疾，合谷穴有解表透疹的功效，因此，对于感冒发热、皮肤隐疹有宣发透表的作用。

（5）大便异常，合谷穴本身就是手阳明大肠经的穴位，因此，治疗便秘是它的本职工作。

点按方法：

顺时针方向按揉100次有泻火、攻邪的作用，起到泻火、镇痛、发汗、通便的效果。

逆时针方向按揉100次则是调补脾胃之气，有补益的作用，起到调养、止痛、止汗的效果。

手任劳作，穴在掌心——劳宫穴

劳宫穴是手厥阴心包经的荥穴，位置在手掌心，在第二、三掌骨之间偏于第三掌骨处。简便取穴的方法的是：握住拳头，中指指尖下即是此穴。在手掌有两条比较大的掌纹相交成“人”字形，沿中指中线向手掌方向延伸，经过“人”字相交点的下方区域，这个重合的地方即是劳宫穴。这个穴位对应的相当于是手掌心，而在身体内部它却对应着非常重要的心脏。可以说劳宫穴是心脏在外部的观察哨，而掌心也是手部治疗的核心，所以劳宫穴当之无愧地承担起了非常关键的角色。

主治：

（1）心系疾病，劳宫穴是手厥阴心包经的穴位，能治疗各种心系疾病，比如心前区疼痛、心慌、心胸憋闷等症是它的职责所在。

（2）神智疾患，如中风昏迷、癫狂、中暑、更年期情绪失常等症。中医上讲，心主神智，劳宫穴又是手厥阴心包经的穴位，因此，对于神智方面出了问题的疾病，劳宫穴是可以治疗的。

（3）热证，如口疮、口臭等由心火引起的热证。劳宫穴是手厥阴心包经的荥穴，《四总穴歌》中有言：“荥主身热”。可见任何一条经上的荥穴都可以治疗热证，劳宫穴也不例外，可用于治疗由心火引起的口疮、口臭、小便灼热等症，这些症状可以通过点按劳宫穴得以缓解。阴虚的病人最常见的症状之一是五心烦热，心烦不安，手心脚心发热感，有向外冒火的感觉，晚上睡觉的时候，即使天冷也喜欢把手脚放在被子的外面，劳宫穴就可以解决这个问题。

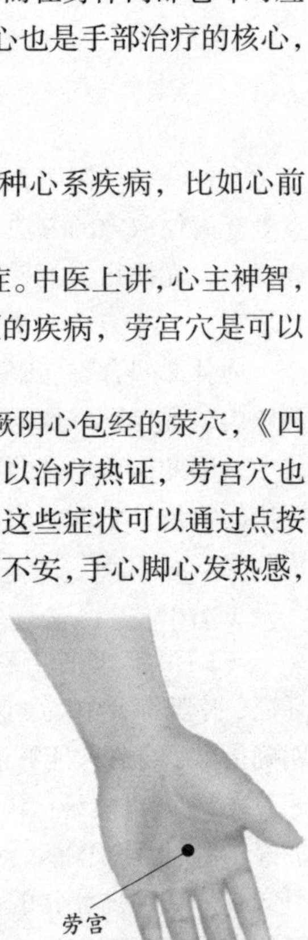

劳宫穴的位置

（4）手部的疾患，如手掌痛、鹅掌风等手部疾患。劳宫穴的位置就在手掌心，因此，不难理解对于手部疾患的治疗属于它的治疗范围所在。

点按方法：

顺时针方向按揉100次有泻火、攻邪的作用，起到泻心火、宁心、安神、醒神开窍的效果。

逆时针方向按揉100次则是调补心之气，有补益的作用，起到调养、镇静、宁神的效果。

疗效众多的特效穴位——内关穴

内关穴是手厥阴心包经的络穴，特殊的是它还是八脉交会穴之一，和阴维脉是相通的（阴维脉是奇经八脉中的一条经脉，主治的是心腹痛、胸胁痛的病证）。内关穴的位置在前臂的掌侧（即取穴时应将手心朝上），在掌长肌腱与桡侧腕屈肌腱之间且距离腕横纹上 2 寸处。

主治：

（1）心系疾患，内关穴是手厥阴心包经的穴位，治疗心系疾病如心痛、心慌、胸痛、心胸憋闷等症是它的本职所在。

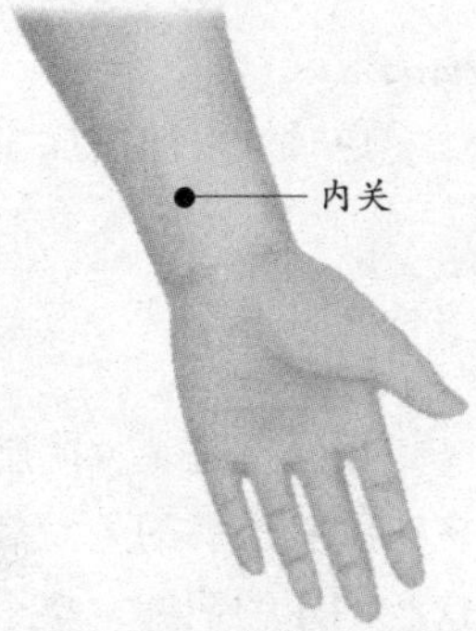

内关穴的位置

（2）神智疾患，如癫狂症、抑郁症、失眠等症。中医上讲，心主神智，内关穴又是手厥阴心包经的穴位，因此，对于神智方面出了问题的疾病，内关穴是可以治疗的。

（3）胃部不适，如胃痛、呕吐、呃逆等症。内关穴之所以可以治疗胃部不适，其一是因为它是八脉交会穴之一并且经气与阴维脉相通，前面就提到了阴维脉的主治是心腹痛、胸胁痛的病证；其二是因为《四总穴歌》中有言，“公孙内关胃心胸”，明确地指出内关穴不仅可以治疗心胸部位的疾患还可以治疗胃部不适，因此，时常有胃部不适的读者，可以点按此穴来缓解症状。

（4）手腕挛急疼痛，内关穴的位置临近手腕处，因此，不难理解对于手腕部疾患的治疗属于它的治疗范围所在，时常点按有助于放松局部的肌肉，畅通气血。

点按方法：

顺时针方向按揉 100 次有泻火、攻邪的作用，可起到泻火、发汗、镇痛、通便的效果。

逆时针方向按揉 100 次则是调补脾胃之气，有补益的作用，起到止痛、止汗的效果。

通经活络，消除疼痛的首选穴——手三里穴

手三里穴是手阳明大肠经的穴位。位置在前臂背面桡侧，肘横纹下 2 寸处。有很多的人都已经非常熟悉足三里这个穴位了，认为养生益寿的重要方法就是要刺激足三里。其实手三里和足三里都是对人体比较重要的穴位，二者相辅相成。而且对于脾胃的调理手三里有非常好的作用。

主治：

（1）牙痛、面颊肿痛。手三里穴是手阳明大肠经的穴位，通常，牙痛、面颊肿痛都是由于胃肠有实热所导致的，因此，时常有类似症状的读者可以点按手三里穴，还可以配合之前提到的合谷穴一起点按效果会更好。

（2）腹胀、吐泻等胃肠不适。同样的理由，因为手三里穴是手阳明大肠经的经穴，

治疗胃肠不适本来就是它的职责所在，因此，常常出现腹胀，尤其是吃过饭后腹胀明显的读者，可以点按手三里穴，当然，还可以配合之前提到的内关穴，效果会更明显。

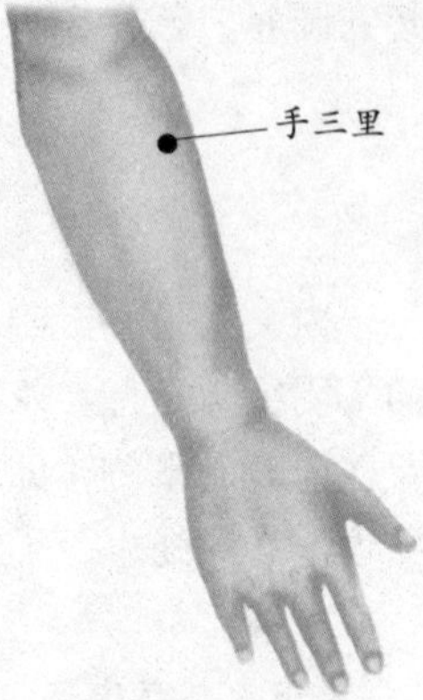

手三里穴的位置

（3）手臂麻痛、肘部肌肉痉挛无力等。有心的读者应该不难理解手三里穴为什么会有这个作用吧！对了，因为手三里穴的位置就在手臂靠近肘关节处，对于手臂麻痛、肘部肌肉痉挛无力这些症状的治疗属于近治作用，因此，当您感到手臂麻痛、肘部肌肉痉挛无力等总之是胳膊怎么着也不得劲，就可以按摩手三里穴，效果不错。

点按方法：

顺时针方向按揉 100 次有泻火、攻邪的作用，起到泻火、镇痛的效果。

逆时针方向按揉 100 次则是调补气血，有补益之功，起到调养、止痛的效果。

肺部的健康神医——尺泽穴

尺泽穴是手太阴肺经的合穴，位置在肘部横纹中，肱二头肌腱桡侧凹陷处。因为很多有肺脏疾病的人发病的时候都会很难受，喘不上来气是非常多见的。尺泽穴就是解决这类问题的钥匙，整个呼吸的不适都要靠尺泽穴来减缓。所以尺泽可以说真的是身体里专治肺部的神医。

主治：

（1）咳嗽、气喘、胸部胀满等。我们知道，一般肺部如果出问题，不外乎就是咳嗽、喘、咳痰，上行以后甚至会出现干咳、咯血的症状，尺泽穴是手太阴肺经的穴位，而且是“合”穴，《四总穴歌》中不是说“合”穴治内腑吗？所以但凡您觉得有些个咳嗽、气喘，或者是经常容易感冒的，平时总感觉胸部胀满，还有爱抽烟的朋友想保护保护您的肺的话，那么，坚持点按尺泽穴就是非常好的保健方法。

（2）肘、臂肌肉痉挛疼痛。还是同样的理由，尺泽是手太阴肺经穴位，它的位置就在肘关节附近，因此，当您觉得肘部关节屈伸不利，或是肌肉酸痛不适的时候，赶紧点按尺泽穴，使肘部的关节、肌肉气血通畅了，疼痛不适自然而然也就消除了。

点按方法：

顺时针方向按揉 100 次有泻火、攻邪的作用，起到泻火、止咳、顺气的效果。

逆时针方向按揉 100 次则是调补肺气，有补益的作用，起到调养的效果。

调节血压的神奇穴位——曲池穴

曲池穴是手阳明大肠经的合穴，位置在屈肘成直角，位于肘横纹外端与肱骨外上髁连线的中点处。曲池这个穴可以用神奇来形容，因为虽然曲池穴是大肠经上的一个穴位，但是曲池穴的作用确实非常广泛的，包括现在很多人都困扰的高血压。如果遇到了不知道怎么治疗的疾病，可以先从曲池下手。

主治：

（1）咽喉肿痛、齿痛、目赤肿痛：阳明经所属脏腑是脾胃，咽喉为脾胃的门户，因此，咽喉肿痛、牙龈、牙齿肿痛等相关的口腔内的疾患，曲池穴是可以治疗的。

（2）隐疹、热病、癫狂：曲池穴本身的作用可以清热降火，因此对于一些个热病、血热引起的皮肤疹疾还有热病导致的神昏甚至癫狂，都可以通过刺激曲池穴来治疗。

（3）腹痛、吐泻等肠胃疾病：这其中的道理太简单了，曲池穴本身就是手阳明大肠经的穴位，而且又是特殊的合穴，合治内腑，因此，对于肠胃疾病选择按压刺激曲池穴是最合适不过的了。

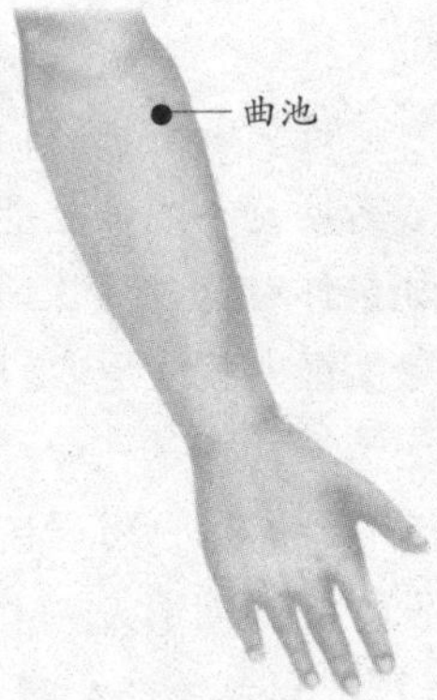

曲池穴的位置

（4）上肢不遂、手臂肿痛：因为曲池穴的位置在肘关节附近，因此，由于穴位的近治作用，完全可以治疗上肢、手臂的不适。

（5）高血压：高血压是发病率较高的一种疾病，患者常常很痛苦，需要终身服药，在血压的控制方面，曲池穴无疑是所有穴位中作用最好的，因为它不仅可以在血压高的时候降血压，还可以在低血压时升血压，是个双向调节血压的好穴位。因此，您患了高血压不用绝望，每天点按、刺激曲池穴，可以帮您控制良好的血压，长期坚持下去，不用依赖降压药也不是没有可能。

点按方法：

顺时针方向按揉100次有泻火、攻邪的作用，起到泻火、镇痛、通便、降压的效果。

逆时针方向按揉100次则是调补脾胃之气，有补益的作用，起到调养、止痛、升压的效果。

缓解胸闷的能手——消泺穴

一紧张就胸闷的小林，看书、看报、看电视都会莫名地胸闷憋气，上腹堵胀，胸口就像勒上了禁锢的外壳，不停喘息，经过西医多次体检也没查出一点毛病来，都认为是神经紧张造成的。在一次聚会上，一个朋友无意间用拳头捶了他胳膊一下，原本是玩笑之举，没想到，他却觉得胸闷好多了，真是奇怪。其实，这是敲到消泺穴了。

胸闷是指胸部闷，有堵塞感或气短，伴见心悸、胸痛、情绪不宁、头昏体倦、食少腹胀等症。胸痹、心悸、痰饮、肺胀等病症均可见此症。胸闷形成的原因有：

1. 情志失调

忧思恼怒，气机失常，脾不化津，聚湿生痰，肝气郁结，气滞血瘀，痰瘀交阻，胸中气机不畅，则为胸闷。情绪不好、爱生气的人常有此症。

2. 饮食不当

过食膏粱厚味、肥甘生冷，损伤脾胃，运化失常，聚湿生痰，痰阻脉络，气滞血瘀而成胸闷。

3. 其他病所致

冠心病、胸膜炎、肺气肿等疾病可出现胸闷。

现代的上班族们，由于工作紧张，压力大或者饮食不当，可能会有胸闷、心悸的现象，如果你有这种症状请不用慌，只要你每天坚持敲消泺穴就能治愈。因为胸闷是上焦气郁而成，而消泺穴正是三焦经的一个穴位，所以如果平时感到胸闷，可以按摩或者敲击此穴位，它会使你的胸闷消失。上面的那个朋友的“无心之过”，却解除了小林的“无名之苦”，真是“一捶两得”。

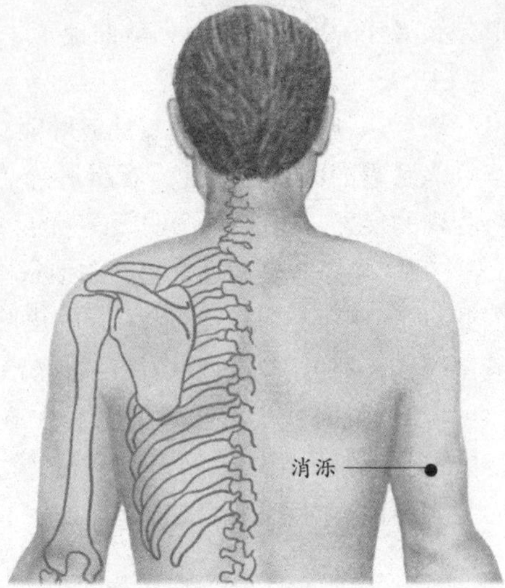

消泺穴的位置

让皮肤细腻光滑有弹性——列缺穴

《素问·五脏生成》中这样记载肺的功能：“肺之合皮也，其荣毛也。”意思是说，肺管理汗孔的开合。我们知道，皮毛包括皮肤、汗腺、毫毛等组织，为一身之表，依赖肺宣发卫气和津液温养、润泽，是机体抵抗外邪的屏障。肺的生理功能正常，皮肤得养，毫毛有光泽，抵御外邪的能力就强，故其荣在皮毛。如果肺功能不好，汗孔就不能正常开关，体内代谢的垃圾就不能随着汗液排出体外，而是在毛孔处堆积，渐渐的，就把毛孔堵住了，所以会在那儿起小疙瘩。因此，要想消除这些烦人的小疙瘩，就要想办法调理肺的功能，让汗液顺利排出来，这时列缺穴当然是首选的穴位了。

列缺是手太阴肺经上的络穴，又是“八脉交会穴”之一，通于任脉，能同时调节肺经、大肠经和任脉，可以通经络、调肺气。这个穴位也很好找，把两手虎口自然平直交叉，一手食指按在另一手桡骨茎突上，指尖下凹陷中即是。

具体操作方法：每天用食指按压此穴 3 分钟就可以。时间最好是在凌晨 3~5 点，当然，如果条件不允许，也可以在上午 9~11 点脾经旺时来按摩。另外，除了指压法，我们还可以采用艾灸法，或者用热毛巾敷列缺穴，效果也很不错。

除了刺激残缺之外，要想让皮肤柔滑有弹性，我们还可以采用多运动和喝热水的方式达到多出汗的目的，只要汗出来了，小疙瘩也就会慢慢消失。

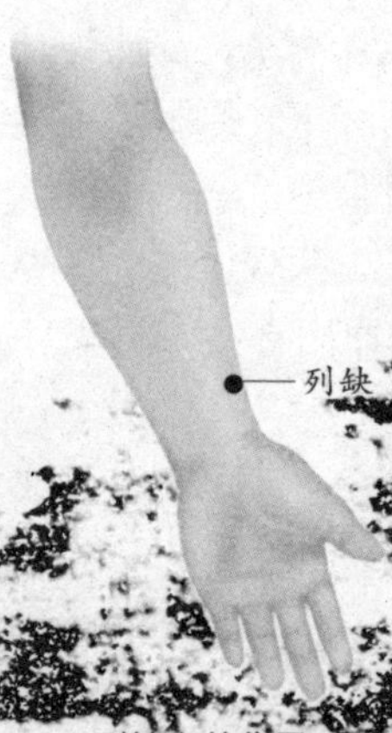

列缺穴的位置

神奇的止嗝大穴——少商穴

生活中，我们经常会连续不断的打嗝。其实，引起打嗝的原因有多种，包括胃、食管功能或器质性改变。也有外界物质、生化、物理刺激引起。比如：进入胃内的空气过多而自口腔溢出，精神神经因素（如迷走神经兴奋、幽门痉挛）、饮食习惯不良（如进食、饮水过急）、吞咽动作过多（如口涎过多或过少时）等，而胃肠神经官能症、胃肠道慢性疾病引起胃蠕动减弱所致时则发病频繁且治疗时不易改善。

打嗝虽然不是什么大毛病，但在有些场合，打嗝是很尴尬的，但往往又很难控制。这时候，我们不妨用一用手指的少商穴。方法很简单：用指压少商穴，同时配合用意念把上逆之气往下引，至下腹丹田处，再由下吞咽口水，如此数次即可止住，少商穴在大拇指侧距指甲一分处，按压以有酸痛感为度，持续15秒到1分钟即能生效。也可以用右手作剑指，指喉头处，从上往下导引，同时意念配合往下吞，只三两下即止，大家不妨一试。

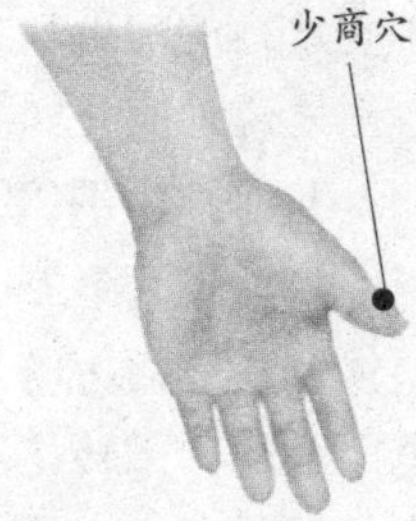

少商穴的位置

除此之外，我们还应当注意，打嗝时不要心焦气躁，不要在打嗝时服冷饮，也不要做剧烈运动。

第四章

握住健康的钥匙——手部按摩防治百病

手是人类身体上最精美的部分之一，上面有身体健康的大药田，在其中取药的方法有很多，手部按摩就是其中之一。下面介绍一些手部按摩的基本知识，只要能握住这把健康的钥匙，一定能帮您打开通向健康的大门。

识破手部按摩的玄机——作用原理

手部按摩是古老而又新颖的一种治疗方法，是我国广大劳动人民和历代医学家在与疾病长期斗争及医疗实践中通过反复摸索、验证、总结所创立的一门独特的诊断治疗方法。手部按摩就是运用一定的按摩手法或按摩工具在双手特定的部位或穴位进行按摩来防治疾病的一种治疗方法。

手部按摩有相当悠久的历史。人们用手创造各种财富，对手所感知的事物尤为关心。原始社会，人类穴居野外，天寒地冻时，人们就会本能地摩擦、按揉、活动双手，用以改善血液循环，防冻保暖，增强机体的抗寒能力。当身体不适或疼痛时，就会不自觉地用手去抚按病痛之处，以求缓解或减轻病痛，以改善机体脏腑、组织、器官的生理功能。手部按摩同我国古老的按摩、针灸起源一样，以身体体表某些固定部位的疼痛反应，寻找记录人体健康状况的体表可感知的部位和穴位，以不断积累、总结和发展诊断治疗疾病的方法。现存最早的中医学巨著《黄帝内经》早就告诉我们人体局部和整体是辩证统一的，体内的某些病痛可在双手的某些部位反映出来。至明清之际，林之翰的《四诊抉微》、周学海的《形色外诊简摩》、汪宏的《望诊尊经》等中医古籍也均有通过手部诊断全身疾病的论述。从古至今各种不同体系的手部按摩应运而生，如手部经穴按摩、手部特定穴按摩、手部病理反射区按摩、手部病理反应点按摩、手部全息按摩，等等。

如今，手部按摩是按摩疗法的一个组成部分，是现代中医临床学的一个分支。它起源于中国，发展于国外，风行于全世界。手部按摩为什么何如此的魅力呢？那当然取决于它卓越的疗效！对于手部按摩的作用原理。诸多专著中都或多或少地有所阐发。综合各家之说，简介如下：

1. 调整阴阳平衡

自然界万事万物都符合阴阳平衡的规律。阴阳平衡才构成了大大小小的协调的统一整体，物体的运动是在阴阳平衡的制约下进行的。人体内的一切生命活动也都离不开瞬息万变的阴阳转化。疾病的发生主要是由于体内的阴阳平衡失调。手部按摩通过刺激一定的反射区或穴位，产生一定的生物信息并通过经络系统或神经系统传递到相应的脏腑、组织和器官，从而恢复其阴阳平衡状态，达到治病的目的。手部按摩对相关脏器可起到双向调节作用，如按揉胃肠反射区既可以促进胃肠的蠕动，也可以抑制胃肠的蠕动。换句话说，按揉胃肠反射区既能治疗便秘，又能治疗腹泻。需要特别指出的是：手部有关内分泌腺反射区的按摩能提高和协调各内分泌腺的分泌功能，而内分泌激素的正常水平与调整体内的阴阳平衡密切相关。

2. 促进血液循环

人体的各个脏腑组织器官的新陈代谢，是依靠体液的正常循环来维持的。血液循环可以把氧和营养物质、内分泌激素输送到全身的各个脏腑组织器官，然后再将各脏腑组织器官的代谢产物、二氧化碳，血液中多余的水分及有害物质，通过排泄器官（肺、皮肤、汗腺、肾、输尿管、膀胱等）排出体外。可见，促进血液循环对机体的健康是极为重要的。血液的正常循环，有赖于心脏生理功能的正常。常言道“十指连心”，说明了双手和心脏有着特殊的关系。手部运动可以使脑部功能达到最优化水平，以便更好地指挥整体活动。手部有两条经脉与心脏直接相交，即手少阴心经和手厥阴心包经。手部有极为丰富的毛细血管网、淋巴管网和密集的微循环，手可以说是人体的又一心脏。通过对双手穴位或反射区等实施按摩，给予适当刺激，可引起部分细胞蛋白质分解，产生组胺或类组胺物质。手部按摩能产生热能等综合作用，促使毛细血管扩张、血流加快、血流量加大，淋巴管扩张，神经末梢产生兴奋，从而改善微循环和淋巴循环。其作用可以将代谢产物和有毒物质清除干净，扫清微循环中的瘀阻，以维持循环管道的畅通，促使流经远心端的血流速度加快和血液流量增加，使心脏的血流增加，从而促进机体血液循环的功能，减轻心脏负担，增强了心脏的功能，使远心端的指尖、手部末梢循环都处于最佳循环状态。更重要的是手部按摩促进了脑部血液循环，使脑部这个全身最高指挥部处于最佳状态，全身的循环自然就会得到改善和增强，从而达到保健和治病的目的。

另外，手部按摩能有效地改善肾、输尿管和膀胱等排泄器官反射区的血液循环，使相应脏器的功能得到改善。其次，手部按摩肺和支气管的功能，使肺内的氧气和二氧化碳的交换更加活跃。手部处于身体上部，离心脏较近，血液循环丰富，对全身的血液循环和淋巴液循环具有巨大影响，能加速毒素的排出，提高机体的免疫功能，增强机体的抗病能力。

3. 保持经络平衡

经络是人体气血运行的通路，内联五脏六腑，外络四肢百骸、五官九窍，沟通内外，贯穿左右上下，网络全身，运行气血，使人体各部位紧密联系起来，成为一个不可分割的有机整体，从而调节人体多种生理功能活动，保持人体功能的协调和相对平衡。

经络包括十二经脉、十二经别、奇经八脉、十五络脉等。以十二经脉为主体，又叫十二正经。它们是手三阴经、手三阳经、足三阴经和足三阳经。阴经属脏络腑，阳经属腑络脏。十二经脉表里相合、相互衔接。手三阴经从胸到手，交于手三阳经；手三阳经从手到头，交于足三阳经；足三阴经从头到足，交于足三阴经；足三阴经从足到腹、胸，交于手三阴经。如此首尾相贯，如环无端，构成了气血运行转输的通路。由于双手是经脉相互交接的重要部位之一，因此人体各脏腑组织器官生理功能、病理变化的信息都可以通过经络汇集到双手，使双手成为反映全身健康的最敏感点。按摩刺激双手的穴位，通过经络的传导，就可以调整相关脏腑、组织和器官的系统内能，调节相关脏器的生物信息，改变相关脏器的病理变化，从而达到防病治病和自我保健的目的。

4. 符合神经反射原理

神经反射原理认为按摩双手的特定部位可以调节相对应脏腑组织器官的生理功能，是以人体“刺激—反应”这一生理现象为基础的。也就是说，机体对身体内外环境的刺激都是在中枢神经系统的参与下，及时给予规律性的应答。这一生理现象是以神经系统固有的反射方式—反射弧来完成的。反射弧由感受器—传入神经—神经中枢—传出神经—效应器五部分组成。人体表面和内部有无数的神经末梢感受器，当机体内外环境发生改变时，首先刺激感受器，引起神经冲动，经传入神经到达中间神经元；再将冲动传到高级中枢，通过高级中枢的分析综合，发出指令；再由传出神经到达效应器，从而出现相应的反应，即生理变化。为手反射区提供神经反射原理理论的是美国医生威廉·菲兹杰拉德博士。他在 1913 年发表了系统的反射治疗理论，引起了医学界的广泛重视。整个双手有着极为丰富的神经末梢。有非常灵敏的触觉，可以感受到除视觉、味觉以外的各种刺激。如果用两根间距很近的针同时刺激手部时，可感受到两个刺激点。若用同样的方法刺激上臂，只能感受到一个刺激点。这说明了手部敏感度和身体其他部位敏感度的差别。这个差别证明了神经末梢在手部的分布与其他部位相比，在数量上有着显著的差别，成为反应最敏感的反射区域。所以，当身体各脏腑组织器官发生病理变化时，双手的穴位或反射区就会提供有关各脏腑组织器官的信息。同样，在双手选择适当的穴位或反射区进行按摩刺激，也可以通过神经反射方式，对相对应的各脏腑组织器官的生理功能进行调节，从而达到治病防病的目的。

5. 产生内源药物因子

外源性的化学药物，大多既有治疗作用，又有不良反应。而按摩等传统疗法使机体应激性产生的生物化学和生物物理改变，被称为“内源性药物因子”。由于这种因子是机体接受治疗信息自身调节所产生的物质。不但对人体无害，而且更能起到外源性药物所发挥不了的作用，出现意想不到的治疗效果。在强化免疫功能、抗感染方面尤为突出。手部按摩所产生的内源性药物因子在抗感染方面的种类很多，实际上，对人体的巨经络系统、微经络系统、全息区等的物理刺激都可以调动和活跃人体的免疫系统。从而提高机体的抗病能力。

6. 符合全息相关理论

1973年，医学专家张颖清教授发现，在人体手的第二掌骨上存在一种有序的穴位群，好像人的缩影埋在此处。当人体患病时，在第二掌骨桡侧面的某些部位按摩，症状就会好转。因此，张教授将此处定名为“全息胚”。张教授解释说，人体来源于一个受精卵，此受精卵经过染色体分裂和DNA复制产生子代，反复分裂成很多细胞。因此，所有细胞都带有原来的一整套基因，每一部位都是一个胎儿的缩影，即全息胚。全息胚上有身体相对应的部位，从全息胚上就推测知相对应脏器的生理病理状况；按摩之，也可影响其相应脏器。

手是个理想的全息胚器官。这是因为：第一，手是发育程度较高的全息胚。在人体全息胚中，凡有骨骼或软骨的器官，都是发育较高的全息胚。选择发育程度高的全息胚治疗效果较好。第二，末端器官神经末梢分布最丰富、最稠密，传入大脑的信息量最大，调整治疗效果就最好。手部恰好符合这一末梢优势原则。第三，在全息胚结构中，局部体积和面积越大，包含的信息量就越大。手部自然就成为首选的器官，而且其肌肉肥厚对诊断和按摩都有利。

总之，不论手部按摩的作用机制如何，其治疗作用是客观存在的，具有补、泻、温、清、消、散、汗、和、敛、缓、镇等主要作用。

人人可享用的自然疗法——手部按摩的优越性

手部按摩，是一种非药物疗法，也是一种自然疗法。它主要是通过对人体功能的调节而达到防病治病的目的。手部按摩有其广泛的应用价值和光辉的前景。虽然到目前为止，手部按摩无论是理论上，还是运用上还很不完善；门户之见更是阻碍了这一疗法的发展，但它也已鲜明地显示了它的卓越特点。

1. 治疗效果好

手部按摩能够迅速将郁积在体内的毒素排出体外，使患者早日康复，所以，用法迅速是手部按摩的一大特点之一。在患者手部的反射区或者穴位上，经常可以找到由于脏腑病变所产生的相应的毒素沉积硬块。初步研究表明，这种沉积物是由各种毒素长期沉积而形成的，它严重地影响人体的血液循环，从而影响了相应脏器的功能以及人体的健康。按摩手部相应穴位或者反射区能把这种沉积的毒素通过泌尿系统和消化系统排出体外，也可以通过皮肤出汗排出，毒素排除以后，人体内的血液循环功能就会迅速恢复正常，发生病变的器官也能够得到充分的营养，从而迅速恢复人体健康。

2. 安全无不良反应

长期临床实践证明，安全有效是手部按摩的最大优点。这一疗法不用打针吃药，无创伤性，无任何不良反应，有病治病，无病可以强身，完全符合当今医学界推崇的“无创伤医学”和“自然疗法”的要求。手部按摩可以预防和治疗上百种疾病，如头痛、牙痛、急性腰扭伤、岔气、腹泻等，往往只需要按摩一次，就可以见效。至于那些慢性病及疑难杂症，如顽固性失眠、糖尿病、冠心病、高血压等，只要有恒心坚持按摩，也多有奇效。

3. 方便有效

看医难、看病难一直都是困扰老百姓的难题。有了病，患者到医院看病，手续繁琐，耗时很多，而且费用等也很昂贵。医疗费对于每个家庭来说都是一笔沉重的负担。手部按摩既不必服用药物，也不必备有医疗器械，只要一支按摩棒或一双手就可以防病治病了。因此，学会手部按摩，可以大大节约医疗开支，同时节省许多宝贵时间，是一种经济实用的自然疗法。

手部按摩不需任何药物和医疗器械，也不讲究诊治场所。只凭视觉、触觉和痛觉，就可直接从手部穴位或反射区得知各脏腑、组织、器官的生理病理变化，并及时作出诊断。进行治疗时用双手或简单工具，甚至用我们生活的一些器具，如钢笔、筷子、硬币、钥匙等都可以施术治疗。每日利用空余时间，按照书上所提供的处方，自我按摩或相互按摩大约30分钟，即可达到防病、治病效果。在按摩的同时，还可以看书、看电视、谈话等。相对于某些常规疗法来说，手部按摩应该说是更简单、更直观、更易行。

4. 易于推广普及

手部按摩是一种无针、无药、无创伤、无不良反应的物理疗法，是一种标本兼治的全身治疗方法，尤其是对一些慢性病症和痛证的治疗，能显示出其独特的疗效。同时又不受时间、地点、环境、条件的限制，又具有易学、易掌握、易操作、方便灵活、见效快的优点。手部反射区及穴位立体感明显、接受刺激面大、产生的生物功能多、向体内传导的信息量大。因此，手部按摩适合社会各阶层人士学习、掌握和应用，非常容易推广和普及。

5. 早期诊断防治

早期诊断出人体的疾病，对保持身体健康来说是一个非常重要的环节。生活在天地间的人时刻受到自然界、社会生活的影响，因而身体健康状况也是不断变化着的。目前多数的医疗检查手段和方法，只有当人体不适有明显症状或反应时才能作出诊断。即使这样，有时也有误差，如冠心病在不发作时，其心电图往往也无异常变化。有很多疾病一旦被现代手段检查出来时，往往已是中、晚期，治疗难度也就很大了。因此，寻求疾病早期诊断、早期治疗，防患于未然，使机体保持旺盛的生命力，是目前医学发展的大趋势。手部按摩正符合这个大趋势。当人们感觉机体稍有不适或精神不振时，手部反射区或穴位就会有反应。我们通过对手部进行望、触摸、按压等诊断方法，就能发现手与指甲的形态与皮肤颜色有变化，触摸到皮下的沙粒状、包块状或条索状硬结，按压时就会有疼痛的感觉，这就初步反映了手部硬结，按压时便会有疼痛感，这就初步反映了手部反射区或穴位相对应脏腑、组织、器官的生理病理状况。即可对此作出诊断、并制定相应的治疗方案。采用手部按摩可以调整脏腑、组织、器官的功能，将疾病消灭在萌芽状态，这是一些现代医学手段目前可望而不可及的。因此，手部按摩对人体疾病的早期诊断和治疗，有着极为重要的价值。

破译手部按摩的操作要点

上面我们已经讲了手部按摩所具有的无可比拟的优越性，那么，手部按摩到底是如何操作的呢？下面我们就来破译手部按摩的操作要点，包括常用手法，按摩工具，按摩的时间、力量、方向和顺序，如何选穴以及按摩膏的选择等。

1. 手部按摩常用手法

（1）推法。

手部按摩中常用的推法是指推法。操作时用拇指指端或指腹着力于手部一定的部位上进行单方向的直线推动，为直推法。要紧贴体表，用力要稳，速度要缓慢均匀，多配合适量的按摩介质，速度为每分钟200次左右，可用于手部各线状穴位。如用双手拇指从某线状穴位的中点向两侧分推，称为分推法。如用两手拇指指端或螺纹面自某线状穴两端向中间推动合拢，为合推法，又称“合法”“和法”。

（2）拿法。

捏而提起谓之拿。拿法就是用大拇指和食、中两指，或用大拇指和其余四指作相对用力，在一定的部位和穴位上进行节律性的提捏。操作时，用力要由轻而重，不可突然用力。动作要和缓而有连贯性。本法适用于手部各穴。

（3）按法。

按法是最早应用于按摩疗法的手法之一，也是手部按摩常用的手法之一。在手部按摩中，按法是指用拇指的指端或螺纹面着力于手部穴位或病理反射区上，逐渐用力下按，用力要由轻到重，使刺激充分到达肌肉组织的深层，使人有酸、麻、重、胀、走窜等感觉，持续数秒钟，渐渐放松，如此反复操作。操作时用力不要过猛，不要滑动，应持续用力。需要加强刺激时，可用双手拇指重叠施术。按法经常和揉法结合使用，称为按揉法。对年老体弱或年龄较小的病人，施力大小要适宜，按法适用于手部各穴。

（4）点法。

在手部按摩中，点法指用拇指指端或屈指骨突部着力于手部穴位或病理反射区上，逐渐用力下按，用力要由轻到重，使刺激充分到达肌肉组织的深层，病人有酸、麻、重、胀、走窜等感觉，持续数秒钟，渐渐放松，如此反复操作。操作时用力不要过猛，不要滑动，应持续有力。点法接触面积小，刺激量大。点法常与按法结合使用，称为点按法。对年老体弱或年龄较小的病人，力度大小要适宜。点法适用于手部各穴。

（5）掐法。在手部按摩中，掐法刺激最强。用拇指指甲重掐穴位，将力量灌注于拇指端。掐前要取准穴位，为了避免刺破皮肤，可在重掐部位上覆盖一层薄布，掐后可轻揉局部以缓解疼痛。掐法多用于急症、重症。

（6）揉法。

手部按摩中多用指揉法。指揉法是用拇指罗纹面吸定于手部一定的穴位或部位上，腕部放松，以肘部为支点，前臂作主动摆动，带动腕和掌指做轻柔缓和的摆动。压力要轻柔，动作要协调而有节律，速度为每分钟120~160次。本法多与按法结合使用，适用于手部各穴。

（7）捏法。

手部按摩常用三指捏。三指捏是用大拇指与食、中指夹住肢体的某两个穴位，相对用力挤压。在做相对用力挤压动作时，要有节律性，力量均匀、逐渐加大。本法常与拿法结合使用，称为拿捏法。

2. 手部按摩工具

在手部按摩中，操作者如果没有经过专业训练，单纯用手指按摩，手指很快就会疲劳、酸软，达不到按摩力度，影响按摩疗效。因此，最好配置一根按摩棒。按摩棒制作方法如下：

选择一个质地较硬的木棍，长 14 厘米，中间直径 2 厘米，大头直径 1.4 厘米，小头直径 0.4 厘米，两头均磨成圆球形，用细砂纸打磨光滑即可使用。

如一时没有合适硬木自制，可选择一头光滑、大小合适的生活用品作为按摩工具，如钢笔、圆珠笔等，只要握持方便即可。选准穴位按压时，力量要由小到大，轻重相间。

3. 手部按摩的时间

运用手部按摩时，必须掌握好按摩的时间。要根据病种、病情和病人体质等情况确定按摩时间，慢性病、顽固性疾病，按摩时间宜长些；急性病、病因明确单纯者，按摩时间可短些。

一般来说，每个穴位或病理反射区按摩 2~3 分钟或 3~5 分钟就可以了。对严重的心脏病患者，在心脏反射区按摩 1 分钟即可，加上其他穴位或反射区，总共不超过 10 分钟。对于患有严重的糖尿病、肾脏疾病的病人，总的按摩时间也不要超过 10 分钟。对脊椎的每个反射区只需按摩 2~3 分钟就足够了。按摩肝脏反射区时，必须注意在病人肾脏功能良好的情况下，才可以按摩 5 分钟或更长时间，否则将不利于体内有毒物质的排泄。

每天按摩 1~2 次均可。若能长期坚持每天按摩 1 次，效果就更好了。如每天按摩 1 次，每次按摩的时间定在上午、下午或晚上均可，但以每天坚持同一时间为好。如每天按摩 2 次，以上午、晚上睡觉前各 1 次为宜，饱餐后和空腹不宜按摩。每次按摩 30~45 分钟为宜。一般病症，10 次为 1 疗程。经过按摩使疾病基本痊愈后，应坚持再按摩一段时间，以巩固疗效，增强体质，减少复发。

4. 手部按摩的力量

手部按摩主要通过刺激手部穴位或病理反射区等调节相应脏腑的功能来防治疾病。所以，对多数穴位和病理反射区来说，刺激适当强一些，痛感重一点，效果就好一些（不痛不会有效果）。特别是骨骼、关节、肌肉、韧带等部位的病痛，必须用较强的力量按摩，才能取得较满意的效果。但也不要用力过重，以免损伤骨膜。

对年老体弱、关节较硬或肌肤娇嫩的患儿，都不宜用力过重。严重心脏病病人的心脏反射区、肝脏病人的肝反射区及淋巴和坐骨神经反射区，在按摩时，用力均不宜过重，只要有明显的痛感就行了。

手部按摩时，用力要先轻后重，逐渐增加力量，一直增加到被按摩者能接受的最大限度为止。

为他人按摩时，身体要放松，要善施巧劲，并不时地变换手法和力度，以免引起自身疲劳。自我按摩对于年老、关节僵硬者可能有许多难处，如不能弯腰、屈腿，而且全身还不能充分放松，影响血液循环，因而治疗效果就大大下降。当然如能持之以恒，也不失为一种自我锻炼的好方法，长期下去，自然收益无穷。但需要注意循序渐进，关节功能会慢慢改善，按摩的技巧和力度也会逐步提高。按摩中切记自然呼吸，不要屏气！

5. 手部按摩的方向与顺序

双手的总体按摩方向可以顺逆经络气血运行的方向为依据，根据疾病的性质，采取顺经络气血运行的按摩方向为补；逆经络气血运行的按摩方向为泻，以补虚泻实。或依据向心按摩为补，离心按摩为泻。这就是按摩方向要根据疾病的性质和不同的取穴体系来决定。按摩方向不是一成不变的，要根据病情灵活掌握和运用。

按摩时男先左手，后右手；女则相反，先右手，后左手。如没有足够的时间，只要按摩一只手上的穴位就可以了。在按摩治疗中，应根据病情先按摩主要穴位和部位，再按摩配穴及次要穴位或部位。肾、输尿管、膀胱和肺是人体主要的排泄器官，在选择反射区或反应点按摩时，这几个同名穴位自然成为重要按摩部位。无论治疗，还是保健，一般在按摩的开始和结束时，都要按揉这几个穴位。手部按摩的顺序也不是一成不变的，在治疗中应根据具体情况灵活变通。

6. 手部按摩的选穴

手部按摩应根据病情、病变部位和取穴体系，分清主次，灵活选取穴位。本书上一节各病证后提供各个不同体系常用的按摩用穴。读者可选用任一体系穴位进行按摩，也可全部采用。经穴和经外奇穴中可选用 3~4 个反复按压。病理反射区中的肾、输尿管、膀胱、肺及一些对症用穴应多按揉；选用穴位包括基本穴位、对症穴位和相关穴位。基本穴位指肾、输尿管、膀胱和肺，不论何病，在治疗的开始和结束时都要按揉。对症穴位指针对病情和病位的主要穴位，如胆囊炎选择胆反应点或反射区。相关穴位指对疾病起辅助治疗作用的穴位，如胆囊炎选择肝、脾等穴反应点都是针对性较强的选穴，可适当增加按摩时间；反射点中提供穴位可能是敏感点，读者应在其上下反复推按就可以找到敏感点，然后再敏感点上用力按揉 200~400 次。

7. 按摩膏的使用

使用按摩膏的目的是：一来可以保护按摩者的手和被按摩者的手，二来选择适宜的药膏还能加强治疗作用。为了保持按摩的力度，每次不要涂得太多。这里介绍几个常用的按摩膏。

按摩乳：市场有售。具有如润滑皮肤、活血化瘀、清热解毒等作用。可用于任何情况。

冬青膏：以冬绿油（水杨酸甲酯）与凡士林按 1 ：5 混合调匀而成。有消肿止痛、祛风散寒等作用。适用于跌打损伤的疼痛、肿胀及陈旧性损伤和寒性痛证等。

滑石粉：医用滑石粉或市售爽身粉均可。有润滑皮肤、干燥除湿等作用。适用于夏季按摩时应用，对婴幼儿及皮肤娇嫩者尤佳。

薄荷水：将鲜薄荷叶浸泡于适量开水中，加盖放一日后，去渣取汁应用。有祛暑除热、清凉解表的功效。适用于夏季按摩及一切热病。

麻油：其他植物油代替也可。有和血补虚、祛风清热等功效、适用于婴幼儿及久病虚损或年老体弱者。

白酒：药酒也可以。有活血止痛、温通经络的功效。适用于迁延日久的损伤疼痛或麻木不仁，腰膝痿软无力，手足拘挛等病症。

鸡蛋清：将鸡蛋（鸭蛋、鹅蛋亦可）一端磕一小孔后，悬置于容器上，取渗出的蛋清应用。有消导积滞、除烦去热等作用。适用于嗳气吐酸、烦躁失眠、手足心热、各种热病及久病后期。

葱姜汁：将葱白及鲜生姜等量切碎、捣烂，按 1 ∶ 3 比例浸入 95% 酒精中，放置 3~5 日后，取汁应用。有温中行气、通阳解表等作用。适用于因寒凝气滞而致的脘腹疼痛及风寒引起的感冒、头痛等。

如果患者手部有皮肤病，可选用针对性药物。克霉唑霜用于手部患有手癣的人；尿素霜用于手部皲裂的人。

适应禁忌很重要，注意事项要牢记

每一种疗法都有一定的适用范围和注意事项，手部按摩也不例外。另外，在手部按摩时，偶尔会出现穴位疲劳与疼痛，这是怎么回事呢？

1. 手部按摩的适应证和禁忌证

为了更好地运用手部按摩防病治病，现将手部按摩的适应证和禁忌证分述如下：

（1）适应证。

根据我们对相关文献调查分析，总结规律，手部按摩主要适应下列几个方面的病证：

①对神经官能症（包括下丘脑自主神经功能紊乱、各脏器功能紊乱）和各种神经痛有明显疗效。这是因为手部按摩对中枢神经系统兴奋和抑制平衡有调节作用，对感觉有明显的阻断作用。

②对慢性胃肠道疾病和孩子厌食、孩子消化不良有明显疗效。手部按摩对消化系统的消化吸收功能有良好的促进作用。

③对各种变态反应性疾病，如过敏性哮喘、过敏性鼻炎、过敏性皮炎有明显疗效。因为手部按摩对神经内分泌系统的平衡有较好的调整作用，明显提高了肾上腺皮质功能，产生了类似应用皮质激素（如泼尼松、可的松）的作用。

④对各种炎症，如乳腺炎、淋巴结炎及淋巴管炎、上呼吸道感染、喘息性气管炎等有明显疗效，说明手部按摩对机体免疫系统的提高有明显的促进作用。

总之，手部按摩对生理功能的调节具有重要意义，对各种功能性疾病有明显疗效。对器质性疾病也有一定的治疗作用，但不应单独使用，可将手部按摩作为主要辅助方法。

（2）禁忌证。

手部按摩虽然治疗范围广泛、疗效好、无不良反应，但如同所有的治病方法一样，也不能包治百病，对有些病症是不宜使用的。我们认为，以下的几种病症是其禁忌，要谨慎对待。

①某些外科疾病：如急性腹膜炎、肠穿孔、急性阑尾炎、骨折、关节脱位等。

②各种急性传染病：如伤寒、霍乱、流脑、乙脑、肝炎、结核、梅毒、淋病、艾滋病等。

③急性中毒：如食物中毒、煤气中毒、药物中毒、酒精中毒、毒蛇咬伤、狂犬咬伤等。

④急性高热病症：如败血症等。

⑤各种严重出血性疾病：如脑出血、胃出血、子宫出血、内脏出血等。

⑥急性心肌梗死、严重肾衰竭、心衰竭等。

⑦妇女月经期及妊娠期不宜按摩。

⑧精神病患者发作期不宜按摩。

上述情况均表示病势急迫，瞬息万变，不能贻误病机，且病情严重，机体虚弱，承受不了按摩的疼痛。而按摩使血液循环加快，使有些病人出现不良后果。

对上述禁忌证，应及时采用药物、手术等治疗措施，待病情趋于稳定或缓解后，再以手部按摩为辅助手段进行调理性治疗，以加强疗效，缩短病程。

2. 手部按摩的注意事项

（1）要有强健的体魄、良好的耐力，熟练的手法和按摩技巧。保持双手清洁温暖，指甲常修剪。

（2）按摩前休息片刻。

（3）暴饮、饱餐、洗澡 1 小时内及过度疲劳之余均不宜做手部按摩。

（4）治疗中如出现一些反应，应及时处理。

（5）对症选穴后，采用指尖点按或按揉手法，力量柔和深透，摩穴 3~5 分钟。

（6）治疗腰部、颈部及各种关节、软组织扭伤时，应边施手法，边嘱患者活动，病痛严重时还必须直接按摩患部。

（7）手穴部位比较小，按摩时，有些穴位亦可用一些器械代替本法操作，如以钢笔、圆珠笔等尾部（必须光滑圆润）按压穴位。

（8）自我按摩者应注意循序渐进，并严格遵守操作要求。

（9）严重病症应以药物和其他疗法为主，手部按摩为辅。

（10）手部按摩要有毅力和恒心。

3. 手部按摩的穴位疲劳与疼痛

（1）穴位疲劳。

按摩、按揉穴位、反应点或反射区等，产生刺激信息，经过一定的途径，到达病变部位，治疗疾病。刺激信息的传递，关键在穴位、反应点或反射区等部位上做的功。做功量不够，信息量不多，就达不到应有的治疗效果；做功量过大，信息量过多，会造成穴位疲劳，反而导致穴位接收刺激信息的能力减弱，就会降低治疗效果。所以，按摩、按揉穴位要定时定量、有规律、有节奏地进行，不要无止境地反复按摩。

按摩开始时，穴位的压痛敏感，多次按压之后，压痛就不敏感了。按摩多日、多次后，病情会好转，穴位、反应点等的压痛随之减轻，这是疾病好转的必然结果。如果病情没有好转，而压痛明显迟钝，这就是穴位疲劳现象。左右两只手有着同样的穴位，如果左手的穴位疲劳了，可多按揉右手的穴位，反之亦然。也可在整个治疗过程中，轮流按摩左右手的穴位。如果双手的穴位都疲劳了，而病情没有好转，可停止按摩 2~3 天后再做按摩治疗。

（2）穴位疼痛。

按摩、按揉手部穴位出现的疼痛是一般人能忍耐的疼痛，并非剧痛。但也要注意，少数人对疼痛特别敏感或耐受力特差。因此，在按摩治疗时要把可能发生的情况考虑到操作过程中，时刻注意患者的表情变化。如果患者出现脸色苍白或忍受不了的表情，应立即停止按摩。休息一段时间，减轻按摩力度或者调换穴位，再继续进行按摩治疗。

手部按摩产生的疼痛，不同于其他原因所产生的疼痛，是一种非常敏感的反应痛。这种疼痛的范围一般都比较小，在按摩时要仔细地体会。这种疼痛是一种良性疼痛，即带有良性信息的疼痛，因为多数人疼痛过后觉得身体格外舒服，精神状态也随之改善。这种带有良性信息的疼痛能很快打破疾病的"稳态"，激发人体的潜能，促进体内各种激素的产生和释放，增强人体免疫功能及抗病能力，从而治好相应的疾病。

按摩手部穴位所产生的疼痛，应是出现在深部的疼痛，是病变在相应穴位和骨膜特定部位的反应。病变越大越严重，出现的疼痛也就越大。病愈或病情减轻了，疼痛也就随之消失或减轻。疼痛有两种，即针刺样疼痛和酸胀痛。出现刺痛的患者经气感传灵敏，治疗收效快，疗效好；出现酸胀痛的患者经气感传迟钝，收效慢，疗效差。

自己动手，调治常见小病

手部按摩法以其简便、容易操作、无创伤的特点被人们所接受，是人人都可以享用的保健方法。下面就为大家介绍一些生活中的常见病的按摩手法，通过手部按摩的治疗方法即可获得满意效果。

1. 感冒

感冒，又称"伤风"，是一种常见的外感性疾病，一年四季均可发病，以冬春季节最为多见。一般认为，感冒多因病毒或细菌感染上呼吸道所引起。临床症状先有鼻塞、流涕、咽痛、打喷嚏、怕冷，继发头痛、发热、咳嗽、全身酸痛等。

手部按摩对感冒有较好的疗效，按摩手部穴位不但能增强免疫功能，而且能增强机体的各项生理功能，使机体发挥其自身的抗病能力，抵抗病毒和细菌的感染，以达到治病的目的。这是单纯药物疗法所不能达到的。

【按摩选穴】

经穴：合谷、列缺、外关等。

反射区：肾、输尿管、膀胱、鼻、头颈淋巴结、肺与支气管、胸腺淋巴结、喉、脊柱等。

反射点：头穴、心肺穴、颈肩穴（反射点位置见本篇第二章之掌指上的反射区大药）。

【按摩方法】

拿捏或按揉上述经穴各30~50次；推按肾、输尿管、膀胱和肺反射区各100次；点按其他反射区穴位各50次；向掌心方向掐按或用按摩工具按揉各反射点200~300次。每天按摩2次，按摩后以微汗出，自觉舒适为宜，切勿发汗太过。

每次按摩后宜覆被保温，避免再感风寒。治疗期间应注意休息，多喝白开水。夏日可以以藿香、佩兰泡茶饮用，以加强发汗解表的作用，冬季可以煮生姜、大枣、红糖水，以助祛寒解表之功。体质虚弱者，也不宜补益过早。过早使用补药，往往导致外邪留恋不去，反而使病程拖长。全身肌肉酸痛较甚者，配合按揉全身各酸痛处，可明显减轻症状。

患者平时应经常锻炼身体，增强抗邪能力；室内空气宜保持流通；气候改变时随时增减衣服，切勿汗出当风。饮食宜清淡，多吃新鲜水果，不要食用辛辣之品。

2. 头痛

头痛指头颅上半部的疼痛，是一种常见的自觉症状。见于各种急、慢性疾病中。头部疾病和身体其他部位的疾病均可引起头痛，头痛可急可慢，可轻可重。头痛可单独出现，也可与其他症状相兼并见。

发热伴有头痛，应考虑为传染病或其他感染性疾病所致。头痛较为剧烈，并伴有喷射性呕吐，应考虑颅内疾病。头痛伴存视力锐减，眼睛剧烈疼痛，应怀疑急性充血性青光眼。上述几种情况，均属头痛重症、危症，运用手部按摩取效甚微，切勿延误病情。

手部按摩对于慢性高血压之头痛、偏头痛、血管神经性头痛、感冒头痛及一些原因不明头痛有较好的疗效。

【按摩选穴】

经穴：列缺、合谷、后溪、神门等。

反射区：大脑、小脑、脑干、腹腔神经丛、肝、肾、肾上腺、膀胱、输尿管、垂体等。

反射点：头穴、颈肩穴。

【按摩方法】

拿捏或按揉列缺、合谷、曲池各 100 次；点按上述反射区各穴 100~200 次；向掌心方向掐按头穴、颈肩穴各 300 次。感冒头痛按揉台谷、曲池至 300 次，头痛并有失眠、多梦等症者，加按揉神门、肝反射区各 200 次。每天按摩 1 次，持续 3 个月为 1 个疗程。3 个月后如基本恢复正常，可以改为隔日 1 次，续做 1 个疗程，以巩固疗效。如仍未明显改善，应积极查明原因，在综合治疗的基础上，继续运用手部按摩配合治疗，以加强疗效。头痛久病者，要注意饮食清淡，起居有常，保持平稳心态，避免紧张、激烈或刺激的环境，禁烟酒及油腻生冷之品，忌过度疲劳。适当的体育锻炼，如慢跑、太极拳，有助于增强体质，减轻头痛的发生和发展。

3. 发热

凡自觉全身发热，或扪之皮肤灼热，或体温高于正常标准者，称为发热，也称身热。许多疾病在临床表现中均有发热。发热的病因有外感和内伤两个方面，这里主要介绍感冒发热。四季之中，春温、夏暑、秋燥、冬寒和梅雨季节之湿，均属正常气候。若气候失常，人易感非时之气而发热；若素体虚弱之辈，复因衣衫单薄，或冒雨涉水，或临风脱衣，或当风而睡等，亦可感受风寒之邪而发热。成人发热运用手部按摩有利于缓解全身其他症状，清热作用一般，且主要用于感冒发热。

【按摩选穴】

经穴：合谷、内关、郄门等。

反射区：大脑、鼻、喉与气管、颈项、肺、支气管、头颈淋巴结、胸腺淋巴结、上身淋巴结、下身淋巴结、肾、输尿管、膀胱、胸腔呼吸器官区等。

反射点：心肺穴、头穴、颈肩穴、肾穴等。

【按摩方法】

按揉或拿捏上述经穴各 50 次。点按各反射区各 100 次，向掌心方向掐按各反射点各 300 次。如不觉疲劳或其他人替你按摩，可以多按反射区各穴，每穴可至 300 次。可每天按摩2次，直至热退身凉。

发热期间，需要休息，饮食宜吃清淡之品，多吃蔬菜、水果，忌食油腻辛辣之品，多饮开水。应经常锻炼身体，增强机体的抵抗力。室内空气常宜流通；气候变化时随时增减衣服，切勿汗出当风。

4. 咳嗽

咳嗽是肺、支气管和气管等脏器病变的常见症状之一，常见于急、慢性气管炎、哮喘、肺气肿、肺炎等疾病中。咳嗽虽多由肺、气管和支气管疾患所引起，但其他脏腑病变也可累及肺、气管和支气管而发生咳嗽。咳嗽一症与肺、脾、肾三脏关系最为密切。

手部按摩止咳化痰有较好的效果。治疗时主要以宣肺、健脾、补肾为主，并根据不同类型的咳嗽进行适当的加减。如果患者症状较为严重，并伴有其他脏器明显的病变，应考虑药物治疗为主，手部按摩可作为辅助疗法。

【按摩选穴】

经穴：列缺、合谷、外关、内关等。

反射区：肺、肾、脾、输尿管、膀胱、喉与气管、胸腺淋巴结、上身淋巴结、肾上腺、胸腔呼吸器官区等。

反射点：心肺穴、脾胃穴、肾穴等。

【按摩方法】

点按上述反射区各200次。拿捏上述经穴各50次，掐按上述反射点各300次，每天按摩1~2次，5天为1个疗程。

注意：由感冒所致的咳嗽，按摩至咳嗽停止后，再按摩2周，以巩固疗效。慢性支气管炎、哮喘、肺气肿等肺系疾病和其他脏器所致的咳嗽，按摩作为辅助疗法要长期使用。

咳嗽患者，四时起居要顺应气候，谨防受寒，调适饮食，戒绝烟酒，并适当参加体育锻炼，以增强体质，提高抗病能力。慢性咳嗽，在缓解期间，应注意补虚固本，防止复发。气功锻炼也有帮助，可练习深呼吸，早晚各5次，屏气时间不要过长；另有“练精法”配合习练，效果更好。即于早上未起床时，叩齿27遍，再以舌上下搅动口腔3遍，令津满口，然后咽下。

孩子在咳嗽发作期间应注意休息，吃易于消化的食物。在气候变化时，尤其要注意胸腹部保暖。防止受凉。

5. 眩晕

眩晕，通常称为头昏眼花，是一种常见的症状。轻者发作短暂，平卧闭目休息一会儿就可恢复正常；发病严重的病人就好像乘坐在船上，感觉天旋地转，以至站立不稳。多数病人的病情时轻时重，兼见其他症状而持续很长一段时间。多见于高血压、动脉硬化、贫血、神经官能症、耳源性眩晕等疾病。

手部按摩治疗眩晕具有一定疗效。但患者必须配合医生查明原因，积极治疗原发病，手部按摩可作为综合治疗中的一个辅助方法。临床治疗表明。内耳性眩晕、迷路炎、晕动病、基底动脉供血不足和全身疾病引起的眩晕，运用手部按摩配合中药等方法治疗，效果较好。

【按摩选穴】

经穴：内关、阳谷、支正等。

反射区：垂体、小脑与脑干、大脑、颈项、内耳迷路、耳、眼、肝、肾、肾上腺、甲状腺、脾等。

反射点：头穴等。

【按摩方法】

按揉或拿捏内关200次，阳谷、支正各50次；点按垂体、小脑与脑干、大脑、内耳迷路、耳、眼、肝、肾各200次，肾上腺、甲状腺、脾、颈项各100次；掐按头穴500次。每天按摩1次，1个月为1疗程，可根据治疗情况持续3~4疗程。

眩晕患者要注意饮食起居，调摄寒温，避免过度疲倦；定期测量血压，戒烟酒，慎房事，保持情绪稳定，避免精神刺激。眩晕发作时，宜平卧闭目，需保持环境安静，饮食宜清淡，少食多餐。若眩晕反复发作者，不宜高空或水上作业。高血压者如突发眩晕，应考虑中风的先兆。

6. 失眠

失眠，又称为“不寐”，是以经常不易入睡，或者睡后容易醒，或者睡后梦多为主要特征。引起失眠的原因有很多，比如情绪激动、精神过度紧张、过度的悲哀和焦虑、过度的兴奋、神经衰弱、难以解决的困扰、意外的打击等，使大脑皮质兴奋与抑制失调，导致难以入睡而产生失眠。中医学认为，无论何种原因导致的失眠，其主要的病理机制都是心、脾、肝、肾功能失调。手部按摩防治失眠安全有效，主要是通过刺激相应穴位来调整各脏腑功能。肾脏是人体重要的排泄器官，肾功能低下则导致体内部分水液潴留，产生水肿而出现失眠。按摩与肾脏相关的穴位，是取得较好治疗效果的关键。不论何种原因导致的失眠，按摩与肾脏相关的穴位必不可少，而且要多按摩，反复按摩。本病多为慢性过程，故需要较长时间的治疗才能取得满意的效果。

【按摩选穴】

经穴：神门、合谷、内关等。

反射区：肾、膀胱、输尿管、肺、垂体、腹腔神经丛、甲状腺、甲状旁腺、心、肝、脾、胃、大肠、小肠等。

反射点：头穴、心肺穴、肾穴。

【按摩方法】

按揉神门、内关、肾、膀胱、输尿管、肺、心肺穴、肾穴、腹腔神经丛各200次，其余各穴50~100次。每日按摩1次，两周为1个疗程。如患者能坚持每天自我按摩，效果会更好。对于严重失眠的患者，按摩腹腔神经丛的次数可以增至400次。

此外，可以让病人在入睡之前洗温水澡，促使自主神经得以松弛。水温以39~40℃为好，时间以10~20分钟为宜。需要提醒患者的是水温不要超过43℃，否则会使神经系统紧张，加重失眠。睡前泡脚既可消除疲劳，又可有助于安眠。病人的思想和精神状态对疾病的影响很大，因此治疗过程中，进行适当的心理疏导，保持患者心理平衡是至关重要的，患者应调整并缓和生活节奏，避免精神紧张。临睡时饮适量热牛奶或莲子粥。起居和饮食要有规律性，积极锻炼身体，气功修炼以动功为宜。

神经衰弱、精神紧张、焦虑等症可以参照此节。

7. 癫痫

癫痫是脑神经细胞兴奋性增高，引起异常放电的一种不随意运动疾病。病因不明者为原发性癫痫，凡能查出病因的为继发性癫痫。临床表现为突然性、暂时性和反复性3种。发作类型有大发作、小发作、局限性癫痫、精神运动性癫痫等。本病属于祖国医学"癫""痫"范围。癫证以精神抑郁、表情淡漠、沉默痴呆、语无伦次等为临床特征；痫证以突然扑倒、昏不知人、口吐白沫、两目上视、四肢抽搐或口中如做猪羊叫声等为临床特征发作性疾病。癫证和痫证常常交互并见，故常合称"癫痫"。

手部按摩治疗癫痫有一定帮助。发作期可按摩以醒脑化痰开窍；间隙期按摩以养心安神，疏肝理气，补肾固本为主。

【按摩选穴】

经穴和经外奇穴：神门、内关、少商、大陵、十宣、合谷等。

反射区：大脑、额窦、心脏、肝、肾、肾上腺、输尿管、膀胱、肺、脾等。

反射点：头穴、心肺穴、肝胆穴、肾穴等。

【按摩方法】

手部按摩用于急救时，力量可稍大些，直至病人苏醒为止，可以掐按少商、十宣、前头点、急救点、头穴为主。间隙期每天1次，完全稳定后可隔天1次。按摩办法如下：按揉或拿捏神门、内关、大陵、曲池、合谷各50次；点按大脑、额窦、心脏、肝、肾、肾上腺、输尿管、膀胱、肺、脾各100次；掐按头穴、心肺穴、肝胆穴、肾穴各200次。长期坚持手部按摩有利于疗效的巩固，减少癫痫的发作。

癫痫如病程较短，病情较轻，采用手部按摩治疗可获得一定的疗效。治愈后要注意精神调摄，避免精神刺激，以免复发。反复发作，病情较重者，应以药物治疗为主，手部按摩为辅。癫证反复发作或迁延不愈，预后多不良。痫证如能坚持长期治疗，可有改善。个别痫证患者，由于发作时突然昏仆，痰涌喉间而窒息或发生溺水等，也可导致死亡。

8. 中风后遗症

中风后遗症是中医对脑血管意外所引起机体病变的总称，包括脑血栓形成、脑栓塞、脑出血和蛛网膜下腔出血等。除脑血栓形成发病较缓外，其余发病都急骤。各病如度过危险期，大都留下不同程度的后遗症，如面瘫、单侧上下肢瘫痪无力、口眼歪斜、周身感觉迟钝、言语不清、意识障碍等。

进行手部按摩等康复疗法。必须等急性期过后方可进行。

【按摩选穴】

经穴：合谷、后溪、外关、内关、三间、大陵等。

反射区：肾、输尿管、膀胱、肺、大脑、垂体、平衡器官、脾、胃、各淋巴结区、小肠、大肠各区、肩关节、肘关节、膝关节、髋关节、脊柱各穴、甲状腺等。

反射点：头穴、颈肩穴、上肢穴、腿穴、足穴、腰腹穴等。

【按摩方法】

推按肾、输尿管、膀胱、肺各300次。其余选穴依类别都分为两组，每次按摩时选用一组，交替使用，每穴按揉30~50次。每天按摩1次，持续3个月为1个疗程。多数患者要持续 3~4 个疗程，按压患侧时力量要大些。治疗中配合全身按摩和关节功能锻炼有利于瘫痪状态的改善。行动不便者，要定期翻身或按摩揉捏受压的部位，以防褥疮。好转之后，鼓励病人多做主动运动。语言障碍者应该锻炼讲话。加强护理，饮食以清淡富于营养为宜。要起居有常，情绪乐观，树立战胜疾病的信心。

9. 糖尿病

糖尿病是一种有遗传倾向的、内分泌失常的慢性代谢性疾病。主要表现为血糖升高。临床上主要出现多饮、多尿、多食和体重减轻的症状。本病相当于中医“消渴”病。

手部按摩对糖尿病的治疗主要是调节中枢神经系统的功能，通过神经—体液调节机制，激发各内分泌腺功能的活性，特别是胰岛分泌功能的活性，使其分泌功能得到较好的恢复或完全恢复。运用手部按摩治疗的糖尿病患者多数是轻型或中型的，重型的较少。疗效都较为满意，需坚持长期治疗。原来吃降糖药的绝不可以断然停药，可逐步减少药量，停用胰岛素应十分慎重，要根据病情好转的情况逐步减少至停止。

【按摩选穴】

经穴和经外奇穴：曲泽、间使、内关、合谷、曲池、中泉等。

反射区：胰腺、胃、十二指肠、大肠、小肠、垂体、肾、输尿管、膀胱、甲状腺、腹腔神经丛等。

反射点：脾胃穴、心肺穴、肾穴等。

【按摩方法】

推按或点揉胰腺、胃、十二指肠、大肠、小肠、垂体、肾、输尿管、膀胱、甲状腺、腹腔神经丛各 300 次；按揉内关、脾胃穴、肾穴各 100~300 次；其余各穴备用，如有时间可每穴按揉 30~50 次。每天按摩 1 次，持续 3 个月为 1 个疗程。3 个月后如基本恢复正常，手部按摩可改为隔天 1 次；如无明显改善，休息 3 天后，继续第 2 疗程。胰岛素注射可根据好转情况，在医生指导下逐渐减量。

糖尿病患者应控制饮食，少食含糖食品，多食动物胰脏；积极治疗并发症；进行适量的锻炼，如简化太极拳、内养功等。

10. 肥胖症

肥胖症指体内脂肪沉积过多，体重超过标准体重的 10%。人体标准体重的计算公式是：身高（厘米）— 100（男性应减 105）= 人体标准体重（千克）。

肥胖症可始于任何年龄，但以 40~50 岁女性多见。目前医学界认为引起肥胖的原因大致有两大类：一类是病理性致肥，主要是因为内分泌失调，体内脂肪代谢障碍，脂肪积而不“化”；另一类是生理性致肥，主要因为饮食失控，营养摄入失衡，致使体内脂肪过度堆积。

手部按摩有较好的减肥效果，而且不会产生不良反应。对于内分泌失调引起的肥胖症，手部按摩重在调节内分泌功能，从而调节体内的脂肪代谢；对于因摄食过多引起的肥胖症，手部按摩能调节胃肠道的功能，减少食物的摄入，从而减少脂肪的堆积。

【按摩选穴】

经穴：合谷、后溪、内关、神门、间使、郄门等。

反射区：肾、输尿管、膀胱、肺、甲状腺、垂体、生殖腺、胃、十二指肠、小肠等。

反射点：肝胆穴、脾胃穴、腰腹穴等。

【按摩方法】

点按、推按或掐按上述选穴各200~400次，每天按摩1次，1个月为1个疗程，多数患者需3~4个疗程。取得疗效者，应坚持运用手部按摩，每穴按摩的次数可减半或改为隔天1次。同时要控制饮食，特别是高脂肪、高糖类和高热量饮食，多吃含维生素的食品。并适当加强运动锻炼，如跑步、打球等。

11. 心脏病

心脏病是心脏疾病的总称，包括风湿性心脏病、先天性心脏病、高血压性心脏病、冠心病、心肌炎等各种心脏病。临床实践表明，手部按摩是防治心脏病有效的辅助方法。如风湿性心脏病患者出现心功能不全时，按摩手部穴位可以改善四肢末端的血液循环状态，加强心脏功能；肺源性心脏病出现严重水肿时，按摩基本反射区就可以利尿消肿，改善心功能；冠心病患者长期按摩手部穴位，有利于改善心肌的缺氧、缺血状态，减少或防止心绞痛、心肌梗死的发生。必须指出，对于任何心脏疾病，手部按摩只是辅助方法。

【按摩选穴】

经穴：内关、大陵、神门、少海、曲泽等。

反射区：肾、输尿管、膀胱、肺、心、甲状腺、胃、膈、胸腺淋巴结、胸腔呼吸器官区、胸椎、肩胛骨等。

反射点：心肺穴等。

【按摩方法】

按揉或推按内关、大陵、肾、输尿管、膀胱、肺、心、胸部淋巴结、胸腔呼吸器官区、胸椎、心肺穴各200~300次，其余各穴50~100次。心慌者而无明显心脏病迹象，只需重点按揉心反射区及内关穴即可。心脏病人如自己做手部按摩，不要选穴过多。坚持每天按摩1次或隔天1次，心脏病发作期间，应以药物治疗为主，以手部按摩为辅。治疗过程中要时刻注意病人的表情和反应，以免发生危险。患者应少食脂类食物，保证睡眠，心情愉快，戒烟酒，避免剧烈运动。气候变化时，要注意保暖。

12. 动脉硬化

人过中年后，随着年龄的增长，身体的各种功能相应减退，主管思维的大脑皮质的作用也逐渐减退，于是出现记忆力下降，加速脑老化的原因之一是脑动脉硬化。

脑细胞是人体中需氧量最多的细胞，脑动脉硬化会造成脑血液循环不良，氧气供应量减少，部分脑细胞不能正常工作，甚至造成脑死亡。

动脉硬化是指动脉的一种炎性、退行性与增生性病变，可使动脉管壁增厚变硬，失去弹性，管腔狭窄，多指动脉粥样硬化。40岁以上的中老年人多得，男性多于女性。从事紧张的脑力劳动、易激动的情绪、吸烟过度及高血压等，都易于引起或伴有血管神经运动的障碍。过度摄入富含胆固醇和脂肪性的食物，如蛋黄、奶油、猪油、肥肉、肝、肾等内脏，缺少体力劳动和身体锻炼，肥胖、内分泌障碍，特别是甲状腺与性腺功能的减退，若干代谢病如糖尿病等常伴有血胆固醇和三酰甘油的升高等等，都与本病的发作有密切的关系。本病对血栓形成有促进作用。其临床表现因主要病变部位而异。冠状动脉粥样硬化可引起心绞痛、心肌梗死等。脑动脉粥样硬化，导致脑缺血可产生头痛、眩晕、昏厥等症状；导致血栓形成或动脉破裂出血，引起脑血管意外。出现瘫痪、失语、意识突然丧失，导致脑萎缩可引起脑动脉硬化性痴呆、记忆力减退等。

手部按摩对动脉硬化有较好的防治作用，主要通过刺激一些相关的穴位以调节血管的舒缩功能，减少三酰甘油、胆固醇等在体内的堆积，从而防止动脉硬化的加重。

【按摩选穴】

经穴：内关、劳宫、通里、郄门、合谷等。

反射区：肾、输尿管、膀胱、肺、垂体、甲状腺、甲状旁腺、睾丸或卵巢、大脑、颈项、颈椎、腹腔神经丛、心脏等。

反射点：头穴、心肺穴、肾穴等。

【按摩疗法】

按揉或推按内关、劳宫、肾、输尿管、膀胱、肺、心脏、心肺穴各200~300次。上述穴位根据不同类别选择1~2个配合使用，每穴按摩50~100次，每天按摩1次，长期坚持有利无害。以手部按摩防治动脉硬化只是一个辅助疗法。

患者宜食用低胆固醇、低动物性脂肪且清淡而富含维生素C的食物，合并高血压者还应限制食盐，不可暴饮暴食，戒烟酒，控制情绪，切勿过度疲劳。可以练简化太极拳、内养功。

积极治疗与本病有关的高血压、高脂血症、肥胖症、痛风及糖尿病等。

13. 慢性胃炎

慢性胃炎是胃黏膜的慢性炎症。病因未明，可能由营养缺乏，长期服用刺激性食物，急性胃炎胃黏膜的遗患，口腔、鼻咽部慢性病灶的病菌或毒素吞入胃内等因素引起。临床表现为起病缓慢，反复发作，脘腹胀痛，食欲减退，恶心、呕吐、嗳气等。

手部按摩辅助治疗慢性胃炎有较好的疗效，可加强药物的治疗效果，明显改善症状，手部按摩具有疏肝理气、健脾和胃等功效。

【按摩选穴】

经穴和经外奇穴：内关、间使、大陵、劳宫、合谷、中魁等。

反射区：胃、肝、脾、十二指肠、小肠、大肠、胃脾大肠区、肾、输尿管、膀胱、肺、胆囊、胰腺等。

反射点：脾胃穴、肝胆穴、十二指肠穴、腰腹穴、肾穴等。

【按摩方法】

按揉内关、合谷、中魁各100次；推按胃、肝、脾、胃、脾大肠区、肾、输尿管、膀胱、肺各100~300次；按揉脾胃穴300次。其余选穴作为备用穴，可依类别选择1~2组配合使用，每穴按摩50次。每天按摩1次，每2周为1个疗程。

治疗过程中宜少食多餐，进易消化无刺激性饮食。戒绝烟酒。

胃酸低而胃内菌量大者可日服抗菌药物，如庆大霉素、黄连素、痢特灵等。胃酸高者应用制酸剂，如复方胃舒平、氧氧化铝凝胶等。

缩性胃炎伴重度不典型增生患者，需要考虑手术治疗。

14. 慢性肝病

慢性肝炎和肝硬化是常见的慢性肝脏疾病。慢性肝炎是指由肝炎病毒所引起的肝脏慢性炎症性传染病，病程达 6 个月以上。其主要临床症状有食欲不振、全身疲乏无力、肝区或右上腹胀痛、时好时坏、排便习惯改变、腹胀、腹泻、低热、失眠、体力明显下降、可有肝掌及蜘蛛痣等。如治疗不及时或治疗不当，少数病人会发展为肝硬化。

肝硬化是一种常见的影响全身的慢性肝病，是一种或多种致病因素长期或反复损害肝脏所致。常见的临床表现有食欲减退、恶心、呕吐、消化不良、体重减轻、疲乏无力、消瘦、头痛、头晕、失眠、腹痛、腹胀、腹泻、脱水、下肢水肿、肝脾肿大、皮肤黝黑、粗糙、瘙痒、手掌发红、毛发脱落、上消化道出血、鼻出血、牙龈出血、紫癜、男性阳痿、女性月经失调等。

慢性肝炎和肝硬化属中医“黄疸”的范畴，应以药物等综合治疗为主。手部按摩配合使用护肝保肝药物，可较好地改善临床症状。

【按摩选穴】

经穴和经外奇穴：少府、腕骨、外关、支沟、中泉、二白等。

反射区：肾、输尿管、膀胱、肺、肝、胆、胃、十二指肠、胸椎、腹腔神经丛、甲状旁腺等。

反射点：肝胆穴。

【按摩方法】

点按肝胆穴、肝、胆、胸椎、少府、二白各 300 次，其余各穴按揉或推按 50~100 次。每天按摩 1 次，3 个月为 1 个疗程。由于上述两病是长期的慢性病症，故手部按摩应长期坚持，切勿间断。如果全身症状较为严重，可做全手按摩，并重点加按上述穴位。手部按摩只是一个辅助方法，绝对不能停止药物治疗。

在饮食方面，要注意保持营养平衡。肝脏需要充分的营养，要注意摄取蛋白质、脂肪、淀粉这三种营养物质，动物脂肪不宜摄入过多，如肝功能显著减退，应严格限制蛋白质摄入。应摄入丰富的维生素，B 族维生素有防止脂肪肝及保护肝功能的作用；维生素 C 可以促进代谢和解毒的作用；维生素 E 具有抗肝坏死的作用。忌食油腻、坚硬及生冷食物，有过敏现象者，忌食发物如虾蟹等，同时要注意休息，减少体力劳动，避免劳累。

15. 慢性肾炎

慢性肾炎是由急性肾炎转变而来，是一种常见的慢性肾脏疾患，以男性患者较多，病程持续 1 年以上，发病年龄大多在 20~40 岁。急性肾炎起病急，以水肿、血尿症状为最多见，慢性肾炎表现各异，有的无明显症状，有的有明显血尿、水肿、高血压，并有全身乏力、纳差腹胀、贫血等兼症。多数患者呈进行性加重，但有些患者的症状可部分或全部缓解，病程长达 20~30 年。若血压持续升高，可见头晕、头痛、胸闷、视力模糊等症。

本病属中医“水肿”范畴。从中医临床辨证来看，多以脾肾阳虚为主。故手部按摩以健脾补肾、利水消肿为主，通过刺激相应的穴位来增强排泄功能，促进水分、代谢产物和有毒物质的排出，并增强免疫系统的作用。

【按摩选穴】

经穴：台谷、神门、内关等。

反射区：肾、输尿管、膀胱、肺、脾、胃、小肠、甲状腺、甲状旁腺、生殖腺、大肠、垂体、腹腔神经丛、胸腺淋巴结、上身淋巴结、下身淋巴结、血压区等。

反射点：肾穴、下腹穴、生殖穴等。

【按摩方法】

推按肾、输尿管、膀胱、肺、腹腔神经丛、下身淋巴结、血压区各100~300次；掐按肾穴、下腹穴、生殖穴各300次；其余各穴按揉30~50次。每天按摩1次，长期运用，不要间断。

手部按摩只是治疗慢性肾炎的辅助方法，常规治疗应以药物等综合疗法为主。

患者生活要有规律，不要过度疲劳，保证充足睡眠。精神愉快，避免风寒，避免房劳，戒烟酒、饮食应富于营养，谷类宜吃赤豆、薏苡仁等；肉类可食牛肉、瘦猪肉、鲤鱼、鲫鱼等；蔬菜宜吃冬瓜、葫芦、荸荠等。忌食油脂肥肉及海腥或寒性食物。

不可不知的手部运动与保健

适当的手部活动是保持双手正常生理功能的最简便有效的保健方法。同时，手部活动刺激手部反射区、经脉穴位以及神经、血管、肌腱、韧带、皮肤等，可改善血液循环，调节人体各脏腑、器官的生理功能，增强人体的自身免疫力，调整人体的阴阳平衡，促进身体健康和疾病的康复，还可促进睡眠、解除疲劳、增强体力、减肥美容，对保持旺盛的精力有很好的作用，做手部活动时，要心平气和，去除手上的装饰物品如戒指等。一般按先活动手指，再活动手腕；先手掌，后手背的顺序进行。手指按拇指、食指、中指、无名指、小指的顺序活动。速度要均匀和缓，呼吸自然，闭目养神。时间以每次2~3分钟为宜，不要超过5分钟。平时要注意保持手部清洁卫生，勤修指甲。

这里，我们介绍一些常用的、简便有效的手部活动方法。有病治病，无病强身。读者可根据自己的喜好，灵活掌握，任选其中一种或几种进行锻炼，持之以恒，必有裨益。

1. 手部运动

（1）十指对压、叉指转腕。

【方法】

屈肘双手当胸，拇指在内，十指相对，以螺纹面相接触，做有节奏的推压，幅度由小到大，可做4×8次。然后十指相叉，各指自然夹持，不要用力，转动腕关节2×8次到4×8次。每天早晚各1次即可。

【作用】

舒筋活络，宽胸理气，清新头脑。

（2）十指叉压、动腕松指。

【方法】

双手平行，手心向下，两手指尖朝上相互叉入指缝中至各指缝与手指紧贴，以肘、腕稍用力。手指、压手背，使手指的近节、中节、远节、掌指关节以及腕关节有节奏地背屈。动作要和缓，不要用爆发力，幅度由小到大，自然呼吸。每次做4×8次。然后两掌相对，保持叉指状态，各指自然夹持，不要用力，活动腕关节 2×8 次到 4×8 次。每天早晚各 1 次即可。

【作用】

益气活血。平衡阴阳，健脑益智。

（3）先分后合、弹伸十指。

【方法】

手握空拳，依拇指、食指、中指、无名指、小指的顺序，依次弹伸各指。弹伸拇指时，可以食指压之；弹伸其他各指，均以拇指压之。左右手同时进行。力量由小到大，速度均匀和缓，自然呼吸。每次可做 4×8 次。然后双手紧握拳，用力快速弹出十指，十指尽量背伸，呈荷叶掌。如此，连续 2×8 次到 4×8 次。每天早晚 1 次即可。

（4）虎口互擦、按揉合谷。

【方法】

两手拇指、食指张开呈十字交叉状，左右手相对，两手稍用力同时做一正一反、一反一正的有节奏的虎口相对撞擦，连续做 8 次或 16 次。然后以拇指按揉合谷，左右交换，各按揉 16 次。每天早晚各 1 次即可。

【作用】

通络止麻，宁神开窍，明目聪耳，健脑益智，清热镇痛，解表祛风。

（5）切按指尖、捻拔十指。

【方法】

以手拇指指甲缘轻轻切按各指尖端，每指 8 次，左右交换。也可相互撞击各指尖 8 次。然后以左手拇指、食指捻搓右手各指并稍用力拔伸之，各 1 遍。左右交换。每天早晚各 1 次即可。

【作用】

醒脑安神，滑利关节，活血化瘀，宽胸理气，强心健身。

（6）甩腕松指、擦热掌背。

【方法】

双臂肘关节自然屈曲，腕、掌、指各关节放松，腕关节自然下垂，然后有节奏地甩动腕、掌、指关节 4×8 次。双手掌相对用力擦热，再擦热手背。每天早晚各 1 次即可。

【作用】活血化瘀，滑利关节，祛寒解表。健脑安神，消除疲劳。

（7）扳指扳趾、腕踝同转。

【方法】

自然坐位，双足悬空，两肘屈曲。两前臂平行，掌心向下，十指自然伸直，依次掌屈五指。扳屈五指的顺序是拇指、中指、小指、食指、无名指，两手同时进行。掌屈后即伸直，幅度尽可能大些，但速度要均匀，勿用暴力。扳屈手指的同时，按照同样的顺序伸展足趾。每趾轮换扳屈 8 次。然后同时转动腕、踝关节，顺逆时针各 16 次。每天早晚各 1 次即可。

【作用】

调肺强心，健脾和胃，疏肝理气，消除疲劳，加强泌尿生殖系统的功能等。

（8）阴阳两仪，尽在掌中。

【方法】

或站或坐，或躺或倚，法则自然，全身放松，平心静气。以两手掌心相对，保持一定距离，若持球状。凝神掌中，两掌运球两极，上下左右缓慢转动。球体可大可小，两手的位置也可交换，但需始终保持掌心相对。呼吸自然，闭目养神。每次做5~10分钟，每天早晚各1次即可。

【作用】

增补元气，平衡阴阳，疏通经络，调和气血，健脑益智，延年增寿。

2. 手部保健

人类的双手为了适应各种各样复杂细致的工作，在几十万年的进化过程中，具备了它特异、严谨的结构，灵敏、精巧、有力的功能。一方面，它感觉灵敏，例如用手接触物体后，在手指端的腹面，不但感觉清楚，而且还能识物，即使闭上眼睛用手去摸，同样也能识别该物体的形态、大小、硬度、冷暖等，借以代替部分视力的作用。经过训练的盲人能够用手去摸特殊符号来识字，就是一个好的例证。另一方面，它的结构坚韧耐磨，手掌部的皮肤比其他部位的皮肤要厚得多，比躯干部位的皮肤要厚10倍左右，若与上肢前臂内侧的表皮角质层相比较，前者只有0.02毫米，而手掌区皮肤的厚度则超过0.5毫米。如果是体力劳动者还会更厚些。正因如此，所以它坚韧耐磨，能抵御外界物理、化学等因素的伤害。但是由于手经常暴露在外，每天都要从事各种劳动，频繁接触各种各样的物质，也就容易遭受损害，从而导致各种各样皮肤病的发生。因此我们要精心照料自己的双手，加强手的保健。谈到手的保健，一方面劳动时要注意手的防护，减少不良因素对手的刺激，另一方面也要加强对手的锻炼，做好一些手部疾病的防治工作。前面我们已经介绍一些常用的手部活动锻炼的方法，这里不再赘述。为叙述方便，下面将分别讨论手部保健的要点。

（1）防燥护肤。

手部皮肤上的汗腺和皮脂腺分泌汗液和皮脂以润泽皮肤，同时皮脂可在体表形成脂膜防止皮肤水分的散失，避免皮肤干燥。洗澡时使用肥皂，皮脂可被洗掉，但随着皮脂腺的不断分泌皮脂，手部皮肤仍可得到润泽。

冬季气候严寒而干燥，《内经》说“燥胜则干，寒胜则裂”。因此，水中作业者、野外工作者或经常住室外活动者，多可引起手部皮肤干燥或皲裂。防止皮肤干燥，自然成为皮肤保健的一个重要方面。

为了润泽皮肤，避免干燥，洗手时可多用多脂肥皂或中性肥皂，或使用含有鹅胰脏的肥皂，俗称胰子或黑肥皂，然后用清水将皂迹洗净，搽些脂类护肤膏以润泽皮肤。中医传统使用香油、蜂蜜、蜡、蛤蜊油之类，再配合活血收敛的中药如白芷、松香等，熬成软膏外用。冬季每晚用热水洗脸或洗手足，可以改善手的血液循环，如《老老恒言》说：“冬季手冷，洗以热水，暖可移时，颇胜烘火。”所以冬季用温热水洗脸洗手足，也是皮肤的一种保健法。

此外，充足的阳光照晒，手的干洗或摩擦，同样也可促进汗腺、皮脂腺的分泌，促进手部皮肤的血液循环，增进皮肤代谢，起到润肤防燥的目的。

（2）保暖防冻。

严寒季节人体受冷空气的刺激，引起体表毛细血管收缩，循环血量大部分向内脏集中，这样使体表散热减少，有利于在寒冷的环境中保持体温，但处于末梢循环的双手，由于长时间处于寒冷、缺血状态，极易引起冻伤，尤其是老年人和儿童及室外工作者。

为了保暖防冻，冬季室外活动时可戴上手套，并做搓手按摩，跑步运动。此外，适量的饮酒也可增快血液循环，御寒防冻。《摄生三要》言："酒能动血，人饮酒则面赤，手足俱红，是扰其血而奔驰之也。"膳食中有些佐料如葱、姜、胡椒粉等做汤，不仅能调味，也可温中散寒，有一定的御寒效果。

（3）手部皮肤皲裂的处理。

手部皮肤皲裂即指手部皮肤的干燥和裂开。无论是体力劳动者还是脑力劳动者，这种情况均可发生。若引起疼痛、出血甚至合并感染，则妨碍学习、工作。

皲裂发生的原因是多方面的，手部皮肤尤其是掌部角质层较厚，无皮脂腺，冬季汗液分泌减少，又缺乏皮脂滋润。经常接触泥灰、化肥、农药、石碱、肥皂等刺激性强、脱脂、吸水的物质，患有手癣、手足多汗症、慢性湿疹、银屑病等均可促进皲裂的发生、发展。

为了预防手部皮肤皲裂的发生，应尽量减少劳动中的直接摩擦，最好戴手套，经常用温水洗手，局部涂搽润肤油、护肤膏、蛤蜊油或动物油类（如猪油）。用刀片轻巧削去增殖明显的角质层，再涂上角质剥离剂（硫酸锌10克、水杨酸10克、凡士林加至100克），并积极治疗原有的皮肤病。

手皲裂后不仅疼痛、出血、影响美观，也妨碍学习、生活。根据病情的轻重可贴用橡皮防裂膏等。常用的药有：2.5%厚子红皲膏（血竭2.5克、羊毛脂30克、凡士林70克），10%白及软膏（白及粉10克、凡士林100克），紫草白及膏（紫草250克、白及120克、凡士林1500克、麻油5000毫升），0.1%维生素A酸软膏、两草橡皮膏（甘草、紫草、当归、白蔹等量掺入橡皮膏基质中）等。此外，对严重皲裂者可用白及硬膏外贴。

（4）保护指甲。

指甲由硬质蛋白组成，组织致密而坚实，位于指末端的伸侧面，扁平而略有弹性，自后向前稍带弯曲，呈半透明状，具有保护指端免遭外力损伤的作用。手指甲每天都需要关注，因为指甲最容易染上脏物。用软刷洗净指甲缘、指甲缝，切忌用小刀、针、剪刀尖或其他尖细的硬物去剔除脏物，否则可能会挖伤、划破皮肤，使原有污垢进入伤口。如果要干脏活又无手套，可用指甲去抓一小块肥皂，使其嵌在指甲空隙处，一方面它可以保护指甲下皮肤免受脏物的侵袭，另一方面，劳动完毕，又较易用软刷把它们刷干净。

指甲要及时修剪，太长可积污垢。有人将小指甲留得很长，用来挖外耳道，这不仅有碍卫生，也不是个好习惯。修剪指甲也有一定的学问和技巧，在修剪指甲之前，将指甲或全手在温水中泡一会儿，进行指甲的按摩，待指甲及附近皮肤水分吸收充分，指甲具备弹性时再开始修剪。指甲也不宜剪得过短，因为它就像小垫板一样，可以保护手指免受外力的损伤。最好是把它剪成椭圆形，使指甲缘的软组织能显露出来，这种指甲不易折断，手指也好看。其次，指甲缘的两端，也不能过度向下深剪，防止嵌甲形成，导致感染引起甲沟炎。

（5）正确处理肉刺。

在干燥的环境里工作或洗手过度，指甲周围容易产生肉刺，即倒刺，引起疼痛，影响工作。处理肉刺不宜用手撕脱，尤其是逆向撕脱。正确的办法是用指甲剪的根部将其剪除，不必涂任何药物。

（6）手起疱怎么办。

平时劳动锻炼少的人，经过一次较强的劳动之后，手上常常起疱，多数是水疱，也可能是血疱，如果随便找根针将其刺破，很容易导致感染。正确的方法是用75%乙醇将局部消毒一下，再用无菌的注射针头在水疱基底部将其刺破，待液体流尽，涂以红药水干燥即可。

（7）正确削剪老茧。

手掌部的老茧，即胼胝，多是劳动中逐渐形成的，也是手掌部皮肤对劳动中局部摩擦所形成的一种保护性反应。因此，一般来说，手上长满了老茧，是有利于劳动的，不必太在意，但如果老茧形成太厚，对触摸物体则有影响。正确处理办法是：先将手在温水中浸泡，使其软化，然后用清洁快刀片一层层地削剪，一次不宜削得过深以免损伤健康组织，若有出血，可用75%乙醇消毒后，涂上红药水包扎即可。

手反映了一个人的身心健康状态，是我们身心健康状况的真实记录者，有一双健美柔润的双手无疑给我们增色添辉。通过手部按摩、手的锻炼、手的保健，可使它更好地为我们防病治病。精心地照料自己的双手吧，哲人说：“是否能成为干练的人，只要看她的那双手。”

第五篇

“面子工程”不容忽视
——面部大药田使用真法

第一章

头面部是人体健康的"晴雨表"

在我们的身上处处都有福田，头面部自然也不例外，而且还有不少呢。其实这不是现代人才发现的，也不是外国人发现的，早在两千多年前，我们的祖先就发现了这其中的秘密，并记录了下来，比如说《黄帝内经》中就有这样的描述。您对您的头了解吗？了解多少呢？让我们一起重新认识一下吧。

健康的答案写在脸上

中医认为人是一个有机的整体，构成人体的各个组成部分之间，在结构上是不可分割的，在功能上是相互协调的，在病理上也是相互影响的。人体某一区域内表现出来的局部的变化，往往会是全身脏腑、气血、阴阳的一个缩影。由于各脏腑、组织、器官在生理和病理上的相互联系、相互影响，就决定了可以通过局部的外在变化，了解和判断内脏病变，继而作出正确的诊断和治疗。头面部能反映全身的健康情况就是这样一个道理。

另外，中医认为："十二经脉，三百六十五络，其血气皆上于面而走空窍……其气之津液，皆熏于面……"前面已经讲过，十二经脉中，手足三阳经及手少阴心经、足厥阴肝经均分布到面部，其余的阴经通过表里两经的经别相合而上头面部，奇经八脉除带脉外也都经过头面，这样，通过遍布全身的经络，使面部与全身的脏腑、肢体、关节联系为一个有机的整体，因此，面部是人体全身各部分气血汇聚的地方，也是全身脏腑、肢节、经络的反映中心。

再加上头面部血管和神经丰富，皮肤薄嫩，所以反映体内疾病也就最为灵敏。如果人体有什么地方发生问题，可能自己还没有意识到的时候，在脸上就已经显现出来了。

说了这么多，您看出来了吧，头面部和人体的健康是息息相关的。人体在生病时，往往会在颜面部有所反映。《黄帝内经》中就系统描述了五脏六腑、四肢百骸在面部的特定投射区域。《灵枢·五色》中指出："五色各见其部，察其沉浮，以知浅深；察其色夭，以观成败；察其散败，以知远近；视色上下，以知病处。"说明人体一旦发生病变，在面部相应部位就会出现色泽和形态的变化。所以，通过观察五色及形态异常的部位所在，就可以判断具体病变的脏腑。后世的许多医家，也对此进行了进一步的研究，使得中医逐渐形成了"望而知之"的神奇诊断方法。而且，不但能通过头面部的改变来诊断疾病，而且还能用来治疗疾病。现代研究表明，《黄帝内经》这种根据面部形色变化测知脏腑病变的诊断方法是具有一定的科学道理的。

现代，有人从中医传统理论出发，结合现代医学的生物全息理论，提出了“现代面诊法”。这种方法在面部相应脏器分布、诊察方法上与传统中医面诊有所不同。身体的各种异常变化，有可能发生在面部变化出现之前，也有可能发生在面部变化之后。检查面部时，可能会发现有骨的形状、肌肉紧张度、弹性、收缩力的变化，还可能有肿胀、皱纹、结痂、缺陷、面部皮肤颜色改变及充血、疼痛等。如果想要知道是哪一个脏器出了问题，只要看一下面部，如果在什么地方出现刚才说的那些异常改变，就说明它所表示的部位或者脏器出了问题，我们要采取措施了。一般来讲，如果在面部出现皱纹、斑点和皮色改变，表明所在部位的相应脏器失调；要是面部出现小疙瘩或者充血、肿胀，表明所在部位的相应脏器可能遭受了病菌病毒的感染；如果出现黑眼眶，表明肾脏、卵巢或膀胱有病，不过也有可能是休息不好；巩膜黄染表明肝脏有病。

头面部不但是人体的司令官，同时也是身体健康的晴雨表。

看看面色就知道病变在哪

古有“望面色，审苗窍”之说，即从面相可辨疾病。那么，该如何根据自己的面相审视其中透露出的疾病呢？

1. 脸色苍白

白色见于两眉之间，是肺脏有病；甲状腺功能减退症，慢性肾炎等患者的面色，较正常人苍白：铅中毒时，患者以面色灰白为主要特征，医学上称为“铅穿”，寄生虫病、白血病等患者，长期室内工作及营养不良者亦见此色；肠道寄生虫病，面部可见白点或白斑。此外，出血性疾病，如经常痔疮出血、妇女月经过多，也会造成面色苍白。

脸色苍白也是贫血的表现。久病卧床者脸色会发白。各种原因的大出血、白血病及其他多种疾病引起的慢性失血等，脸色会苍白。面色灰白而发紫，且表情冷漠，是心脏病晚期的病危症状。

2. 脸色赤红

如两颧部呈现绯红色，则是结核病的信号，尤以下午症状更明显。面颊与腮边出现赤色是心脏病的表征。面颊如出现对称的“蝶斑”，则为红斑狼疮病症的表现。

3. 脸色潮红

这种潮红有生理性的与病理性的两种。生理性脸部潮红与饮酒、日晒、剧烈运动或情绪活动、愤怒或害羞等有关；病理性面部潮红主要是由于感染引起的高热性疾病，如伤寒、疟疾、肺结核、肺炎等。

4. 脸色发黑

面部呈现黑色是慢性病的表征，应引起特别注意。面部黑色多是肾上腺皮质功能减退症、慢性心肺功能不全、肝硬化、肝癌、慢性肾功能不全等病症的表征。中医认为，面部黑色的原因为肾精亏损，可用补肾药物治疗。至于因生理现象而形成脸色变黑、老年性色素斑、妇女妊娠斑等则属正常现象，不是疾病。

5. 脸色发绿

是脾脏疾病的表征。易感染痢疾、肠伤寒、白血病。

6. 脸色呈橙色

是胆结石、胆囊病的表征。

7. 脸色青紫

脸部及嘴唇青紫，医学上称为“发绀”。是由皮下瘀血所致。一般来说，是因为缺氧。可见于严重的哮喘、肺气肿、肺炎、肺梗死、慢性支气管炎、气管异物及小儿发高烧等。由缺氧引起的剧烈疼痛、肺源性心脏病、先天性心脏病、心力衰竭等疾病都可能出现面色青紫。胃、肠道寄生虫病、肠部痉挛性疼痛、胆道疾病引起的胆绞痛可使面色出现青紫色。

8. 脸色发黄

要区别由疾病引起发黄或进食引起的发黄。胡萝卜素为黄色，许多新鲜的瓜果和蔬菜如胡萝卜、南瓜、菠菜、木瓜等，其胡萝卜素的含量均很高，当进食过多，特别是甲状腺功能减退或肝功能不全时，被吸收的胡萝卜素在肝内转化为维生素 A 的过程发生障碍，就会导致鼻旁发黄，停食后很快消退。如果不是进食引起的发黄，则面黄最多见的是黄疸病。如巩膜及全身都为黄色，多见于黄疸型肝炎、胆道结石、胆囊炎，胆囊癌和胰腺癌等病症。钩虫病病人由于长期慢性失血，造成面色发黄，俗称“黄胖病”。

警惕不祥的面部斑点

雀斑为淡黄色、浅褐色、暗色斑点或黑色斑，呈圆形或椭圆形，大小不等。多发于面部，特别是鼻部、颊部、颈部、肩部及手背。

从面部斑点的部位来分，常见的面部斑点有以下几种：

1. 太阳穴、眼尾部斑点

和甲状腺功能减弱、妊娠、更年期、神经质及心理受到强烈打击等因素有关。

2. 眼周围斑点

多见于子宫疾患、流产过多及激素不平衡引起的情绪不稳定者。

3. 眼皮部斑点

多见于妊娠与人流次数过多及女性激素不平衡者。

4. 面颊部斑点

多见于肝脏疾患，更年期老人、肾上腺机能减弱者面部也有显现。

5. 额头斑点

多见于性激素、肾上腺皮质激素、卵巢激素异常者。

6. 发际边斑点

和妇科疾病有关，常预示女性激素不平衡、内分泌失调等。

7. 鼻下斑点

多见于卵巢疾患。

8. 下颌斑点

见于血液酸化、白带过多等妇科疾患。

长雀斑的女性在饮食上应经常食用富含维生素 C、维生素 A、维生素 E、维生素 B2 的食物，如香菜、油菜、青椒、苋菜、芹菜、白萝卜、黄豆、枣、芒果、牛奶、优酪乳及奶油等。少吃不易消化和刺激性强的食物，并少喝、少吃深茶、咖啡等可增加皮肤色素沉着的饮料及食物。

第二章

认识人体面部反射区，打开健康幸福之门

善用面部反射区，驱走病魔保健康

知道了头面部反射区的位置，就相当于找到了打开健康的钥匙，我们可以利用这个武器，驱走病魔，保卫健康。

前面已经说过，这个理论并不是现在才有的，而是早在两千多年以前就已经形成的。古人说“望而知之谓之神”，确实是这样，因为在头面部的反射区都已经告诉别人了，关键就在于会不会看。不过，这和街头算命先生可不一样，可不是看您一眼，就知道您前世今生。这个可是经过几千年时间证明的，有科学道理的。

通过在面部的反射区或经络腧穴等部位上，进行手法按摩或借助按摩工具对这些部们加以刺激，可以达到预防和治疗疾病目的，这就是面部反射区按摩保健法。它主要是在古代医学“面部脏腑与肢节定位关系”学说的基础上确立起来的，同时结合了中医学的脏腑经络理论与现代医学的解剖定位理论，体现了面部反射区与人体脏腑肢节的对应关系，同时也体现了面部反射区与人体脏腑经络理论与现代医学的解剖定位理论，通过对这些反射区进行按摩等刺激，调整人体阴阳平衡，从而起到治疗和预防的作用。

人体在发生病变的时候，在面部相应的区域就会出现色泽和形态的变化，通过观察面色及形态异常的部位所在，可以判断出具体病变的脏腑。比如说两眉之间是肺区，肺部疾患常在此处出现异常。肺气不足的话，肺区呈现苍白。口唇是心的反射区，如果心的气血瘀阻，则口唇表现为青紫。

另外，观察面部五色的浮露与沉滞，可以了解病变的浅深程度：通过观察面部五色的润泽与晦暗，可推知疾病预后的好坏；观察五色的散漫与聚结，可以测知病程的长短。如面部色泽含蓄而明润则病轻，色泽沉滞而枯槁则病重。五色从下向上蔓延，则提示病情有深入的趋势，即将加重；五色从上而下逐渐消退，则提示疾病即将痊愈。

应用面部反射区不但可以用来诊断，也可以辅助治疗，可以用针刺、指压或按摩面部的相应区域来治疗疾病。面部反射区的选用方法如下。

首先，可以根据疾病的相应部位选取。按照病变的脏腑器官选取相应的反射区。如咳喘可选肺区，痛经可选子宫区。其次，还可以根据面部的反应点选取。当有病时，在

面部相应反射区常出现色泽或形态的变化，或出现压痛点，即反应点。举个例子来说，胃痛的时候常在胃区有变化，此时可选取胃区治疗胃痛。根据中医理论辨证选取。如胃痛，属于肝火犯胃者，除选取胃区外，还可选取肝区。

下面说说一些常见的病症在面部的表现，供大家参考。

如果在发际一圈出现小痘痘，或者和面部其他部位颜色不一样，说明心理压力比较重。如果这里出现斑，说明心脏有疾病。如果有痣、痦子，可能心脏功能先天不足。

如果在鼻梁处出现横纹或横纹比较明显，说明心脏状况不太好；要是出现的横纹深而且舌头上面也有很深的竖纹（沟），可能是有比较严重的心脏病。

如果嘴唇发紫，这是心脏或者肺脏的功能不太好。

两眉头之间出现竖纹，竖纹很深并且本部位发红的话，此人可能心脑血管供血不足，容易出现头痛、神经衰弱、多梦、失眠、心悸、烦躁等。

若额头中间比较凹，且颜色晦暗或发青，或有斑，说明此人肺部有疾病，呼吸不畅；如有粉刺，证明此人近期患过感冒或嗓子疼。若两眉头部位有痣、痦子或发白，则此人可能有咽喉炎、或扁桃体炎，或胸闷气短等。

两眼角与鼻梁之间的部位晦暗或发青，说明胸闷气短。若女性此部位晦暗或发青，说明她经期时乳房胀痛。如果女性上眼皮内侧部位有痣、痦子或闭上眼睛此部位有粉痘状的突起，说明乳房有乳腺增生的可能性。

肝反射区如果发青暗，或有黑褐色斑点、斑片，可能是脂肪肝。如果有青春痘，证明此人肝火旺。若太阳穴处有斑，证明肝功能衰弱。若鼻梁高处有斑，还可能是肝火大，情绪不稳定、更年期等。若这两处都有明显的斑，且脸色晦暗无华，看起来很难看，人也比较清瘦，即说明此人有肝病（肝炎或肝硬化）。眉中央有痣，眼球发黄，且面色非常黄可能是肝炎。肝区皮肤青黄，伴面色晦暗者，多有肝病；肝区出现如蟹爪状的毛细血管扩张并向眉心延伸者，多有肝硬化。您也不必过于担心，也不一定在某个反射区出现某种改变，就预示着什么严重的疾病。比如说在肝区出现小痘痘，很可能只是最近工作压力大，或者情绪不好，只要把状态调整好，很快就可以恢复正常。

胆反射区有红血丝状、青春痘，或早晨起床后嘴里发苦，说明胆部有了炎症；若有斑，可能有胆囊炎。若此部位有痣、痦子，胆功能先天不足。若把右手放在右肋下（胆就在此部位），左手握拳击打右手背，若此部位疼痛的话，即是胆囊炎；若刺痛的厉害的话，可能是胆结石。眼下面胆区有一对明显的斑或有痣、痦子，是胆结石。

肾反射区有红血丝，青春痘，或有斑，证明此人肾虚，可能还有倦怠，腰背及腿部酸疼等症状。此部位有很深且大的斑，极有可能是肾结石。若此部位有痣或痦子证明此人肾功能先天不足，也会腰、腿及背部酸疼。肾虚可导致膀胱、生殖系统、性腺等疾病。眼角有很深的鱼尾纹。耳旁有竖褶子，也是肾虚的表现。

人中沟上部是子宫和膀胱的反射区，正常的人中沟整齐端直，上宽下窄，深浅适中，沟缘清晰对称，提示子宫、阴茎等生殖泌尿器官发育良好，女性月经、生殖等功能正常。而人中沟狭长的女性，易出现痛经、子宫下垂；人中沟上窄下宽，多提示子宫后倾或后位，常有月经时腰酸，严重者可影响受孕；人中沟短浅，男性可有阳痿、遗精之患；人中沟部位色黑，可见于肾病综合征及尿毒症患者；人中沟部位颜色灰暗，没有光泽，多见于男性不育、阳痿、房劳过度、遗精及男性泌尿系疾病，以及女性宫颈炎、附件炎、卵巢囊肿等。

鼻头是脾区，鼻翼是胃区，正常人的鼻子外观端正，色泽红黄隐隐，明润含蓄。如果长期喝酒的人，鼻头及鼻翼会比较红，甚至形成“酒糟鼻”，这说明脾胃湿热。鼻头黄而无光泽，为脾气虚有痰；鼻头色白为气血虚少，孩子脾虚泄泻、乳食不化；脾胃虚弱、消化不良的人鼻及其周围的皮肤发黄。

大肠反射区如果有红血丝、青春痘、斑、痣、痦子，说明大肠排泄功能失调，一般会大便干燥或便溏的问题。如果在这里出现呈半月状的斑，证明此人是便秘或痔疮。鼻根下部线和外眼角下垂线交点处是直肠反射区，此处有斑是痔疮，若此处发红或有白点，有直肠癌变的可能，需提高警惕。

小肠反射区有红血丝、青春痘、斑、痣或痦子的话，证明小肠吸收功能不好。一般来说，这个人会比较瘦弱。

总的来说，脸上长痣、痦子表示该部位脏器先天功能不足。如果脸上长斑，表示该部位长期慢性耗损形成的慢性疾病（3~5 年形成）。如果脸上长青春痘，表示该部位脏器现阶段正存在炎症病变（短期形成）。如果全脸长青春痘、斑，是内分泌失调或肝脏免疫功能下降。

当您出现上述问题的时候，可以选择相应的反射区进行按摩。按摩的时候，可以不必只揉面部的，可以配合耳部、手部、足部的有关反射区，这样效果会更好。

从头到脚的缩影——头面部反射区的分布

下面先介绍一下传统的面部反射区，这是来源于祖国传统医学的反射区位置，把头面部看做是人体从头到脚的一个缩影。

1. 头面部反射区

定位：在额头的正中点。

主治：头面部的疾病，五官疾病、脑病等。

2. 咽喉反射区

定位：在头面部反射区与肺反射区连线的中点。

主治：急慢性咽炎、喉炎、梅核气等。

3. 肺反射区

定位：在两眉头连线的中点。

主治：咳嗽、哮喘、气管炎、支气管炎、肺炎等呼吸系统疾病。

4. 心反射区

定位：在鼻梁骨的最低处，即两内眼角连线的中点。

主治：心悸、失眠、心烦、多梦、心前区不适等。

5. 肝反射区

定位：在心反射区和脾区连线的中点。

主治：各种肝病，如脂肪肝、酒精肝、肝炎、肝硬化等，以及两胁疼痛等。

6. 胆囊反射区

定位：在肝反射区的左右两旁，当目内眦直下，与肝区相水平。

主治：胆囊炎、胆石症、消化不良等。

7. 脾反射区

定位：位于鼻尖。

主治：食欲不振、腹胀、消化不良、腹痛等。

8. 胃反射区

定位：位于脾反射区的两侧，鼻翼的中央偏上方。

主治：各种胃病引起的胃痛、胃胀、泛酸、烧心、恶心、呕吐、黑便等，如急性胃炎、浅表性胃炎、萎缩性胃炎、胃溃疡等。

9. 膀胱反射区

定位：在人中沟的上 1/3 与下 2/3 交点处，相当于水沟穴的位置。

主治：各种泌尿系统疾病，如膀胱炎、泌尿系统结石等，还可用来治疗小腹疼痛、腰痛等。

10. 子宫反射区

定位：与膀胱反射区重叠。

主治：痛经、月经失调、崩漏、腰痛等。

11. 大肠反射区

定位：在外眼角直下，颧骨下缘。

主治：便秘、腹痛、腹泻等。

12. 小肠反射区

定位：在颧骨的内侧，与肝区、胆区在同一水平。

主治：小便黄，尿量少，腹泻等。

13. 肾反射区

定位：在面颊部，当鼻翼水平线与太阳穴的垂直线相交处。

主治：肾炎、肾结石、尿频、尿急、排尿困难、血尿、蛋白尿等。

14. 脐反射区

定位：在肾反射区稍下方。

主治：腹痛，尤其是脐周疼痛，脐疝等。

15. 胸（乳房）反射区

定位：在内眼角稍上方。

主治：胸痛、胸闷、产后乳少等。

16. 背反射区

定位：在耳屏前方。

主治：各种原因引起的腰背部疼痛，如急性腰扭伤、腰椎间盘突出、腰肌劳损等。

17. 肩反射区

定位：在颧部，外眼角的直下，颧骨的上缘，平小肠反射区。

主治：肩臂疼痛、肩周炎等。

18. 臂反射区

定位：在颧骨的后上方，肩区的后方，颧弓下缘处。

主治：臂部的各种病症，如肩臂部肌肉疼痛、上肢活动不利等。

19. 手反射区

定位：在臂区的下方。

主治：手部的各种症状，如手肿胀、疼痛、活动不利、腱鞘炎等。

20. 股里反射区

定位：股里即大腿的内侧面。其反射区位置在口角旁约 0.5 寸。

主治：大腿内侧疼痛等。

21. 大腿反射区

定位：在耳垂与下颌角连线的上 1/3 与下 2/3 交界处。

主治：大腿疼痛或活动不利。

22. 膝关节反射区

定位：上下牙床的中央，相当于颊车穴的部位。

主治：各种原因引起的膝关节肿胀、疼痛疼，如骨性关节炎、类风湿性关节炎、髌骨软化、半月板损伤等疾病。

23. 小腿反射区

定位：在下颌角的前方，下颌骨上缘处。

主治：小腿疼痛、抽筋、下肢活动不利等。

24. 足反射区

定位：在小腿反射区的前方，外眼角直下，下颌骨上缘处。

主治：各种原因引起的足部肿痛，如外伤、痛风等。

分清面疗宜忌，把握健康命脉

我们知道，头部是人体的司令部，对人体的健康来说非常关键，再加上头部反射区相对又非常敏感，因此有一些疾病不能通过面部反射区来治疗，否则可能就会带来不良的后果。

下面，我们就把哪些病适合面部反射区治疗，哪些病不适合面部反射区治疗告诉大家，希望大家能够认识到利害关系，不要盲目施治。

1. 适合头部反射区治疗的疾病

（1）疼痛性疾病。

如神经性疼痛，包括血管性头痛、高血压性头痛、神经衰弱性头痛以及三叉神经痛、肋间神经痛、疱疹后神经痛、闭孔神经痛、坐骨神经痛等。创伤性疼痛，包括扭伤、挫伤、落枕、骨折、分娩性疼痛及各种手术后疼痛。炎症性疼痛，包括中耳炎、牙周炎、胆囊炎、阑尾炎、肿瘤压迫神经所致的疼痛。多种绞痛，包括结石引起的胆绞痛与肾绞痛、肠绞痛（属功能性的）等。

（2）功能性疾病。

如神经衰弱、性功能紊乱、多汗症、肠胃功能紊乱、功能性心律失常、心胆综合征等。

（3）代谢性疾病。

包括糖尿病、高脂血症、单纯性甲状腺肿、甲状腺功能亢进以及过敏性疾病。

2. 不适合面部反射区治疗的疾病

（1）严重心脏病人不宜使用。如需采用，手法要轻，防止强刺激。

（2）面部穴点处如有红肿、疮疖或溃疡、外伤时，暂不宜按摩。

（3）孕妇在怀孕40天至10月间不宜按摩，特别是子宫等穴，以免引起流产。

（4）如患有出血性疾病或有高热、心衰等病患者，宜慎用面部全息按摩疗法。

面部反射区疗法的十大注意事项

我们一再强调，因为面部离大脑非常近，面部反射区疗法需要格外谨慎，否则不仅疾病得不到根除，反倒把原有的健康破坏了。

一般来说，在进行面部反射区疗法的时候，一定要注意以下十点：

（1）因面部居于身体首要部位，血管又非常密集，应注意严格消毒，防止感染；要避开瘢痕组织，以免引起出血或疼痛。

（2）由于面部皮肤细嫩，按摩时最好采用按摩介质以减少对皮肤的损伤。

（3）面部神经丰富，非常敏感，面部反射区刺激方法以手部按摩为主，尽量不要使用其他工具。

（4）面部反射区按摩刺激手法应尽量轻柔，避免手法过重和刺激过强，以减少疼痛，以患者适宜为度。

（5）在进行面部按摩之前，最好先清理面部污垢，保持面部清爽，否则这些污垢可能在按摩过程中侵入皮肤，形成体内毒素。

（6）面部反射区治疗比较重大的疾病的时候，不能急于求成，增加面部按摩幅度，否则可能产生不良后果。

（7）面部按摩不能在大量出汗之后进行。

（8）进行面部按摩之时，不应在寒冷的地方，否则寒邪可能会侵入人体。

（9）面部反射区治疗，最好不要在晚上，因为刺激面部可能会让人兴奋，影响睡眠。

（10）进行面部反射区治疗，要有规律，并且要坚持下去，不能三天打鱼两天晒网，否则是没有效果的。

常见病面部反射区自愈处方

下面，我们再为大家开出几则常见病的面部反射区自愈处方，使大家调出我们的面部大药，为健康保驾护航：

1. 打嗝的面部反射区自愈处方

（1）选用反射区。

胃区、肝区、脾区。

（2）操作方法。

在面部涂抹按摩介质，用拂法和拇指平推法使面部放松并产生温热感。中指揉、点胃区 3~5 分钟，每分钟 60~100 次，至局部产生温热感。点按脾区、肝区 3~5 分钟，每分钟 100~200 次，至局部产生酸痛感为度。做面部放松。结束治疗。

2. 眩晕的面部反射区自愈处方

（1）选用反射区。

头面区、心区、肝区、肾区、膺乳区。

（2）操作方法。

在面部均匀涂抹按摩介质。用拂法和拇指平推法使面部放松并产生温热感。中指揉、点首面区各 3~5 分钟，每分钟 60~100 次，至局部产生温热感。点按心区、肝区、肾区各 3~5 分钟，每分钟 100~200 次。接着点揉膺乳区 3~5 分钟。做面部放松。结束治疗。

3. 痔疮的面部反射区自愈处方

（1）选用反射区。

大肠区、肝区、胆区、脾区、胃区。

（2）操作方法。

在面部均匀涂抹按摩介质。用拂法和拇指平推法使面部放松并产生温热感。中指揉大肠区 3~5 分钟，每分钟 60~100 次，至局部产生温热感。点按肝区、胆区、脾区、胃区 3~5 分钟，每分钟 100~200 次，至局部产生酸痛感为度。做面部放松。结束治疗。

4. 胆结石的面部反射区自愈处方

（1）选用反射区。

胆区、肝区、脾区、胃区。

（2）操作方法。

在面部均匀涂抹按摩介质。用拂法和拇指平推法使面部放松并产生温热感。中指揉、点胆区 3~5 分钟，每分钟 60~100 次，至局部产生温热感。点按肝区、脾区、胃区 3~5 分钟，每分钟 100~200 次，至局部产生酸痛感为度。做面部放松。结束治疗。

5. 月经不调的面部反射区自愈处方

（1）选用反射区。

子宫区、肝区、脾区。

（2）操作方法。

在面部均匀涂抹按摩介质，用拂法和拇指平推法使面部放松并产生温热感。中指揉、点子宫区 3~5 分钟，每分钟 60~100 次，至局部产生温热感。点按肝区、脾区各 3~5 分钟，每分钟 100~200 次，至局部产生酸痛感为度。做面部放松。结束治疗。

6. 斜视的面部反射区自愈处方

（1）选用反射区。

首面区、肝区。

（2）操作方法。

在面部均匀涂抹按摩介质，用拂法和拇指平推法使面部放松并产生温热感。中指揉、点首面区 3~5 分钟，每分钟 60~100 次，至局部产生温热感。点按肝区 3~5 分钟，每分钟 100~200 次，至局部产生酸痛感为度。做面部放松。结束治疗。

7. 慢性咽炎的面部反射区自愈处方

（1）选用反射区。

咽喉区、肺区、首面区、肝区、脾区。

（2）操作方法。

在面部均匀涂抹按摩介质，用拂法和拇指平推法使面部放松并产生温热感。中指揉、点咽喉区 3、5 分钟，每分钟 60~100 次，至局部产生温热感。点按肺区、首面区、肝区、脾区 3~5 分钟，每分钟 100~200 次，至局部产生酸痛感为度，做面部放松。结束治疗。

8. 脱发的面部反射区自愈处方

（1）选用反射区。

首面区、肾区、脾区、肺区。

（2）操作方法。

在面部位均匀涂抹按摩介质，用拂法和拇指平推法使面部放松并产生温热感。中指揉、点首面区 3~5 分钟，每分钟 60~100 次，至局部产生温热感。点按肾区、脾区、肺区 3~5 分钟，每分钟 100~200 次，至局部产生酸痛感为度。做面部放松。结束治疗。

9. 眼圈青黑的面部反射区自愈处方

（1）选用反射区。

首面区、肾区、肝区。

（2）操作方法。

在面部均匀涂抹按摩介质。用拂法和拇指平推法使面部放松并产生温热感。中指揉、点首面区 3~5 分钟，每分钟 60~100 次。至局部产生温热感。点按肝区、肾区 3~5 分钟，每分钟 100~200 次，至局部、产生酸痛感为度。做面部放松。结束治疗。

第三章

头面部十大要穴，为健康保驾护航

除了反射区，头面部的穴位也有很多，其中有一些很重要、很常用的穴位，如承泣穴、地仓穴、睛明穴、攒竹穴等，有着非常神奇的功效。下面就让我们具体了解下吧。

四白穴——美白养颜就找它

四白穴位于眼球正中央下 2 厘米处。当你向前平视的时候，沿着瞳孔所在直线向下找，在眼眶下缘稍下方能感觉到一个凹陷，这就是四白穴。

四白穴有“美白穴”“养颜穴”之称，很多人不太相信，养颜美白靠这么一个小小的穴位就能实现。你不妨每天坚持用手指按压它，然后轻轻揉 3 分钟左右，一段时间以后，观察一下脸上的皮肤是不是变得细腻，而且比以前白了？四白穴也可用来治疗色斑，如果再加上指压“人迎”（人迎位于前喉外侧3厘米处，在这里能摸到动脉的搏动），一面吐气一面指压6秒钟，重复30次。天天如此，经过一段时间后，脸部的小皱纹就会消失，皮肤变得更有光泽。这就是经络通畅的神力。

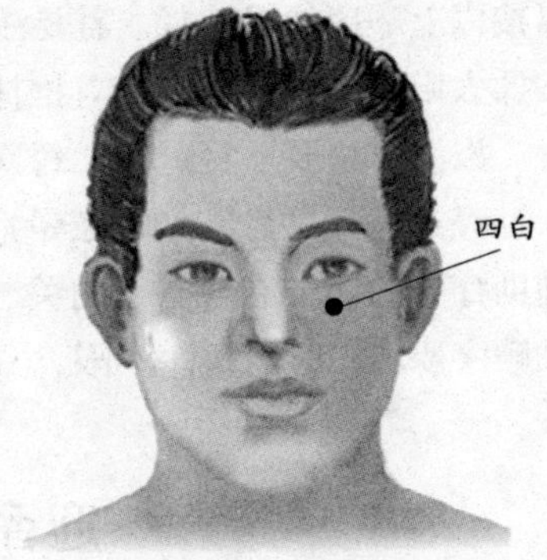

四白穴的位置

另外，因为四白穴在眼的周围，坚持每天点揉还能很好地预防眼花、眼睛发酸发胀、青光眼、近视等眼病，还可以祛除眼部的皱纹。

按摩四白穴时，为增强效果，首先要将双手搓热，然后一边吐气一边用搓热的手掌在眼皮上轻抚，上下左右各6次，再将眼球向左右各转6次。此外，还可以通过全脸按摩祛除眼角皱纹，四白穴和睛明、丝竹空、鱼腰这些穴一起用效果会更好。

太阳穴——缓解抑郁的能手

喜怒哀乐本是人的基本情绪，每一个人都经历过伤心、焦虑、沮丧和抑郁等消极情绪。这些消极情绪往往可以随着时间的流逝而得到自我治愈，而按压太阳穴则可以加快恢复正常情绪的速度。

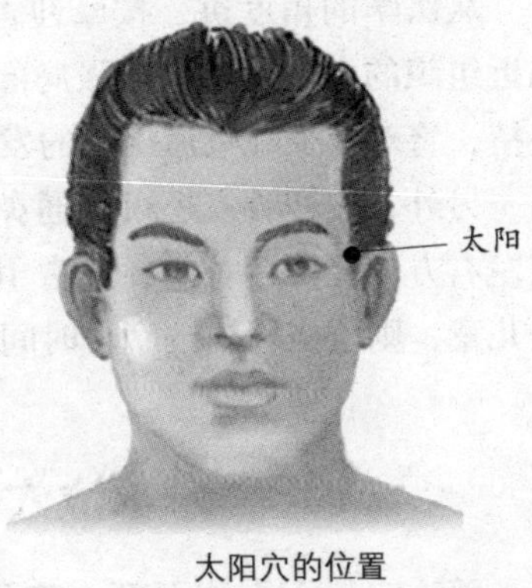

太阳穴的位置

太阳穴位于眉梢与眼外眦之间向后1寸许的凹陷处。当人们患感冒或头痛的时候，用手摸这个地方，会明显地感觉到血管的跳动。这就说明在这个穴位下边，有静脉血管通过。因此，用指按压这个穴位，会对脑部血液循环产生影响。对于头痛、头晕、用脑过度造成的神经性疲劳、三叉神经痛，按压太阳穴都能使症状有所缓解。

按压太阳穴时要两侧一起按，两只手十指分开，两个大拇指顶在穴位上，用指腹、关节均可。顶住之后逐渐加力，以局部有酸胀感为佳。产生了这种感觉后，就要减轻力量，或者轻轻揉动，过一会儿再逐渐加力。如此反复，每10次左右可休息较长一段时间，然后再从头做起。

睛明穴——让你不再眩晕

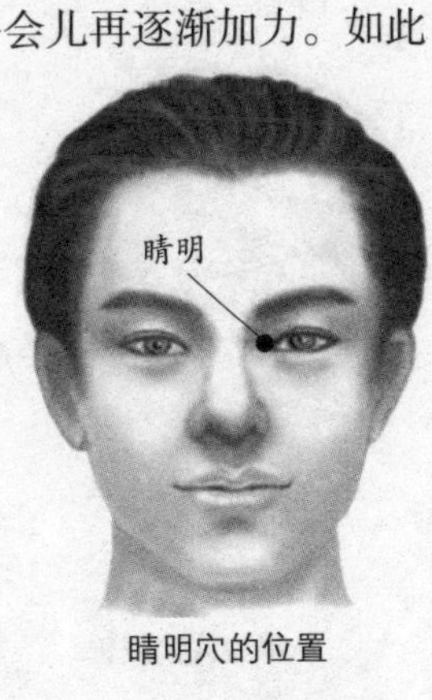

睛明穴的位置

到目前为止，还没有人能说清楚眩晕症的真正成因，但却有无数人深受其害。它发作起来或头晕目眩，或天旋地转，轻者闭一会儿眼睛就好了，重者如坐舟车，站立不稳。

对眩晕症治疗有效的穴位主要在头部，包括睛明、印堂、太阳、听宫、翳风、风池、百会等。找到这几个穴位后，就可以按以上顺序加以按揉。需要注意的是，在按揉睛明穴时，最好连带着按揉一会儿眼睑；按揉太阳穴时，最好连带着推抹一下前额，这样效果会更好一些。

以上方法要反复进行，每次应坚持 10 分钟左右。

经过按揉之后，如果眩晕症状有所改善，就可以进行一些辅助治疗。对于眩晕症有辅助疗效的穴位有合谷、内关、外关、足三里、三阴交等。对它们进行按压时，没有什么顺序要求，时间长短不限，只要手法轻柔就行。

迎香穴——呼吸疾病的克星

春天是呼吸道疾患的多发季节，做好这类疾病的预防工作十分必要。采用按摩迎香穴的方法，对很多呼吸道疾患都有一定的预防作用，而且十分简便，现与大家分享。

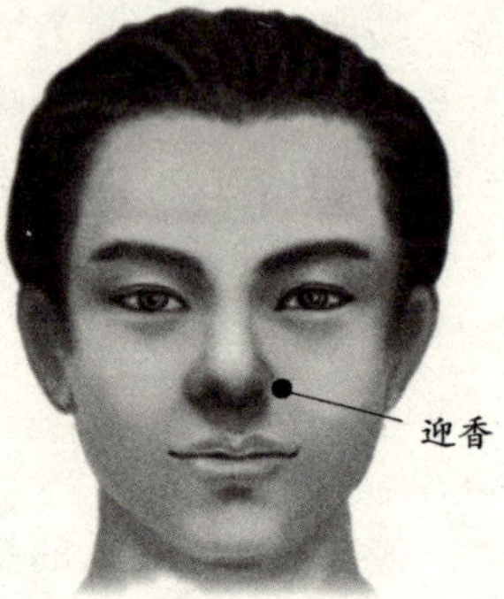

迎香穴的位置

位置：迎香穴具体位置，在鼻翼外缘中点 5~8 毫米处，左右各一个。

方法：双手拇指分别按于同侧下颌部，中指分别按于同侧迎香穴，其余三指则向手心方向弯曲，然后使中指在迎香穴部沿顺时针方向按摩 36 圈，每天 3 次，天天坚持。

从医学的角度讲，按摩迎香穴，可有效地改善局部及其临近组织的血液循环，增强局部对天气变化的适应能力和对病邪的抗击能力，如果天天坚持，将对减少呼吸道疾患的发生具有特定的作用。

另外，按迎香穴还可以通鼻。如果遇到鼻塞，我们可用右手食、中二指，同时按揉或左右方向轻推迎香穴，通常 10~20 次就可有效，但推揉时要避免摩擦皮肤。如果患者是儿童，则应当轻轻按摩，时间可以长一些，次数多一些。

承泣穴——治疗眼部疾病的法宝

承泣穴位于人体面部、瞳孔直下、眼球与眶下缘之间，是足阳明胃经上的穴位。眼泪流出来的时候，受到重力因素影响，最先流到这个地方，所以这个穴位被称为“承泣穴”。

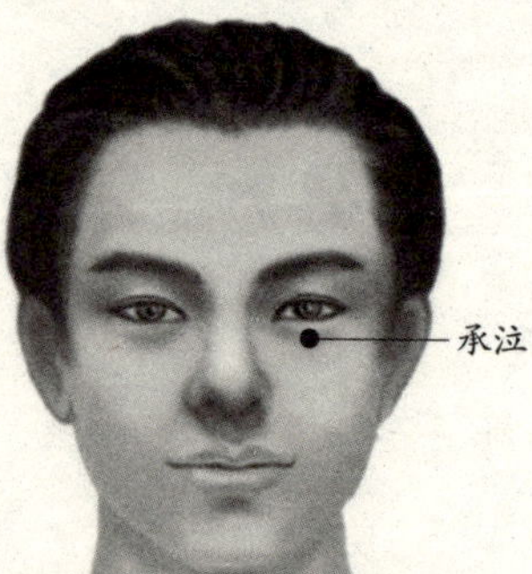

承泣穴的位置

对于治疗眼病来说，承泣穴是非常重要的穴位之一，具有祛风清热、明目止泪之功效。按摩承泣穴，可以治疗近视、夜盲、眼睛疲劳、迎风流泪、老花眼、白内障、青光眼、视神经萎缩等各种眼部疾病。当然还需要配合一些相关穴位一起治疗。经常按摩还可有效促进眼部周围气血循环，改善眼睛疲劳状态，防止眼袋松弛。

如果你想有一双明亮的眼睛，可以每天早起坚持做眼的保健按摩，即早起时用食指肚按摩承泣穴 36 次，使之有酸痛感即可。在日常生活中，也可以通过一些日常调整来保护视力：

（1）防止用眼过度，近距离用眼以一次不超过50分钟为宜，每个小时应休息10分钟。

（2）不要在阳光直射下或暗处看书，不要躺着、趴着或走动、乘车时看书。

（3）学习或工作时要经常眨眨眼睛。

（4）注意饮食营养，不要偏食挑食，多吃一些富含维生素A的食物，如羊肝、猪肝、鸡蛋、牛奶、蔬菜等，不要过多吃糖。

（5）注意个人用眼卫生，保持眼睛周围清洁。

（6）提倡户外活动性休息，经常进行远眺，每日3~4次，每次至少5~10分钟。

攒竹穴——制止打嗝的奇效穴

攒竹穴在眉内侧，就像竹叶从这里开始长出来，而且眉头是眉毛最粗的地方，就好像将所有的眉毛攒在一起，所以称为攒竹。

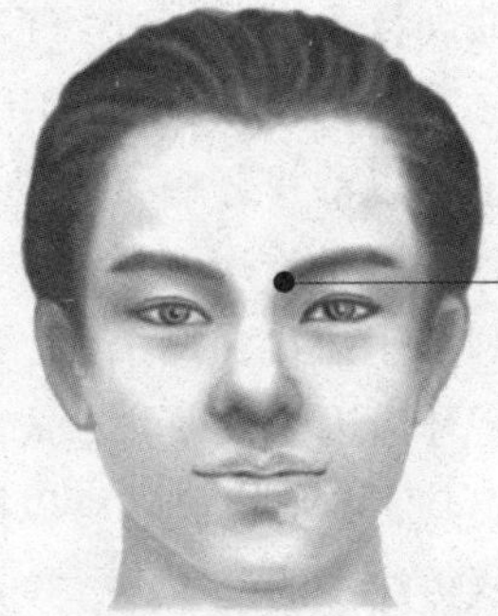

攒竹穴的位置

很多人都有打嗝的经历，很是不舒服，攒竹就是治疗打嗝的好穴位。当打嗝的时候，用双手大拇指直接按压双侧的眉头，使劲一点儿，按压下去几秒钟，再松开。然后再按压，松开，反复几次，打嗝就停止了。比起喝水的方法更健康安全。

除此之外，攒竹穴对以下疾病也有很好的疗效：

（1）五官科系统疾病：近视眼，泪囊炎，视力减退，急性结膜炎，眼肌痉挛。

（2）神经系统疾病：头痛，眶上神经痛，面神经麻痹，膈肌痉挛。

（3）其他：腰背肌扭伤。

值得注意的是，在按摩攒竹穴时，用力不宜过重，宜缓不宜急，两手用力及速度均匀对称，而且这个穴位不适宜艾灸。

地仓穴——治疗孩子口角流水

地仓穴位于人体的面部，口角外侧，上直对瞳孔。

地，脾胃之土也。仓，五谷存储聚散之所也。该穴名意指胃经地部的经水在此聚散。本穴物质为胃经上部诸穴的地部经水汇聚而成，经水汇聚本穴后再由本穴分流输配，有仓储的聚散作用，故名。（地仓之所以在头之地部，而不在脾胃所主的腹部，乃地仓为一身之粮仓，国家之粮库，为君皇所管辖，头乃皇室之位，故穴在头而不在腹。）

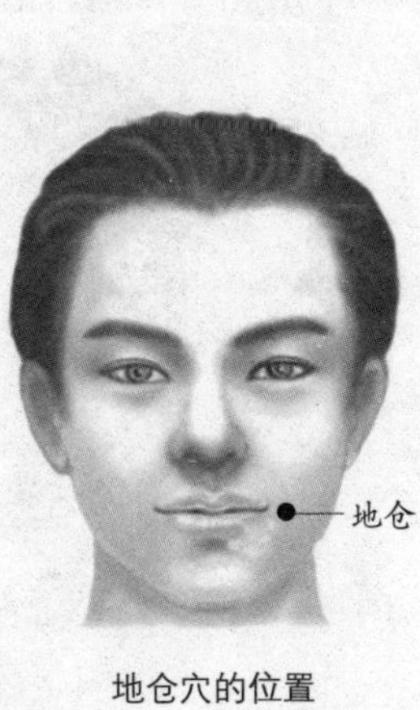

地仓穴的位置

地仓穴有一个很大的作用，尤其是对于小孩子来说，更是值得引起注意的一个穴位。因为，本穴是治疗口角流水、口角炎、面瘫最好的穴位。小孩子容易流口水的话，做妈妈的不妨在孩子睡觉之前，以一种亲子游戏的方式来帮助孩子刺激两角的地仓穴。既不让孩子受吃药打针皮肉之苦，还能增进与孩子之间的感情。

值得注意的是，按摩本穴力度适中为好，给孩子按摩的时候要注意力度，不可太用力。每次施治时间为 3~5 分钟，一天 3 次左右。

颊车穴——治疗面部疾病效果好

人体颊车穴位于面颊部，下颌角前上方约 1 横指（中指），当咀嚼时咬肌隆起，按之凹陷处。定位该穴道时一般让患者采用正坐或仰卧仰靠姿势，以方便实施者准确地找寻穴道和顺利的实施各种按摩手法。颊车穴位于人体的头部侧面下颌骨边角上，在向鼻子斜方向约 1 厘米处的凹陷中。

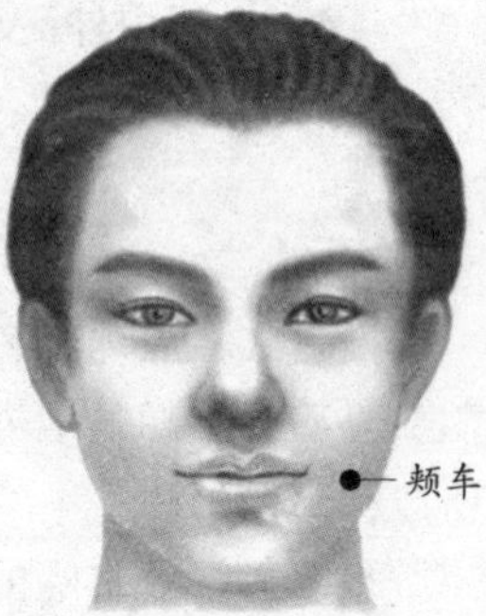

颊车穴的位置

颊车穴有个很大的作用就是可以治疗牙痛，我们也知道合谷穴也可以治疗牙痛，它们是有分工的。颊车治疗上牙疼痛，而合谷穴则是治疗下牙疼痛的好手。当感觉上牙齿痛的时候，鼓起腮帮子，找到颊车穴，轻轻地按摩 3~5 分钟。颊车穴还可以缓解牙齿因为咬硬物造成的腮痛。这个时候，人们往往认为是牙齿出现了问题，会看牙医，其实我们自己就可以按摩颊车穴，效果也会不错。

值得注意的是，点、按颊车穴时力度稍大，使之有酸胀之感即可。对本穴的施治时间一般为 2~3 分钟即可，每天 2~3 次。

人中穴——急救时少不了它

有人突然晕倒时，有经验的人往往会先掐他的人中，很多时候，晕倒的人就会苏醒了，这是为什么呢？

人中是人体上一个很重要的穴位，它关涉两个重要的经脉：人体前阴和后阴的中间叫汇阴穴，从汇阴穴的里面延伸出一条经脉，叫督脉，这是人体的一条大阳经，而且是最重要的阳经；从前胸正中线一直上来，到头部这里也有人体的一条重要的阴经的脉，叫任脉。人中就是这两条最重要的任督二脉的交汇处，在古代这个穴位叫“寿宫”，就是说长寿与否看人中；还有人叫它“子停”，就是指将来后代的发育情况如何也要看人中，也就是说人中是阴经和阳经的沟渠，从它可以看出阴阳的交合能力如何。

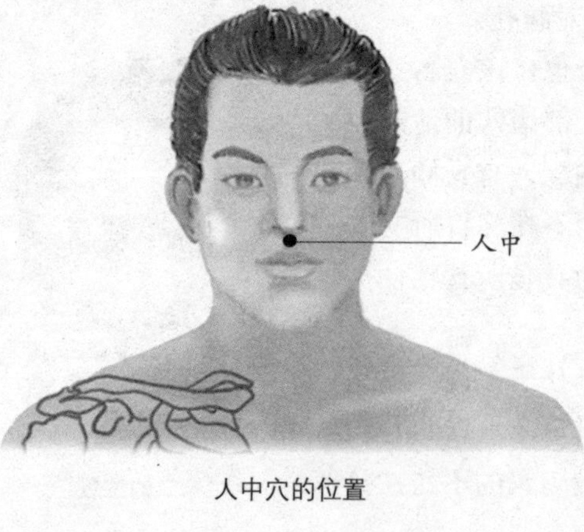

人中穴的位置

人突然晕倒时掐人中就是通过刺激这个穴位，使其阴阳交合，从而苏醒。

相面时，人中也是一个重要的观察点。人中在古代的相面学中是非常有讲究的，要求长、宽、深。如果人中又平、又短、又浅，好好地休息几天就可以改善，人中的沟渠会慢慢变深。人中的深浅可以修，但是长短不能改变。古代相面时认为，人中特长的人会做官，而且长寿，后代的发育也会比较好。如果人中是歪的，就说明你的阴阳交合出了问题，会出现腿痛或者脊背痛的问题，这也是中医“望闻问切”中的望诊。

印堂穴——清头明目，通鼻开窍

印堂穴在前额部，两眉头间连线与前正中线之交点处。这个穴位在我国医籍中早有记载。在《素问·刺疟》就有“刺疟者……先头痛及重者，先刺头上及两额、两眉间出血。”的记载。这里提及的“两眉间出血”实际就是今天所说的印堂穴。在金元时期王国瑞在《玉龙经》中正式提出了印堂穴的穴名及其所在位置，印堂穴在“两眉间宛宛中”。

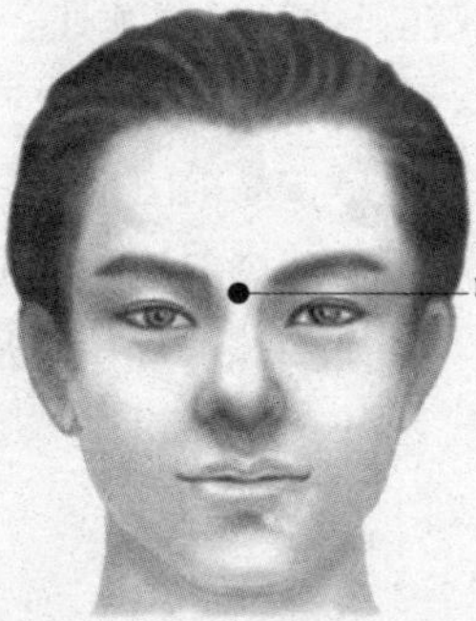

印堂穴的位置

印堂穴主要治疗头部疾病，如头晕目眩，神志不清。按摩时可用大拇指指腹轻柔的回旋按摩，力度要适中，不是大力度按压，每天施治时间 3~5 分钟即可，每日 2~3 次。

第四章

护好脸面，全力打造“面子工程”

面疗五法，让健康扑面而来

面部是我们人体的一个全息胚，经常对面部进行按摩，不仅可以使我们的面部皮肤血管扩张，血液循环加强，面部温度升高，使皮肤有效地吸收养分，从而让皮肤光滑红润，减少皱纹，而且对我们整个的身体健康都是非常有帮助的。

下面，我们针对面部不同的部位，给大家介绍五种面部按摩的方法：

1. 嘴部按摩

端坐，两手五指分开，掌心相对，两对大拇指按下颌处。用两手食指从人中处开始向两侧轻轻推摩至大拇指处，然后，又用食指从下巴处正中开始向两侧轻轻推摩做 4 个 8 拍。

2. 鼻部按摩

两手指按于两眼内角处，自上而下沿着鼻翼两侧向下轻轻推摩，做 4 个 8 拍。

3. 眼部按摩

端坐，两手掌心相对，大拇指按于两侧太阳穴；反过来用两手食指从内眼角处开始，沿着眼眶向两侧轻轻刮摩至太阳穴，做 4 个 8 拍。

4. 额部按摩

端坐，两手掌心相对，大拇指按于太阳穴，两手其他手指位于前额正中，手指从前额正中开始，分别向左右轻轻推摩至太阳穴，并用两手食指在太阳穴轻轻按摩 4 次。如此反复做 4 个 8 拍。

5. 面部按摩

端坐，两手掌心相对，大拇指位于下颌处，两手中指位于鼻翼两侧。两手中指向上推摩至前额正中，随后，向两侧推摩至太阳穴，用两手的食指和中指分别沿着自己的脸向下轻轻推摩至下颌处，共做 8 个 8 拍。

另外，按摩面部还应注意以下几点：

（1）按摩前应把手清洗干净，将指甲修齐。冬季按摩时，手温不能低于面部温度。

（2）按摩时应顺着肌肉纹路的方向。

（3）当按摩部位的皮肤出现损伤时，应暂停按摩。

（4）人处于饥饿状态时，不宜按摩。

洗脸方法不当会揉出皱纹

洗脸是我们每日的必经步骤，直接将洁面乳涂在脸上搓揉几下，或者用手掌把洗面乳揉出细致的泡沫，然后用蘸满泡沫的手掌在脸上揉搓几下洗净，这是否是你每天洗脸的手法？

这种洗脸方法是错误的。也许你会不屑一顾，洗脸就是洗脸，洗干净就行了，讲究那么多干吗？其实不然，明星吴佩慈就很重视肌肤的清洁工作，她说洗脸可是一门大学问。作为一种最基础的清洁和保养皮肤的工作，洗脸很有讲究。正确的洗脸方法可以帮助你更好地清洁和保养皮肤，不正确的洗脸方法则会损伤皮肤，加速皮肤的老化。

正确的洗脸方法是：

首先，用中指和无名指洗脸。手掌的粗糙表面和力道都不适合女性细致的面部肌肤，而中指和无名指是女性的美容手指，无论是洗脸、面部按摩还是涂抹护肤品，都应该用这两个手指来操作。

其次，用洗面乳洗脸时，手指轻揉的方向并不是毫无规律的，应该是顺着毛孔打开的方向揉，即两颊由下往上轻轻按摩，从下巴揉到耳根，两鼻翼处由里向外，从眉心到鼻梁，额头从中部向两侧按摩。只有这样，才能够将毛孔里的脏东西揉出来，并且起到提升脸部肌肉的作用。不正确的手法不但清洁不干净，还会揉出皱纹，加速面部肌肤松弛。

最后，用冷热交替法洗脸。凉水具有清凉镇静的作用，但用来洗脸清洁得不够彻底。因为凉水会刺激皮肤的毛细血管紧缩，使脸上的污垢甚至是洁面产品的残余不易清洗干净，而残留在毛孔内，久之会堵塞毛孔，引发各种肌肤隐患。正确的方法应该先用温水，让毛孔张开，然后涂上洗面奶把毛孔里的脏东西洗出来，再用冷水洗，以收缩毛孔。

完成了上面几步，脸部的清洁工作就算是结束了。但是如果你想让肌肤更白更嫩，那么可以再用醋水洗一遍：放少许醋于温水中，轻轻搅拌后开始蘸水拍打脸部，最后用清水冲洗掉脸上的醋味即可。

清晨三步打造脸部粉嫩清爽

“一日之计在于晨”，早晨是一天当中的黄金时刻，如何养护容颜至关重要。

第一，用5分钟的时间来洗脸。

睡了一晚上，早上起来脸上油油的，如果这时候不认真洗脸，很容易长黑头、痘痘。所以，贪睡的姐妹们不妨每天早起5分钟，好好洗个脸。

正确的洗脸方法：先把洗面乳挤在手上打出泡泡，（没有泡泡的洗脸产品也很流行，打不出泡泡不要紧张）再把泡泡或洗脸产品均匀地涂在脸上，再以画圈圈的方式轻轻按揉脸部。

第二，洗漱完毕后喝上一杯淡盐水。

洗漱完毕后为身体补水，既有助于血液循环，还能润滑肠道，帮助机体排出体内毒素，滋润肌肤，让皮肤水灵灵的。所以，即使再忙，也花上两分钟的时间喝上一杯淡盐水吧，很快你就能发现身体的变化。

第三，拍上爽肤水后轻轻按摩1分钟。

很多人以为把爽肤水涂在脸上就可以了，其实在拍完爽肤水后，还应该轻轻按摩1分钟，这不仅有利于皮肤很好地吸收，还可以有效地防止肌肤下垂。（记住不要只顾脸，还有脖子！）

另外，很多人喜欢把爽肤水倒在手心里往脸上拍，这样其实比较浪费。正确的使用方法应该是：用化妆棉蘸爽肤水，以从下往上，从内向外的方向，擦拭面部。这样，爽肤水里的养分不但可以更多地被面部吸收，也起到了再次清洁的作用，对我们的面部护理就更有效了。

最简易的瘦脸按摩术

很多人因天生肥嘟嘟的脸而伤心，这里介绍几种较快、较有效的瘦脸按摩手法。

具体手法：

（1）从额头到太阳穴，双手按压3~4次。

（2）双手中指、无名指交替轻按鼻翼两侧，重复1~2次；再以螺旋方式按摩双颊：由下颌至耳下，耳中、鼻翼至耳上部按摩，重复两次。

（3）以双手拇指、食指交替轻按下颌线，由左至右反复3次。

（4）以双手掌由下向上轻抚颈部，然后沿耳后向上升，在头顶交汇于百会穴，用指尖轻轻按压两分钟。

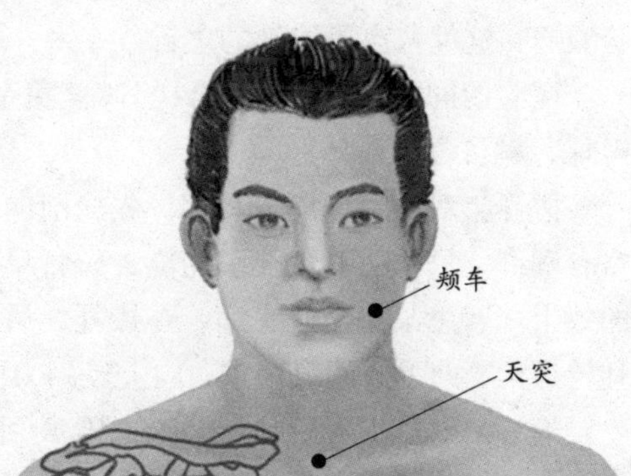

天突穴、颊车穴的位置

（5）手指移至眼睛与眉毛间的侧面，

向后约 1 横指处，快接近发际处轻轻按压 3 分钟，能促进面部新陈代谢。

（6）沿脸部下颌轮廓向上滑，就可发现一凹陷处（颊车穴），它可以有效消除因摄取过多的糖分所造成的肥胖。

（7）将手放到喉斜下方肌肤的内侧（天突穴）。按压天突穴能刺激甲状腺，促进新陈代谢，去除脸部多余的水分。

只要你长期坚持上面的脸部按摩，就可以减少面颊的皮下脂肪而使脸形变瘦。

双手摩面就能让你永远年轻

元朝大太医忽思慧在其《饮膳正要》中写道："凡夜卧，两手摩令热，摩面，不生疮点。一呵十搓，一搓十摩，久而行之，皱少颜多。"那么，为什么双手摩面会有这样神奇的效果呢？这就要从中医经络学的角度去解释了。

流通面部的经脉有：督脉在正中，手阳明大肠经绕口鼻，足阳明胃经绕口鼻至目下，手太阳小肠经和手少阳三焦经循行于眼耳间，足太阳膀胱经从头顶下行到内眼角。我们面部五官的大小和布局，就是这些经络力量综合作用的结果。面部皮肤是否健康润泽，也取决于这些经络的气血是否畅通。我们把搓热了的双手捂在脸上，就温濡了面部经络，增强了它们的活性。同时，手掌上有三条阴经：手少阴心经、手厥阴心包经和手太阴肺经。手贴在脸上，手掌中的阴经就和面部的阳经实现了相互沟通，阴阳和合，从而起到美颜作用。

搓脸也是一种很好的养生方法。生活中，在感觉疲劳或者困倦的时候，我们下意识的动作就是去搓搓脸，然后就会感觉精神一些，这就是因为通过搓脸的动作无意中按摩了面部的经脉和穴位，使其气血畅通、循环无碍。经常搓脸，人就可以变得脸色红润、双眼有神。这种搓脸不必局限于时间和地点，疲劳时、困倦时、身体不舒服时，都可以搓一搓。先把双手搓热，然后用搓热的双手去搓脸。可以从上往下，也可以从下向上，每次都把下颌、嘴巴、鼻子、眼睛、额头、两鬓、面颊全部搓到，过程可快可慢，以自己感觉舒服为宜。

另外，搓脸需要肩关节上抬并上下运动，这是锻炼肩关节、预防和治疗肩周炎的好方法。但是，搓脸的时间不要过长，特别是老人，应量力而行，以免过度疲劳，造成肩膀酸痛，这就背离了保健的主旨。

搓脸的同时，还可以配合搓耳。《黄帝内经》中说，"肾开窍于耳。"平时坚持搓耳、捏耳，就可强健身体。

搓耳：双手掌轻握双耳郭，先从前向后搓 49 次，再从后向前搓 49 次，使耳郭皮肤略有潮红，局部稍有烘热感为度，每日早、晚各 1 次。搓耳后顿有神志清爽、容光焕发的效果。若患某些慢性疾病，在搓耳之后，还应搓相应区域，如高血压患者，用拇指搓耳轮后沟，向下搓用力稍重，向上搓用力要轻；低血压者，用力的程度恰好相反而搓之。

捏耳：人之双耳在外的形貌，颇似倒卧在母体腹中的胎儿。因而，恰当地握动双耳垂，则能收到抗衰美容的效果，其重点是运用拇指、食指轻巧而有节奏地捏压耳垂的正中区域，每日 2~3 次，每次 1 分钟。持之以恒地做下去，既美容，又能增添双目的神采。

第六篇

手到病除，健康之树长青
——做自己的保健医生

第一章

小手法，大“门面”——轻松拿下五官科疾病

其实，国人都很爱面子，但是生病是我们自己无法选择的，如果五官出现了问题，大家都能看得见，自己也很难受，所以有问题一定要及时解决，这面子上的问题可真是个比天还大的问题。虽然这问题看似比天大，可是解决起来却一点也不难，就看您肯不肯省下玩游戏、泡吧的时间，自己动手、综合调理了。

偏头痛其实很好治，敲敲胆经就可以

生活中，很多人都有这样的经历：突然莫名其妙地出现偏头痛，发作起来很痛苦，可以局限在某一点，也可以是半个头，疼得厉害的时候甚至想用头去撞墙，吃药也不怎么管事。自己痛苦，周围的亲朋好友也跟着着急。再遇到这种情况时，不妨试试下面几个方法。

敲胆经：足少阳胆经走在人体头部的侧面，正好经过偏头痛的位置，所以敲胆经可以使胆经的经络通畅，气血调和，这样可以缓解偏头痛的症状，长期坚持就可以治愈。

揉穴位：每天清晨醒来后和晚上临睡以前，先推神庭，用双拇指交替进行，从头发尖过神庭穴，直至入发际1寸，用力推10次；然后推太阳穴，双拇指分别用力按住太阳穴，用力推到耳尖为止，推10次；最后推头维穴，双拇指分别用力推头维穴10次。连续数日，偏头痛可大为减轻。

梳摩痛点：以手指代替梳子，放在头部最痛的地方，像梳头那样进行轻度的快速梳摩，每次梳摩一百个来回，每天早、中、晚饭前各做一次，可以促进局部血液循环，达到止痛目的。

中药塞鼻：取川芎、白芷、葛根各15克焙干，再加冰片7克，共研成细粉后装瓶备用。用绸布包少许药粉塞右鼻，一般塞后15分钟左右便可止痛。这些药物有发散的作用，可以开窍止痛。

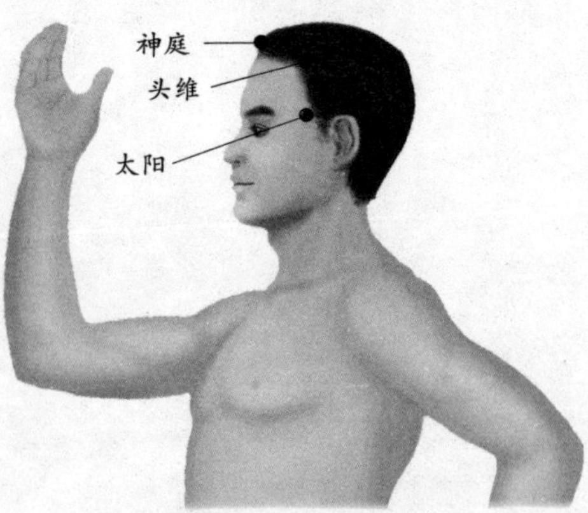

神庭、太阳、头维穴的位置

吃含镁食物：偏头痛患者应经常吃些含镁比较丰富的食物，比如核桃、花生、大豆、橘子、杏仁、海带、杂粮和各种绿叶蔬菜等，对缓解偏头痛有一定的作用。

饮浓薄荷茶：取干薄荷叶15克放入茶杯内，用刚烧开的开水冲泡后服用，早晚各服一次，对治疗偏头痛也有一定的作用。

常有偏头痛的朋友，还可以这么做：先在头上找痛点，然后分别在痛点周围 2 厘米的上下左右四个点用大拇指按揉，先顺时针转 9 圈，再逆转 6 圈，最后在痛点用拇指顺时针按揉 36 圈，逆时针按揉 24 圈。经常用这个方法，坚持上一段时间，你就可以和偏头痛说拜拜了，甚至比吃药都好用。

在此，还要提醒大家一点，眼睛的问题也可能是偏头痛的罪魁祸首。所以，偏头痛的患者最好先去验眼。如果验眼没什么问题，或者验眼后配上眼镜把视力矫正了，再用上述方法治疗偏头痛，效果就会很好。如此双管齐下，偏头痛自然也就销声匿迹了。

除了在头上做按摩以外，您还可以通过手上几个特效点对症治疗。

在手上食指的第二指指关节，靠近拇指的一侧用指甲掐，专治前额痛；在中指的指关节桡侧掐，专治头顶痛；在无名指的尺侧掐，专治对侧头的颞部疼痛；在小指的尺侧掐，专治后脑勺疼。

不过，使用这个方法要遵循“左病右治、右病左治”的原则，右侧的偏头痛要靠左手的这些部位来治，左侧的偏头痛要靠右手的这些部位来治，不要做反了。

偏头痛比较偏爱中青年女性，要想预防，平时要保持情绪稳定，均衡饮食，加强锻炼，避免受寒、保证睡眠等。通过这些办法，一定可以帮您摆脱偏头痛的困扰。

眉毛脱落不用烦，膀胱经和肾经来帮忙

眉毛有的人多，有的人少，这和遗传有一定的关系。浓密的可能有一千多根，稀疏的也有数百根，这都属于正常现象。一般情况下，脱落的眉毛还会再长出来，这属于正常的新陈代谢。但是，有的人眉毛仅有数十根或全部脱落，这就是异常现象了，不但影响美观，而且还可能是某些疾病的信号。

中医认为，眉毛属于足太阳膀胱经，它依靠足太阳经的血气来营养，只有膀胱经气血旺盛，眉毛才能浓密。比如说在中医的经典著作《黄帝内经》中就指出：“美眉者，足太阳之脉血气多，恶眉者，血气少也。”这里所说的“恶眉”，古人解释为“眉毛无华彩而枯瘁”。由此看来，眉毛长粗、浓密、润泽，说明足阳明经血气旺盛；反之，眉毛稀疏、细淡、枯脱，则说明足阳明经气血不足。此外，眉毛的浓密稀疏还和肾经有一定关系，肾为先天之本嘛。因此，眉毛浓密，说明肾气充沛，身强力壮。而眉毛稀淡，说明肾气虚亏，体弱多病。您发现了吧，眉毛和身体的健康有着密切的关系。

要是眉毛脱落了该怎么办呢？可以选择种植眉毛，但是这种方法的缺点是价格昂贵。可以选择用化妆品掩饰，但是这种方法的缺点是不能解决根本问题。可以选择吃药，但是可能会对身体造成其他伤害。有没有一种既经济，又简便，还有效的方法啊？回答是肯定的。我们的老祖宗早就把方法总结出来了。您可以自己用按摩的方法来解决这个问题。按摩的时候，可以用双手食指指腹面置于两眉中间的印堂穴上，然后向两侧推去，从眉头推向眉尾，进行 10~20 次。也可以用双手食指或中指腹分别在眉间印堂、眉头的攒竹、眉中间的鱼腰、眉梢的丝竹空和太阳等穴位，作轻柔和缓的揉动，每个穴位揉 10~20 次。这两种方法都有一定的养眉、乌眉和美眉的作用，您只要坚持按摩，一定会

发现眉毛越来越浓密乌黑。

下面再介绍几个简便的小偏方，您平时在家利用看电视的时间就能完成。

（1）生姜美眉方：用适量鲜生姜，切片后涂擦眉部，可治疗眉毛稀少，长久不生。

（2）茶水美眉方：用隔夜茶水，可以在里面加入少量蜂蜜调匀，每天涂刷眉毛，长久使用可使后毛乌黑浓密，也可用来预防眉毛稀落。

（3）黑芝麻美眉方：取黑芝麻60克，黑芝麻油50毫升浸泡，每晚涂眉。黑芝麻子、花和油都有营养毛发和促进毛发生长的作用，长期使用可使眉毛乌黑亮泽。注意，这里一定要用黑芝麻，这是因为中医认为黑色入肾，而肾其华在发，所以，黑芝麻可以通过补肾，来达到使眉毛乌黑浓密的目的。

除了按摩和小偏方，平时还要注意调整饮食结构，要清淡饮食，多吃新鲜蔬菜和水果，少吃油腻的食物，甜食和有刺激性的食物（如辣椒等）也要少吃，这样可以使身体内的各种维生素和微量元素保持充足，眉毛脱落的问题也会有所好转。

最后再提醒您两点：第一是不要熬夜，熬夜会耗伤身体的气血，不但可能引起眉毛脱落，还可能出现黑眼圈，皮肤松弛等一系列问题；第二是不要轻易拔眉毛，有的女性为追求弯弯的细眉，经常会拔去许多“不如意”的眉毛。这不但可能会引发局部疼痛、皮炎、毛囊炎等问题，还可能引起眼睑松弛、皱纹增多等，这还不是最严重的，您可能想不到，拔眉毛还有可能引起角膜炎和结膜炎，严重时可导致角膜溃疡。这是因为眉毛也起着重要的防御作用，它可以防止灰尘、汗水、雨水等流入眼内，保证眼部卫生以及视觉不受干扰。

有了这些方法，相信大家都可以拥有乌黑浓密的眉毛了。

眼屎多是上火惹的祸，综合调理来解决

眼屎是怎么产生的？眼屎太多有什么问题吗？眼屎多该怎么办呢？这些问题其实并不难，一起来了解一下吧。

谁都有这样的经历，当早晨起床对着镜子洗漱时，就会发现眼睛的内眼角上总是会有些眼屎，只是有时多一些，有时少一些。你也许会想：眼屎到底是怎么产生的呢？明明睡觉前已经洗干净了脸，睡着以后眼睛又是闭上的，脏东西不可能进去啊。但是为什么会有眼屎呢？

这要从眼睛的生理结构来说起。我们觉得眼皮里那个像软骨一样的那个东西叫作睑板，在睑板上整齐排列着一种叫作睑板腺的腺体，它们开口在睑缘上。睑板腺会一直分泌油脂，白天的时候，可以滋润睑缘，防止泪液外溢和外界的杂质进入眼内。当晚上睡觉时，这些油脂可以使眼睑闭合得更加紧

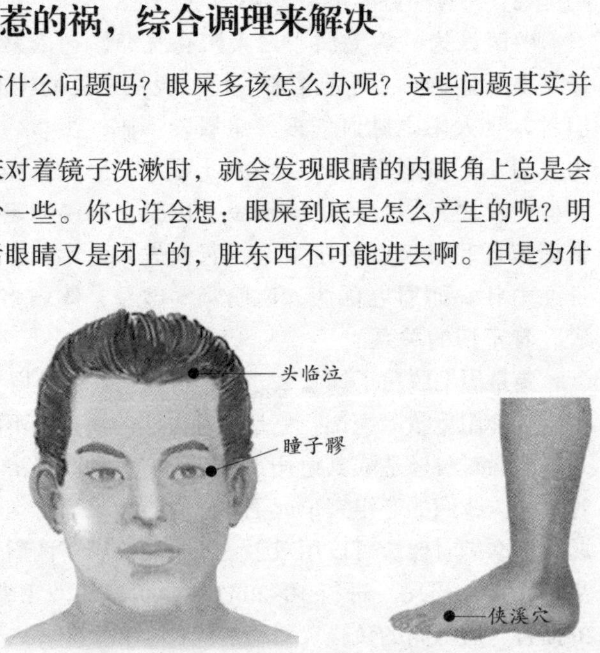

瞳子髎、头临泣、侠溪穴的位置

密，防止泪液蒸发，避免造成角膜干燥。当这些油脂与白天进入眼睛里的尘土以及泪水蒸发后的残留物混合在一起时，就形成了所谓的“眼屎”。

正常情况下眼屎很少，甚至没有。但是如果突然眼屎增多，有时会把上下眼皮和睫毛粘在一起，使眼睛不容易睁开，这就很可能是眼睛有了问题。西医认为，细菌病毒侵入眼睛，使机体产生炎症，刺激了睑板腺，促进了油脂的分泌，使眼睑上和眼角里的油脂比平时增多；同时，血液中的白细胞都聚集在这里来消灭外来的病菌，这些被杀死的病菌残骸以及在战斗中“光荣牺牲”的白细胞都混到眼屎里，这样一来，眼屎就变多了。还有一种情况就是下眼睑的睫毛生长的方向是向着眼睛内部，也就是我们平时所说的倒睫毛，由于睫毛刺激眼角膜也会出眼屎。

中医认为，眼屎增多是上火惹的祸，常见的情况有两种。

第一种情况是肺有热，比如说最近有点感冒，嗓子疼，流黄鼻涕，眼睛肿胀疼痛，也可能还发红，觉得看不清楚东西，眼睛总流泪，要是出现了上述问题，那可能就是风热引起的。治疗风热引起的眼屎多，可以点按手太阴肺经，并点按大拇指指甲根内侧的少商穴，第一、二掌骨之间的合谷穴，以及头上的上星和风池穴，按的时候最好有酸麻胀痛的感觉，每天早晚各 1 次。这种方法可以疏散风热，清热明目，很快眼屎就不会那么多了。

第二种情况是肝胆脾胃有热引起眼屎增多。这大多数是由于平时喜欢吃鱼、虾、肉等热量高的食物，很少吃水果、蔬菜等引起的。这时除了眼屎多以外，还经常会伴有怕热、容易出汗、口苦、想喝水、小便黄、大便干燥、舌苔黄厚腻等表现。治疗的最好办法是改变不良的饮食习惯，多喝水。按摩的话，可以用双手的食指、中指和无名指在额头反复横向推搓，直至额头发热，然后用这三指在太阳穴附近揉搓。点按头上的瞳子髎、头临泣，还有脚上的行间、太冲、内庭、侠溪这些穴位。通过按揉这些穴位，可以疏肝解郁、清胃泻火，这样眼屎也会逐渐减少的。

上面说的这些都是针对成人的，宝宝的情况可能有所不同。比如说孩子一出生，眼睛上可能就有一层灰白色东西，这可不是眼屎，这层灰白色的东西医学上称为“胎脂”。胎脂有保护皮肤和防止散热的作用，可以自行吸收，您不必担心。还有婴儿鼻泪管发育不全也可能引起眼屎增多，母亲在照顾宝宝时，可以每天用手在宝宝鼻梁处稍加按摩，这样有助于鼻泪管畅通，眼屎多的问题也会随之解决。

红眼病太难缠，攒竹、睛明使你心明眼亮

平时我们会说嫉妒心强的人有“红眼病”，其实真正的红眼病是眼睛结膜的一种具有传染性炎症，一年四季都可能发生，但是还是春季和夏季比较常见一些。因为这个病有传染性，所以一旦患病，应及早治疗，减少传染。

得了红眼病，不一定会两眼同时发病。在刚得病的时候，病人会感到眼睛发烫，甚至有烧灼感，比较怕光，眼睛红，觉得眼睛里像有沙子似的，磨得很厉害。紧接着可能会有眼皮红肿，眼屎多，怕光，流泪。有的病人在眼结膜上出现小出血点或者出血斑，有的会在睑结膜上形成一层灰白色的假膜而影响视力，严重的可能还会伴有头疼、发热、疲劳、淋巴结肿大等全症状。“红眼病”不会影响视力，一般治疗两周就可以痊愈，但

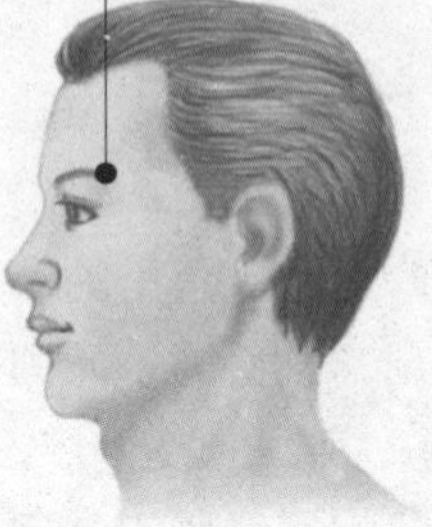

丝竹空穴的位置

也不能因此而不重视这个病，治疗不当的话是会导致慢性结膜炎的。

因为红眼病很容易传染，所以得了红眼病后一定要积极治疗，一般要求要及时、彻底、坚持。所谓及时就是一经发现，立即治疗，坚持的意思是说不要中断，彻底是指症状完全消失后仍要继续治疗 1 周时间，以防复发。中医把红眼病称为“暴风客热”或“天行赤眼”，一般为外感风热邪毒所致，治疗时要祛风散邪，清热解毒，可以自己按摩眼睛周围的攒竹、睛明、太阳、丝竹空、四白这几个穴位，每个穴位按揉 36 次，早晚各一次。如果同时配合上肢的曲池、合谷、外关这几个穴位，效果就更好了。

除了按摩以外，也可以用中药外敷。去药店买块大个的生地，最好能比眼睛大一些，用凉水浸泡，直至比较软，然后敷在眼睛上，就这样睡觉就行。坚持三天，一般病就好了。如果您觉得去药店买药太麻烦了，也可以在家切片生姜来代替生地，同样也有效。

得了红眼病以后，眼睛可能会怕光流泪，很多人就想用纱布把它遮上，其实这是不对的。因为遮盖患眼后，眼部的分泌物就不能排出来，同时还会增加眼局部的温度和湿度，使细菌或病毒更容易繁殖，从而加重病情。

得病之后，饮食最好清淡一些，酒类还有辛辣刺激性食物最好还是不要进食比较好，以免加重疾病。还有就是最好让眼睛能好好休息，不要勉强看书或者看电视，出门时可以戴太阳镜，避免阳光、风、尘等刺激。

得病以后的治疗，只不过是亡羊补牢，其实最重要的还是在得病之前的预防。预防措施有这么几点：平时尽可能避免与病人及其使用过的物品接触，比如洗脸毛巾、脸盆等；尽量不到游泳池、影剧院、商店等公共场所去；对毛巾、手帕等个人用品或幼儿园、学校、理发馆、浴室等公用物品要注意消毒隔离，可以用煮沸消毒这种方法；个人要注意不用脏手揉眼睛，勤剪指甲，饭前便后要洗手等等。这些虽然看上去是小事，但是却能让您远离疾病。

眼里怎能容一颗“沙”——治疗沙眼用六穴

俗话说“眼睛里容不得半点沙子”，可能现在只是用它来比喻其他的事情，但是如果仔细地想一想字面的意思，就会发现人的眼睛是非常敏感的。一粒非常微小的沙子，都会让每个人感到极其的难受，无法睁眼，无法视物。

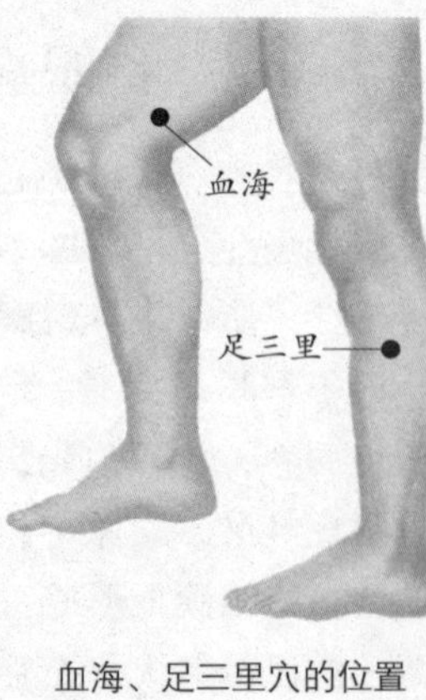

血海、足三里穴的位置

沙眼的英文词来源于希腊文，有粗糙不平的意思。一些人误认为沙眼是沙子吹到眼中引起的。其实，沙眼是由于感染了沙眼衣原体而造成的一种结膜和角膜的慢性炎症性眼病，严重的还会导致失明。

得了沙眼，一般会两只眼睛同时都发病，多发生在青少年时期。得病以后，病人会觉得眼睛里好像有异物、怕光、流眼泪、眼屎多等症状，这是出于疾病的急性期，一般几周后症状会消退，进入慢性期。如果能很及时治愈，一般不会有什么后遗症。但是，如果在这个过程中治疗不当或者用药不足都可能使沙眼转成慢性，引起视觉减退、睑内翻、倒睫、眼球干燥、甚至失明的问题。

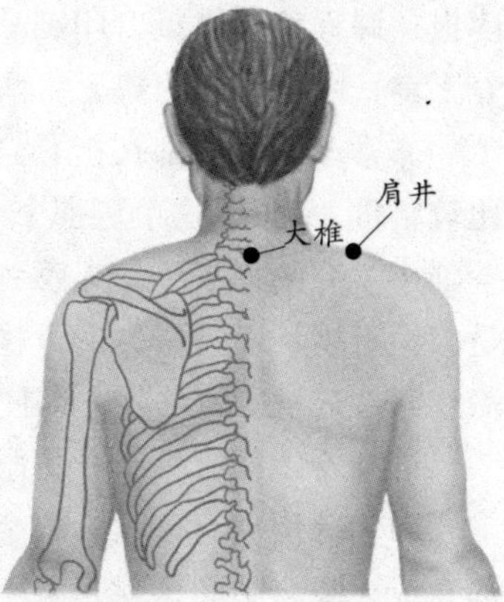

大椎、肩井穴的位置

如果得了沙眼，按照西医的治疗方案，一般都会用抗生素，我们知道现在抗生素滥用是很严重的问题，抗生素会对身体很多系统都有影响，不是最好的方法。病情严重的话，西医可能还会建议做手术，但是手术往往风险比较大。其实最好的治疗方法，藏在我们的身上。

沙眼相当于祖国医学的“椒疮”的范畴，一个个眼睑内的小突起，就好像花椒一样。这个病主要发生在眼睑，中医讲这里属于脾的管辖范围，所以它的发病多与脾胃有关。平时爱吃肥甘厚味，或者经常饮酒，脾胃内就会有积热，再加上感受外界的风热邪毒，内热与邪毒一起积聚在眼睑，脉络阻滞，气血不通，所以就会导致发病。

中医按照症状的不同特点，总结出疾病的不同阶段：发病之初，有轻度痒涩不适，睑内可见少量红色细小颗粒，称为“风热客睑”，治疗应该疏风清热，可以用金银花、连翘、淡竹叶、牛蒡子、薄荷、生甘草、桑叶等药物来泡水喝；继而病情发展，眵泪胶粘，沙涩难睁，属“脾胃积热”，治疗时可以选择黄连、陈皮、甘草、大黄、生地这些药物来泡水喝；病情进一步发展，患者眼睑重坠难睁，刺痛灼热，睑内疙瘩不平，则属于“血热壅滞”，可以用野菊花、生地、大黄、当归、丹皮等药物来清热凉血。

如果您觉得这个办法还是比较麻烦，或者喝起来太苦，没关系，还有一个办法推荐给您，这个可是纯天然的绿色疗法。取曲池、足三里、血海、太冲、大椎和肩井这几个穴位来治疗。您可以用手揉，用器具按压，刮痧的方法也可以，不过，不太适合艾灸。因为艾灸一般多用来治疗寒性疾病，在这里，本来就已经火很旺了，如果还给热刺激的话，可能会适得其反。

沙眼衣原体常藏在病人眼的分泌物中，任何与此分泌物接触的情况，都可能造成沙眼传播感染的机会。和红眼病一样，不生病才是最重要的，因此，应加强宣传教育，把防治眼病的知识传给群众，贯彻预防为主的方针。比如说，培养良好卫生习惯，不用手揉眼，毛巾、手帕等要勤洗、晒干；托儿所、学校、工厂等集体单位应该分盆分巾或者用流水洗脸；沙眼病人应积极治疗，加强对理发室、浴室、旅馆等服务行业的卫生管理，严格毛巾、脸盆等物品的消毒制度，并注意水源清洁。通过这些措施，可以很好地在源头上减少得病的机会，对大家的健康都有益。

炼成火眼金睛，睛明穴赶走假性近视

近视是指视远物模糊不清，视近物仍正常。发生近视除遗传因素外，多与青少年时期不注意用眼卫生有关。如灯光照明不良、坐位姿势不良、常躺着看书、在颠簸的车上读报、课程负担过重、印刷品质量太差、看电视时间过长或距离太近等。其他因素有营养不良、微量元素的缺乏、龋齿等，都与近视的发生有一定关系。

非常多的家长都在担心自己的孩子是不是会出现近视，因为现在孩子的功课本来就比较繁重，又报了这个班那个班。如果出现了近视，孩子小小的年纪就戴上了厚厚的镜子，一副小学究的样子，让人感到非常的担忧。现在已经得到共识的是，孩子的近视初期都是假性近视，而且假性的近视是可以扭转的。但是家长烦恼的是究竟如何才能掌握好的治疗假性近视的方法呢，即便是去医院也并没有收到好的效果。

谁都希望能有一个千里眼，而联想到千里眼所有人都会想到西游记，都会想到孙悟空。因为孙悟空有一双火眼金睛。其实人体也有一个修炼双眼的地方，他可以把每个人都变成火眼金睛。这就是睛明穴，听到这个名字任何一个人都会知道它一定是能明目的了。但是实际上睛明穴的作用远远不止于此。睛明就代表着人体五脏六腑的精气都汇聚在这个位置，所以无论眼睛出现什么样的不适，都可以通过睛明来调理。

说了这么多，究竟睛明在什么位置呢？每个人的内眼角稍上方的位置有个小凹陷，这里就是睛明穴。其实每个人在长时间看书看电脑之后，出现眼睛疲劳时都会不自主地去用手掐按一下睛明穴。只不过没有人意识到而已，只是觉得是在捏鼻梁的两侧，可是这个位置恰恰是睛明穴。尤其是戴眼镜的人，在摘掉眼镜后，都会不自觉地去按压一下眼镜支撑的地方，那也是睛明穴。

睛明穴确确实实是一个可以缓解眼睛疲劳，预防假性近视的好穴位。只要在用眼过度的时候，停下来用手去挤按睛明穴就可以了，它就在眼睛的旁边，自然就像保护眼睛的开关一样。无论是上班族还是司机，无论是小朋友还是老年人，都可以通过按睛明穴使眼睛得到保护。

预防假性近视另外一个重要的方法就是通过反射区的作用。因为全息反射区可以非常好的刺激眼周的肌肉和韧带，这样就根本的解决了假性近视的产生原因。这里的全息反射区最重要是要选择耳朵的反射点，对应的要将眼、肝，还有目的反射点找到，用埋耳豆的方式，在反射点贴王不留行籽，刺激产生作用。如果这样左右耳朵轮流贴压，经过大约一个月的时间孩子的假性近视就会得到纠正。

推刮足部的眼和肝的反射区也可以增强作用的效果，实际上最好结合反射的疗法和穴位的刺激，假性的近视非常容易纠正。

患者必须注意用眼卫生，加强营养，积极根治龋齿等疾患，多参加户外活动，严格控制看书、看电视和用电脑的时间，从根本上减少各种导致近视的诱发因素。

另外对于假性近视最重要的是预防，在平时家长应当多纠正一些孩子的不良用眼习惯，注意不要造成过度的用眼。这样一旦出现假性近视的现象，纠正治疗也会变得很容易就做到，以后也没有必要为无法摘掉小眼镜而烦恼了。

人虽老，眼不花，王不留行籽来调理

越来越多的中年人都逐步出现了老花眼的现象，使得这个本来是属于老年人的专利变成了年轻人也会出现的事情。有些人连报纸和手机短信都看不清楚，十分的困扰，还有一些人是因为经常地面对电脑，还没有多长的时间就开始出现眼睛花的现象。

究竟怎样才能避免过早的出现老花眼的现象呢？其实有很多治疗老花眼的方法，这些方法不仅可以使花眼的现象减轻，还能预防花眼的过早出现。所以想要人虽老，但是眼不花并不是什么难以实现的事情。

治疗花眼的方法有很多，这里只介绍一下目前最有效的几种，如果时间比较充裕或者是想要了解一些其他的方式，都可以作为自我预防老花眼的一种途径。

治疗老花眼，还可以直接用王不留行籽来贴耳穴的方法。一般把买来的王不留行籽碾碎，根据个人的情况加入云南白药调在一起，贴在耳朵的肝、眼、肾、这几个反射区。贴三天左耳，取下，再换右耳相同的反射区贴三天，这样反复进行就可以了。这种通过贴耳穴发射区的方法，简单易行而且效果明显。但是需要注意的是，对于预防老花眼来讲，需要持续的在两个耳朵上贴王不留行籽，所以最好使用固定比较好的胶布，可以试一下防过敏的橡皮膏，它黏度比较大，一般洗澡都不会掉。

除了通过耳朵的反射区，还可以在足部的反射区进行预防。可以每天浸泡一段双脚，大约 30 分钟就可以了，然后当整个足部都放松以后，在足部第二脚趾和第三脚趾的根部位置，就是属于眼睛的反射区，固定的去按压掐揉反射区，持续一段时间。因为这个反射区是属于眼睛的反射区，所以所有的眼睛问题都会在这个反射区表现出来，如果现在就出现视力不好的情况，那么在这个位置就一定会出现疼痛，或者按压的时候感到疼痛。这时如果每天都去掐按 3 分钟左右的时间，会感到慢慢的疼痛不明显了，当然眼睛也就不花了，看东西模糊的现象就逐渐地消失。

这两种方法都是通过反射区的方法来进行预防的，在应用的过程中还可以相结合的使用，效果会更突出。除了上面的方法，当然还可以用穴位的刺激来达到一样的目的。这时候就要选用在眼周围的穴位。操作时用双手拇指分别点揉鱼腰，攒竹，丝竹空，承泣，瞳子髎，睛明，每个穴位按压半分钟，需要注意的是一定要按照穴位的循环顺序来进行。然后慢慢地闭上双眼，用双手劳宫穴扣在双目上，持续一分半钟的时间，再慢慢睁眼，持之以恒，定有成效。

像老花眼这类的毛病，很多人不拿它当回事儿。一旦出现这种情况就是身体在警告，已经出现衰老的迹象了，该好好保养自己的肝和肾了，千万别简单地理解为仅是身体劳累或是岁数大了的原因。

老花眼现在发生的概率已经很高了，现代人的用眼方法不对，经常的眼睛疲劳，这都是造成眼睛过早的花眼的原因。那么通过以上的这几种方法相结合的使用，根据个人的情况不同，选择不同的刺激方式。

双目舒坦，养精补肾

俗话说眼睛是心灵的窗口。如果是夸一些人漂亮也会说有一双动人的眼睛。说明人的双眼是至关重要的。重要到什么程度呢？一个人是否健康，只要看眼睛就能直接看出来，无论是五脏六腑，还是其他的器官，都会在眼睛上有所体现。

现在人的工作压力过大，而且基本上每天都会使用电脑，这样再加上其他的一些辐

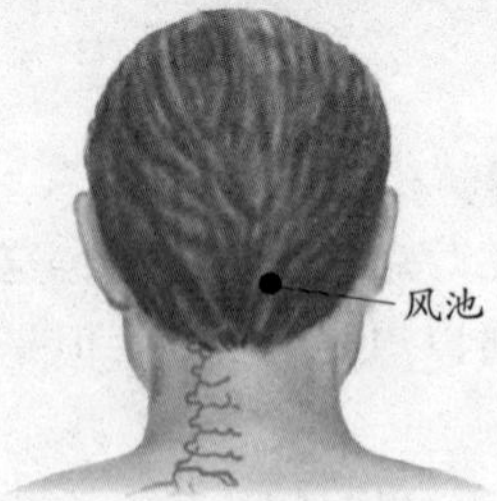

风池穴的位置

射、疲劳，用眼过度就是一个极其普遍的现象了，几乎每个人每天都在过度地使用双眼。所以过早出现近视、花眼已经不是什么奇怪的事情了。

究竟怎样才能使双眼每天都保持一个非常舒服的状态，看东西无论什么时候都是清晰明白的呢？原来对于双眼的影响最关键的是身体内部的肾脏，如果能很好地养精补肾的话，双眼自然就会时刻保持晶莹水润，而自己也会觉得非常的舒坦。

就好像有很多的人经常熬夜，过频繁的夜生活。虽然当时会异常的兴奋，体力也非常充沛，但是时间久了就会感到身体逐渐吃不消了，最明显的症状就是出现黑眼圈。这种现象一方面说明长时间的熬夜会使身体的精气消耗，肾脏被影响，还有就是当人的精气和肾气都出现消耗又没有及时补充的话，眼睛就会表现出明显的征兆。例如眼袋和眼周的皱纹，都与肾脏精气有直接关系。

那么养精补肾应该怎么做呢？如果根据中医的说法，肾是人体非常重要的一个脏器，他会决定其他的脏器是否功能正常，被誉为“先天之本”，补肾会经常被提起。而随着年龄的变大，人体的精气和肾气都变得越来越衰弱，究竟怎样才能切实的做到补肾呢。

一提起“补”字，绝大多数的人都会联想到人参鹿茸等大补之品，认为只有吃一些补品，饮用一些药酒，那才是真正的进补。实际上这是一个非常错误的观念，有很多补益的方法并不是通过药物做到的，一些小方法一样会达到补肾的效果。

眼睛的保健，想要养精补肾，最重要的是掌握一个穴位——风池穴。这个穴位是人体非常重要的穴位，虽然它的补益作用并不强，但是对于眼睛的保护是很关键的。由于风是对人体伤害最大的一种有害的东西，风池的寓意就是表明这个穴位就像一个小水池一样，不一定很深，但是风会从这个地方渗透，当然通过这个地方也能避风。

风池穴就位于人的脑后，如果先按摩眼睛的周围，再选择风池穴进行按摩，会感到眼睛特别的舒服。这是因为按摩眼周既可以刺激到眼周的穴位，又能放松双眼，最后再通过风池穴进行按摩，就完成了整个眼睛的保护。长时间的按摩就有利于养精调血，也会使肾脏受到补益的作用。当然一些其他的补肾方法只要是合理科学的，都可以作为养眼的方法。

例如按摩足三里穴，这已经是被广泛推广的保健大穴。对于防止衰老，解决疲劳的问题，按摩足三里是非常有效果的。那么对于眼睛的作用是被大家所忽略的，因为足三里可以使肾脏得到补充营养，对全身的其他经络血脉也有很好的调节作用。当然眼睛也是需要血脉来补充的，而肾脏得到调养，眼睛也会更加有精神。

双目精神饱满，自然整个人都焕发出新的风采。所以应该重视对双眼的保护，而对于日常就用眼过度的人群更是应该多多注意。只有双目舒坦了，人才会精神百倍的去工作和学习。

鼻子出了问题，问责于肺

鼻子会出什么问题？最简单的当然是流鼻涕。本来鼻涕就是鼻子正常的分泌物，正常的话应该只有很少的，但是像小孩子爱流鼻涕，弄得家长总是给孩子擦鼻涕，因为是小孩子当然无所谓。最尴尬的是很多大人也会有很多鼻涕，平常鼻子总是一抽一抽的，还会流浓鼻涕，不光影响形象，自己也是苦不堪言。

那么大多数人的选择都会是手术治疗，因为很多都会说手术可以彻底治好这种病，实际上确实手术的效果不错，但是没多久就又复发了，这是让所有人都难以忍受的，既受了罪，又没有治好病。

那鼻子出了问题究竟怎样才能解决好呢？赶紧“问责于肺”。之所以治疗之后又复发，那就是因为并没有解决根本的问题，即便是手术也是在鼻子进行处理，可是流鼻涕的根本原因是人体的肺脏，就像出了问题要问责到最根本的负责人一样。当鼻子出了问题，一定要从肺脏下手，这样才能治病之根本。

假如一辆汽车，它的内饰和配件都很好，但是发动机是不好的，一样还是会让人感到驾驶的时候非常不舒服。解决一个疾病也不能从它表现出来的地方下手，否则只能是短时间的改善症状。

那么要问责肺脏，究竟应该如何来解决流鼻涕的问题呢。那就是神奇的反射区，在双脚的脚底，分别有鼻、支气管、气管、肺这些反射区，每天都重点的在呼吸系统的反射区去刮按。另外再增加胸淋巴和上下颌的反射区推刮。这样就是最好的问责方法，坚持每天半小时以上，一定会感到鼻涕在逐渐地减少。

拔火罐的方法是解决流鼻涕一个非常好的方法，因为肺脏的一些不适和产生的垃圾物质都会集中在人体的表面，也就是皮肤，通过拔火罐的方法就能直接祛除这些有害的物质，而肺脏通畅了，鼻涕就根治了。

选用了拔火罐应该在肺俞、天府、曲池穴这三个穴位进行治疗，因为这三个穴位是直接作用肺脏，有能够清除流鼻涕的作用。当然这些方法都综合在一起就是一个非常好的治疗方法，即便是出现了流鼻涕的现象，也能很快地把它根除。

鼻子的问题当然不只是流鼻涕这一种，但是大多数人的流鼻涕都是鼻子出现异常的最初表现，所以只要能控制住流鼻涕，当然鼻了的其他问题也会得到控制。一些要发生的疾病也会在刚要萌发的时候就被消灭掉了。

所以掌握这些问责肺脏的方法，一定要进行扩展，这些可以调理肺脏的方法都是可以借鉴的，以后出现了肺脏的毛病，直接使用这些方法，就可以使身体很快得到捋顺。

爱流鼻血不要慌，蒜泥外敷涌泉穴

所有的人都会出现流鼻血的现象，或者是外力作用撞击了鼻子，或者是感到天气炎热鼻子微微的流血。其实这都是比较正常的现象，通常的情况也是仅仅出现一点点的血，立即就会止住，所以也不用采取太多的措施。

那么还会有一些人，经常性的流鼻血，或者是在晨起后就发现鼻子开始流血了，而且这种情况止血会需要一段的时间，也会流很多的血。尤其是女性的话，会感到流血后头晕身体不适。所以对于这样的情况就一定要采取迅速止血的好方法。

在了解治疗爱流鼻血的方法之前，先来解决一个疑问：鼻子为什么会流鼻血，或者说为什么会经常性的流鼻血。对于一般情况，可能会是由于空气比较干燥，鼻子黏膜受影响，也就非常容易出现流血，这种在北方比较常见但是归根结底的原因还是由于肺脏的因素。从中医的理论中看，跟肝、脾也有相当大的关系，综合起来就是因为体内的脏器出现了问题了，例如肺脏最容易感到干燥，这时就会引起出鼻血，脾脏会管理血液的运行，它出现问题，血就会从鼻子流出来。

如果是老年人流鼻血会发生在冬季，可能跟高血压和脑出血有关系，是一个全身出现疾病的征兆。而年轻人出现流鼻血可能就是因为体内的火气太大，例如吃过多的巧克力。如果怀孕的孕妇出现流鼻血，有可能是因为体内的激素在调整，导致血管扩张。所以引起流鼻血的原因有很多。

经常的流鼻血可以用蒜泥外敷涌泉穴的方法，涌泉穴就是人足底的前脚心位置，使用时最好用独头蒜。如果是右侧流鼻血就贴在左侧足底的涌泉穴，那么相反左侧流鼻血，就贴在右侧足底。这种方法重要的是要引血下行，会很快地使鼻血止住，如果感到了足底有刺痛的感觉就可以揭下来。

用蒜泥的方法是一种比较偏急性处理的方法，如果频繁流鼻血，一方面要及时地去医院治疗，另一方面可以通过足部的反射区，找到鼻子和肺的反射区，再加上肝、脾的反射区一起刺激。这样就会减轻流鼻血的现象。

在治疗的时候需要有几个方面进行注意，一方面是一定要“左病右治”或者是“右病左治”，因为这是跟经络的走行有关系的，如果不按照这样的规则就会失去效果。另一方面是出血的时候不要头向后方仰，或者是仰卧，这是一种非常错误的做法。最后就是一定要把蒜捣成蒜泥，这样能让大蒜的作用充分发挥出来。如果用温水浸泡双脚后再贴敷蒜泥会使效果更加明显。

如果还想更好的治疗爱流鼻血的现象，可以借用一些经络针灸的方法，配合刺激迎香穴，迎香穴就在人体的鼻翼两边，也可以用“天灸”的方法在穴位上进行艾炙，例如选用涌泉穴，效果会超过贴敷蒜泥的方法。

人体的血液是非常有限的，所以不能让血经常白流出来，流鼻血只要能多采用一些有效的方法，完全可以很好的祛除。

一窍不通不再烦，找到迎香治鼻炎

有人把患有鼻炎形象地比喻成一窍不通，虽然好像说人的鼻子有两个孔，仅仅是一窍不通也可以忍受了，但是实际情况是患有鼻炎的人是非常痛苦的。之所以说鼻炎痛苦，是因为鼻子是人进行呼吸的通道，一旦出现了鼻炎，就会使呼吸感觉非常难受，而且呼吸是无时无刻不在进行的，更重要的是鼻炎还会严重影响人的嗅觉，这就造成了日常生活中非常的不便。

对于鼻炎的患者，让他们非常头痛的有时并不是鼻炎发作的难受，而是找不到一个好的方法来彻底根除鼻炎。所以就出现了一种循环不止的现象，鼻炎频繁的发作，各种各样的治疗频繁使用，而发作的症状会越来越重，治疗的效果也就越来越不明显。

这种非常痛苦的事情就让很多的鼻炎患者都在疑问：到底鼻炎能不能治愈呢。其实鼻炎是可以彻底根治的，但是需要掌握一个科学的方式方法。因为没有找到一个有针对性的方法，就造成了每次的治疗都是只治标不治本，那鼻炎再复发也就是预料之中的事情了。

首先想要根治鼻炎，就应该从根本上去思考一下，为什么这些常见的治疗不能使鼻炎得到根本的解决呢。从中医的角度来看，鼻炎并不仅仅是鼻子这个部位出现了炎症，“肺开窍于鼻”，也就是说鼻子是肺脏在进行呼吸的通路口，所以鼻炎的根本还是在人体的肺脏。想要根治鼻炎当然也就一定要治理肺脏。

找到了针对鼻炎的根本原因，那么就要采用一个综合的调理法。这个综合的调理法其实非常简单，不需要很复杂的操作。首先需要掌握一个非常重要的穴位——迎香穴。“不闻香臭从何治，迎香两穴可堪攻”，就是古人对迎香穴最好的治疗总结，迎香穴可以治疗所有跟嗅觉和鼻子有关系的疾病，所以治疗鼻炎就一定要通过迎香穴祛除。

究竟迎香穴在什么位置呢？其实非常好找，准确的位置是鼻翼的两旁，如果说人的鼻子就像两个括号一样的话，那么括号的中点位置就是迎香穴。由于它就在鼻子的两旁，所以想要打通鼻窍，让呼吸通畅就没有比迎香再适合的了。

刺激迎香穴的方法也非常简单，用拇指和食指同时放在鼻翼的两侧，也就是迎香穴的位置，掐住鼻子，同时屏住呼吸，间隔五秒钟后，放松手指，进行呼吸。反复进行多次就可以达到刺激迎香穴的目的。

迎香穴可以使鼻子的功能得到强化，鼻黏膜也会增强抵抗炎症的能力，当然鼻炎也就不会再犯。但是实际上只通过刺激迎香穴的方法会让很多鼻炎严重的人感到效果不明显，这是因为这类的人群已经鼻子和肺脏的功能都相应的丧失了一部分，所以在进行治疗的时候就会不敏感。那么只要能配合足部的鼻子和肺的反射区，就完全避免了这样的事情发生。每天先在足部按摩刺激一下反射区，感到作用敏感的时候，再进行迎香穴的治疗，这样一个立体的综合治疗就建立起来了，鼻子和肺脏逐渐增加敏感性，功能也会慢慢地恢复。

所以想要鼻炎永远不存在，那么就记住迎香穴，辅助足部的反射区按摩，只要坚持一段时间，就能发现一窍不通已经变得窍窍通畅，呼吸也变得畅通无阻，嗅觉也越来越敏锐。

另外，做一些手部按摩也能宣肺通窍，清热消炎，增强鼻的抗病能力。

选取的经穴和经外奇穴有少商、二间、合谷、偏历、大骨空等，选取的反射区为肺、鼻、肾、输尿管、膀胱、额窦、扁桃体、头颈淋巴结、甲状旁腺等（位置可参见第四篇）。按揉、点按上述选穴各需 50~300 次。每天按摩 1 次，1 个月为 1 个疗程。手部按摩治疗慢性鼻炎必须持之以恒，不要间断。

此外，患者平时应加强锻炼，适当进行户外活动，增强抵抗力。要注意营养，多吃维生素丰富的食物，保持大便通畅。患者用拇指、食指在鼻梁两边按摩，每天数次，每次几分钟，令鼻部有热感，具有保健预防的作用。

清除口腔溃疡，脾的功能要加强

无论谁得了口腔溃疡都是一件十分烦心的事，吃不好，喝不好，无时无刻不在疼痛，说话都费劲。而且口腔溃疡最麻烦的是莫名其妙的就会出现，严重的甚至会月月发、年年发。到底为什么会出现口腔溃疡呢？虽然有很多医生都在强调口腔溃疡是一种自愈性疾病，即便是不采用什么治疗方法也会自己消失。但是太频发的口腔溃疡让人感到难以忍受，很影响平时的工作和生活。

对此，有非常多的专家都提出了一个应对的方法，就是在最开始的时候吃维生素B2，或者是补充综合维生素。经常有人在犯口腔溃疡的时候，疼得不行，无法吃东西，吃维生素 B2 就比常规用量超过几倍都多。虽然用这种不太讲理的方法有些“野蛮”，却有助于口腔溃疡的治愈。

那么有的人就一定会说：那么多维生素吃下去，造成身体机能的紊乱怎么办？因为B2 属于维生素，如果超量吃到身体里，溶解不了自然会随大小便排出。但是这个方法毕竟不是一种可以大家都采用的方法，也没有什么理论的依据。

一般的人年年都得犯一两次口腔溃疡，看医生也都不管用。这样的人平常会老觉得乏，吃饭后特别容易犯困，经常肚子胀，大便也不成形。这里面最根本的原因是严重的脾虚，因为“脾开窍于口”。还有一种可能就是胃太过亢奋，所以也影响到脾的功能。

所以对于口腔溃疡最简单有效的方法就是加强脾的作用，可以通过反射区的作用，每天晚上进行足部的按摩，也可以推按腿部的经络，通过穴位的刺激来增强脾的功能。实际上只要能每晚用热水泡脚，泡半个小时后用按摩棒按揉左脚的脾反射区。嘴上的口腔溃疡就会很快不疼了。

除了采用上面说的方法以外，每天还要坚持敲打小腿的胃反射区 100 下，完了以后按揉脾经上的血海、三阴交两穴以及脾经上的穴位痛点各两分钟，就能让溃疡很快的愈合。这种方法作用的原理就非常明确，所以效果也是一定会有的。那就不会像吃维生素那样时好时坏的，应该是要强很多倍。

归根结底，想要让口腔溃疡少出现，就要从根本下手。让脾的功能恢复正常，消除一些影响因素。完全可以不依靠医生，来治愈口腔溃疡。如果遇到了口腔溃疡非常严重的话，经常是一个还没有消退，另外一个就又出现了，此起彼伏，那么最好在结合一些药物，例如非常常见的云南白药，可以用口服或外用的方法。口服的话，每次 0.75 克，每日 3 次。外用的话，就用云南白药直接涂擦患处，每日 3~5 次，直至溃疡愈合。

预防反复发作的溃疡也可以借助药物的方法，一边口服少量云南白药，一边每天进行足部的反射区按摩。最好每晚临睡前用热水泡脚。这样反反复复发作的溃疡就会慢慢地变得少出现，即便是出现以后也会很快愈合的。长时间的坚持对足部的穴位和反射区按摩，就会让口腔溃疡不再是烦恼人的麻烦事了，那么又何必去四处寻医问药呢。

刺激内庭穴治口臭，让您吐气如兰

口臭是比较烦人的一个事情，因为每天都要跟人打交道，那么一定会跟别人说话。如果有口臭，别人肯定会找个借口走开，这样就心里也不舒服，人际关系也受到影响。那么为什么嘴里会出现很难闻的味道，不是葱蒜的味道就是吸烟饮酒出现的异味，而且大多数口臭的人都会感到嘴里非常的难受，就像有一团火在燃烧。

口臭最关键就是在口中，它出现在口里，那么就一定跟口中有密切的关系。首当其冲的就是牙齿，牙齿一般的病痛都是几种原因引起的，火气、蛀虫，还有就是中医认为的肾虚。如果口气很重，还会有牙床或牙龈不好，那就一定是因为牙齿的关系引起的口臭，或者是牙龈肿或者是牙龈和牙齿痛，严重的时候还会流血。

口臭的另外一个影响因素就是胃，因为人体的消化系统最上边的就是口腔，那接下来的就是胃，所以当胃中有火气的时候，口腔中就一定会出现难闻的气味。例如吃了特别油腻的东西，胃中就会有湿热，那么湿热向上方走就导致了口臭。

经常口臭的人会有一种奇怪的现象，那就是睡觉比较容易流口水。大多数的人都不会把口臭和流口水联系到一起。然而口臭和流口水都是一个原因引起的，那就是脾胃中的湿热，所以根治了这些湿热，口中的异味就会减少，无论是趴在桌子上还是睡觉的时候都不会流口水了。

那究竟怎么能把这些湿热都祛除掉呢？这时就要知道在人体脚上边一个重要的穴位，那就是内庭穴。内庭穴就在脚背上，第二个脚趾和第三个脚趾之间的缝纹端，这个地方有个凹陷，就是内庭穴。重点刺激内庭穴就可以使脾胃的湿热得到治理，那么口臭也就慢慢消失了。在刺激和按摩内庭穴的时候，可以借助一些头部圆小的器具，但是不要过于尖锐，因为用手指在内庭穴进行按摩通常的效果不会很深透。

如果有很严重的口臭，足部的反射区域在胃和脾的位置，会有比较明显的感觉。那么每天进行反射区的刺激就非常有必要了，通过反射区的原理，使上升的火气降下来，口中的异味也会减少。另外如果经常饮食比较滋腻，又有烟酒的嗜好，就应该多食用一些降火气的东西。这样就不会让这些火气逐渐的积累，造成口中难闻的气味，还会导致其他的不适。

口臭虽然不是什么大病，但是却给人带来很多的麻烦。有过这样经历的人都会深有体会，大家都不喜欢近距离的接触或者是说话。其实只要多多注意一下，通过简单的穴位和反射区就会变得吐气如兰，那么大家也就会愿意相互接近了。

牙痛起来要人命，手是我们的大救星

牙疼不是病，疼起来要人命，谁都知道牙痛是非常难忍的，但是由于每天的冷热刺激和其他的影响，难免会出现牙疼的现象。那该怎么办呢，掌握一些牙疼的急救方与根治法是非常有必要的。

在生活中，遇见了牙疼，可能首先就是忍一忍，到了难以忍受的时候就会去医院，但是通常会说这是炎症，不是开一些消炎的药，就是建议拔掉。当然有些牙出现了问题，就必须拔掉。但是一般的牙疼没有必要兴师动众的，毕竟牙齿是每天都要用到的，而拔掉了就不会再有新的长出来了。

而且遇见牙疼最主要是没办法直接确定就是哪一颗牙齿的问题，所以就更不知道应该如何来处理了。那么在牙疼的时候，分不清具体是哪颗牙疼。最快的办法就是在手上沿着每根手指的内侧和外侧找痛点和感觉有沙粒的地方。下面就来专门的说一说手上与牙齿对应的对应点。

手的用途可以说是数不胜数，但手上的反射区能治病，尤其是能治牙疼，恐怕很多人就不知道了。在左手大拇指靠近食指的一侧，也就是尺侧，第二指关节对应的是右侧第一颗门牙，靠上部对应的是上牙，靠下部对应的是下牙；左手食指靠近大拇指的一侧，也就是桡侧，第二指关节对应的是右侧第二颗牙，也分上下，尺侧则是第三颗牙，以此类推。两只手分别对应了人的32颗牙，而且左手对应的是右边的牙，右手对应的是左边的牙。这样，在牙疼的时候自己就可以寻找一下是哪个牙齿的问题，坚持用拇指推按，几分钟后，牙就不疼了。

所以通过手掌上的反射点是最快止牙疼的好方法，做的时候会很痛，但只要忍住疼坚持做，就会很管用。这个方法既可以确定牙疼的位置，也可以治疗牙疼，应该好好地记住。

另外治牙疼的方法就是通过穴位的方法，需要掌握几个治疗牙齿的常用穴。这些穴位都是经过长期的总结的特效穴，适用于各种的牙疼。

首先是下关穴。下关穴在哪里呢？当人张开口的时候，在耳朵前边有一个凹陷的地方，咬牙时会突起，这就是下关穴了。下关穴附近是颞部的神经，治牙疼特别管用。一般疼痛的时候在穴位附近找到一个痛点，按顺时针方向按揉几十圈，再逆时针方向按揉几十圈，就会明显感到疼痛的化解。长期牙疼的人，每天这样做2~3次，也是一种很好的保健方法。

另外一个重要的穴位就是合谷穴，也就是经常说的虎口的位置。在牙疼的时候用手指用力的按压就能感到疼痛的缓解，并且能感到合谷穴有酸胀的感觉。当然还有其他的穴位也适合治疗牙疼，并且穴位的治疗如果采用针灸的方法，效果会更加的明显。

智齿疼痛是成年人非常常见的牙疼原因。一般牙疼的原因是很复杂的，随时随地都有可能发生，但是有的人一到春夏季节就开始发作，甚至年年如此。发作时，整个后牙床都会肿得非常厉害。其实这就是智齿在作祟。

牙为骨之余。长智齿的人，因为他的牙长期长不出来，加上那块牙龈有时也肩负着咬东西的责任，已经磨得比较厚了，这时牙齿顶不出来就会导致疼痛。碰上这种情况，很多医生都会建议干脆把智齿拔了，去掉了就不疼了。实际这是不对的，因噎废食是很笨的方法。

一个人要是营养比较充足或者身体比较健康的话，智齿发出来会很容易，也不会对其他的牙齿或者牙龈产生不好的作用。因为这本来就是正常的过程，并不是什么大不了的事儿。与其忍受拔牙之痛，还不如从调理身体、补充营养入手，轻轻松松地对付智齿。

如果真的出现了智齿的疼痛，那么一定要通过穴位的方法来缓解疼痛，除了上边说的下关和合谷两个穴位，还有颊车也是减轻疼痛非常有用的穴位。颊车就位于耳下方，下颌角的位置，当作咬牙的动作时有肌肉隆起的地方就是颊车。颊车和下关都是治疗牙疼非常好的穴位，尤其是对于智齿引发的疼痛。还有一个经验穴就是手三里，它在肘横纹下方，宽度大约是三个横指的宽度。

通过穴位的刺激会使智齿等牙疼得到明显的缓解，对于经常性的疼痛也有不错的效果。因为牙疼属于比较常见的病症，所以在发作的时候不要忍受，可以通过自我调理的小方法来处理。

别让肾虚、胃火祸及牙龈——牙周炎防治很简单

您知道吗，牙周炎已被医学界定为继癌症、心脑血管疾病之后，威胁人类健康的第三大杀手，也是口腔健康的“头号杀手”。您了解牙周炎吗？知道怎么预防和治疗吗？看了下面的内容，您就会找到答案了。

牙周炎是一种破坏性疾病，主要侵犯牙龈和牙周组织，形成慢性炎症，它的主要特征是牙周袋的形成及袋壁的炎症，牙槽骨吸收和牙齿松动，它也是导致成年人牙齿丧失的最主要原因。引起牙周炎的原因有很多，比如说牙菌斑、牙石、食物嵌塞、不良修复体、咬创伤等都可引起。牙周炎的症状，主要有牙龈红肿、出血，不仅在刷牙时出血，有时在说话或者咬硬东西时也会出血，甚至没有什么原因而自发出血。牙龈退缩也是牙周炎的症状之一，但往往不易被察觉。时间久了，问题就会越来越严重，还可能造成牙齿松动脱落。所以，牙周炎的治疗一定要尽早开始。

中医认为牙龈炎与肾虚和胃火旺盛有关。中医讲肾主骨生髓，齿为骨之余，靠人体精髓来滋养。所以，如果身体出现肾虚的话，不仅会出现腰酸腿软，还会出现牙齿松动脱落的问题。古人曾总结说：“齿牙之病有三证：一曰火，二曰风，三曰肾虚……凡属火病者，必病在牙床肌肉间，或为肿痛，或为肿糜烂，或为臭秽脱落，或牙缝出血不止，是皆病在经络。”中医根据经络循行，把上牙归属足阳明胃经，下牙归属手阳明大肠经，多为湿热蓄于阳明经而导致牙周炎。

对于肾虚引起的牙周炎，一般牙龈红肿疼痛不是很明显，而以牙龈的萎缩为主，同时可能伴有腰膝酸软、心烦失眠等症状。这时可以用手来按摩涌泉、太溪、照海、三阴交这些穴位，每天早晚各一次。平时可以用枸杞、生地、麦冬、川牛膝等来泡水喝。

要是胃火引起的牙周炎，表现就不一样了。一般会牙龈红肿疼痛明显，出血量较多，可能还伴有口臭、食欲旺盛、小便色黄、大便干燥等问题。病情不同，治疗方案也就不同，可以选择内关、合谷、天枢、内庭等穴位来治疗。泡水喝的药物可以选择生地、黄连、大黄等。

这些方法就好像是失火之后消防队员来灭火，但是我们平时要做好防范工作。首先，要改掉挑食、咬东西、常喝碳酸饮料等坏习惯。其次，要养成早晚刷牙、饭后漱口的良好习惯。刷牙时方法要正确，忌横向来回刷牙。最后，教您几个小窍门，对预防牙周炎、坚固牙齿也有很好的作用。

牙龈按摩法：刷牙后用洁净的双手食指在牙齿和牙龈表面作环形的转动按摩。可以从上下颌后牙开始，逐渐移向前方。早晚各一次，每次 10 分钟左右。但是，在炎症急性发作时不能按摩。牙石较多的话，此方法不能去除。

叩齿：每天早晚空口咬合数十次，这有增强牙周组织和增进血液循环的作用。经常叩齿可以使牙齿坚固而不痛。

赤龙搅海：用舌头在嘴里舔摩内侧齿龈，由左至右、由上至下为序做 9 圈。然后，舌以同一顺序舔摩外侧齿龈 9 圈。这个方法可以使牙齿坚固，还可以强身健体。

气功：身体放松，闭口咬牙，自然呼吸，把意念集中在上下龈上。每次 10 分钟。

耳朵嗡嗡响，应该补心肾

耳鸣是听觉功能紊乱而产生的一种症状。患者自觉一侧或两侧耳内有各种不同的声音或响声，如蝉鸣、放气、水涨潮声等，在安静的环境中其感觉更为明显。这种声音时大、时小或不变，可持续性，也可间断性。耳鸣的发生主要是由于听觉的传导器、感音器、听神经传导通路的障碍、耳部疾患以及患有全身其他系统疾病而引起。

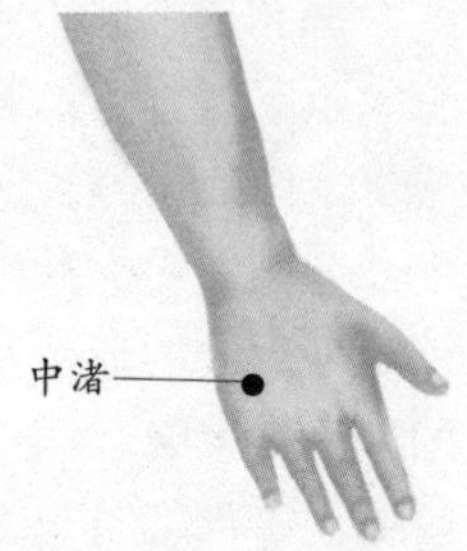

中渚穴的位置

中医认为耳鸣的原因是与肝、胆、心、肾有关的，人体有十二条经脉直接上通到耳朵，包括胆经、胃经、小肠经、膀胱经。其中与耳朵关系最为密切的就是心肾，因为肾开窍于耳，而心气上通于耳。当肾脏的精气不足的时候就会导致耳鸣，严重的时候甚至会出现耳朵听不见，也就是耳聋。

因为一般都是年纪比较大的时候出现耳鸣，年轻一些的即便是出现了耳鸣，也可以很快得到调整。就是上了年纪之后，耳朵里逐渐出现了嗡嗡的声音，而且声音越来越大，导致白天影响工作，晚上影响睡眠。

从脚的反射区来看，一般第四根脚趾的趾跟比较突出的话，就很容易出现耳鸣。

在做足部的反射区疗法的时候，要注意一下左侧的耳鸣重点按摩右侧的脚，右侧耳鸣明显就按摩左侧的脚。然后点按脚趾的第四和第五脚趾之间的地方，对肾、输尿管、肾上腺、膀胱、尿道、大脑、前列腺、耳部以及肝胆的地方进行刺激，尤其是肾的反射区要作为重点。耳朵上的反射点可以选用相应脏器所对应的地方，而且可以在内耳穴上进行贴王不留行籽的方法。

对手上的作用重点在几个穴位上，首先是中渚穴。在古文中渚的意思是水中的沙洲。那么中渚是因为三焦经的中央位置，就像一个沙洲一样，是元气的根本。刺激中渚穴要采用推的方法，一只手的五指从指关节向手背用力地推，可以提前在手上涂抹一些润肤的东西，每次要推一百下左右。如果感到很明显的疼痛，就稍作停顿。

另外一个穴位就是劳宫穴，劳宫穴是在手掌心的地方，第二、第三掌骨之间，一个非常好找的方法是在握拳屈指的时候，中指指尖指向的地方就是劳宫穴。劳宫穴是手掌的掌心，这个地方平时最多的就是握东西，但是很多人不知道的是这里是对应心脏最重要的位置。劳宫穴的作用主要就是安定心神，比如说准备用力的时候，摩拳擦掌就是在刺激劳宫穴，而双手合十，闭目安神的时候也是将劳宫穴合起来。所以通过简单的双手对掐对按，就可以使心的功能加强，那么因为心神不宁引起的耳鸣自然就会治好。

有一种将穴位和反射综合在一起的方法治耳鸣很不错，就是将双手伸平，按照劳宫穴的位置按压在耳朵上，这是用双手的食指去敲打头后的玉枕、风池穴位，每次敲打力量适中，大约 50 下。

通过反射区和穴位的综合调治，耳鸣的现象一定会有所缓解，但是重要的是平时对心肾的调理。应该在没有出现耳鸣的时候就开始养生保健的活动，这样就不会因为耳鸣不止而越发的心烦气躁，形成恶性循环，导致治疗的效果也不明显。

另外，如果是由全身性疾病引起的耳鸣、耳聋，应积极治疗原发病；耳道有器质性病变需要手术治疗者，应及时进行。禁止挖耳，保持耳道清洁，避免劳倦，节制房事，对治疗和预防均有积极意义。

须发早白鬓如霜，按摩、梳头来帮忙

中国人属黄种人，一头乌黑浓密的头发说明身体健康强壮，但是有很多年轻人头发都已经花白，不但影响美观，还给不少人的心理造成影响。虽说这不是什么会影响生命的疾病，但是谁也不想被误认为是老头或者老太太。经常染发焗油只能掩盖一时，而且还会对头发和身体造成损伤。让人不知道该如何是好。

决定头发颜色的是头发中色素颗粒的多少，毛发的色素细胞功能衰退，头发就逐渐由黑变白，当衰退到完全不能产生色素颗粒时，头发就完全变白了。正常人从 35 岁开始，毛发色素细胞开始衰退。而有的人 20 来岁就白了，医学上称少年白发，也就是我们常说的“少白头”。

引起须发早白的原因十分复杂，目前还没有完全搞清楚，但是一般认为有两大类型，一种属先天性少白头，另一种属后天性少白头。在后天性少白头中有许多是伴随某种疾病发生的，有些则是由于精神过度紧张和营养不良所致。

中医学认为，下列因素与白发有关：一是精虚血弱：肾精不足，不能化生阴血，阴血亏虚，毛发失于濡养；二是血热偏盛：情绪激动，致使水不涵木，肝旺血燥，血热偏盛，毛根失养；三是肝郁脾虚：肝气郁滞，损及心脾，脾失运化，气血生化无源。这几种原因都会导致白发早生。

找到了原因，下一步就应该采取针对性的措施了。对于肾精不足的，可以经常用手按摩涌泉、太溪、三阴交等穴位；对于血热偏盛的，可以选取内庭、行间、合谷、曲池等穴位；对于肝郁脾虚的，则可以选择足三里、三阴交、太冲等穴位。

除了选择穴位按摩，我们也可以在头上做文章。

按摩头皮法：早晨起床后和临睡前用食指与中指的指腹在头皮上画小圆圈，并揉搓头皮。先从前额开始，经头顶，然后到后枕部，再从额部经两侧太阳穴到枕部。每分钟来回揉搓 30~40 次，刚开始时间可以较短，以后逐渐增加到 5~10 分钟。这种按摩可促进毛囊局部的血液循环，使毛乳头得到充足的血液供应。这样，头部的色素细胞营养得到改善，细胞活性增强，分裂加快，有利于分泌黑色素，从而使头发变黑。

勤于梳头：勤梳头也是一种物理按摩法，由隋代医学家巢元方提出。他认为，产生白发的根源是身体虚弱，营养不良，故有“千过梳头，发不白”的设想，意思是说勤梳头可以防止头发变白。这是合乎科学道理的，因为勤于梳头，既能保持头皮和头发的清洁，又能加速血液循环，增加毛囊的营养，从而达到防止头发变白的效果。

预防少白头最重要的是消除诱发白发的因素。如生了几根白发，不要精神过于紧张，保持良好的心态；不可过于紧张劳累；心胸宽广，情绪乐观；注意科学配餐，多吃粗食、杂粮、干鲜果品及各类蔬菜，不挑食不偏食；养成良好习惯，做到生活有规律等。

清除热毒，放血疗法来治麦粒肿

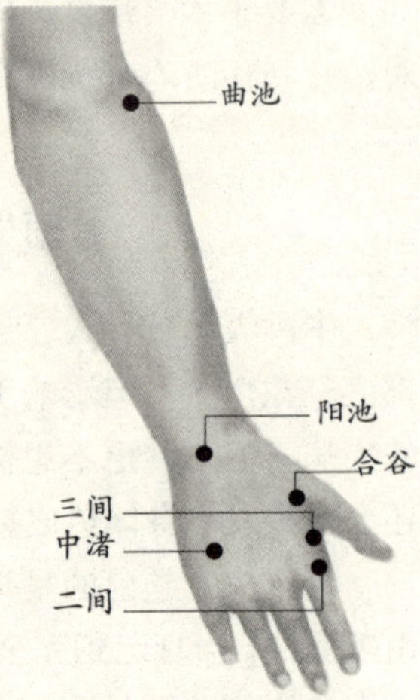

曲池、阳池、合谷、三间、中渚、二间穴的位置

在人的手指的中指指端的地方，尖端中间的位置有一个穴位叫作中冲穴，这个穴位是手厥阴三焦经上的最后一个穴位，也是经气血液充足的地方，而且运行的速度会很快，所以用冲字来定义穴位的名字。

那么这个中冲穴到底有什么作用呢？这就要说一种非常常见的眼部疾病——麦粒肿。有很多人在眼睛的周围会经常长一些小痘粒，俗称“针眼”。出现后非常的难受，而且因为是在眼睛的旁边，所以不敢随便乱动。那无论是从美观的角度还是从其他的方面，这些小颗粒非常的讨厌。

从医学的角度看，麦粒肿是一种极其普通的眼病，人人可以出现。而且多发于青年人。麦粒肿也非常容易复发，严重时可遗留眼睑疤痕。所以真的长了麦粒肿就会感到非常不方便，很苦恼。

中医学认为麦粒肿主要是由于脾胃热毒太盛，上攻于目所致。治疗应从清热解毒，调和脾胃着手。在中医里很早就有对于麦粒肿的治疗方法，简单又有效，那就是放血法。在民间这个放血疗法也是非常常见的。那么麦粒肿放血的方式有哪些呢？

首先就是开始提到的中冲穴放血，用三棱针或者是家用的缝衣针，拿火或者是酒精消毒之后，紧捏住手指的中冲穴皮肤，迅速点刺几下，然后挤出十滴左右的血就可以，最后用棉签按压稍事止血。一般来讲只要放血到三次左右，眼睛的麦粒肿就会基本消失。

另一种放血的方法就是在耳尖的位置放血，在双侧的耳尖部位消过毒之后，用无菌注射针尖垂直往下扎，不用扎得太深，只要扎大概 2 毫米，让耳朵能流出一滴血就行。每天扎一次即可。用这种办法，大部分人一两天就能好，而且不会化脓，很好用。

放血疗法可以帮助身体泻火，早在两千多年以前，我们的祖先就已经在使用这种方法来治病了。其经久流传，说明它确实有疗效，才会流传到今天。这种方法虽然好，但也不是所有人都可以用，比如说血小板减少、有出血倾向、晕血、贫血、低血压等情况下，最好不用这种方法。这时可选择用中药外敷或者穴位按摩等其他方法，同样可以治疗。

手部按摩就是一个很好的调理方法，手部按摩和放血疗法一样可以起到促进患部血液循环，加速眼部毒素排出的作用，从而最终达到清热解毒、消炎止痛的效果。手部按摩选取的经穴有鱼际、少商、二间、三间、合谷、阳溪、偏历、少泽、后溪、中渚、阳池、八邪、中泉等，选取的反射区有肾、眼、脾、胃、输尿管、膀胱、肺、大脑、额窦、颈项、肝、胆、头颈淋巴结等。

推按或点按上述反射区各 50~100 次。每次按摩选取上述经穴 3~5 个，每穴按揉 30~50 次。每天按摩 2 次。一般按摩 3~5 天，配合局部用药就可治愈。局部禁止不适当的挤压，以免病菌向眶内甚至颅内扩散。

第二章

关爱身体第一防线，杜绝病邪入侵
——常见皮肤病调治方法

皮肤作为我们身体的第一道防线，起着重要的防御作用，可以抵御外邪，保证身体内部免受侵袭。而且皮肤处在最外面，经常暴露在外面，也关系到我们的“面子问题”。所以下面介绍一些常见的和皮肤有关的问题，帮您搞好面子工程，也筑好身体的第一道防线。

痤疮不再烦，战“痘”秘籍在脾肺

痤疮最开始的名字应该叫“青春痘”，很多青年人在青春期的时候都会在面部长出小痘痘来，但是随着青春期一过，面部就基本上不会出现痘痘了。也有一些人，青春痘一直好不了，在脸上频繁的出现，甚至会引起感染。一般来说这种过了青春期出现的痘痘就是痤疮了，一方面与身体内部激素分布不均匀有关系，另一方面是因为肺脏和脾脏不好引起的。

反射区是对付痤疮比较有效的方法，因为刺激反射区调节的就是身体内部的脏器，无论是内分泌还是气血运行，只要能通畅无阻，痤疮当然就没有理由再停留在面部了。

脸上有痤疮，按脚上面部反射区的痛点。长在右侧脸上的痤疮，取左脚的压痛来点按，长在左侧脸的痤疮，则取右脚的反射区。如果面部痤疮比较多，那就双脚的反射区同时刺激。严重的痤疮，反复不愈的，就要再加上耳穴等其他反射区的刺激。根据全息理论，人体的面部与手背、脚背是互相对应、互相关联的。在治疗的时候就可以多在脚背上找，发现了明显疼痛的反射点就把它记下来，重点的刺激按压。按压耳穴时的反射点一般会选用脾、神门、热穴、肾上腺、肺、枕、面颊。这些都是最基本治疗痤疮的方法。

无论选用什么方法来治疗痤疮，都必须要重视肺脏和脾脏的作用。肺主皮毛，皮肤上有无数的毛孔，每个毛孔都相当于是肺的开窍，肺气通利了，皮肤才能健康。所以人体几乎所有的皮肤病，包括各种的顽癣等，都要首取肺的反射区。

另外痤疮之所以有一定的顽固性，是跟体质有关。大多数都是因为体内湿热太多了，痤疮也就不容易去除。所以，治疗痤疮还要注意祛除体内的湿气才行，那么脾脏就是至关重要的了，在足部和耳朵的反射区选择脾脏的反射区配合使用，效果很好。

顽固脚癣、手癣欲根除，两个步骤要遵循

顽固的脚癣和手癣非常难祛除，但是实际上人体的反射区专门有一个治疗顽癣的区域，大家并没有很好的利用。只是四处的寻医问药，却又找不到一个能彻底根治的方法。这个反射区就在脚后跟的位置，在子宫、坐骨神经以及生殖腺反射区之间的一个三角地

带。了解了这个治疗顽癣的反射区，好好的利用起来，什么牛皮癣、荨麻疹等顽固性的皮肤病都会很好的治疗，减轻症状，甚至能彻底祛除。

因为癣症一般很难祛除所以在进行治疗的时候一定要按照严格的步骤来进行。

1. 反射区按摩，足部和免疫系统

首先是在脚上的肾、输尿管、膀胱反射区进行重点的按摩，最好每次能做二百次以上，因为着重地刺激这些反射区，会使得体内停留的毒素排出体外，就减少了皮肤病引起的内脏不调。

然后要进行免疫系统的按摩，在腹股沟、肾上腺、脾、上身淋巴、下身淋巴以及胸部淋巴做一百次以上的按摩。这几个反射区都要求用比较重的力量进行按摩刺激，这样就使得皮肤引起的不良改变走到体内，逐渐被代谢到体外。

治疗皮肤病实际上有两个大的方向，一方面让这些火毒能够尽快地发散，即在皮肤的表面代谢出去。而另一方面就是把引起疾病的有害物质引领到内部，通过消化道排泄出去。实际上这两种方法都是正确的，但是因为很多有脚癣手癣的人都是很长时间都没有得到调理的，所以身体表面的皮肤也就瘀阻了很多，功能也丧失了很多。这样想通过皮肤自己将有毒的物质排出去就很难，当然另外一种把有害物质从消化道排泄出去就是最好的方法。

2. 穴位刺激，选择背部的脾俞和肺俞

那经过反射区的调理之后，就要选择重要的脏器来调节，最重要的就是肺脏和脾脏。因为肺脏不好皮肤就会出毛病，而同样脚癣和手癣首先就会伤害肺脏，在治疗中当然要恢复它正常的功能。另外需要把有害的物质排出体外，要借助消化系统就一定要找到脾脏。在具体操作的时候非常简单，选择背部的脾俞和肺俞，分别作拔罐，或者可以用砭石来刺激这两个穴位。总之找到肺脏和脾脏就找到了肺俞和脾俞，那么治疗脚癣和手癣也就知道到了方向。

南方的一些地方湿气非常重，而脚癣和手癣会被影响加重。那么针对除湿气，除了通过足部的反射区和两个重要的穴位之外。还可以直接用药水泡脚，只要选用蛇床子、苦参、白鲜皮、百部这四个药，就可以祛除身体大多数的湿气。当然手癣和脚癣好得就更快了。

来者不惧、祛之有道，荨麻疹被消灭很简单

荨麻疹跟人体的肺脏关系最大，肺的功能出了毛病，肌肤表面就会被禁锢。这种禁锢可能是一部分的地方出现，也可能是很多地方出现，而且这种禁锢有时候是散开的，身体就会冒虚汗，有时候长时间的关闭着，就像出现硬皮病。所以一定要理解身体的毛发跟肺脏的关系非常密切，这种皮毛的开合肺脏是总开关。有时候身体不光肺脏不好，脾脏也出现问题，就会加重皮肤的问题。那身体里的水汽就没有地方发泄，所以只能在皮肤的表面反复较劲，较来较去就出现了荨麻疹等皮肤病。

一旦出现了荨麻疹最难以忍受的就是痒，一些人的荨麻疹长时间不愈就更加的麻烦，皮肤变成一块一块的不规则风团，表面不是发红就是发白。去了医院，打针、输液、吃

药都不管用，还被告知这是过敏的反应。所以荨麻疹会让人变得越来越抓狂，本来就痒得不得了，还被治疗方法弄得心烦意乱。

所以要做到对荨麻疹来者不拒，只要一出现风团，立即可以祛除掉，就一定要知道有哪些方法是对荨麻疹能切实有效的。长期的时间总结，中医在治疗荨麻疹确实有独特的地方。一方面从反射区做肺脏和脾脏的刺激，另一方面通过几种常用中药的擦洗，就能让荨麻疹真正地被消灭。

蛇床子、明矾、百部、苦参这四味中药是对皮肤科疾病最有效的药物，只要能用这个方子每天浸泡双脚，让药物的作用通过足底的涌泉穴进入身体，荨麻疹很短的时间就能彻底治好。例如蛇床子可以祛风燥湿，对于荨麻疹的一个个风团它的疗效特别好，而苦参就可以祛除身体内部的湿气，不让肌肤表面发生郁闭。

荨麻疹有一定的顽固性，通过这个洗方祛除肌肤表面的风团之后，最好间隔一段时间再洗一次，一般也就一个月的时间。这样复发也就会被遏制，荨麻疹当然就彻底被治好了。

疔疮、疖痈有热毒，异病同治还原美丽皮肤

疔疮是好发于颜面和手脚上的一种皮肤病变。开始的时候，一般有一个像小米那样大小的脓头，发病往往很迅速，它的特征是根很深，好像钉子一样扎在皮肤里。发病以后，局部有红肿热痛的感觉，几天之内硬结增大，疼痛加剧，继而形成脓肿，硬结也随之变软，疼痛减轻。脓肿破溃以后，脓腔塌陷，然后逐渐愈合。这就是疔疮的发展过程。西医认为，这是由于金黄色葡萄球菌感染引起的急性化脓性炎症。

疖是一个毛囊及其所属皮脂腺和周围组织所发生的急性化脓性感染，致病菌大多是金黄色葡萄球菌和表皮葡萄球菌，常发生于毛囊和皮脂腺丰富的部位，如颈、头、面部、背部、腋部、腹股沟部及会阴部和小腿。多个疖的融合，在皮下脂肪筋膜组织中形成多个互相沟通的脓肿，则称为痈。

疔疮和疖痈都是皮肤的化脓性炎症，虽然表现出来不完全一样，但是有着相同的病机，都是火热内盛，因此治疗时也可以选择同样的方法。这就是中医的特色之一——异病同治。

选取身柱、灵台、合谷、委中这几个穴位，清热解毒，行气和血，为加强刺激，可以用牙签来刺，但是注意不要刺破皮肤，以免感染。

还有一种方法叫“挑治法”，在脊柱两旁寻找丘疹样的阳性点，或者取心俞、脾俞等，然后用局部消毒，用三棱针或者粗针挑取白色纤维样物质，每次取 2~4 处。

灸法也是很好用的方法，把蒜片放在疖肿上面，然后用艾灸，每天灸 1 次。如果病情较轻，3~4 天就可痊愈。

此外，也可以在局部外用一些清热解毒的药物，比如说金银花、玄参、生地等研末后，用醋调，敷在患处。也可以去药店买如意金黄散，然后调成糊状，敷在患处。

通过这些方法，可以起到清热解毒，调和气血的作用，使得疔疮和疖肿迅速消退，还皮肤以本色。

需要提醒您注意的是，在疔疮疖痈刚刚起来的时候，一定不要挤压或者挑刺，红肿发硬的时候，也不适合手术切开，以免引起感染扩散。

汗也是心血的结晶，肺俞调理自汗有妙效

出汗是人体的正常生理现象，在天气炎热、穿衣过多、饮用热饮、运动奔走之后都会引起出汗量增加，这属于正常现象。感冒生病之后，身体就会努力出汗，这是在驱赶邪气，帮助身体恢复正常。可是如果什么原因也没有，就不停地出汗，如果稍微一动，就汗如雨下，那就属于有问题了，中医把这种情况叫作自汗。

引起多汗的常见疾病有甲状腺功能亢进、感染、风湿病、低血糖等，我们在治疗前应首先明确有无这些疾病，然后再根据中医理论进行辩证治疗。

中医认为，自汗一般是由于气虚引起的。气虚的话，我们身体的第一道防线就失去防御作用，汗液外泄，所以汗多。汗为心之液，如果出汗量太多，就会损伤心阴，就会引发乏力、腿软、没精神等其他问题。

肺气不足，卫外不固的患者一般比较容易感冒，出现自汗的话，取肺俞，风门，脾俞，关元，气海这些穴位，用手指点按，每个穴位 3 分钟左右，每天早晚各 1 次。长期坚持，不但能治好出汗的问题，还能增强体质，不再容易感冒生病。平时也可以用黄芪、白术和防风一起泡水喝，可以起到益气固表止汗的作用。

气虚是自汗的常见原因，但不是唯一原因。还有一种引起自汗的原因叫作“营卫不和”，表现出来多汗、怕风、周身酸楚、时冷时热，也可能就是半个身体或者身体局部出汗。一般年老体弱的人多见。这个在治疗时要调和营卫，主要是取膀胱经和督脉的穴位，比如肺俞、风池、风府、大椎、脾俞这些穴位来按摩。

捏脊法也可以用来治疗自汗。这是因为捏脊法从调整调节人体的脏腑功能，使阴阳保持平衡，自然也就可以益气固表止汗。

如果病的比较久了，已经出现了神疲乏力的症状，说明气虚的已经很明显了，这时就应该增加一些具有补益作用的穴位，如足三里、三阴交等，促进身体恢复。

是谁在睡梦中偷了您的气血，治疗盗汗有秘方

盗汗和自汗都是出汗量多，但是它们还是有区别的。自汗是白天出汗明显，盗汗是晚上睡着以后出汗量多，等醒来了汗就不出了。中医认为，盗汗一般是由于阴虚引起的。阴虚则内热，迫使身体里面的津液蒸腾于外，所以就表现出来多汗。

中医讲，津血同源，汗是津的一部分，所以出汗多，导致津液的丧失，同时也必然会引起血液的流失。中医还说血能载气，意思是说血是气的载体，如果血丢失的话，气也会随着耗散。您发现了吧，在气、血、津液之间有一条无形的纽带联系着它们，在病理情况下，它们会相互影响。如果汗出得太多，势必也会造成气血的丢失。

盗汗最常见的原因就是阴虚火旺，除盗汗之外，一般还会有心烦失眠，两颧发红，手脚心热，下午潮热，口渴，想喝水，小便黄，大便干等伴随症状。既然是由阴虚火旺

引起的，治疗就要滋阴降火来达到止汗的目的。选取然谷、中府、涌泉、太溪、照海等穴位，每天早晚按摩，按摩时最好穴位能有酸麻胀痛的感觉，或者感觉有气传导的感觉，这样效果会更好。这样的患者平时适合用生地、麦冬、五味子、党参、百合等来泡水喝，代替茶水，频频饮用。

还有一种盗汗的原因也比较常见，那就是身体里的湿热太重了，除了盗汗之外，还可能有面色红赤，烦躁，口苦，小便黄，眼睛巩膜黄，甚至连出汗都是黄的。这时治疗，就要清利湿热。湿热邪气的产生一般和脾胃肝胆有关，所以在按摩时也要选择这几条经脉上面的穴位，比如阳陵泉、阴陵泉、丰隆、条口、三阴交、内庭等。

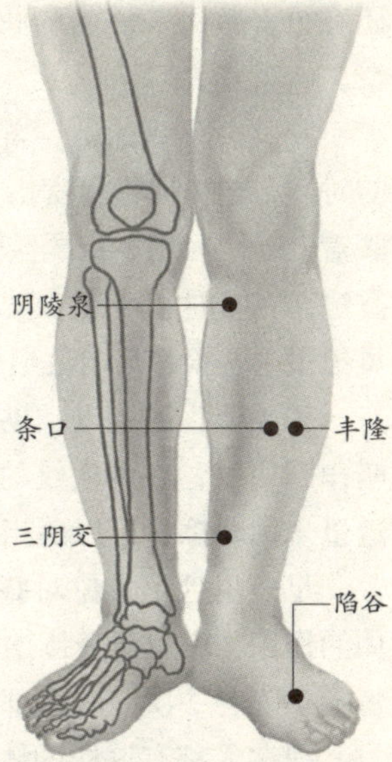

条口、阴陵泉、丰隆、三阴交、陷谷穴的位置

不管怎么说，总出汗对人体来说也是一种损伤，所以在治疗多汗的时候可以选择配伍气海、关元、足三里等这些具有补益作用的穴位。

汗出的时候，我们的毛孔都是张开的，这时很容易感受外邪。所以，自汗和盗汗的患者都应该注意避风寒，以防感冒。出了汗之后，要及时把皮肤擦干。有的人出汗量很大，甚至衣服和被子都湿了，这时应该及时更换，避免受凉以及保持清洁。

第三章

手足腿臂四肢健——千方百计调理四肢疾病

四肢作为我们身体的一部分，对于我们的各种活动有着很重要的作用。如果四肢出了问题，可能会使我们一下子觉得自己变成了残疾人，就连平时走路吃饭这种小事，也变成了大问题，甚至生活都不能自理了。看来不管是身体的哪部分出问题都不行啊。下面，一起来了解一下四肢疾病应该怎么调理吧。

驱寒祛邪、引血下行，膝关节从此不再痛

膝关节连接着我们的大腿和小腿，对身体起着重要的支撑作用，同时也对运动有着很重要的作用。如果膝关节出了问题，轻的可能就是肿胀疼痛，但是还能勉强活动，要是严重的话，就会卧床不起。

膝关节疼痛的常见原因就是膝关节的各种炎症，比如说骨性关节炎、风湿性关节炎、类风湿性关节炎等，都会引起它的疼痛。除此之外，膝关节部位由于血液运行并不是很充足，很容易感受外界的邪气，比如受凉、受风、受潮等，都会损伤肌肉筋骨，引起疼痛。

还有很多膝关节疼痛的朋友每到阴天下雨或者是刮风的时候，疼痛就会加重，使人很无奈。

膝关节疼痛的话，首选的穴位就应该是膝眼。膝眼穴就在我们的膝关节处，在按摩的时候，把大拇指和食指先圈成一个圈，就好像牛鼻子上的那个环一样，然后把手心放在膝盖上，同时用手指揉髌骨的两侧，有很好的治疗效果。当然，这也可以作为一种保健的方法，在平时就经常按揉，不一定非要等到膝关节出了问题。这是因为我们的膝关节工作负担很重，很容易出现退化，按揉膝眼，就可以增加关节的润滑，防止膝关节老化。

膝关节疼还可以求助于委中穴。委中穴在膝关节的背面，这里有个横着的皮肤皱褶，叫作腘横纹，在腘横纹的中点就是委中穴的所在。按摩的时候，把下肢伸直，用手指在这里来回摩擦，可以适当用力，直至局部有热感为宜。

足三里这个穴位对膝关节疼痛也有很好的治疗作用。大家都知道这个穴位有强壮身体的作用，可以帮身体增强抵抗力，驱赶外邪。按摩的时候可以用手指按揉 100 次左右，每天早晚各一次，以局部有酸麻胀痛的感觉为宜。

很多人都有这样的体会，膝关节不但疼痛还有发凉的感觉，这时就可以用艾灸的方法来治疗。用艾条熏灸膝关节，同时配合按揉附近的膝眼、委中、足三里、阳陵泉、阴陵泉等穴位，可以驱邪散寒，并引血下行，改善局部的血液循环。这种方法对膝关节疼痛且伴有怕冷症状的人比较合适。

平时的话，要注意膝关节保暖，女性朋友要少穿高跟鞋。要是膝关节已经有了退化，最好少登山，可以选择慢跑等其他运动方式，避免进一步损伤膝关节。

别拿骨刺当回事儿，肝经、肾经来征服

我们经常会听身边的老年人说某某部位长骨刺了，很疼，走路疼得更厉害……究竟骨刺是怎么回事呢？

骨刺其实并不是医学上的名词，是我们老百姓给起的名字，在医学上应该叫作“骨疣”，是骨头上的软骨被磨损破坏以后，自身进行修复，但是修复得没有原来那么好，结果从拍的片子上看就像是长了一根根的刺。一般来讲，老年人才会由于骨头老化、骨质增生而形成骨刺。但是现在有许多年轻人也有这个麻烦，这和工作有一定关系，还可能与姿势不正确有关。

身体里面长了骨刺，我们当然不可能说把骨头拿出来磨磨再放回去，治疗起来不是那么简单的事。手术疗法虽然可以去除骨刺，但应仅限于极少数压迫神经、血管、脊髓，造成严重功能障碍，经保守治疗无效的骨刺。因为手术本身也是一种外伤，对一些病人会造成无菌性炎症，甚至可能刺激骨质增生得更快。相当一部分病人，会在 15 年之后复发骨刺。所以，手术切除并不是一劳永逸的好办法。

一般来讲，如果骨刺症状不是很严重的话，去医院大夫会开一些消炎止痛药来减轻疼痛，使症状获得缓解。但是口服药物通过胃肠吸收、消化、分解，最后通过血液循环，才能把药物输送给局部，整个过程需要通过一层层的屏障才能到达病灶部位，这时药效已所剩无几，因此作用缓慢而且效果低，除此以外还可能出现其他不良反应。因此选择

外用的中药贴剂，效果会更好，药物直接从外皮渗透到病变部位，不但作用迅速，而且也没有不良反应，只要您对膏药不过敏就行。

中医讲肝主筋，肾主骨，所以骨质增生的发生，和年纪增长，肝肾逐渐变得虚弱有关。找到病根，我们就可以在平时多按摩肝经和肾经，并重点按摩那些疼痛部位附近的穴位，这样可以强筋壮骨，疏通经络，理气活血，疼痛自然也就会随之缓解。

泡脚也是一个不错的选择。可以用独活、苏木、当归、红花、透骨草等，用水煮沸后再煎10分钟，熏蒸疼痛部位。等到温度合适的时候再泡脚。可每天或隔天一次。

还有一种方法，取当归、红花、乳香、没药、川椒、羌活、白芷、骨碎补、续断、防风、木瓜、透骨草、黄柏、茄根各30克，磨成粗碎末，用白酒二两拌均匀，装成三个布袋；将布袋放锅上蒸透后，取出一个放在骨刺处蒸烫，凉后换一个；前三天每天一次，三天后可根据病情改成隔天一次；每次上锅蒸前在布袋上淋些白酒，这样有助于药效的发挥。这一服药可用到不痛为止。这也是中医一种很古老的治疗，但是对缓解疼痛很有效。

我们不但要知道得了病怎么办，还要知道如何预防：比如说尽可能避免长时间久坐、久站，如果无法避免，可适时活动筋骨；平时也应注意坐姿及站姿，避免因为不正确的姿势，增加腰椎负荷；控制体重，减轻下肢骨骼负担；多吃含钙量高的和胶原蛋白含量高的食物。

有些小广告吹嘘能溶解或除掉骨刺，这样的“特效药”纯属子虚乌有。因为骨刺的成分和正常骨组织是一样的，如果骨刺消了，那骨头不也没了吗？虽然骨刺没有办法消除，但炎症却是可以消退的。只要消除了炎症，也就解除了疼痛。因此，治疗骨质增生的关键不是消除骨刺，是在于消除由骨刺引起的炎症。只要能按照上述方法来做，假以时日，相信您一定会收到好的效果。

治疗颈椎病，找到脚上四个点

经常伏案工作的人一定会有颈椎病，这话可能说得有些绝对了。但是随着颈椎病发病率越来越高，这么说也并不夸张。据2007年一项专业调查表明，现代脑力劳动者中，95%以上的人有不同程度的颈椎病。真正去医院治疗的又有几个人呢？去医院治好的又有多少人呢？一般人即使意识到自己的颈椎不适，也没放在心上，更不太可能去治疗颈椎了。

颈椎病又称颈椎综合征，是由于颈椎增生刺激或压迫颈神经根、颈部脊髓、椎动脉或交感神经而引起的综合征。根据压迫的不同部位和临床症状，颈椎病可以分为神经根型、脊髓型、椎动脉型、交感神经型和混合型等五型。其中以神经根型最为多见，约占颈椎病的65%。主要症状有颈项僵硬、活动受限、有一侧或两侧颈肩臂放射痛，并伴手指麻木、肢冷沉重、感觉迟钝等。

造成颈椎病的原因绝大多数都是长时间的伏案工作、学习，姿势不正确，让颈部的气血流通不顺畅，因为颈部是连接大脑唯一的通路，所以影响非常明显。还有就是心理压力大的时候，会损坏人的心神，然后导致阳气不振，颈项自然不自然地就会向前倾，这就是颈椎病的最大成因。有很多上班族和年纪大一点儿的学生，尤其是学历越高的人，颈椎没有问题的人就越少。也就是说，这部分人群最易得颈椎病，只是大家改变的程度有深有浅。有人有颈椎病，只要用手拨拨脊椎两侧的肌肉，会明显感到筋结一棱一棱的，这可全是郁结不散的气血。所以，凡是颈椎病人，颈椎附近都有筋结，一般把这些筋结揉散揉开就行了。

治疗颈椎病，只要能多压一压脚上的四个点就好。分别在脚的四、五趾后边和第三、四脚趾后边各取一个点，在脚踝与脚跟腱的中点内侧与外侧各取一个，这样就一共有四个点，分别对应的颈椎各个阶段，每次用手指按压在四个点保持 5 分钟以上，在按压的过程中，可能会觉得几个点上的感觉不一样，有的感觉强烈一些，有的感觉很微弱。那么就说明自己颈椎有哪些位置发生了病理性的改变，记住感觉最强的那个点，回过头来重新进行按压。

治疗颈椎病配上耳穴的方法，效果会非常神奇。治疗时虽然有点疼，但揉过之后，明显感觉整个脖子和后背轻松了，头脑也清醒了许多，有种久违了的神清气爽之感。揉开颈部的筋节，可以缓解颈椎病的痛苦，但不能根治，根据全息理论，手腕与颈项也是相对应的，所以还可以增加取手腕上的太渊、列缺等穴。使用太渊、列缺穴不适合按揉，最好采取拨动的手法，用拇指像拔琴弦那样拨动太渊、列缺穴位置。每天早晚各一次就可以了。

另外，手部按摩配合功能锻炼对于治疗颈椎病的疗效较也非常好，对神经根型疗效尤佳. 手部按摩可以解除患部肌肉和血管的痉挛，改善血液循环，增强局部的血液供给，促进病变组织的修复；同时有利于消除肿胀，缓解神经根或其他组织的压迫，从而减轻或消除临床症状，对于脊髓型颈椎病，手部按摩效果欠佳。

手部按摩选区的经穴有列缺、后溪、内关、合谷、外关、三阳络、外劳宫等，选取的反射区有颈椎、颈项、大脑、肾、输尿管、膀胱、肺、肩、斜方肌、头颈淋巴结、胸椎、腰椎、骶骨、尾骨、甲状腺、甲状旁腺等。

按揉或拿捏列缺、后溪、合谷各 100 次；点按颈椎、颈项、大脑、肾、输尿管、膀胱、肺、肩、斜方肌各 100~200 次。若有时间，可以加按内关、外关、三阳络、外劳宫、头颈淋巴结、胸椎、腰椎、骶骨、尾骨、甲状腺、甲状旁腺各 50~100 次。按摩上述穴位的同时轻轻地、慢慢地向各个方向转动头部，幅度由小渐大，这样效果会更好，每天按摩 2 次，10 天为 1 个疗程。

配合适当的颈部功能锻炼，如颈部的前屈、后伸、左前伸、右前伸及环转等运动，每天早晚各 1 次，每次 10 分钟。患者可以自用双手拿捏颈肩部的肌肉，以消除酸痛和紧张。

颈椎病在刚开始出现的时候，它仅仅是一个警告，敦促人们赶紧治疗调理。但是太多的人都没有意识到或感觉这并不是很严重的病，就这样让人浑然不觉的，颈椎病潜伏在气血通向头部的交通要道上了，偷偷消耗着人体大量的能量，并且阻碍气血上行到大脑。

因此，一旦患病，一定要注意，不宜低头动作过久，也要避免不正常的体位，如躺在床上看电视等，避免头顶或手持重物。睡枕不宜过高、过低、过硬，并注意局部保暖。颈椎牵引和颈托对颈椎病的治疗有一定帮助，可以在医生的指导下运用。反复落枕，即为颈椎病的先兆，落枕的治疗与颈椎病的治疗大同小异。可以选择颈项、颈椎、肩、斜方肌等反射区和上述经穴反复按压，在按压时，患者应缓缓转动颈项，这样效果会更好，每次20分钟左右，每天1~2次。另外，还要注意睡眠姿势和局部保暖，避免颈部受凉受风。

三步按摩法，随手把落枕“拿掉”

在生活中，我们经常会遇到这样的情况：某天早晨起床突然感到脖子痛，头只能歪向一侧，不能自由旋转后顾，如向后看时，须向后转动整个躯干。这时我们就知道自己“落枕”了。

落枕又称“失枕”，是一种常见病，好发于青壮年，以冬春季多见。它一方面可因肌肉扭伤所致，如夜间睡眠姿势不良，或睡眠时枕头不合适使头颈处于过伸或过屈状态，引起颈部一侧肌肉紧张，时间较长即发生静力性损伤，从而导致肌筋强硬不和，气血运行不畅，局部疼痛不适，动作明显受限等。另一方面可因外感风寒所致，如睡眠时受寒，使颈背部气血凝滞，筋络痹阻，以致僵硬疼痛，动作不利。

国医大师邓铁涛教授对落枕颇有体悟，他认为最佳的治疗方法就是按摩，并独创了一套按摩手法，运用这种手法半个小时之内就能解除患者的痛楚。邓老这套手法分三个步骤，操作起来非常简单，即使没有医学背景的人也能应用自如，下面我们就来介绍给大家。

第一步，先用拇指指肚或大小鱼际在病者患侧的颈肩部作上下来回较大面积的推按摩擦，手法要轻，动作要柔和一些，必须使患侧肩颈部的皮肤潮红有热感。这样做的目的在于促进患部的血液循环，活跃经络气血。

第二步，在患部寻找痛点。落枕患者，必然在患处有一个或多个痛点，痛点下面大多有筋结，是由风寒湿热瘀等因素痹阻经脉，肌肉痉挛收缩而导致的，筋结的形成，必然会产生痛点，出现痛点。找到痛点之后，使用手指对痛点下的筋结进行提拉弹拨，点揉推按，各种手法可交替进行，由轻渐重，再由重转轻，施行手法时间视病情轻重而定，务必使筋结变软松解，疼痛消失。

第三步为收功手法，可用掌背抽拍患侧肩颈背部，此法可与第一步的手法相结合，交替各做二三次便可收功。

邓老的这套手法，使用务必要及时，一旦发现落枕立即施法，效果极为神速，但如果临证拖延，牵引出其他症状，效用就会降低，需要配合其他方法（如热敷），方能奏效。

腰痛不再犯，双手双膝上面有大药

劳累得多了腰部就会感到很沉重，尤其是对于经常进行体力劳作的人。中医里讲，“腰为肾之府”，肾气的盛衰直接决定腰的灵活性、健康度。大多数人年轻的时候，肾气旺，腰椎一般没有问题，但一旦上了年纪，人体的气血和先天活力都在走下坡路了，就会出现不同程度的肾虚，腰的毛病也就花样百出了，轻则腰酸、弯腰困难，重则腰椎间盘突出，更要命的是，腰老是容易闪着、扭着。

腰痛，一般来说有3个原因，一是由于寒湿邪气阻滞经络，这种腰痛是慢性的；二是因为肾虚遇到阴雨天更为明显，这种腰痛起病缓慢，隐隐作痛，连绵不已；三是因为扭伤。当然，腰上寒湿凝滞、气血不通的人或者肾虚的人，更容易扭伤腰；反过来，扭伤了腰部或腰部气血不通也会对肾造成伤害；肾虚或腰扭伤的人也更容易气血不通，因此，这 3 个病因有时候是夹杂交错的。

肘部和腿弯处就是现成的治疗各类腰痛的穴位。但凡腰部的疾病，都可以在双手和双膝上寻找治疗的穴位。比如，腰椎病可以在双臂肘后侧部和双腿弯后中部各取一个点进行按压。但不管是什么原因引起的腰痛，都可以用同一种方法选取人体的反射区来调治。但凡腰部的疾病，都可以在双手和双膝上寻找，比如，腰椎病可以在左右臂肘后侧中部和左右腿弯后中部备取一个点进行按压。不通则痛，腰痛最直接的原因就是腰部气血出现阻滞，所以在按压反射区的时候，要边按压边揉动。这是一般性腰椎病的取穴治疗方法。如果是肾虚或腰肌劳损引起的慢性腰病，则选择在四、五手指和脚趾后，相当于手背与脚背二分之一交界处的中点。如果是急性腰扭伤，就在双手手背和双脚脚背的中间部位上取穴，以压痛感最强处为准。肾在腰部，与之相对应的肘部和膝部的穴位大多能养肾。如肺经上的尺泽就是补肾要穴，按压尺泽穴当然也可以治疗腰痛。

手部按摩对于腰椎是大有裨益的。其中，手背上有合谷、后溪等穴位，还有对应腰的反射区，手掌上则是内合谷、内后溪、腰点的反射区。这两组完全是里外对应的，所以组合起来使用，用一只手的拇指和食指去捏另一只手的内外两个穴。按捏的次序按照合谷与内合谷，后溪与内后溪，腰的反射区。按捏的时间可以适当长一些，力度以有酸痛感为宜。这样按捏过后，手会发红发热。最后，十指交叉，第二指关节相交，这样就是在按压手指上的整个头部的反射区了。因为刺激大脑就是在刺激脊髓，所以按压可以增强脑髓、脊髓和骨髓的活性，能健脑强腰。

做这个按摩的运动，一定会获益匪浅。但是很多腰痛的人老是以工作太忙为借口，三天打鱼，两天晒网，或者是年纪大，总是记不住。所以进行哪一种保健的方法都需要长时间的坚持，要有一个持之以恒的精神。

都是肾虚惹的祸，足跟痛要追根治疗

有不少人都有足跟痛的毛病，一般都是中年人，男性还比较多。足跟痛的人都很痛苦，一走路就会疼，站在那也会疼，早晨起来双脚没有接触到地面还没有感觉，只要一站在地上立即会感到说不出来的痛。对于足跟痛有些人通过 X 光片检查后可以知道确实是在脚跟的部位出现了骨刺，也就是骨质增生。如果骨刺特别大的话还会在脚后跟的地方鼓出来一块。但是有一些人却是做 X 光片也检查不出什么了，一样是疼痛难忍。所有的足跟痛都与肾虚有直接的联系。

为什么说足跟痛就是肾虚惹的祸呢，难道长骨刺也会是因为肾虚的原因造成的吗。的确如此，从中医的角度来看，肾虚会影响身体很多的功能下降，骨质就是很重要的一方面。“肾主骨生髓”，这也就是说身体的骨质会从肾虚的时候就发生改变，当然足跟作为身体最下方的位置，负责支撑整个身体的重量，又每天无数次的与地面摩擦。

如果一个人有足跟痛的症状，那么摸一下脚底对应肾和膀胱的反射区就一定会有酸痛的感觉。这些就是肾虚的表现，所以根治足跟痛就要纠正肾虚，应该如何才能治疗肾虚呢？这实际上是一个比较大的问题，因为肾虚的原因是多种情况造成的，而治疗肾虚又有太多的方法。就足跟痛这个问题而言，有一个非常简单的方法，那就是当别的地方有问题了通过足部的反射区治疗，如果足部出了问题就要找其他的地方来反射足底。这个地方就是双手，因为手就是人体对应足部最好的位置，再来看一看手掌上的位置，可以对应双脚足底的地方毫无疑问只有双手的大鱼际这个地方，所以只要一出现足跟痛就到手上大鱼际的地方寻找痛点，找到痛点后再上下左右分别的按揉，最后再对痛点进行按揉。这样足跟痛就会感到缓解，坚持做几天，早晨起来双脚不想着地的状况就会消失。

平时对足底的保养要注意一下在足部内侧赤白肉际的地方，分别是脊柱的反射区，经常按摩这个地方，能帮助身体的骨质变强健，通过骨质的改变肾脏也就得到补益，同时这些脊柱的反射区也会影响到脚后跟的位置，帮助减轻疼痛。

除了因为肾虚的原因，一些年轻人也会出现足跟痛，这是为什么呢？他们年轻力壮，身体无论哪个地方都是非常健康的。如果这个年龄出现了足跟痛，就要仔细地分析一下，这个年龄的人是不会有肾虚出现的。但是他们非常好动，经常蹦蹦跳跳的，这就出现了对足跟造成的硬损伤，也就是通过强烈的震动，使骨骼受到直接的撞击，从而出现了疼痛。这样的情况就不需要采取什么治疗方法，只要多休息，观察一下，不要再出现类似的运动损伤就可以了。

左病治右、右病治左，扭伤自有独特解药

扭伤您有没有遇到过啊？比如弯腰搬重物的时候，不小心扭了一下腰，或者走路的时候不小心崴了一下脚，等等。有的时候很幸运，没什么事，稍微活动活动就好了。有的时候就没那么幸运了，受伤的部位马上就肿起来了，疼得要命，根本没法动。这时不动还好，稍微一碰疼痛难忍，根本不可能按摩。这时到底该怎么办呢？

不管是哪个关节受伤了，首先应该去医院检查一下，看看骨头有没有问题。如果没问题，再用这些办法。

其次，不管是哪里扭伤，如果有条件的话要用冰袋冷敷，这样可以减少渗出，肿的也就不那么厉害了。这时候要是没搞清楚状况，用了热水，那问题可就严重了，第二天这里肯定是变成紫色了，而且肿一定也没有消。

这时，疼痛肿胀的地方我们不能碰，但是我们可以在对侧的相应部位找解药。比如说有人左脚崴了，肿痛难忍，这时，可以在右脚的相应部位来寻找敏感点，然后在这个敏感点上做按摩，一般几分钟以后那个受伤的脚的疼痛就会好很多，20 分钟基本上就能好。

腕关节扭伤的话，治疗方法和脚扭伤一样，也是左边受伤用右边治，右边受伤用左边治。

按摩的时候也可以用药酒，如果没有药酒，白酒也行，不过度数最好高一些，或者用红花油代替也可以。蘸上药酒来进行按摩，可以更好的疏通经络，从而起到止疼的作用。

要是腰扭伤的话，除了用“左病治右，右病治左”的办法以外，还可以选后溪、天柱、志室、肾俞、委中、合谷等穴位来按摩。按摩的时候刺激强度要较大，每个穴位按

摩 3~5 分钟，按摩后让患者下地活动活动，一般很快腰痛的症状就会明显好转。

另外需要提醒您的是，急性期的时候为了减少渗出，所以要用冷敷。如果经过按摩，疼痛没有完全缓解，等过了 24 个小时，就应该用热敷了，这样可以促进局部血液循环，加速康复。

腿脚抽筋不用怕，按摩泡脚加拔罐

腿抽筋和脚抽筋算是一个小毛病，不会去医院单单治疗这些抽筋，即使是去了医院，很多医生也会告诉说是缺钙。难道人体就那么容易缺钙吗？不是每天的饮食就可以完成补钙吗？实际上腿脚抽筋有一部分的原因是因为体内的心脏和肝脏出了问题。即便是身体内部真的缺钙也是血中的钙不足，而不是骨质中的钙不足了，所以根本还是在于心脏。又因为人身上的筋络都是要通过肝脏来调节的，那腿脚的抽筋就与肝脏脱离不了干系了。

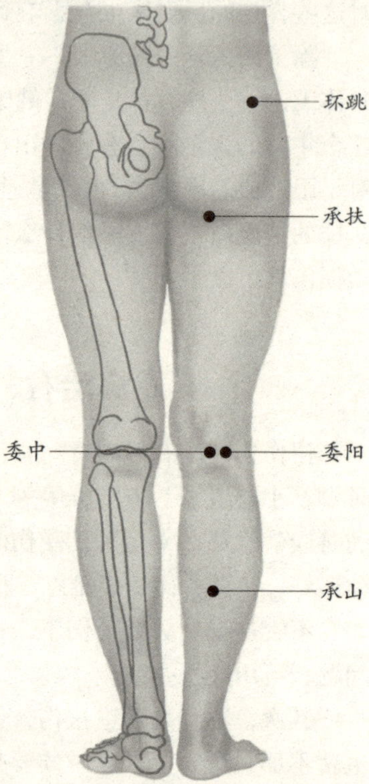

环跳、承扶、委中、委阳、承山穴的位置

药物的浸泡是在发作时最佳的解决办法，选用优质的藏红花、伸筋草、伸筋藤。用水稍微煮沸，然后把双腿放在热水上面用药气熏蒸腿部和双脚，到了温度合适的时候直接浸泡双脚，尽量能使温水到达小腿部。每天浸泡半个小时，只需要几天就能缓解反复的抽筋。

另外就是局部的运动，因为肌肉的痉挛会跟寒冷有一定的关系，那么进行局部的运动，无论是用手在腿脚上来回搓，还是做蹬腿的动作，都能提高局部的热量，让肌肉痉挛得到缓解。如果确实有效的话，那就应该在平时采用一些保温的措施，尤其是老年人和孕妇。

从运动学的角度来看，肌肉的痉挛是以收缩为主，那就意味着突然抽筋的时候除了按揉肌肉，还要把小腿绷直，然后脚趾向上挑起，用手扳住脚趾用力向回扳。这样就拉伸了内部的肌肉，抽筋的现象也就好了。

在腿部有一些非常重要的穴位，它们都会影响到治疗腿脚抽筋，例如丰隆、承山、委阳、承扶，还有环跳穴，这些穴位都是分布在腿部的肌肉腠理中间，分别会影响到深层次的气血。所以刺激这些穴位也能预防和治疗腿脚突然的抽筋。所以在穴位上用拔罐的方法是效果非常不错的，一般只要拔个十分钟就能收到明显的疗效。因为拔罐一方面是对穴位的刺激，另一方面也祛除了体内的寒凉，抽筋当然会被抑制。

一定会有人问：腿上这么多的穴位怎么掌握啊，拔罐需要如何拔呢。其实因为这些穴位大多都分布在腿的后方，所以没有必要把每个穴位的位置都掌握住，只要从臀部开始一直向下，均匀的间隔，一直到小腿的底部，就可以达到想要的效果了。当然如果能知道这些穴位的具体位置，更有针对性的进行治疗，效果也会更加明显的。

轻松解决腓肠肌痉挛，小腿健康又漂亮

很多人都习惯跷起二郎腿，经常是不知不觉中就把腿抬了起来。先不说跷二郎腿是否有不雅观的问题，在跷二郎腿的时候一定会对上面的那条腿产生挤压，而且是不自觉的长时间挤压，造成血液循环不好，神经也受到压迫，关键就在于挤压的位置正好是小腿的腓肠肌，非常容易引起腓肠肌痉挛。

经常出现腓肠肌痉挛的人，最好的解决办法就是改掉跷二郎腿的习惯，如果没办法改掉，或者是在短时间内难以改变，那腓肠肌出现了痉挛也不能就忍受着啊，所以就每天都抽出来一刻钟的时间进行按揉小腿。一般以小腿腿肚子为中心。每天在睡觉前要用药水泡脚，把红花、伸筋草等药物用水略微煮一下，然后用水的热气熏蒸小腿，等到水温合适的时候再进行浸泡。每次每种药物 20 克左右。

在小腿上后方有一个穴位，叫作承山。只要伸直小腿，或者是将脚跟向上提起，在小腿后面的肌肉隆起的地方能看到一个尖尖的凹陷，这里就是承山穴，而隆起的肌肉就是小腿的腓肠肌。所以可以想象，当腓肠肌痉挛的时候，承山穴有多重要的作用。

承山从名字上就已经在说，它就像山谷一样，在山峰的下方，也会托起这个山峰。这里的山峰当然就是小腿的腓肠肌了。所以年轻人在运动过度的时候，或者是老年人突然的小腿抽筋，都立即找到承山穴，用力的按压一下，揉一揉直到有些发热酸胀了，抽筋的事情也就随之消失了。

对于办公室的白领一族，可以在办公或者开会的同时，自我的双脚并立，向上提拉脚跟，那腓肠肌也就在收缩的状态，承山穴就收到了刺激。而且这样做的好处还在于能对腰部产生作用，这也是有口皆碑的。爱美的女士如果多做这样的动作，还能使小腿变得纤细，穿起裙子来就会更加的好看。

千万不要以为腓肠肌痉挛很快就能消失，不用在意。因为腓肠肌的痉挛是会逐渐加重的，如果初期不注意，那么想要一次都解决掉就会很困难，并且很快就会连带影响双脚等其他部位。

长期坐办公室的人，不自觉的跷起二郎腿不仅会使腓肠肌受到伤害，时间久了腰椎、骨盆还有腰肌都会扭曲，像腰椎间盘突出和腰肌劳损就会出现，而自己又根本不知道为什么这些病症会出现在身体上。所以千万不要总保持一个坐姿，更不要随随便便就跷起二郎腿。

战“风”斗“湿”，打败纸老虎——风湿性关节炎

风湿性关节炎是比较常见的一种疾病，是风湿热的一种表现。它是由 A 组乙型溶血性链球菌感染所致的全身变态反应性疾病，在得病之初可能有感冒等症状，它典型的症状是轻度或者中度发热，膝、肩、肘等大关节红肿、灼热、疼痛，并且是游走性的，没有固定位置，常由一个关节转移至另一个关节。抽血化验血沉加快，抗“O”滴度升高，类风湿因子阴性。不典型的病人可能仅有关节疼痛而无其他炎症表现。急性炎症一般会在 2~4 周后消退，没有后遗症。但这个病可能会反复发作。如果风湿活动影响心脏则可

发生心肌炎甚至遗留心脏瓣膜病变。

中医认为，风湿性关节炎是由于久居潮湿、寒冷地带或汗出当风、冒雨、涉水及产后受风寒等因素所致的一种肢体关节炎症，属于“痹证”的范畴。

得了风湿性关节炎你不必着急，因为这个病不过是个纸老虎，没什么大不了的，下面介绍几种简单的方法，您可以根据自己的情况来选择一种最适合您的。

按摩疗法：可以先用推法、揉法等，轻轻按摩，先使病变部位的肌肉松弛，气血通畅；继而对疼痛部位使用点、按、捏、拿手法，达到舒筋活络，消肿止痛的目的；最后用摇、滚、揉等手法，再次放松肌肉，条畅气血。每次治疗时间15~30分钟，2到3天一次。

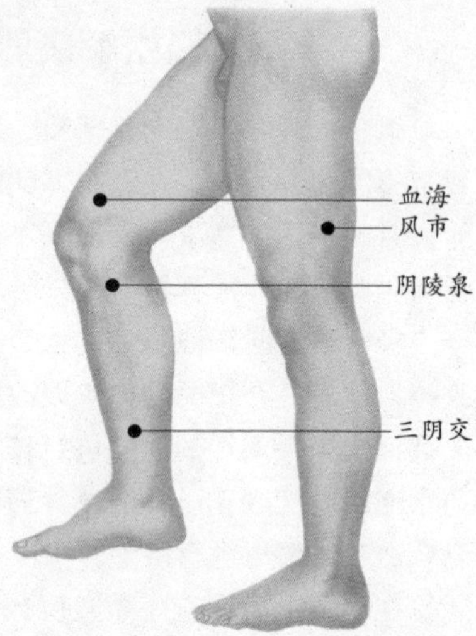

血海、风市、三阴交、阴陵泉穴的位置

点穴疗法：取风市、环跳、阳陵泉、足三里、三阴交、申脉等穴位，以及病变附近的穴位，如肩关节疼痛取肩井、肩、肩等，肘关节疼痛取曲池、手三里等，腕关节疼取外关、中渚等穴，膝关节疼取梁丘、血海、膝眼、阳陵泉、足三里等穴，踝关节疼取悬钟、昆仑、解溪、丘墟等穴，当然也可以取阿是穴。用拇指或食指点压按揉，指力由轻到重，各强压1~2分钟，反复进行2~3次。每天或隔天1次，按压后配合运动关节。

中药泡脚法：用伸筋草、秦艽、桑树根各30克，加清水2000~3000毫升，煎沸10分钟后，将药液倒入脚盆中，先熏蒸患处，待温泡脚30分钟，每天1次。泡脚后配合足部按摩，可选取肾、输尿管、膀胱、心脏、颈椎、胸椎、腰椎、骶椎、尾骨、肩、肩胛骨、斜方肌、髋、膝、腿、上、下身淋巴等反射区进行按摩。

中医认为，药补不如食补，得了风湿性关节炎也可以用饮食疗法来辅助治疗，加快康复进程。中医治疗的基本原则，有虚者补之，实者泻之，寒者热之，热者寒之等。配膳时要根据个人的阴阳、虚实、寒热来选择不同的药膳配方。一般而言，关节疼痛游走较明显的，适合用葱、姜等辛温发散之品；疼痛比较明显的应该用胡椒、干姜等湿热之品，并且要忌食生冷；关节沉重较明显的患者，则适合用茯苓、苡米等健脾祛湿之品，并且要少吃油腻的食物；关节有灼热感的患者，药膳宜采用黄豆芽、绿豆芽、丝瓜、冬瓜等食物，不宜吃羊肉及辛辣刺激性食物。掌握了这些原则，您就可以依据自己的病情和口味来制作美味可口，还能治病的佳肴了。

有了这些方法，您还会怕风湿性关节炎这个“纸老虎”吗？

类风湿性关节炎不可怕，祛湿是强筋壮骨之首务

类风湿性关节炎是一种自身免疫性疾病，患者以20~45岁的青壮年为多，女性约为男性的3倍，儿童和老年少见。病变部位一般多发生在手指、手腕这些小关节，但是大关节也会有影响。病变的关节部位会有肿胀疼痛，全身也会有发热、贫血等许多表现，而且关节会不断破坏，最后导致关节畸形、关节功能丧失，生活不

能自理。类风湿性关节炎的患者十分痛苦，生活质量和生命质量都受到严重影响，很多人把它称为“不死的癌症”。

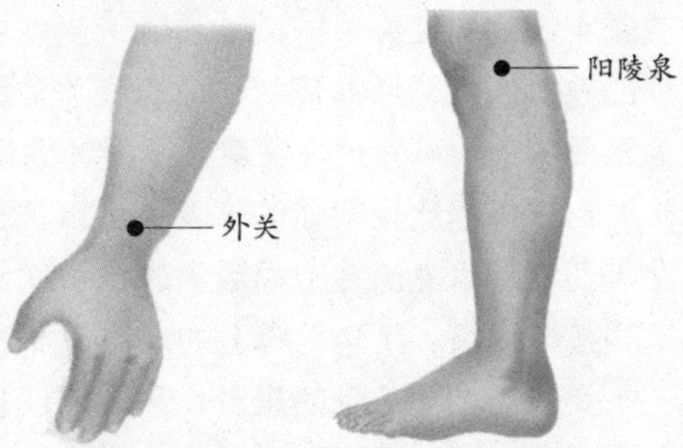

外关、阳陵泉穴的位置

说到癌症大家都会觉得这没办法了，类风湿性关节炎之所以被称为不死的癌症，就是因为大家拿它没办法，治不好，但是因为它直接导致死亡的人也极少，所以就有了这种说法。在治疗方面，西医确实没有什么好办法,因为他们对这个病究竟是怎么发生的，目前还没有弄清楚，治疗的时候就只能是吃点止疼药，或者抑制人体的免疫功能，但是没办法从根本上治愈。

中医认为,类风湿性关节炎属于“痹证”,早在两千多年前的《黄帝内经》中就提出“风寒湿三气杂至合而为痹也”，很明确指出这个病是由于机体感受风寒湿邪气所引起的。中医还讲“邪之所凑，其气必虚”，意思是说人之所以会得病，是由于这里的正气不足。看到了吧，中医很早就明确指出了外因和内因共同作用于人体，才导致了这个病的发生。

既然是感受风寒湿邪气引起的病，我们治疗时也要从这里着手。小腿外侧的丰隆穴是祛痰湿的一个很重要的穴位。闲来无事,可以用手握拳来进行敲打,这样可以舒筋活血，促进腿部血液循环。外关这个穴位在手背部的腕横纹上 2 寸，有很好的祛风解表，通经活络的作用，可以帮助祛风止痛。中医上讲不通则痛，阿是穴就是疼痛的反应点，所以也可以在疼痛部位找阿是穴按揉来疏通经络，帮助止痛。阳池穴可以帮助身体驱赶寒邪，按摩的时候最好慢慢地进行，时间宜长，力度要缓。

邪气赶走不等于疾病就没有了。外因通过内因起作用，所以强身壮骨还是很重要的。这时可以选择的穴位有很多，比如说关元、足三里、涌泉、三阴交、阳陵泉等都可以，只要有强壮作用的穴位就行。

除了自我按摩这些穴位以外，也可以请家人帮助按摩上下肢的肌肉以及背部的膀胱经和督脉。按摩时可以采用擦法，也可以用捏脊的方法，刮痧也可以，不必拘泥。在这里需要提醒大家一点的是，类风湿性关节炎的患者，尤其是晚期的患者，经常会伴有骨质疏松，所以按摩时用力不要太大，以免造成骨折。

此外，也可以选择面部、手部、足部或者耳部的四肢、肝、脾、肾等部位的反射区进行按摩。尤其是手部按摩，可以调整机体的免疫功能，改善患部血液循环，消除局部炎症，从而减轻症状。选取的经穴有合谷、八邪、外关、阳溪、外劳宫等，选取的反射区有垂体、肾、输尿管、膀胱、肺、甲状旁腺、脊椎各反射区、各淋巴结反射区等。

按揉上述经穴各 50 次；点按或推按上述反射区各 100 次。每天按摩 1 次，1 个月为 1 个疗程。治疗本病要有恒心，要坚持长期运用手部按摩。当然，由于本病是一个全身性疾病，因此在全手按摩的基础上，再重点按摩上述穴位，疗效会更好。捻按指间关节、掌指炎节对预防手部病变的关节变形有好处。患部热敷可以改善局部血液循环，有利于消除局部肿胀，缓解疼痛。

本病是较顽固的慢性疾病，早期治疗干预以及适度的锻炼，预后尚好，一般能恢复或基本恢复病变关节的活动功能。当晚期骨性僵直后则预后较差，一般只能基本控制病情的发展或减轻局部症状，而病变关节的功能很难恢复。患者进行适当的体育锻炼是极为重要的，但不宜过度疲劳，平时注意保暖，不宜食用寒性食物。

对于疼痛比较明显的患者还可以选择中药泡脚的方法，用桂枝、伸筋草、乌头、红花等药物加水煮沸并晾温后泡脚，每次泡 20~30 分钟，方法简单而且有效。如果泡脚后适当按摩涌泉、昆仑等脚上的穴位，那效果自然就更好了。

类风湿性关节炎的患者在平时要注意保暖，避免去阴冷的地方，一般外敷可以帮助缓解疼痛，同时也要注意营养，适当进行体育锻炼，不可过度。类风湿性关节炎虽然目前是没有彻底治愈的办法，但是我们可以控制住症状，不让它疼，也不让关节变形，这不就很好嘛。

不痛并快乐着，细谈防治痛风

只要是年纪接近五十岁的人多多少少都会出现痛风的症状。这是因为现在的生活水平高了，物质也丰富了，在饮食上会细致的处理，而一些海鲜长时间的熬煮，就会释放大量的嘌呤。这种嘌呤过多正是引起痛风出现的罪魁祸首。当人体内的嘌呤积累到一定的程度后，往往会聚集在膝关节以下的关节或者脚上，引发膝盖疼痛、脚趾疼痛，严重后会引起脚趾变黑。有些人认为啤酒也是引起痛风的一种原因，所以类似这样的能使身体积累过多的嘌呤需要及时的避免。

对于痛风的人或者是有痛风征兆的人来讲，做足部的反射区按摩就不能仅仅选择几个地方或者几个点来操作，而应当进行全足按摩。因为这些嘌呤的堆积已经对足部的血液循环造成了影响，用中医的理论“不通则痛”，所以想要减轻痛风的疼痛，一定要对整个足部做按摩。然后选择重点梳理肾、输尿管、膀胱、尿道的反射区，这些反射区的作用可以促进体内排出过多的嘌呤。

但是一般痛风急性发作后会感到非常的疼痛，很多男性都无法忍受，甚至无法走路无法站立。但是观察自己的脚部却并没有过大的改变。所以在避免痛风急性发作疼痛难忍的方面，就需要借助药物的帮助，只要能很快地将嘌呤降低到一个正常的范围，那么疼痛也会明显的缓解。有一味中药叫车前草，它可以利尿排毒，对于嘌呤的代谢有很好的帮助。所以在痛风发作的时候，立即用 50 克左右的车前草熬煮药汁来浸泡双脚，会感到非常的舒服。实际小剂量的车前草也可以内服，作为预防痛风，缓解疼痛的主要手段。

有一些人也曾经将车前草研成粉末，用醋调成糊状，贴敷在足底涌泉穴上。治疗的效果也很不错，但是在使用时需要注意，车前草有小毒，尽量使用小剂量，内服的时候更要控制用量。最合适的方法就是采用少量开始，逐渐根据自己的感觉来调整，一般来讲用药物三天左右就会有明显的改善。

当然控制痛风最重要的是从控制入口开始，哪些东西含嘌呤比较多，哪些东西有助于代谢嘌呤，区分清楚，就可以绕开讨厌的嘌呤，身体就可以充分享受无痛的感觉了。

做做“足桑拿”，手脚发胀发麻去无踪

做桑拿很多人都有所体会，虽然当时会热的难受，但是全身上下会出很多的汗，用水冲一下后会立即感到非常的舒服，身体精力异常的充沛。这是因为人体内的寒凉积攒多了的话会使阳气郁闭，气血的运行也会变慢，当然疲劳、闷重感觉都会随时出现，甚至会感到呼吸都需要多用一些力量。然而桑拿通过比较高的温度，让身体大量的出汗，体内的寒凉一边被消除一边被汗液带出体外。寒凉都赶走了，人体的阳气就振奋了，气血运行的格外有力，所有的疲劳都会消失掉。

其实简单的原理很多人都明白，但是出现了手脚发胀、发麻却没有人会想到怎么给身体做个桑拿，或者说是给足部做个桑拿。

这种手脚发胀、发麻的现象越是年纪大的人就越容易出现，因为年纪增大后身体的阳气会慢慢减少，而气血的推动也会缺乏动力，当然症状就表现出来了。一些女性容易出现脚麻的情况也是同样的原因。所以对足部做个桑拿是最好的解决办法。

那么究竟怎样才能给足部做个桑拿，难道要到桑拿房吗？没有这个必要，只需要自己在家中就完全可以单独给足部做个桑拿，把手脚发胀、发麻的现象彻底治好。

首先需要备齐几种药物，伸筋草、川椒、藏红花、鸡血藤。把这几种药物放到锅中煮沸，然后立即倒入盆中熏蒸双脚，等到水温合适的时候就浸泡双脚，但是如果直接暴露在空气中会让热量很快就散发掉，所以可以用厚布或者是塑料将双腿和盆子一起围起来，这样热气就在不停的熏蒸腿和脚。药物的力量就会从皮肤的毛孔渗透进去，如果感觉非常麻烦的话，还有个简单的小方法，用药液将腿和脚都完全弄湿，然后用保鲜膜把腿和脚包裹起来，只要五分钟，就会感到腿上的汗在不停地出，效果真的和做桑拿是一样的。

这是一种最直接有效的方法，当然在家庭中还可以采用拔罐等方法来治疗手脚发胀、发麻。但是在自我治疗的时候一定要抓住关键的原则，那就是祛除体内的寒凉之气，所以温度和出汗都是非常重要的，一方面只有足够温度才能消除深层的寒气，也只有足够的温度才能保证汗液会大量的排除，另一方面多出一些汗会帮助清除寒凉，弥补温度的不足。

每天进行足底的涌泉穴按摩也是非常好的消除麻胀的方法，因为涌泉穴是身体强身健体的大穴，刺激这里就可以帮助从上到下的振奋阳气，祛除内部的寒湿。

手脚颤抖、麻木冰凉怎么办

手脚颤抖与手脚麻木冰凉需要分别来对待一下，如果是老年人出现了手脚颤抖，就应该观察一下是否是因为小脑的萎缩引起的。因为小脑的萎缩是身体衰老的一个比较普遍的症状，又由于小脑主要控制人体的运动性和协调性，所以一开始就会出现手脚颤抖。这种颤抖一般都是无端的哆嗦，严重了会影响到拿东西，而且颤抖会伴随其他的一些问题一起出现，像走路方向感差。这些都是小脑萎缩的表现。

一般老年人出现小脑萎缩后都会在脚趾上有所体现，因为这个地方有小脑的反射区。

主要是大脚趾下方，连接脚掌的关节部位，向第二脚趾延伸的外侧会出现一条横线，或者说是横棱。这就是小脑出现问题的表现，对家里的老年人多摸一摸这个地方，就可以知道脑部的状况，如果发现了明显的横纹，就直接用手重力的在这个地方进行推按，一般老年人都会感到非常的疼，但是多做一些这样的动作，就可以抑制衰老对小脑产生的损害，当然手脚颤抖的现象也可以控制。如果去了医院很容易被告知是老年痴呆或者帕金森氏症，由于没有什么治疗的手段，徒增了担忧。

而对于手脚的麻木和冰凉就会比较多的出现在女性身上，基本上 90% 的女性都会说自己手脚麻木或者手脚冰凉。原因是女性的生理构造不一样，一般体质都会偏寒凉一些，阳气和血液都容易出现匮乏。所以就会相对容易出现手脚冰凉或者麻木的情况，治疗这些症状只要能加强体内的气血循环，使身体整体的素质强健就可以得到根治。

如果是单纯的出现脚麻的情况，那就要考虑一下是不是跟坐骨神经有关系。一般来说，由于坐骨神经引起的占比较大的比例，所以可以适当的每晚在脚后跟部位的臀部和坐骨神经反射区进行推按，每次持续五分钟，看看是否有所改善。如果确实是因为坐骨神经引起的脚麻就要加以注意了，不重视的话会引起更麻烦的病症。所以可以选择环跳和承扶这两个穴位进行拔罐的方法。环跳穴位于臀部的外侧，寻找环跳穴的时候可以借助一个小技巧，从膝盖的外侧向臀部上推寻，会找到一个突起的骨头，这就是股骨大转子，记住这个位置，然后在与尾骨连线，接近外三分之一的位置就是环跳穴的位置。而承扶就比较好找一些，在臀部下方的横纹中点就是承扶穴。有了这两个穴位，通过拔罐的治疗，那些由于坐骨神经引起的脚麻脚凉都会得到根除。人体的太溪穴可以治疗手脚冰冷，所以感到严重的时候，或者是冬季的时候可以多一些穴位的治疗。

无论是哪种情况都可以多增加一些足底的四肢和内分泌的反射区疗法，如果女性朋友身体比较虚弱的话。还可以推按一下足底脾的反射区，只要能长时间的做，都会有不错的效果。另外一些小方法也可以借鉴一下，像花椒这种厨房中常见的调料，是治疗冻疮的一种重要药材，那么对于轻微的手脚发凉甚至麻木，可以少量的使用花椒水浸泡，这是可以很快得到纠正的好方法。

据说，女性每两个人中就有一个是手脚冰凉的受害者，有的甚至因烦恼手脚冰冷格外严重而得失眠症，还有许多女性，连夏天也离不开厚厚的内衣或袜子，还很容易引起月经不调或生理痛，有时，更会成为不孕的原因。手脚冰冷的原因有低血压或贫血等，不过最多的仍然是自律神经失调。因而在擅长调整自律神经的穴道疗法中，手脚冰冷的疗效是最佳的。那么结合穴位和反射区的综合方法就是针对女性最合适不过的方法了，比如说按摩涌泉穴和气冲穴就是不错的选择。

第四章

心病外治，日日神清气爽——神志病自愈疗法

在中医理论中，身心是相通的，身体的不适往往会导致神志的失常，反过来，内心的

不畅也会造成身体的疾病，所谓“七情致病”说的就是这个道理。从这个角度来说，神志病完全是可以通过外治的方法来解除的。当然，患者自身在心理上也要积极的配合。

四大妙招，让你从郁闷情绪中解脱

生气郁闷时，很多人会习惯性地拍打胸脯，更为奇怪的是，这样一拍打还真管用，心里会觉得舒服许多。这有何道理呢？

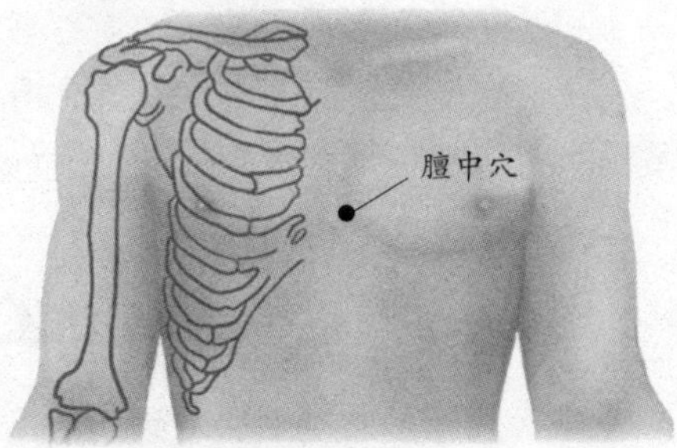

膻中穴的位置

在一般人看来，郁闷时拍打的是胸脯，而实际上打的是膻中穴。《黄帝内经》说“膻中者，心主之宫城也”“为气之海”“喜乐出焉”。膻中穴位于两个乳头连线的中间点，正中心的心窝处，是心包经上的重要穴位，是心脏这个君王的臣使，可以令人产生喜乐。如果膻中穴不通畅，人就会郁闷，这对人的身体是不利的。在西医里，膻中穴就是胸腺，是人体的免疫系统，人出生以后它就会慢慢退化，所以我们要经常按摩刺激这个穴位，以增强人体的免疫力。

对于膻中穴，除了拍打外，我们还可以主动注意，即处于小心眼、郁闷等内向性状态时，想一下“膻中”这个部位，意想让自己“开阔心胸”，那么也会从一定程度上帮助自己乐观豁达，逐渐远离自闭心理的烦恼。

我们都是凡人，都不可避免地会产生这样或那样的情绪。但任何情感都要发挥有度，以少不为过为原则。如果出现不良情绪要及时调整，以免进一步恶化。

这里还有几个控制情绪的好方法，实用简单也方便，可以一试。

1. 手指弹桌

将双眼轻轻微闭，哼着你喜欢的小曲、京剧或念着诗词，用你的手指有节奏地敲打桌面就能缓解抑郁情绪。为什么呢？

十指肚皆是穴位，叫十宣，最能开窍醒神，一直被历代大医当作高热昏厥时急救的要穴。十指的指甲旁各有井穴，《黄帝内经》上说：“病在脏者，取之井。”古人以失神昏聩为“病在脏”，所以刺激井穴最能调节情志，怡神健脑。另外，有抑郁情绪的人经常会表现为整日疲劳不堪，四肢无力，连心里也觉得虚弱无力，吃饭走路都没精打采，甚至不知道哪里还能使出力气来。俗语道：十指连心。只要你闭上眼睛，轻轻地在桌上一敲，手指的微痛，立刻会让你重新找回“心力”，这是人体中最宝贵的力量。

2. 按压太阳穴

太阳穴位于眉梢与眼外眦之间向后 1 寸许的凹陷处。当我们患感冒或感到头痛时，可用手摸太阳穴，此时可明显感到血管跳动。这说明，在这个穴位下面有静脉血管通过。故用指按压此穴，对脑部血液循环产生影响。不光是烦恼郁闷，它对于头痛、眩晕、用脑过度造成的神经性疲劳等都可缓解。

3. 双手合十

我们知道佛家对人表示问候和尊重时，都会双手合十。其实，从中医的角度来说，双手合十其实就是在收敛心包。双手合十的动作一般停在膻中这个位置，那么掌根处正好是对着膻中穴。这样做，人的心神就会收住，一合十，眼睛自然会闭上，因为心收敛了，眼睛自然也会收敛。

4. 拨心包经

腋窝下面有一根大筋，用手掐住然后拨动它。每天晚上拨10遍，这样坚持下去就可以排去郁闷和心包积液，增强心脏的活力，从而增强身心的代谢功能。

另外，对经常处于萎靡状态、有忧郁倾向的人来说，每天上午接受日照半小时，每周到郊外呼吸一下新鲜空气，对缓解不良情绪也很有效。

简易按摩，彻底放松你的内心

中医按摩是通过手法刺激调节机体阴阳、气血紊乱状态，使阴阳平衡，血气流通，神志安宁。现代医学研究表明，按摩手法对神经系统所产生的兴奋和抑制作用与治疗效果密不可分，特别是按摩法，在对皮肤作用的同时，还对神经系统产生镇静作用，以达到抗焦虑效果。

下面介绍几种简便易行的方法：

1. 头部按摩法

术者用拇指在患者头部上方百会穴上按揉3~5分钟，然后双拇指分别抵于两侧太阳穴，换用余下四指推擦脑后部风池穴1分钟，最后用屈曲的食指桡侧在眉棱、前额各抹10次。

2. 头颈部按摩法

术者站于患者之右侧，用右手五指分别置于头部督脉、膀胱经及胆经上，自前发际推向后发际5~10次，然后术者站在患者之后，沿两侧之胸锁乳头肌拿捏3~5次，拿肩井穴3~5次。

3. 腹部按摩法

患者仰卧于床上做细而均匀的深呼吸10~20次，然后用左右手掌面置于上下腹部，两手交替做顺时针环行揉动，动作宜柔和缓慢，用力更要均匀协调，旋摩30~50次，有助于和胃安神，缓解焦虑。

4. 手腕按摩法

我们的手腕上有个穴位叫内关穴，属于心包经，按揉这一穴位对于稳定情绪、缓解焦虑有很好的效果。内关穴位于前臂正中，腕横纹上2寸，在桡侧腕屈肌腱和掌长肌腱之间取穴。将右手三个手指头并拢，把三个手指头中的无名指放在左手腕横纹上，这时右手食指和左手手腕交叉点的中点，就是内关穴。每次按揉20~30分钟，按揉时用左手的拇指尖按压右内关穴上，左手食指压在同侧外关上，再用右手按压左侧的穴位。

5. 足底按摩法

用足部按摩疗法治疗焦虑，常选用头、甲状腺、十二指肠、胰腺、肝脏、肾脏、输尿管、膀胱、小肠、结肠、直肠等反射区，手法以拇指推法为主，可结合点法、压法、按法、揉法、捏法、握法，以及借助其他物体刺激。每次治疗时间不少于20分钟，每日1次，连续10天为1个疗程。具体方法如下：

（1）踏豆按摩。

取绿豆500克，放入炒锅中，用小火炒热，倒入脸盆中，将双脚洗净擦干，借盆中绿豆余热，用双脚踩踏绿豆，边踩边来回摩擦。每天睡觉前1小时开始踩踏，每次约30分钟。

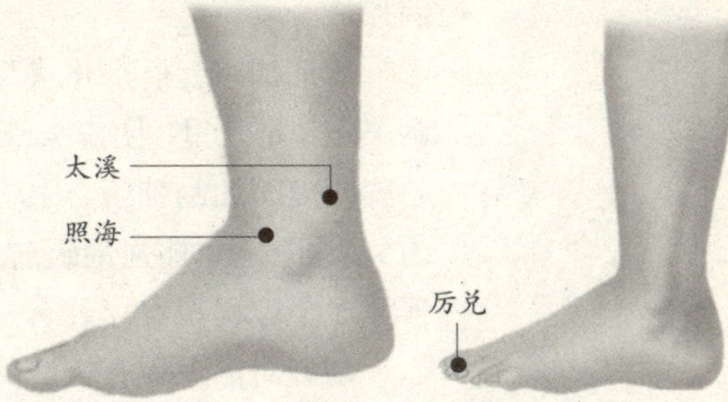

太溪、照海、厉兑穴的位置

（2）拍涌泉穴。

每天晚上睡觉前，将双脚洗净擦干，端坐床上，先用右手拍打左脚涌泉穴120次，再用左手拍打右脚涌泉穴120次，每次力度均以感到微微胀痛为度，可消除焦虑。

（3）按摩穴位。

持续揉按脚背上的厉兑、照海、行间、太溪、隐白等穴10~15分钟，重点揉按涌泉穴。然后捻摇各个脚趾，摩擦足心正中线。

焦虑了，试试刮痧吧

刮痧是中医传统的自然疗法之一，是以中医的理论为基础，用刮痧板在皮肤相关部位刮拭，从而达到疏通经络、活血化瘀的目的。刮痧的机械作用可以使皮下充血，毛细血管扩张，污浊之气由里出表，使人体内的邪气宣泄，从而使全身的血脉畅通，以起到治疗疾病的作用。

焦虑是大脑中枢神经长期过度紧张，致高级神经活动机能障碍的一种疾患。中医认为，气血阴阳失和、脏腑功能失调为焦虑的主要病机。“脑为元神之府”“心主神”，故本病与心、脑关系密切，同时亦涉及肝、脾、肾。

以刮痧疗法治疗焦虑，一般选督脉、足太阳膀胱经为主，通过刺激体表腧穴，调整机体的阴阳平衡，振奋阳气，达到“阴平阳秘，精神乃治”。方中百会穴有醒脑开窍，宁心安神，升举阳气之功。背俞穴为脏腑经气所聚，与中枢神经关系密切，刮拭背部腧穴可调节脏腑功能，协调中枢神经的功能活动。

方法如下：

（1）患者可以坐着或俯卧，在患者身上抹上刮痧油，刮拭督脉（自上而下）、足太阳经（自下而上），并刮拭身柱、肝俞等穴位，至痧痕出现为宜。

（2）患者端坐，在身上抹上刮痧油，刮拭百会、神门、三阴交、太溪（内踝高点与跟腱之间凹陷中）、照海（内踝下缘凹陷中）、申脉（外踝下缘凹陷中）等穴，至痧痕出现为宜。

（3）待患者失眠症状逐渐消除、睡眠好转后，再刮拭三阴交、太溪、照海等穴15~20次，以巩

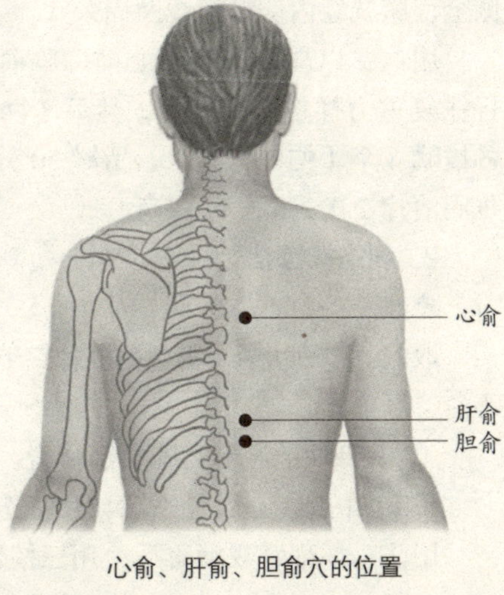

心俞、肝俞、胆俞穴的位置

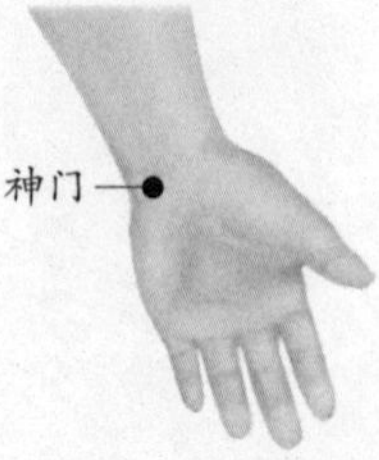

神门穴的位置

固疗效。

辨证加减：肝郁化火型加刮行间、太冲、三阴交；痰热内扰型加刮丰隆、足三里；阴虚火旺型加刮三阴交、涌泉，加强刮肾俞、命门；心脾两虚型加刮神门、内关，加强刮心俞、脾俞；心胆气虚型加刮神门、内关、阳陵泉，加强刮胆俞、肝俞、心俞。7日治疗1次，4次为1疗程，连续2个疗程观察疗效。

刮痧对焦虑症有较好的疗效，但并非所有人都适合用刮痧治疗，以下这些是绝对不可以刮痧的：

（1）孕妇的腹部、腰骶部，妇女的乳头，禁刮。

（2）白血病，血小板少，慎刮。

（3）心脏病出现心力衰竭者、肾功能衰竭者，肝硬化腹水，全身重度水肿者，禁刮。

（4）下肢静脉曲张，刮拭方向应从下向上刮，用轻手法。

（5）凡刮治部位的皮肤有溃烂、损伤、炎症都不宜用这种疗法，大病初愈、重病、气虚血亏及饱食、饥饿状态下也不宜刮痧。

失眠了，不妨试试拔罐

拔罐疗法是传统中医常用的一种疗法，以罐为工具，利用燃烧、蒸汽、抽气等方法，使罐子吸附于相应的部位，产生温热刺激，使局部发生充血或瘀血的现象，具有逐寒祛湿、疏通经络、祛除瘀滞、行气活血、消肿止痛、拔毒清热的功能，而且还可以调整人体的阴阳平衡、解除疲劳、增强体质等。下面就介绍几种治疗失眠的拔罐方法：

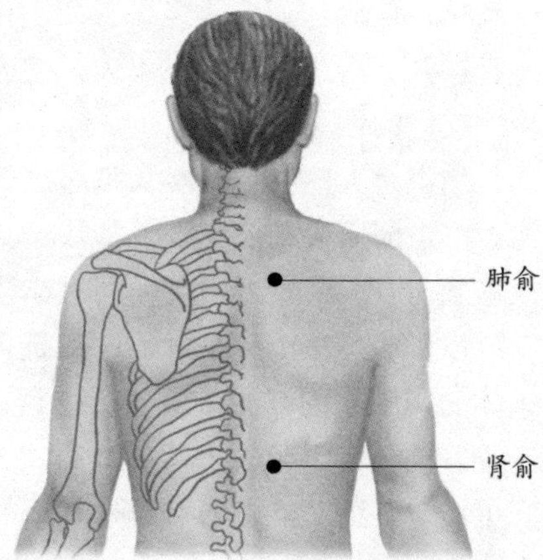

肺俞、肾俞穴的位置

1. 火罐法

取穴：心俞、膈俞、肾俞、胸至骶段脊柱两侧全程膀胱经内侧循行线及周荣穴。

用法：以拇指指腹在心俞、膈俞、肾俞上进行往复重力揉按5次左右，然后于两侧膀胱经上各拔罐4个（均匀分布），留罐30分钟，起罐后即在周荣穴的范围内又拔罐30分钟。每周治疗2次，6次为1疗程。

2. 刺络拔罐法

疗法一：

取穴：（1）大椎（第7颈椎棘突下（颈部最高的颈椎棘突）约与两肩峰相平）、神道、心俞、肝俞。

（2）身柱、灵台、脾俞、肾俞。

（3）中脘（在胸骨下端与肚脐连线的中点处）、关元（脐下3寸）。

用法：局部常规消毒后，用三棱针点刺所选穴位后，立即加拔火罐，使之出血。留罐 6~15 分钟，去罐后揩净血迹。以上各组穴每次用 1 组，每日或隔日 1 次。

疗法二：

取穴：肩胛间区到腰骶关节脊柱两侧距正中线 0.5~3 寸的区域。

用法：在以上区域内常规消毒后，用皮肤针或滚刺筒进行轻刺激，使局部皮肤潮红，然后在其上排列数个罐（排罐法）。留罐 10~15 分钟。每周治疗 2~3 次，待病情好转时，可减至每周 1~2 次。

3. 针罐法

取穴：背部自风门到肺俞，每隔 2 横指取 1 处；内关、足三里、三阴交及其上下每隔 2 横指各取 1 处；外关、合谷、涌泉、太阳。

用法：将青霉素空瓶磨掉底部后制成小抽气罐，置于以上所选用的穴位处，紧贴皮肤上，用 10 或 20 毫升注射器将小罐中的空气抽出，罐即紧拔于皮肤上。然后再注入 4~5 毫升清水，保持罐内皮肤潮湿，避免因负压过高造成皮肤渗血。留置 10~15 分钟后，将罐取下，擦干局部。7 次为 1 疗程，每次更换穴位。

注意事项：

（1）高热、抽搐、痉挛等证，皮肤过敏或溃疡破损处，肌肉瘦削或骨骼凹凸不平及毛发多的部位不宜使用；孕妇腰骶部及腹部均须慎用。

（2）使用火罐法和水罐法时，要避免烫伤病人皮肤。

（3）针罐并用时，须防止肌肉收缩，发生弯针，并避免将针按压入深处，造成损伤。胸背部腧穴均宜慎用。

（4）起罐时手法要轻缓，以一手抵住罐边皮肤，按压一下，使气漏入，罐子即能脱下，不可硬拉或旋动。

（5）拔罐后一般局部皮肤会呈现红晕或紫绀色瘀血斑，此为正常现象，可自行消退，如局部瘀血严重者，不宜在原位再拔。由于留罐时间过长而引起的皮肤水泡，小水泡不需处理，但要防止擦破而发生感染；大水泡可用针刺破，放出泡内液体，并涂以龙胆紫药水，覆盖消毒敷料。

防治失眠，足疗帮你忙

失眠症是中枢神经系统失调的一种反应。失眠可以表现出多种多样的情况，如难以入睡、早醒、睡眠中易醒、醒后难以再度入睡、睡眠质量下降（表现为多梦）、睡眠时间明显减少等。每周至少发生 3 次以上，并持续 1 个月或更多的时间，又并非脑器质性病变、躯体疾病或精神疾病症状的一部分，即可诊断为失眠症。足部按摩治疗失眠的效果极佳，不妨试一试。

1. 按摩的反射区及穴位

（1）反射区：基本反射区（肾、输尿管、膀胱、尿道、腹腔神经丛等 5 个），前额、大脑、小脑、脑干、肾上腺、甲状腺、甲状旁腺、生殖器、子宫（男性为前列腺）、心、肝、胆、脾、胃肠道（胃、胰、十二指肠、小肠、盲肠、升结肠、横结肠、降结肠、乙状结肠、直肠、肛门、直肠、肛门）、失眠点、脊椎（颈椎、胸椎、腰椎、骶骨、尾骨）、各淋巴结（头颈淋巴结、胸部淋巴结、上下身淋巴结）、膈等反射区。

（2）穴位：足三里、三阴交、涌泉、太溪、太冲等。

2. 按摩的程序与方法

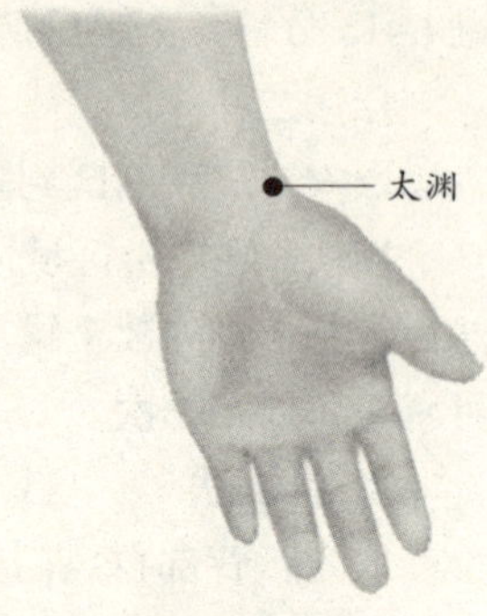

太渊穴的位置

（1）用食指关节刮压基本反射区 3~5 分钟。重点刮压肾、腹腔神经丛等反射区。

（2）用拇指腹按揉前额、大脑反射区各 2~3 分钟。

（3）用食指关节点按或按揉垂体、小脑、脑干、甲状旁腺、甲状腺等反射区各 30~50 次。

（4）用拇指腹推压胃肠道、子宫（男性为前列腺）、生殖器、脊椎、膈反射区各 30~50 次。

（5）用食指关节点按心、脾、肝、胆、各淋巴结反射区各 30~50 次。

（6）用食指关节按揉失眠点 2~3 分钟。

（7）用拇指点按三阴交、太溪、太冲、涌泉、足三里各 50 次。

（8）重复刮压 5 个基本反射区各 1~2 分钟。

药枕是最好的中医助睡工具

陈莉是某影视公司的一名编剧，收入虽然不低，但是她的工作压力比较大。有时为了赶写剧本，陈莉常常通宵写作。长年的作息不规律，使她患上了严重的失眠。一个偶然的机会，陈莉在网上看到一个“药枕巧治失眠”的帖子。她参照这个网友帖子里面的方法，竟然将困扰自己多年的失眠给治好了！

什么是药枕呢？真有这么神奇吗？药枕，顾名思义，就是将具有挥发性、芳香性的中草药装入枕芯，做成药枕，让失眠者在睡觉时枕用，以达到治病目的。药枕内所用的药物，大多气味鲜香，具有升清降浊、化湿消暑、醒脾开胃、散风明目、健脑调神、避秽杀菌等功效。但是，凡事都没有绝对，失眠者选用药枕也要因人而异，失眠症患者可以根据不同的病情，选用不同的药物。

（1）黑豆磁石枕。取黑豆 100 克、磁石 100 克，将其打碎，装入枕芯，每晚睡觉时枕用，可安神助眠。

（2）灯芯枕。取灯芯草 450 克，将其切碎，装入枕芯，每晚睡觉时枕用，适用于心烦不眠者。

（3）菊花枕。取白菊花、合欢花、夜交藤、炒枣仁、生龙骨各 120 克，灯芯草、竹茹各 80 克，远志、石菖蒲各 60 克，冰片 10 克。将以上药物研成粗末，拌匀，装入枕芯，每晚睡觉时枕用。

（4）消暑催眠枕。取青蒿、藿香、菖蒲、薄荷、菊花、茉莉花、白玉兰花、栀子花干品各等量，研为粗屑，拌匀，放入枕芯，每晚睡觉时枕用，夏季使用效果最佳。

（5）决明子枕。取决明子、菊花、朱砂、灯芯草各 150 克，装入枕芯，每晚睡觉时枕用，可改善睡眠。

以上是 5 种比较常用的药枕，在治疗失眠过程中，都有一定的效果。其实，睡眠还是要先睡心，你要让心能够静下来，心能够先睡下。那么，身体才能够听从心的安排，才能睡下。药枕只是辅助睡眠的一种外在的工具，真正主宰睡眠的恐怕还是我们的内心。只有身体内外相结合，才能将失眠这个“恶魔”彻底挡在门外。

抑郁了，压一压耳穴可缓解

熟悉经络学的朋友们都知道，十二经络都与耳部有直接联系。因此，当人体发生疾病时，耳壳的相应区域便出现一定的反应点。耳压疗法就是在这些反应点上进行按压，以达到治疗疾病的目的。这一方法用来治疗抑郁，不但奏效迅速，而且不良反应很少。那么，如何进行耳压疗法呢？

抑郁者首先要找出相应穴位，先消毒，再将菜子、绿豆或药粒消毒，压迫穴位，以胶布固定。按压时，要由轻到重，使局部产生酸、麻、胀、痛感为宜，每次按压1~5分钟。下面是治疗失眠的3种比较常用的方法：

1. 王不留行籽耳压法

取穴：取心点、肝点、肾点、神门点（靠小指侧腕内横纹上高骨下凹陷）、枕点等穴。头痛者加用太阳点、额点；注意力不集中、健忘者用神经衰弱点、神经官能点。

操作方法：将王不留行籽置于胶布上，分贴上述穴位，每次贴一侧，隔1~2日换一侧，贴后用手按压，有痛感为宜。每日按压4~5次，每次5分钟，7次为1疗程，间隔5~7日后可继续治疗。

受抑郁困扰的朋友，不妨试一试这种简单易行的方法，它对心脾两虚、心肾不交型抑郁疗效极佳。

2. 绿豆耳压法

取穴：选神门点、心点、肾点、神经衰弱点为主穴，配穴用枕点、皮质下点、脑干点、脑点。每次治疗时选用2~3穴，主配穴联合使用。

操作方法：选优质绿豆后，先用剪刀断成两半，将其断面贴于胶布中心备用，再用大头针圆头从所选耳穴周围向中心点均匀按压，找出敏感点。将准备好的绿豆胶布对准耳穴贴好压紧，用手指揉按贴压的耳穴，以出现酸、麻、胀、痛感为宜，每日自行按压2~3次（最好在中午及晚睡前均按压1次），每次2分钟。一周更换1次。夏日每周更换2次，6次为1个疗程。

抑郁者而且伴有严重头痛的病人，在运用这一疗法的时候应该稍重些，而一些常年患病的人或者年老体弱者在运用这一手法的时候要适度减轻。

3. 冰片耳压法

取穴：选主穴神门点、皮质下点、脑点、交感点、神经衰弱点、失眠点，配穴心点、脾点、胰点、胆点、肝点、肾点、胃点、肺点等。

操作方法：用4毫米左右的冰片贴在7毫米的方形胶布中心，贴压在所选穴位上，揉按约1分钟，每次选主穴2~3个，配穴3~4个，白天做3次，饭后各揉按1次，睡前半小时再揉按1次，每次为3~5分钟。3日更换1次，4次为一个疗程。顽固性失眠症患者，可在神门、脑等穴的耳背对应点用王不留行籽加压。

值得注意的是，胶布的周围要严密封闭，以避免冰片挥发，从而影响治疗效果。

摆脱神经衰弱，拉一拉耳垂就有效

国外取消了“神经衰弱”这个说法，但这并不意味着没有人神经衰弱了，而是神经衰弱被归入情绪问题。之所以这样归类，是因为神经本身并没有出现生理的病变，有些处于神经衰弱状态的人，担心自己大脑会出问题，是不了解其中的原因所致。解决了其情绪困扰，精神状况自然会好转。

神经衰弱的人一般表现为容易疲劳，烦恼，容易发脾气，很敏感，对光和声音有不适感，经常向别人倾诉，感受到自己摆脱不了，出现睡眠障碍，头部有不适感，肠胃不舒服等。

小A显得有些木讷，有时情绪激动，有时又情绪低落，睡眠状况也不好，记忆力下降，浑身无力，非常容易疲劳，心情紧张，老是觉得要出什么事。吃了不少安神补脑之类的药物和营养品，没有太大的作用。小A给自己贴了一张标签：神经衰弱。

其实，案例中的小A本身并没有太大的问题，经过一次深入的咨询，他终于感觉大脑轻松了许多，也理出了头绪。

处在神经衰弱状态的人，十分担心自己的大脑出现问题，生怕大脑累着了，形成一种不良的心理暗示，长期被不良的暗示所影响，自然就萎靡不振了。

神经衰弱患者，一般易于兴奋也易于疲劳，碰到一点点小事，就容易激动，容易兴奋，但兴奋不久就很快疲劳，所以有很多患者非午睡不可，否则下午便支持不住；稍微做一点费力的工作，就感到疲倦不堪；走不了多远的路，就觉得很累。有的患者说话缺乏力气，声音低弱无力，在情绪方面，表现得很不稳定，常常为一点点小事而发脾气，不能自我控制；有时变得较为自私，只想着自己，如果别人对他疏忽了些，或没有按照他的意图办事，就大为不满或大发雷霆，因此常和身边的人闹矛盾。

神经衰弱的人经常表现出焦虑不安、恐惧和烦恼等多种情绪障碍，而且因为久治难愈，所以整天忧虑重重，闷闷不乐，时时考虑自己的病，对自己的病情过分注意，常把自己的病情变化做好记录交给医生看，担心自己得了大病。因而常询问医生自己得的是什么病，能不能治好。

神经衰弱的人在工作中也常常感到苦恼，看着别人工作起来那么有活力，自己却心有余而力不足，更为焦急、恐惧和苦恼。倘若听说自己的同学或同事不幸患病停学或去世的消息，就会马上联想到自己，唯恐自己也会有同样的结局，惶惶不可终日。

要治疗神经衰弱，中医常用拉耳垂的方法：先将双手掌相互摩擦发热，再用两手掌同时轻轻揉搓对侧耳郭2~3分钟，然后用两手的拇指和食指屈曲分别揉压对侧耳垂2~3分钟，最后开始向下有节奏地反复牵拉耳垂30~50次，直至耳郭有热胀感为止，这时全身也产生一种轻松、舒适、惬意的感觉。照此法每天锻炼3~5次。

用拉耳垂的方法治疗神经衰弱，常常可以收到意想不到的效果，但预防神经衰弱还是十分重要的，注意保持良好情绪，才是防治神经衰弱的根本之法。

失眠、焦虑不用愁，按按揉揉就赶走

面对健康杀手——失眠，我们也有一套专门对付它的方法，下面我们就一起来看一下：

这其实是一种按摩的手法，该手法简便易学，失眠症患者经常运用，便可有效缓解失眠带来的痛苦与烦恼。

（1）坐在床上，全身放松，双手握拳。拇指关节沿脊柱旁两横指处，自上而下慢慢推按，可放松身体。

（2）用右手中间三指摩擦左足心，然后用左手中间三指摩擦右足心，可消除疲劳。

（3）用手掌根部轻轻拍击头顶，可舒缓情绪。

（4）脱去衣服，仰卧于床上，闭上双眼，用中指轻轻揉按眉心约 2 分钟，可镇静安神。

（5）用双手食指、中指轻轻揉按眉毛内侧靠近鼻梁凹陷处的攒竹穴（两眉毛内侧端，目内眦角直上处）1 分钟，可清肝明目。

（6）用两手食指侧面，反复从两眉内侧推向外侧眉梢约半分钟，可安神催眠。

（7）用两手中指轻轻揉按太阳穴（外眼角向后约 1 寸处的凹陷中）约 1 分钟，可镇静安神。

（8）用双手食指、中指、无名指、小指分别沿两侧耳朵上方，来回按摩约半分钟，可很快镇静。

（9）两手中指轻轻揉按脑后颈部枕骨下的风池穴（在枕骨隆凸直下凹陷处与乳突间）2 分钟，可镇静助眠。

（10）两手叠放在腹部，用拇指根部的大鱼际（即拇指根部的隆起部分）轻轻揉按上腹部，可治疗失眠。

（11）两手移至下腹部，用手掌大鱼际徐徐揉按丹田（肚脐下 3~5 厘米），可镇静安神。

其实，按摩治疗失眠是一种比较实用的自然疗法。它的成本低，实用性强，且无任何不良反应，而且简便易学，患者自己就可以通过自我按摩将失眠治愈。按摩的作用就是通过一定的手法，刺激人体的某些穴位或部位，经过经络传递到其连属的脏腑，起到激发经气、调节脏腑、疏通气血、平衡阴阳的作用。

失眠患者通过不同的按压手法刺激皮肤，不但能对神经系统产生镇静、催眠等作用，还能为大脑提供充足的氧气和血液。另外，对神经的过度兴奋也能起到抑制作用。另外，按摩可治疗诸多的疾患，达到调节阴阳、扶正祛邪、强筋壮骨、祛风散寒、疏通经络、消肿止痛、通利关节、促进消化等作用，对于因某种疾病引起的失眠症患者，疾病痊愈的同时，也可达到安眠的目的。

消除头痛，你得这样按摩

头痛可由头部本身疾病（如颅内病变、五官疾患）或急性感染、心血管系统疾病、精神神经系统疾病所引起。中医学认为，外感六淫、情志刺激、肝阳偏亢、气血阴精不足、跌仆损伤、瘀血阻滞等，皆能发生头痛。足部按摩对高血压病头痛、血管神经性头痛、偏头痛、感冒头痛和一些原因不明的头痛有一定疗效。而对急性感染、颅内疾病、五官疾病、肿瘤等疾病引起的头痛，则无效果，需另行诊治。

1. 按摩的反射区及穴位

（1）反射区：基本反射区（肾、输尿管、膀胱、尿道、腹腔神经丛等5个），前额、大脑、垂体、小脑、脑干、三叉神经、头颈淋巴结、肝、胆、胃、胰、十二指肠、小肠、颈项、颈椎、胸部淋巴结、上下身淋巴结等反射区。

（2）穴位：涌泉、足窍阴、至阴、太冲、足三里等。

2. 按摩的程序与方法

（1）用食指关节刮压基本反射区各1~2分钟。

（2）用拇指按揉前额、大脑、垂体、小脑、脑干、三叉神经、头颈淋巴结各1分钟。

（3）用拇指按揉颈项、颈椎各30次。

（4）用拇指按揉胸部淋巴结、上下身淋巴结各1分钟。

（5)前头痛者应加强按揉前额、胃、胰、十二指肠、小肠等反射区和足三里穴;偏头痛、三叉神经痛者重点加强按揉三叉神经反射区和足窍阴、太冲穴；头顶痛者应重点按揉前额、肝、胆、胸部淋巴结等反射区和太冲穴；后头痛者应重点按揉小脑、脑干、颈项、颈椎等反射区和至阴穴；全头痛者应重点按揉肾、大脑、前额等反射区和涌泉穴。

（6）重复刮压基本反射区各1~2分钟。

冥想，缓解压力的最佳方式

冥想已经被使用数千年了，尤其在精神发展方面。如果运用得当，冥想可以是我们抵抗压力、忧郁、烦恼以及否定的心理和情感状态的最有帮助的心理学技能之一。在睡觉之前进行冥想，不仅可以缓解压力，与此同时也是一个促进睡眠的好方法，我们可以在冥想中进入梦乡。

冥想是一种停止左脑活动，而让右脑单独活动的思维方式。冥想的内容以图像和情景为主，冥想的效果是愉悦的感受，是释放压力最好的方法。

有人说冥想就是胡思乱想。这话只说对了一半。如果胡思乱想的内容都是令人愉快的，那么它就属于冥想；如果胡思乱想的是不愉快的内容，就不属于冥想的范畴。梦想自己变漂亮就是冥想，而恐惧和担忧则不是冥想。

稍有生理知识的人都知道，人的大脑是调节身体机能和新陈代谢的中枢。如果大脑受到干扰或终日思考负面问题，就会导致身体失衡，就会不舒服，就会生病。一系列试验表明，治疗因情绪和心理带来的身体失衡，冥想比传统的药物治疗更有效。

经临床试验，冥想是治疗内科疾病的有效方法。通过冥想，可以调节控制情绪的右半脑和控制智力的左半脑之间的平衡，从而增强人体的免疫能力，保证身体健康。

冥想可以控制血压，疏通血液循环，减轻病痛，缓解肌肉的紧张，减少荷尔蒙的分泌。所以，只要运用了基本的冥想技巧，身体定会比以前更健康。

冥想除了具有心理—生物学意义外，还具有启迪人心、探寻自我的重要意义，达到了佛教所追求的境界“存而不有”。

畅销书作家剑歌在他的著作《职业生涯中的养生计划》中提出了一系列冥想锻炼方法，他认为要想进入良好的冥想境界，需要做到以下几点：

1. 让右脑自由发挥

不要做逻辑推理和得失计算之类的思维活动，只让右脑不断幻化出愉快的情景和美好的图像内容。这不仅能缓解疲惫情绪，还能有很多意想不到的灵感涌现，从而给左脑的思考打下一个坚实的基础。

例如，可以听一段自己喜欢的音乐，享受阳光的沐浴，领略大海的宽广，欣赏湖光山色，洗热水澡的时候愉快地哼着曲子……这些都可以让右脑自由发挥，从而进入冥想状态。

2. 从记忆库中删除垃圾信息

用了一天的脑子之后，你要做的是清点一下左脑的记忆库，把一些垃圾信息从脑中删除，如乏味的电影片段还萦绕在大脑，别人对自己不利的话语还回响在耳边，等等。

清除垃圾信息与思维尘埃的方法很简单，只要全身放松，想象思维的尘埃像流星一样渐渐降落并消失，然后感觉大脑越来越空明、越来越舒畅。这样的冥想方式还可以起到治疗失眠、提高睡眠质量的作用。

3. 清除封堵穴道的“大脑垃圾”

左脑计算时间太长，必然会引起脑后多处穴位的封堵。科学家认为穴道封堵是体内乳酸分泌的结果。抽象思维的结果就是乳酸对脑后穴位的封堵，我们可以把这种乳酸称为“大脑垃圾”。

因此，在冥想之前，利用缓慢柔和的运动或按摩手法，先行打通那些被封堵的穴位，特别是打通脑后感觉很酸的穴位。等这些穴位的酸痛情况减轻后再去冥想，会取得更好的效果。

4. 排除思维的干扰

思维的干扰有外界干扰和自我干扰，外界十扰主要是指图像干扰和声音干扰，而自我干扰则主要指图像干扰。

在一天思考几件事情时，你可以在思考完第一件事情后，想办法把它忘掉，然后去思考第二件事情。

掌握了这些基本知识，你就可以冥想了。

（1）仰卧在床上，手脚舒适地伸展放平，闭上眼睛，做1分钟缓慢的深呼吸，幻想自己身处一个远离世俗的世外桃源。

（2）幻想前面是绿色的山头与辽阔的草原，清风徐徐吹来，令人有说不出来的舒畅感觉。进而放慢呼吸节奏，会感到像飘浮于半空之中，身轻如燕。

（3）幻想仰卧在一个水清沙白的海滩上，沙细而柔软，浑身暖洋洋的，耳边响起一阵阵美妙的涛声，烦恼全然忘记，只让蓝天碧海洗涤身心，闭上眼睛安然躺在大自然的怀抱中。

（4）如果觉得有一股怨气积聚在胸中，就从心里幻想那正是一切烦恼储存的仓库。然后深深地吸一口气，再长长地呼出，紧接着是几下呼气。不断重复这个动作，使假设的愁闷也随着呼出的空气而消散殆尽。

（5）幻想眼前正是日落西山的景象，在心中响起一阵悦耳的笛子吹奏声，心思被带至遥远的地方，呼吸变得又长又慢，好像慢慢地往谷底下沉，从而进入梦乡。

“我很健康”——轻松打败疑病症

造成疑病症的因素有很多，很多患者是因为情绪因素。下面推荐一些康复措施，让你轻松打败疑病症。

（1）过正常人的生活。许多疑病症患者总认为自己有病，因而不能自拔。家属要指导患者正确对待疾病，疾病并不会因为我们的警惕性高而有所减轻，也不会因为我们的警惕性低而加重，但过度警惕和紧张往往会造成心理上的不适和精神上的沉重负担，降低生活质量。家属要注意转移患者的注意力，尽量让其多参加一些集体活动以及一些娱乐治疗，或参加体育锻炼，使其逐步摆脱疑病观念，增强自信心。

（2）选择合理的生活方式。要缓解病症，就要改变原来不合理的生活方式，按正确的方式生活。如积极参加集体活动，广泛结交朋友，加强对未来生活的参与，使自己忙起来。这样就没有精力过分地关注自己，没有时间忧心忡忡、思虑重重，并将病情置于脑后，这样有利于消除患者身体不适，并使其在紧张忙碌的生活中，具有充实感和成就感。

（3）患者要注意改善自己的性格。人的身体经常会有一些不舒服，这是人体的一种保护性机制。如果人类没有疼痛感和疲劳感，就会受伤，所以，并不是不舒服就是病了，而是身体在进行自我保护。因此，不要一不舒服就大惊小怪，去医院检查，而要冷静下来，正确看待自己的身体状况。

7种妙法，让恐惧症患者心安气顺

恐惧心理是日常生活中人们的一种常见心理，一般来说无需治疗，但如果时常产生恐惧，或者在一般人眼里没有什么可恐惧的情况下产生恐惧，这时候就应该引起注意了，因为可能你已经患上了恐惧症。那么，这时候应该怎样处理呢？方法有很多，应根据具体情况和个人特点而定。以下的方法简单易行，适合每个人采用。

1. 注意力集中法

不必过多在意自己留给别人的印象。安慰自己，就像自己不会去过分关注别人一样，别人也不会过分关注自己，把注意力放在你现在应该做的事情上。比如，你正在工作，不用过分担心老板会怎么看待你，同事会怎么看待你，而是把注意力集中在手头的工作上。

2. 设想最坏的结果

当自己心里过分恐惧时，不妨问一问自己，再坏能坏到哪里去呢？最糟糕的结果会怎样呢？难道我会死吗？不会。那我就用勇气迎接最坏的结果吧！

3. 良性暗示

在心中鼓励自己“我能行”“我真棒”，经常这样做，这样的暗示语就会进入人的潜意识，弥补我们从小因为受否定而形成的心灵黑洞。

4. 钟摆法

为了克服恐惧，我们心里不妨这样想：钟摆摆向一边，必须先要往另一边使劲。“我心跳有什么了不起，我还想跳得比摇滚乐鼓点还快呢！”结果你会发现，实际情况远远没有你想象的那么严重，于是注意力就被转移到正题上去了。

5. 系统脱敏法

比如，你恐惧在当众讲话，可以通过循序渐进的方法克服自己的恐惧。最开始时，你可以先在人少的地方讲，也可以先在自己熟悉的人面前讲，然后，逐渐地向人稍微多一点的地方过渡，直到最后敢于在很多人面前讲话。

6. 自我欣赏法

努力发现自己的特长和优点，并加以开发，使自己有超出他人的地方，从而获得自信。这样不知不觉间，恐惧就会为你让路，直到最后消失了。

除了以上一些简单易行的方法外，我们还可以通过教学训练来克服恐惧心理。具体步骤如下：

（1）组织参加者各举一例所知的最恐惧的事例，归纳后分析。其恐惧的后果发生了没有？恐惧产生了什么作用？

（2）组织“心情易容术”练习，先接受一篇能引起强烈的懊悔与悲伤的文章学习，边念边让大家想象；然后组织转移注意力练习，进行“心情易容”，可选择心理放松、有氧舞蹈、听音乐、看喜剧小品、跑步运动等。

（3）讨论课题“飞机失事全球震动，人们乘飞机总有恐惧心理”。收集统计全球一年死亡人数的事件中，飞机失事能排在哪个位置上，有多少人们不注意而死亡人数远远大于飞机失事的事例。

（4）培养“海洋文化意识”，讨论大海的特征，讨论沿海地区人们的行为与心态。

（5）组织演讲“有恐惧心的人，不能完成伟大的事业”。

（6）进行角色扮演，把自己置于恐惧的境地，揣摸感受。

（7）组织参加者把多项任务练习安排计划表填好。

（8）每人交十道题，在规定时间内完成，每完成一道要在问题前打个√号，然后喊一声“完成了一个”，“又完成了一个”。避免产生完成一个时“还有9个”的消极情绪。

（9）组织经常性的联欢会，放松神经，消除交际恐惧。

治疗精神分裂症的四种方式

患有精神分裂症的人，常常表现为缄默、孤独、木僵。然而，他们并不是对所有事都没有反应，研究发现，患有精神分裂症的人，往往会对音乐和舞蹈作出反应，因此，用这种方法可以促使这类患者慢慢与现实联系。

1. 个别心理治疗

这种治疗方法是对患者进行心理治疗干预，以减少复发，减少社会应激，增进社会及职业功能。理想的个人心理治疗最好以富于同情、善解人意的持续性的人际关系为基础，并结合各种不同的治疗技术。

2. 家庭治疗

患者家属应尽最大可能参与并投入到心理治疗中。通过对家属的教育、指导及支持可使患者获益。家庭治疗的目标包括降低复发、改善功能、减少家庭负担及提高家庭功能。所有方法均强调家庭参与治疗和齐心协力的重要性。常见的方法有：关于疾病及其病程的心理教育、训练应对能力及解决家庭问题的技巧、改善交流及减少应激。

3. 集体治疗

集体治疗包括集体心理教育、集体咨询以及集体心理治疗，这些方法可单独或混合应用。

需要注意的是，选择集体治疗患者，其病情已相当稳定、有较好的现实检验能力，即能理解参与意义的患者；如果患者思维严重紊乱、幻觉与妄想持续存在、行为冲动和自控能力很差，则不适合集体治疗。集体治疗还应结合个别治疗灵活实施，集体治疗小组一般由6~8名患者组成。

4. 艺术及职业训练

缄默、孤独、木僵的患者，往往会对音乐和舞蹈作出反应，用这种方法可以促使这类患者慢慢与现实联系。

如何应对创伤后应激障碍

美国越战老兵从战场归来后，不断地被残酷战争的回忆所惊扰，过往的枪林弹雨成为他们夜夜挥之不去的梦魇，以至于无法正常生活。这种大灾难造成的无法平复的心理创伤，在心理学上被称为“创伤后心理障碍”。

创伤后应激障碍的心理主要症状为：

（1）经常想起、梦见创伤事件。

（2）感到十分痛苦、害怕或无助。

（3）面对创伤事件的相关情境时会有强烈的生理及心理反应。

（4）极力逃避与事件有关的记忆、感受或人物。

（5）警觉性过高、难以松弛等。

身体症状表现为：失眠、头痛、对前景感到悲观、易发脾气、对大部分事情提不起兴趣、觉得与他人疏离等。

一位妇女三年前从一场严重的交通事故中死里逃生，现在她听到远处救护车的声音，就控制不住发抖、心跳加快、手掌出汗。

一位曾经在黑暗的街道上被别人蒙住头暴打了一顿的男士，变得非常神经质，不愿离开家，尤其是在晚上。

两年前的一场洪水使一位妇女失去了家人和所有的一切。现在她仍然经常做有关洪水的噩梦，而且如果天气预报说夜间有雨，该女士就难以入睡。

突发性灾难发生时间短暂，人们记忆犹新的克拉玛依大火灾，短时间内使几百人窒息而死，汽车事故常在 1~2 秒钟发生，球场骚乱时 1~2 分钟人已无路可走。

意外事件对人造成的直接伤害性死亡，大家有目共睹，可是对于劫后余波所造成的心理伤害，好多人却忽略了。

某些人在强烈的创伤后会出现一种称为“创伤后应激障碍”的状态。创伤事件的急性应激不仅导致躯体症状，还导致脑内化学变化。强烈的创伤事件是指个人经历、看到或者了解到的引起强烈惊恐、生命危险、死亡或者恐怖的事件。这种事件可能是涉及死亡、生命危险、严重伤害的事件，也可能是对自身、他人有危险的事件。例如，某人可能遭遇躯体伤害，如家庭暴力或被强奸；在汽车、飞机或者火车交通事故中受伤害；自然灾害如台风、洪水或者龙卷风中受到伤害或者创伤；突然被告知亲人非预期的死亡。有这些遭遇的人可能会产生创伤后应激障碍。

创伤后应激障碍是一组由心理社会因素所致的精神疾病。一般认为，决定本组精神障碍的发生、临床表现与病程的因素有：生活事件和生活处境、社会文化特点、个体人格特点、教育程度、智力水平、生活态度、信念以及当时的躯体功能状况等。患创伤后应激障碍的人需要认识到，这是一种疾病，就像糖尿病或关节炎一样。此病并不代表人格弱点，患者的症状也并不是凭空杜撰或者想象出来的。

过去，很多人认为只有士兵或者经历过战争的人才可能患创伤后应激障碍，所以，在几年前，创伤后应激障碍常常被称为“战争疲劳”或“炮弹休克”。然而基于新的研究结果，医生和其他专业性医疗人员已经认识到来自于不同背景的各种人都可能有创伤经历，如飞机坠毁、渡船相撞、球场骚乱、车祸、火灾、地震、风暴等，几乎每个人都有可能碰到，从而都有可能发展为创伤后应激障碍。

如果你被诊断为创伤后应激障碍，你的医生或其他专业医疗人员可能让你服药，你必须遵医嘱进行服药。在没有与医生商量之前，请不要自行停用药物。

心理治疗方法是认知行为治疗，立足点在于帮助患者更好地了解病情以及处理方法，从而达到治疗效果。有时，认知行为治疗与药物治疗合并使用。

与其他严重疾病一样，创伤后应激障碍的症状也需要一段时间才能改善。症状改善可能是人生中重大挑战之一。康复的道路是崎岖的，症状的改善是一点一点发生的。创伤后应激障碍患者一定要给自己一些时间来恢复，这是非常重要的。创伤后应激障碍患者是可以痊愈的。

第五章

管好你的“进出口公司”——增强肠胃肝胆功能

胃肠和肝胆作为消化系统的重要组成部分，每天都要进行工作，不管哪个环节出了问题，都会影响我们的消化吸收，影响身体健康。所以增强肠胃、肝胆的功能，管理好自己的“进出口公司”，是很重要的一件事。

别一拉肚子就想到吃药，按摩、艾灸更有效

腹泻，就是俗称的拉肚子，这是一个常见的临床症状，是指排便次数增多，大便稀薄，甚至泻出如水样而言。腹泻超过 2 个月的称为慢性腹泻。

俗话说，好汉也架不住三泡稀。意思就是说身体再好的人，经常腹泻也会对身体健康产生很大的影响。通常情况下，如果一天去三次以上的厕所就应当算是腹泻了。很多人都认为腹泻算不上什么大病，可能很快就好了，或者说有一点腹泻也是可以承受的。其实腹泻对身体的损伤也是不小的，严重的腹泻可以引起脱水，对老年人和儿童来讲，腹泻更是会引起很多不良的反应。

所以一旦出现了腹泻的情况，就要找到为什么会引起身体出现腹泻，到底是因为吃了不容易消化的东西，还是因为贪凉。如果是因为这两个原因引起的腹泻，首先要避免再吃到难消化的食物，或者是注意胃肠的保暖。其次就要在足底的反射区寻找治疗腹泻的地方，一般当趴在床上的时候，两个脚的脚后跟会直接露出来，然后在脚跟中间又靠近里面的位置，这是寻找腹泻的地方，用一个比较细又比较硬的东西充当探具，一下一下地点按足跟的区域，直到出现了一个非常疼的地方，一般按压在几十次的时候就会感觉肚子没有以前那种感觉了，腹泻也开始减缓了，根本用不着去那么多次的卫生间了。这个地方就是人体的止泻点。一般来说人体的止泻点会比任何的药物都管用，它直接到达有问题的地方，在内部起效，所以多进行几次一定会止住腹泻的。

除了通过反射区的方法，还有几个非常有效的方式。一是摩腹，这个需要从左下腹开始，逆时针的进行缓慢的按摩，直到腹部能感到暖暖的温热感，再继续摩挲。按摩的时候能保持手掌有一定的柔软性，让手掌跟随手腕在不断的移动，同时力量会慢慢地渗透进腹部的肌肤。然后进行穴位的按压，选取比较重要的足三里、天枢，还有气海和关元。足三里是治疗腹泻一个比较重要的穴位，因为它的功能作用比较多，所以现在也把足三里作为一个养生保健的穴位。在遇见腹泻的时候，按压足三里是能够让腹泻很快止住的。像关元就有温阳的作用，受凉而引起的腹泻它最有效果，气海能够补气，对于老年人的习惯性腹泻，气海的作用比较好。而天枢就是大肠经的总枢纽，无论是胃肠道出现了腹泻还是便秘，都要选用天枢穴。

另外，腹泻还可以通过手部按摩的方法来治疗调理。选取的经穴为三间、合谷、温溜等，选取的反射区为肾、输尿管、膀胱、肺、脾、胃、小肠、大肠各区、十二指肠、肝、胆、上身淋巴结、下身淋巴结等。

推按或点按上述反射区各 100~300 次；按揉三间、合谷、温溜各 50 次。每天按摩 1~2 次，10 天为 1 个疗程。其实，在我们的生活中，求治于手部按摩的腹泻患者，往往属于西医治疗效果不佳者，因此手部按摩治疗往往需要持续 3~4 个疗程。大便完全成形以后，仍需巩固 1~2 个疗程，然后改为隔天 1 次，操作次数减半。

其实，针对腹泻效果最为明显的当属艾灸的方法，用一根艾灸条在穴位上，稍微地左右移动，让穴位周围都感到温热，腹泻立即就能止住。其实轻微的腹泻只是身体的一种保护作用，因为吃到了不卫生的东西，或者是因为有一点点的寒凉。所以要区分是暂时的还是长时间的。如果是暂时的通过哪一种方法都可以治疗好，但是如果是习惯性的

那就要注意了。

尤其是到了夏季，吃凉的东西和生的东西就会比较多，这时候就要特别保护自己的胃肠。不要因为不注意而让不卫生的东西进入口中，俗话说病从口入，最要当心的就是饮食上需要注意，否则就会反复的出现腹泻等现象。

需要注意的是，在腹泻期间忌食含淀粉（山芋之类）和脂肪过多的食物，忌一切生冷刺激与不易消化的食品。患者应注意保暖，不要过度疲劳，饮食生活要有规律性。患者每日早晚可以一手掌按逆时针方向摩揉腹部各100圈，多按摩更好。

肚子疼何必麻烦医生，自己就是妙手神医

肚子疼谁都有可能会遇到，受凉了会肚子疼，吃的不合适了会肚子疼，生气了会肚子疼，妇科病也会肚子疼……引起肚子疼的原因有很多，严重的话也会让人大汗淋漓，痛不欲生。如果出现肚子疼的话，该怎么办呢？打120？去急诊室？还不如自己动手，解除痛苦。

要是着凉或者是夏天贪凉引起的肚子疼，最好的解决办法就是保暖，可以喝点热水，里面加点姜丝、红糖，一般疼痛就可以缓解。

有的时候吃的东西不好消化，或者是吃得太饱了，肚子就会很不舒服，晚上辗转反侧，怎么也睡不着。这时可以用手掌顺时针方向揉肚子，速度不要太快，也不要太慢，保持在60次/分左右，同时要适当用力，使力量能传到腹腔以内，这样可以促进胃肠蠕动，帮助消化。揉完肚子以后，可以再按按揉揉上脘、中脘、下脘、天枢、大横这些穴位，增强一下疗效。

生气引起的肚子疼，一般会是两侧疼的比较厉害，而且多是胀痛，治疗原则应该是疏肝理气止痛。原则不同，选择的方法自然也和前面的有所不同。取肝俞、胆俞、胃俞、三焦俞、期门、行间、内庭这些穴位按摩，背俞穴自己按摩不方便，可以请家人来帮忙。

如果一个人总爱生气，日子久了，肚子可能就不是胀痛，而是刺痛了，这是因为气滞导致了血瘀。这时，除了选上述的那几个穴位之外，可以加上血海、膈俞，这两个穴位有活血化瘀的作用，这几个穴位共同使用，有疏肝理气，活血化瘀的作用。

如果肚子疼得很严重，按揉的话会疼得更厉害，而且出汗量多，大便干，或者大便不爽，小便黄，那么，这多半是由于体内的湿热太盛了，阻滞了腹部的气血经络，不通则痛。治疗就应该清利湿热，也是取上中下三脘，还有天枢穴、丰隆穴，按揉这些穴位。也可以配合揉肚子，也是顺时针方向揉3~5分钟。因为湿热邪气往往不是一天两天形成的，治疗起来也不会那么容易，要坚持按摩一段时间，调整脏腑功能，使它们重新回到平衡状态。

还有一种情况是，身体里的阳气不够，不能温煦脏腑，所以出现肚子疼。一般是脾肾的阳气不足引起这种情况。除了肚子疼以为，还可能会有怕冷，手脚凉，大便稀，精神差，总觉得累。这时要温补脾肾，选足三里、阳陵泉、上脘、中脘、下脘、关元这些穴位来治疗。也可以用艾条来灸肚脐，灸法有很好的温中散寒止痛作用。

痛经也是肚子疼的一个常见原因，一般是小肚子疼，选择的穴位一般是小肚子局部

的穴位，以及肝经和任脉的穴位。胆囊炎或者胆结石也能引起肚子疼，取穴应该选胆经的穴位为主。其他还有很多引起肚子疼的原因，如果您也碰巧遇到这种情况，不妨自己分析一下，给自己制定一个治疗方案。其实谁都可以做自己的妙手神医。

奇方流传三千年，攒竹穴治疗打嗝

呃逆，俗称打嗝，是气逆上冲，喉间呃呃连声，声短而频，不能自制的一种症状。

打嗝这个并不能算是疾病的问题，但也经常会困扰大家。如果正在和别人说话的时候，出现打嗝，是一件很让人尴尬的事情。以前您遇到这种情况会怎么办呢？憋一口气？喝水？还是受惊吓？相信您一定试过很多方法，也相信这些方法并不是十分好用，下面给您介绍个小偏方，您可记好了。

打嗝中医认为是胃气上逆惹的祸，一般认为由饮食不节、情志不和、正气亏虚等原因引起。现在我们不用分那么多种类型，您只要记住：打嗝的时候要用手指用力按压眉头的攒竹穴。两侧同时按压，而且要用力。其实这个方法有点疼，如果是自己按往往会下不了手。如果是别人帮着按，自己也会因为疼而往后躲。这是正常的，因为攒竹穴所在的位置正好是眶上孔的位置，按压这里会本能地躲避。这个穴位是治疗打嗝的特效穴，只要坚持一下，很快就会好的。

如果是小朋友，往往会因为觉得太疼而没有办法配合，这时还有一个办法，可以求助于耳朵的膈反射区。膈肌的痉挛是引起打嗝的原因，所以按摩膈在耳朵上的反射区——耳轮脚，效果一样很不错，而且不疼，很容易被人接受。自己打嗝的话，也可以选择这个方法来为自己按摩。按摩的时候，顺着耳轮脚延伸的方向来推按，适当用力，很快打嗝就会停止。

在耳朵上除了按膈反射区外，还可以拉耳垂。操作时，用双手的拇指和食指紧紧捏住左右耳垂，两手同时用力将耳垂向下拉，力度以耳垂根受到刺激为宜，动作要缓慢，以免拉伤耳垂。将此动作重复多次后，就可使打嗝停止。

也可以采用手部按摩疗法，先用拇指指腹推按手上的横膈膜反射区，推按时，拇指要紧贴皮肤，用力要稳，速度宜缓慢而均匀。然后用拇指指腹重力按压内关穴5~10分钟，如果依旧打嗝不止，可用牙签加强对内关穴的刺激、打嗝自会停止。

打嗝时，将右手拇指放置于天突穴处，然后由轻渐重、由重到轻地揉按该穴0.5~1分钟，也可以治疗打嗝。还有一个简便的小妙招，当轻微打嗝时，可以仰面躺下，伸直双腿，然后将腿抬高，与地面成45度角，保持4秒钟后缓慢地将腿放下，如此反复做10次，便会达到止嗝的目的。

对于老年人打嗝，在很多时候会有正气不足的情况，表现为打嗝声音低，不连续等，这时要注意扶助身体的正气，如果只是单纯地给予驱邪的强刺激，效果未必好。

需要注意的是，容易打嗝者，应少食生冷辛辣食品，保持情绪安宁。发生打嗝时，可专心做一些其他工作，以分散注意力。

烧心、泛酸、消化不良怎么办

吃的不合适了，消化系统出了问题，简单的就会出现烧心、泛酸、消化不良。这些都是非常普通的消化不适的症状，那么当最开始出现这些症状的时候，绝大多数的人都不会很重视，因为就是没吃好，慢慢消化下去了就好了吧，没有必要当回事。而殊不知消化的疾病就是在这些不注意中养成的。像一些胃溃疡、胃炎、十二指肠溃疡都是从这些地方造成的，所以应当及时的防治。

治疗烧心

那么对于一般的烧心，很容易引发食道的问题，像慢性的食道溃疡。因为烧心的位置比较靠上，一般都是食道出了问题，而相应的胃的问题会小一些。所以很多人没有注意，经常吃过凉的、过热的和很坚硬的东西，慢慢的使食道出现了损伤，就会感到烧心比较明显。

治疗烧心其实方法也比较简单，因为是食道的问题，那么吃一些药物就会路过，而没办法起到作用。这时就要用反射区的方法，最好的就是在耳朵这个地方选取食道反射点进行刺激。可以用磁珠的方法，单纯的刺激食道。如果没有磁珠，那么就改用王不留行籽，这时可以在耳朵的食道、胃、贲门的反射点进行刺激。

通过耳朵的反射可以很好地减轻烧心的症状，然后在饮食上多加注意就不会再出现这种难受的情况了。

治疗泛酸

泛酸的问题就是胃的毛病了，一般经常出现泛酸的人患胃溃疡的概率比较大。如果胃的功能非常不好，就会容易恶心、泛酸。这时候需要选取跟胃相关的一些地方进行治疗。首先就是在身体的前面，正中线的位置，分别有三个穴位，是上脘、中脘、下脘，他们的位置在肚子的上边，胸骨的下方。双手自然并拢，用五指同时在这个区域触摸，如果感到有疙瘩或者很凉的地方，那就是胃很差，经常泛酸的表现。这时只要在这个区域中，选择最疼的地方，用双手小鱼际的地方反复按揉，顺时针按揉后再逆时针按揉，做几十次后就会感到胃部是很舒服的。

对于泛酸另外一个非常重要的穴位就是梁门穴，这个穴位就相当于身体中央通路，最大的作用就是治疗胃部的不适，当然泛酸也包括在其中。寻找梁门穴也有非常简便的方法，那就是在人体的乳头和脐中的位置做连线，平行于中脘的地方就是梁门。刺激梁门穴可以修复胃部的黏膜，这样就使泛酸的现象减少了。

治疗消化不良

消化不良是大致分成两种情况的，一种是吃得不合适了导致的短时间消化不良，另一种是长期的消化不良，吃什么都吸收不了。这两种情况看似是不一样的，但是分析起来都是因为人体的小肠出现了问题，所以导致吃不下什么东西，吃进去的东西无法消化大便溏泄。所以抓住这个最关键的点就很容易解决消化不良的问题了。

在足部选择小肠和心脏的反射区，每天进行半个小时的刺激按摩，这样小肠的功能就可以得到恢复，当然消化不良的情况就得到调理了。一定有人会问，难道治疗消化不良就这么简单吗。其实消化不良还有其他的一些消化系统的疾病，最关键就是慢慢的调理，方法都很简单，关键就是需要时间，让受伤害的脏器逐步的恢复到正常的水平，这里面当然也包括饮食上的调养。

烧心、泛酸、消化不良都可以算是消化系统出现不适的初期表现，还没有出现明显的疼痛，暂时的没有胃口。那么就要从轻微的时候开始入手，不要等到真的引起了大病症，即便是吃药也很少吸收到体内，当然效果也会大打折扣。对于肠胃的调养还有一种很重要的手段，那就是砭石的刺激，通过比较好的砭石即便是佩戴也可以使相应的部位受到影响，逐渐的减轻损伤的程度。

食欲不振不用怕，捏脊推背让你吃嘛嘛香

每个人都想吃嘛嘛香，但是现代人越来越觉得吃到嘴中的食物没有味道，也经常会感到到了应该吃饭的时候却说什么也没有胃口。简单地说这都是食欲不振，但是究竟是什么引起身体出现了食欲不振呢，这种食欲不振说麻烦不算麻烦，因为它不痛不痒，只是不想吃饭，也没有感到饥饿；说不麻烦也非常麻烦，初期只是在看着别人的胃口大开，轮到自已却只能吃进去很少的东西，长期就会感到身体缺乏了营养，疲劳消瘦都可能出现。

有没有一种方法可以迅速的改善食欲不振的情况呢，让人食欲大增。那么首先再进行一下细致的分析，这种食欲不振都有哪些不同原因造成的。

第一方面就是因为现在的生活水平提高了，物质也非常的丰富，那么相应的营养就存在过盛的现象，而且现代人普遍的缺乏运动，经常地坐在一处动也不动。这样就使脾胃的功能一点一点地被蚕食，身体的精气也逐渐地下降。

另外一种情况是由于情绪引起的，有很多人都是因为出现了极不愉快的事情，或者是悲伤忧郁过度，使身体非常的压抑，这样脾胃的功能也受到抑制，体内的阳气也无法振奋起来。

综合这两种情况就可以总结出，现在的一些食欲不振都是因为对身体的两方面造成了影响，一是脾胃的功能，一是体内的阳气。

这两方面的原因有一个可以一箭双雕的方法来解决，那就是对背部的刺激。因为人体的背部最中央的位置是督脉的走行位置，而督脉就是统领身体所有阳气、阳经的领袖。另外在督脉旁边是十二经脉的膀胱经，这里面有各个脏器的俞穴，通过对脾胃的俞穴刺激，就可以达到振奋脾胃的作用。

那么具体的方法应该是什么呢，既可以是捏脊，也可以通过拔罐走罐的方法，当然也可以推背。再结合足部的反射区去刺激脾胃的功能，完全可以使食欲不振的情况得到纠正。

以推背为例，操作的时候双手五指自然并拢，从上到下沿着整个后背稍稍用力地推按，每次推十分钟。而拔罐的时候，尽量从上至下，沿着整条膀胱经先进行走罐，这样就有类似刮痧的效果，然后头几次在背上的俞穴从大椎至长强都尽量拔到，在之后重点在脾胃和肝的位置拔罐。

捏脊的方法要说一下，一般捏脊的方法多在孩子身上使用，因为也可改善消化不好

的状况，所以成人也可以进行。但是因为成人的背部比较紧张，捏的时候会感到明显的疼痛。如果是相对比较瘦的人，背部的脂肪很少，就要尽量采用其他的方法，以免疼痛太大导致治疗无法进行。

对于食欲不振的情况，无论是哪种原因引起的，都应该适当的增加每天的活动量。这样一方面能促进一些多余热量的消耗，使饥饿感更强，另一方面可以使身体内的气血津液的运行加快，改善代谢瘀滞的现象。

温灸中脘治胃病，耳朵胃区遥呼应

胃部有毛病会有恶心、干呕、闹肚子等不舒服的表现，尤其是在受寒之后，例如每年的十月份的时间里，胃部通常是最难受的。传统的一些养胃的方法，例如多喝稀粥，吃一些醪糟饭。但是如果每天都喝稀粥或者吃醪糟，会让人感到无法长时间坚持下去。可不可以通过其他的方法来改善一下胃的功能呢。

这种方法就是艾灸，其实艾灸是一种很古老的方法。但是因为使用起来有一些局限性，有些人会认为味道太刺激，有些人会认为烟太重，还有些人会感到不好操作，经常烫到。但是对于改善胃的功能，艾灸还是效果非常明显的一种方法。

用艾条直接在中脘穴位置灸半个小时，或者是用暖水袋在中脘穴处捂半个小时。相对长期肠胃不适的人就要坚持调理，每隔几天就要艾灸一次，连续一个月左右就可以感到胃部舒适感增强了。

一些上了年纪的人会觉得胃肠的功能特别的差，吃什么也不消化，还会感到胃部经常的出现疼痛，或者是恶心干呕，闹肚子也是家常便饭了。这种情况就需要艾灸的时候选择一下方法了，因为老年人一般都会阳气不足，而对寒凉的刺激就会非常敏感。所以在艾灸的时候一定要选择隔姜灸，选择比较新鲜的姜，切成合适的薄片，不要太薄，然后在姜片上扎几个孔，选在中脘穴和神阙穴上，对准姜片进行艾灸。随着姜的药气进入到体内，到达胃部，寒凉的感觉就会消失，而消化不良等现象就逐渐得到改善。

对于胃部的艾灸治疗，同时应该配合上足部的反射疗法，这样会使胃的感应加强，效果也就更好。

人体的耳朵与胃部的感应在反射区中应该是比较明显的，在对胃部的调养方面也可以借助耳部的反射点来治疗。因为对于胃病的话，在耳朵上会有特别明显的疼痛点，尤其是在一开始进行刺激的时候，通常都有难以忍受的疼痛。这时选择胃、食管、贲门、幽门、十二指肠的反射点进行整体的刺激，尤其是在胃的地方，即便是非常的疼痛，也要坚持一下，因为越疼痛说明胃病越严重。慢慢的刺激得耳朵都热乎起来了，胃部也会随着感到温热变舒服，这就是反射点在改善胃的功能。

因为大多数人对于贲门疼痛、胃的疼痛以及十二指肠的疼痛难以区分，疼痛的时候只知道是胃部不舒服，并不知道确切的位置。所以在采用耳穴治疗的时候，一定要将整个消化的反射点都刺激到了，有哪个地方疼痛剧烈就多进行刺激。千万不要误以为只是胃的问题，就只在胃的反射点刺激，这样一旦出现偏差也很难找到问题出在哪里。

如果短时间的强刺激非常难以忍受的话，或者是自己难以下手，那就直接选择用王不留行籽在反射点处贴豆。这样就用长时间的刺激，代替了短暂的点压。一般三到五天更换一次即可。

多点肚脐揉脚底，轻轻松松除便秘

便秘之类的病症通常是不被人们所重视的，除非已经持续半个多月了还没能正常排便，才会想起来看医生。平时，很多会买一些通用药物，例如牛黄解毒片之类的药物来医治自己。其实，产生便秘的原因各有不同，只有对症下药，才能产生疗效。如果随便乱吃药，很可能会增加体内的毒素，一病不好，再来一病。

有很多人都是已经形成了顽固性便秘，常年的大便不通，自己也感到非常的难受。那么究竟怎样能彻底地解决常年的老毛病，让身体的毒素都排泄出去呢。

在推荐治疗便秘的方法之前先介绍一个小技巧，每天沿着食指的根部向食指之间的方向进行推按，达到几百次的时候，就会发现肠蠕动好像变强了。这个手部的反射治疗可以帮助改善便秘的情况，但是一般需要多次的进行推按，还要每天都推。所以有便秘的人一定要注意，经常的双手互相推一下食指。

治疗便秘一个重要的方法就是揉肚脐。人体肚脐这个位置是神阙穴的位置，神阙穴对于人体相当的重要，被认为隐含着先天的信息，而且对于治疗方面神阙穴是不准许用针刺的。所以在日常时候，多揉一揉肚子，点一点神阙穴。具体的方式是在肚脐的上边盖一层薄布，用手指一上一下的点按，然后轻微的揉动，绕着肚脐，按照逆时针的方向慢慢揉动。随着点按和揉推，便秘就会有所改善。

另外在肚子上选择几个穴位进行点按也是有帮助的，例如天枢和中脘。其实天枢穴可以说是最好的排便药，在临床上是治疗消化系统疾病的常用要穴之一，有调中和胃、疏调肠腑、理气健脾的作用。所以适当地在穴位处按压，以神阙穴为中心，这样就是排出便秘的最佳方法。

现在一个非常好的说法就是给肠道洗洗澡，把体内的毒素都排出体外。那么便秘的人怎么能洗澡呢，其实想要做到给肠子洗澡，首先要在足底的反射区进行。因为双脚的足底有肠道的反射区，所以按照一定的顺序按摩就是在给肠道洗澡。每天晚上用温热的水泡脚之后，先从右脚开始，升结肠到横结肠，然后是左脚的横结肠，再到降结肠，乙状结肠，直至肛门。最后将脚趾蜷缩，在小肠的反射区域从上到下的刮按。

这种有次序的刮按足部反射区的方法有利于加速肠道的蠕动，当然一些排不出去的宿便也就会被清理出来。而即便是没有便秘的人这样做，也会让肠道转弯处的垃圾清理出去的。但是需要注意的是，刮按的时候要遵守两点规则，一是力量要足够，另外是顺序要一定。保证了这两方面才会使身体真正的出现改变，便秘就被轻轻松松地解决了。

需要注意的是，便秘患者平时应该多吃富含纤维素的食品，特别是要养成良好的大便习惯，定时排便。如果便秘是其他疾病的一个合并症，那么一定要去医院积极治疗原发病。

得了痔疮不再愁，肛门反射区、长强来解决

可能说十人九痔太过于夸大了，但是痔疮的确是大多数人都有的疾病。现代人得痔疮有很大的比例是因为便秘造成的，所以痔疮的根源就在习惯性便秘，当然坐久了也会使肛门局部的血液循环阻滞，把痔疮给坐了出来。

痔疮发作时也让很多人非常困扰，因为这些人对于痔疮本来就认为是一种难以启齿的事情，那么发作了就自己忍着，无论有多难受，都会一直坚持，终于到了无法忍受时才会去医院治疗。可是痔疮即便是到了医院，效果也不明显。有的采用了手术治疗，没多久就又复发了。所以就造成了对痔疮一忍再忍，忍不了了还要继续忍。

痔疮容易复发的最根本原因还是没有解决局部的循环，使气血都不通畅，再加上饮食、生活习惯的刺激，就导致一而再，再而三的发作，并愈演愈烈。那有痔疮的人或者是痔疮的高危人群，可以掌握几个治疗痔疮的特效方，再发作的时候就不会那么痛苦，没有出现痔疮也能很好地预防。

首先足部的反射区是公认的调节痔疮效果显著的方法，在足底肛门的反射区重点寻找痛点，因为痔疮就是肛门这里出了问题。一般都会找到一个明显的疙瘩，或者是明显疼痛的地方。这时记住这个地方进行强化的刺激，稍稍用力去按揉，顺时针按揉后再逆时针按揉。直到疼痛减轻了，或者疙瘩消失了，这时痔疮也会减轻。

针对痔疮有一个非常重要的穴位——长强。长强是人体督脉的第一个穴位，我们都知道督脉是从下至上的穿行在背部中央的，统领人体的阳气。长强穴就在后背的正下方，是尾骨与肛门之间的中点，也就是俗称的尾巴尖与肛门的连线中间位置。长强就是督脉的第一个穴位，整个脉络的阳气都是从这个穴位发起的。那么为什么长强穴就可以治疗痔疮呢，主要有两个重要的方面，一方面是因为长强对人体的阳气有很强的刺激作用，当人体的阳气振奋了，各个部位的循环也会加速，代谢提速了，痔疮也就根治了很多病因。还有一方面就是长强可以说是离肛门最近的一个穴位，刺激长强就会迅速的刺激到肛门周围的组织，那痔疮的疼痛就可以明显的降低消失。

对长强穴进行刺激的时候要借助推拿按摩的方法，以为“长强为纯阳初始”，当局部的阳气没有振奋的时候，可用手法来刺激强壮它。在很多武侠小说当中都有打通任督二脉的说法，先不说任督二脉打通这种说法是否正确，就是在道家练习小周天的养生健体中，也会重视起始的位置长强穴。

具体的来讲每天晚上在睡觉前，可以趴在床上，因为这个穴位自我的按摩很难做到，所以需要家人适当帮忙一下。先把双手搓热，然后保持一定热度的沿着腰椎向长强穴的方向进行推按，一边推一边搓。反复的推按要达到 100 次以上，这样就会对长强以及肛门周围产生足够的作用。最好再用艾灸的方法在穴位处进行一段时间的刺激，例如每天一刻钟，让长强穴感到温热，逐渐的身体的气血升降也就顺畅了，痔疮慢慢就会好起来。

无论是哪种治疗痔疮的方法，都需要对不良的饮食习惯和生活习惯进行纠正。例如不要吃过辛辣的食物，养成一个按时排便的习惯等等。这样对痔疮形成一个综合的调理，多管齐下，那么痔疮就再也不会成为难言之隐了。

甲状腺、公孙穴、大敦穴——身上的三处减肥宝地

减肥是现在人常挂在嘴边上的话题，一方面生活水平的提高，使越来越多的人出现肥胖的趋势，另一方面爱美之心人皆有之，每一个人都有追求美丽的权利。那么谈到减肥，首先就要关注一个问题，那就是管住嘴。不能一见到美味佳肴就食欲大振，心想先吃完再减肥，这样是一点用处都没有的。还有就是女性朋友不要过分地追求苗条，如果真的变成骨瘦如柴的话，那体现出来的也是一种病态的瘦。

那先要管住嘴，但是一见到好吃的就无法控制应该怎么办呢。这时候就要求助耳朵的反射点了，在耳朵所有的反射点中有一个专门的饥点，它就是用来调节人体饥饿的感觉的，所以刺激一下这个地方，饥饿感就不会很强了，遇见食物了也就不会想要立即吃掉。

下边就要讲一下关于减肥的三个重要的地方，其实虽然说是三个重要位置，或者是穴位，或者是反射区，但是身体上能起到很好的减肥作用的并不仅仅是这三个，所以最好能学会变通，在进行减肥的时候可以扩展一些有关的地方来加强效果。

第一个就是甲状腺反射区。人体脚上的甲状腺反射区是主要的减肥区域。如果想要调整自己的体重和身材，就一定要选用甲状腺的反射区。因为甲状腺的反射区是调节人体内分泌系统的代表，刺激这里就是调节内分泌，那当然脂肪属于多余能量的堆积，内分泌增多了，热量和脂肪的消耗也会增多，身体整个的新陈代谢和血液运行都开始加快。所以减肥首选的是甲状腺反射区。

第二个就是脚内侧的公孙穴，公孙是脾经上的一个重要穴位，从这里脾经会通向胃经，而且又是奇经八脉的冲脉与脾经相通的地方。所以公孙相当于一个枢纽的作用，联系着脾经、胃经和冲脉。每天晚上泡完脚后用刮痧板等用具沿着足弓，在公孙位置来回的刮压。这就是最佳的减肥方法。它既能让脾胃减少负荷，不那么能吃了，又能让身体的反应灵敏，热量也就被消耗。

最后一个也是脚上的大敦穴。大敦穴是肝经的第一个穴位，那肝脏在中医的理论中是调节人体气机的，也就是气通不通畅是由于肝脏的功能决定的。就好像一个非常生气的人，就会感觉到身体有憋闷的状况，这不是因为喘不上来气的原因，而是因为体内的气机因为生气出现了阻滞。那对于减肥而言，气机通畅了，血液和新陈代谢才会更加高效。

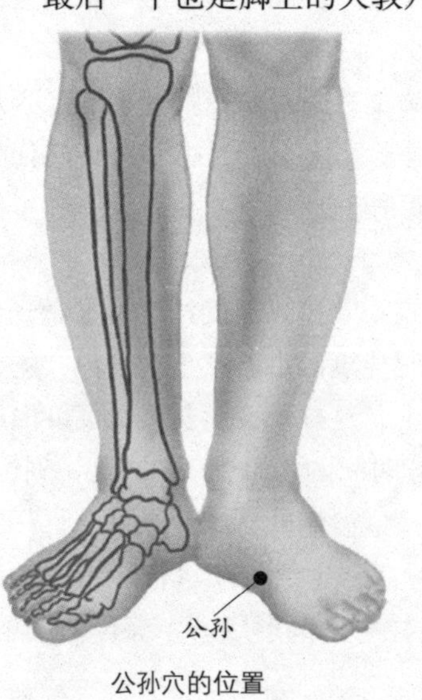

公孙穴的位置

除了这三个重要的穴位，在减肥的时候还要加上耳朵的三焦、脾、胃、肝的反射区的按压，也可以在反射点上直接贴王不留行籽。

还有通过拔罐的方法也能减肥，原来大多数的人都会觉得减肥为什么会跟拔罐有关系呢。因为在人体的背上有膀胱经通过，而在脊柱开始就一一对应，通过拔罐在身体的大横、天枢、中脘以及关元这些穴位，就可以减肥。在拔罐的时候要注意，不要留罐的时间过长，这

样有时会引起皮肤的损坏。一般三五分钟就可以。

怎么甩掉将军肚、蝴蝶袖和游泳圈

啤酒肚也叫将军肚，是身体的脂肪在腹部集结，产生了这样的效果。这种脂肪聚集的现象有时甚至会延伸到四肢和臀部。脂肪聚集延伸到四肢，就成了所谓的蝴蝶袖，其实，蝴蝶袖原指一种法式浪漫柔美的服装设计风格，两袖宽松自然垂降，举手投足间双袖随风飘逸，如蝴蝶般优雅振翅的模样，不过现在多用来形容上臂后方松垮下垂的赘肉。

除了影响美观之外，实际上将军肚是对人体功能下降的表现。它表明身体内部的肠道代谢功能不行了，也可能会是在说内分泌出现紊乱。如果每天坐在电脑前，很少活动，甚至是出门就开车，上楼也是坐电梯，那样的话就让脂肪找上门来，积累在腹部这个位置。

那出现将军肚可以按压足底甲状腺的反射区，因为这个地方能调节体内的内分泌，而身体的内分泌增加的话，会有一些专门和脂肪作用的物质出现，这就消耗掉多余的脂肪。从而使将军肚越来越小，而且还能使心脏获得调理。当然想要局部的脂肪快一点减少，就要在局部多做一些运动，因为身体是没有定位系统的，如果增加腹部的运动，就会告诉身体内部，这个地方需要进行分解脂肪。可以每天做做仰卧起坐的活动，能很好地消除小腹的赘肉。

还有人出现了蝴蝶袖，手臂的赘肉很多，那么每天多抖抖就有效果。抖的时候连抖带甩，每天早中晚都这样运动一下，就可以把多余的赘肉去除。

那么肯定会有人质疑，如果减肥真的这么简单就不必烦恼了。实际上对于减肥有一个非常重要的原则就是要坚持。只要能坚持下来，就能收到不错的效果，很多人都是没有坚持。就像一个很胖的人，经过一段很艰难的减肥，确实体重有所下降，但是只要一天的放松，又暴饮暴食起来，体重就飞快的恢复到超重的状态。

只要能做到坚持，即便是每天搓一搓腹部，竖着捏紧皮肉，将军肚也会在不知不觉中消失。还有一些人是出现了一圈游泳圈，这种情况基本上与将军肚非常类似。可以多在腹部的前后进行摩擦，这种摩擦的方式就会让脂肪加速燃烧，当然想要直观地看到效果，还是需要各种配合。例如通过刺激耳朵的胃、肠的反射点，就能减少食欲，达到一种稍微吃一点东西就感觉到饱的状态，这也有助于减少脂肪的堆积。

要想减掉腹部的赘肉，不是急于求成的事情。尤其是中年的男性，可以在腹部分成几个区域，每个区域间隔差不多。这样按照区域的划分，一点一点地慢慢捏。能长时间坚持做下去，平坦的小腹一定会出现在身上。

别让火从胆经生，日月穴轻松解决慢性胆囊炎

在人体上有一个穴位的名字叫日月，日月就是天上的太阳和月亮的意思。那么这个穴位究竟为什么能这么重要，作为身体的太阳和月亮呢。说到这些就必须知道一个疾病——胆囊炎。胆囊炎是一个让医生和患者都非常头痛的问题，因为在胆囊炎的初期就是炎症的反应，西医并没有什么好办法，然后更加严重后又是主要用手术处理，而在整

个过程中病人都在忍受着胆囊炎的疼痛，而且还对饮食直接造成影响。

胆囊炎现在多发的一个原因就是因为现在工作压力大，工作繁忙，这样有很多人长期都不吃早餐。虽然不吃早饭的不良习惯各种媒体都提到了严重性，但是还是有很多人无法改正的。当经过一夜的睡眠后，身体中的胆脏积攒了一部分的胆汁，胆脏是一个分泌消化液的脏器，分泌出胆汁来就必须找到一个消耗掉的地方。如果长时间的不吃早饭，这些胆汁也就长时间没有代谢出去，那么胆汁的瘀积就造成了炎症。

说到这里胆囊炎到底跟日月这个穴有什么关系呢，其实日月就是治疗胆囊炎的特效穴。日月穴就在双侧乳头的正下方，人的乳头位于第4肋间隙，而日月是在第7肋间隙。说完日月穴位置之后就要解释一下日月这两个字的含义，因为古人认为断案子的大老爷就像是天上的日月，一定要能辨清楚是非，所以会在衙门中悬挂一个“明镜高悬”的匾额。而在身体中胆脏就是辨别是非的大老爷，人体内无论有什么事情都需要胆脏来辨别一下，所以就把胆经上最关键的一个穴位叫作了日月。

日月这个穴能够迅速给大老爷提个醒，对胆脏这个大老爷做得不足的地方予以纠正。所以治疗胆脏最多见的胆囊炎就是日月穴的拿手好戏了。每天都找到日月穴按摩5分钟左右，就可以让胆囊时刻的保持健康。

除了日月穴以外，还能用阳陵泉来治疗胆囊炎，因为它是胆的下合穴。在阳陵泉附近还有一个叫胆囊的经外奇穴，对急慢性胆囊炎都有一定的治疗作用。中医讲胆是“中正之官”，这个青天大老爷的左膀右臂还是很多的嘛。

帮助胆囊排石，不花钱也能调理胆结石

胆结石发作的时候会非常的疼，可以用死去活来来形容，家属却又只能在旁边眼看着遭罪，没有任何的办法。因为胆囊是一个腔体，它会开口到消化道当中。其实，我们是可以通过一些刺激来缓解发作时候的疼痛的，甚至可以促进排石的功能。

在选择排石方法之前，最好能确定胆囊的结石大概有多大。如果结石的直径在半个厘米以上，就要注意了。因为胆中管的内径差不多半厘米，如果超过这个长度，胆结石过大，就会导致结石卡在胆中管上。这样的后果更加麻烦，所以一定要先检查，确定结石的大小，再决定用什么方法。

一般来讲，在人体的足部反射区做按摩刺激的动作是有助于排石的。先重点做脑垂体的反射区，再按揉脾的反射区，然后是上身淋巴、下身淋巴的反射区，最后是肝胆的反射区。这样的按摩没有什么特殊之处，只是一般的按摩刺激，每天进行20分钟的按摩还是很有好处的。

稍微特殊的是，采用可以利排石的药物进行治疗。例如中药中的金钱草，这是一味能够促进排石的药物，所以要尽量发挥药物的优势。先用金钱草泡水喝，这样就相当于在喝排石药。另一方面是将金钱草捣碎，制成糊状，直接贴敷在足底的胆的反射区上，这样排石的效果就会直接传达到胆囊，帮助胆囊排石。

对于胆结石可能到医院会是采取手术的方法，有一些人也获益了。但是手术也是在治标，并且无形中增加了治疗的痛苦和成本。所以关键还是要将胆的功能激活，这样胆

汁正常分泌，也不会出现瘀积。就好像一根排水的管子，定时的敲打一下，让管子四壁产生的垃圾物质随着流动的液体被带走。保护胆囊也是一个道理。

在平时要多注意饮食的保护，尤其是早晨要吃早餐。然后每天晚上都用温热的水泡脚，这是一个很好的习惯，可以激活足底的反射区，即便是还没按揉也会产生效果。然后多敲一敲胆经，敲胆经是一个养生的好方法，能够使全身其他的经络受到振奋，使疾病不容易侵犯。而敲胆经最直接的作用就包括了增强胆的功能，让胆囊里的气血通畅，这样就不可能产生瘀阻的现象，结石也就无从发生了。

在耳朵上贴王不留行籽，给予一个持续的刺激。这都是帮助胆囊排石的好方法。但是切记结石的直径太大的话就不适宜以上的这些方法，一定要到医院就诊。作为平时的预防，反射区刺激等方法，就完全可以胜任了。

第六章

心为君主肺为相，心肺安康身体健

中医讲，心为君主之官，肺为相傅之官，心主血，肺主气，它们两个一起推动着全身的气血运行，从而保证身体的正常运行。祖国传统医学把心和肺称作君主和宰相，从这我们也可以看出心肺的功能是多么重要了。因此我们平时一定要增强心肺功能，保证身体的健康。

膻中穴和大鱼际，“心心相印”保心肺

经常有人会感到身体疲惫，总觉得心里和胸中堵着东西，闷得慌。然后就会总是下意识地用手去按胸口或者肚子，精神也会不集中。那么这就是心肺功能太差引起的，这样的人经常也会睡眠不好，总觉得心口有一块大石头压着，要试着深喘一口气，但是又觉得没有什么改善。在进行一定的活动的时候，很快就气喘吁吁，体力也没办法坚持。

那么这里面出现的问题就是心脏的功能弱，供血比较差，当然循环也就非常不好。再加上肺脏功能也下降，呼吸的深度和质量都不够，于是供氧就会很差。所以这些人的面色也都很不好，基本上都有些晦暗。

那人体的心脏这么重要，呼吸也是无时无刻不在进行的。要怎样才能做到“心心相印”，保护心脏和肺脏的功能，使他们能够很好地运转下去呢?

首先要以坐着的姿势，全身放松，腰背挺直，闭合双眼，用手按揉膻中穴，先顺时针的按揉 100 下，再逆时针地按揉 100 下。然后深呼吸几次后，就会感到胸口的憋闷消失了。这是因为膻中穴是管理人体的气血的枢纽，它就在双乳中间，中医认为膻中穴能够疏通人体的气机，这样气机通畅后，血脉的运行也就顺畅了，心脏的输血和肺脏的呼吸也就会变得轻松许多。如果自己进行按摩的话，可以在后背用硬物顶住，在对应膻中的位置，人体的后背处是至阳穴，它也有调理气血的作用，但是一般可以不进行揉按，

一方面是因为不方便，另一方面是因为按揉膻中可以对应地刺激至阳穴。

这样的方法可以使身体放松下来，然后提高气血运行的推动力量。接下来就要按摩双手，人的双手是最灵巧的工具，所以在双手上就有连接大脑和心脏的血脉。想要提高心脏的功能，就要将双手抬起，与心脏的高度一致，然后互相去按压拇指下端大鱼际的位置。在按压的时候要结合推揉的动作，使作用深透进内部。一般按揉到一百次左右的时候，就会感到非常的舒服。

无论是按压膻中穴还是手掌的大鱼际，都要尽量保持力量柔和，但是又能深透进肌肤里面。因为这样的动作是最适宜调养心脏的，同时膻中穴的气机捋顺了，呼吸也会通畅很多。

因为人体的双手非常灵活，所以神经和血管的分布比较复杂，并且关节都比较小。所以每天适当的活动双手可以起到调节气血的功能，这是因为手掌既是末梢循环，又是连接心脏比较近的地方。例如每天稍微活动一下指关节和腕关节后，手掌微屈，均匀的拍打身体，或者可以双手拍掌。这就是对手掌最好的活动，每天都能持续一段时间，就让心脏的供血有所提高，如果能坚持比较长的一段时间，那么就会发现肺脏的呼吸比原来更有深度了。

也就是说一些简单而有效的活动，就是对心脏的锻炼，既没有使心脏的负荷加大，又使得心脏的功能提高。所以说心心相印，想要保护心脏就要用心去体会，用心去印证。

气管炎、哮喘不再犯，预防治疗都重要

有一些人的肺脏功能比较弱，一方面会使呼吸变得困难，面色发紫；另一方面会让身体变得敏感异常，无论是感冒还是过敏都极容易受影响。所以一些有哮喘的人群会很难受，鼻塞、咳痰、咳嗽、喘不上气都是经常发生的事情。下面就为您介绍几种常见的呼吸系统疾病，告诉您发生这样的问题时，自己应该怎么办。

1. 气管炎

气管炎是由于感染或非感染因素引起的气管、支气管黏膜炎性变化，黏液分泌增多，临床上以长期咳嗽、咳痰或伴有喘息为主要特征。本病多在冬季发作，春暖后缓解，且病程缓慢，故不为人们注意。如果反复发作，则变成慢性支气管炎，甚至会并发哮喘，也就是人们常说的慢喘支。

慢性支气管炎常为病毒感染，继之合并细菌感染。其主要临床表现为慢性或反复性咳嗽、咳痰，冬季加重，夏季缓解，持续两年以上。由于慢性支气管炎的影响，病人的体质减弱，免疫力逐渐下降，遇寒冷天气或天气变化，容易患感冒，而感冒又会诱发慢性支气管炎的急性发作，形成恶性循环。目前虽然不乏控制感染的药物，由于患者免疫力低下和合并病毒感染，疗效虽有，却不够彻底。

从中医学理论来看，慢性支气管炎主要和肺、脾、肾、肝等内脏功能失调有关，而风寒等外邪是导致慢性支气管炎急性发作或加重的因素之一。因此，慢性支气管炎的治疗应以增强体质，提高机体免疫力，调节各脏腑功能为主。长期运用手部按摩防治慢性支气管炎可显著改善症状，减少或减轻该病的发作。当然对于急性发作者，或合并哮喘，

或合并明显的心肺病变，应以药物治疗为主，手部按摩为辅。

按摩选穴：太渊、鱼际、阴郄、中泉等；反射区：肾、输尿管、膀胱、肺、胸腺淋巴结、扁桃体、上身淋巴结、下身淋巴结、甲状旁腺、心、肝、脾、胃、鼻等。

按摩方法：按揉上述反射区 100~200 次，拿捏上述穴位各 50 次，掐按心肺穴、颈肩穴各 100 次。每天按摩 2 次，早晚各 1 次，1 个月为 1 疗程。

症状平复后患者应坚持每天至少按摩 1 次，并做适当身体锻炼，如内养功、简化太极拳，就是比较适宜的方法。还要做到起居有常，饮食有节，寒温适宜，居处要安静整洁，空气清新，勿处潮湿阴暗之地。戒烟酒、清心寡欲。

2. 哮喘

气管炎固然令人心烦，而哮喘也是令人头痛。有这样一句话，叫作："内科不治喘，外科不治癣"，似乎哮喘就是无法根治的顽症。那么现在就来看看，呼吸系统不好都会有什么样的表现，然后对于这些人应该做哪些保健的活动。

在足部的反射区中，脚底中趾接近三分之二的位置是支气管的反射区，接下来就是肺的反射区，这两个地方是观察哮喘的重要地方。一般呼吸系统不好的人，尤其是有哮喘的人，这些地方都不平整，就好像有沙子一样，总会摸到疙疙瘩瘩的地方。而且脚底的纹路也特别的明显粗大。所以发现这样的人，基本可以确定他会气短、气呛，咳痰的现象也比别人多。

很多肺的呼吸功能差的人都会出现一些症状，例如大便不好，不是便秘就是便溏，还有人耳朵的脏东西比较多，像白色的爆皮。这些症状看着跟肺脏没什么关系，但是内在的原因确实是肺的毛病引起的。身体的这些地方反过来也会使肺脏的功能受到影响，身体积累了太多的有害物质，必然会使免疫力等下降，那么哮喘也就很容易发生了。

哮喘的治疗一般都会比较麻烦，很少有能彻底祛除的。有些人没办法只能通过喷药来缓解症状，甚至是激素，最后药物无法控制就变成使用呼吸机来维持呼吸。所以哮喘是非常需要耐心和毅力来解决的问题。

首先对足部的肺、气管、支气管的反射区要经常的梳理，每天都要在肺的反射区刮压一百次以上，然后再刮中趾下的支气管反射区，这时需要倒过来向上，把支气管和肺的反射区都进行刮压，然后再进行大脚趾、第二脚趾之间的胸部淋巴、食道、气管反射区的一起刺激，这样身体的呼吸系统就没有被遗漏的地方了。

除了去刺激呼吸系统的反射区之外，还应该加强肾的反射区推按。在中医中认为肺主呼吸而肾主纳气，想要维持呼吸的深度，让肺脏更加强壮有力，就应该同时兼顾肾的功能。对于消化不好的人，出现便秘、便溏等状况的，就要再做一下脾胃的反射区，这样身体内的毒素减少了，肺的影响也会减轻。

手部按摩是防治哮喘常用的辅助方法。对于慢性病人来说，要坚持比较长期的治疗，如能在季节变化之前给予预防性治疗，常能使发作减轻、减少或不出现急性发作。

按摩选穴：太渊、中泉等；反射区：肾、垂体、输尿管、膀胱、肺、鼻、胸腔呼吸器官区、淋巴结各区、大肠各区、颈椎、胸椎、胃、胆、肝、脾等。

按摩方法：按揉太渊、中泉各 50 次，点按或推按上述反射区各 200 次，掐按心肺穴、肾穴各 300 次。手部按摩每天要进行 1 次，应坚持长期治疗。季节变化前更应加强，可早晚各 1 次。

为了更好的治疗哮喘这样的顽疾，还可以在耳朵上选取重要的位置，贴好王不留行籽，加强对呼吸的调控。当然耳朵上的选取点跟足底的道理是一样的，重点是呼吸系统和肾。

反射区的作用是可以逐步的使肺脏的功能得到调节和增强的，那么在平时也应该做一些必要的注意。一方面就是要做腹式呼吸，人体的呼吸运动分两种，一种是胸式呼吸，一种是腹式呼吸。胸式呼吸主要由胸部带动，而腹式呼吸当然就是由腹部带动。多进行腹式呼吸的好处是一方面可以使呼吸的深度增加，深呼吸的次数变多，肺活量自然会增加；另一方面腹式呼吸能够带动下腹部的胃肠蠕动，这样身体的有害物质就能及时地排出体外。

刚开始做腹式呼吸的时候，会感到肚子鼓起来一下，又瘪下去了。由于不适应也会在做吐气的动作，所以要记得多多的锻炼，时刻想着要做深呼吸。也可以每天早起或者睡眠前做一下锻炼，这样就会使身体的不自主呼吸向腹式呼吸倾斜。

还有需要注意的是要多做扩胸运动。这个运动多次出现在各种运动操中，所以说这个动作对人体的好处还是比较多的，无论是每天伏案的办公一族，还是上了年纪的老年人，都应该多做扩胸的运动。因为这个动作看似简单，却可以使整个肺部和心脏都得到锻炼，心肺的功能正常了，当然哮喘也就不容易发生了。

按摩足底和中指，轻松自然降血压

高血压病是一种常见的慢性疾病，又称“原发性高血压病”，以动脉血压持续性增高为主要临床表现。一般认为，在安静休息时血压如经常超过 18.7/12 千帕（140/90 毫米汞柱）就是高血压，判定高血压以舒张压升高为主要依据。

高血压病的主要临床症状除血压持续升高外，还有头痛、头晕、头胀、耳鸣、眼花、心慌、失眠等。本病晚期会影响心、脑、肾等器官，引起冠状动脉病变、高血压性心脏病、脑动脉硬化、中风和肾功能减退等疾病。近年来脑血管疾病和心血管病的发病率不断上升，其原因多为高血压病未能得到及时治疗所致。本病发病率较高，与年龄、职业、环境、肥胖、高盐饮食、嗜酒吸烟、精神因素、家族史有一定关系。

随着生活水平的逐渐提高，高血压的人越来越多，发病的年龄也越来越小。现在去医院还有保健的场所首先就会量一下血压，所以监控血压，保持血压稳定在正常的水平内，是需要每个人都关注的。

对于很多中老年人来讲，血压的高低就是衡量身体健康状况的一个硬标准。往往身体出现问题就会先从血压开始着手。那么如何从足部的反射区来降压呢?

首先高血压对药物要尽量控制，不要形成对降压药的依赖。而且高血压的根本原因是因为体内的血液循环出了问题，并不是血液的循环太亢奋了，而是在某些地方出现了瘀阻，导致压力上升。

其实通过反射区的原理也能很好的降压，效果并不比药物差，而且一般的药物都会有肝肾的损伤，反射区则不会。所以大家还是应该多采用反射的疗法，然后辅助以药物。

并不是现在的以药物为主，足部反射的疗法和其他的疗法为辅。

一般来说，足底的脚趾与脚掌之间都会有两条横纹，这两条横纹之间是平均的。但是血压高的人是会突出的。所以要注意自己的脚趾部位，尤其是大脚趾的地方。每天按揉双脚拇指的根部，最佳的方法是用双手拇指去按压，因为手脚的拇指都是对应着人体的头部，这样用手指去按压双脚脚趾的方法是最适宜的。但是这种方法不能每天运用时间太久，这样反而会使血压升高，起到相反的效果。有时也可以借助一些按摩的器具，这样会对大脑的刺激减轻。

还有一种方法就是推按中指，因为中指是心经的走行路线，通过调节心脏的作用，可以捋顺血液的循环，血压也会趋向正常的。血压高就要从手指尖向手掌进行推按，这样每天做到 100 次就可以了。像这些小动作，都会对血压的调节有帮助。

高血压病患者的生活要有规律，要保证足够的睡眠。经常参加适当的体育锻炼，注意劳逸结合。练降压操和打太极拳有降压作用，练降压操或打太极拳时间越长，其降压效果就越好。也可选择合适的气功功法，建议练习内养功，意守脐下丹田或涌泉，切勿意守身体下半部的穴位，不要参与竞争性强的活动。

对于高血压的人群一个很重要的方面就是控制饮食，饮食清淡，少吃动物脂肪及内脏，少食油腻的食物，戒烟酒。高血压病中期患者饮食宜少盐。肥胖者要节制饮食。患者要善于控制自己的情绪，不论喜怒哀乐，都要适可而止。如症状明显，血压较高，应在医生的指导下，配合应用降压药和镇静药。

需要注意的是，继发性高血压患者不宜采用推按中指的方法。

急慢性咽炎太麻烦，泡足摩足有奇效

咽炎这种病是比较的麻烦，因为现代生活的快速高节奏，加之不良生活习惯的影响，烟酒的刺激，出现咽炎非常的正常。之所以说咽炎比较麻烦，是因为它分成急性咽炎和慢性咽炎两种，一般急性咽炎很好解决表现出来的不适，就导致治疗不彻底。而多次出现咽炎，迁延不愈就会成为慢性咽炎，到了慢性的咽炎，即使是知道什么原因造成的，也会极其的难治愈。

还有一些人是因为上了年纪，逐渐地出现声音沙哑，咽炎也就出现了。其实大多数的人是因为过多的刺激引起的，还有一部分是因为工作造成的，例如教师等。所以一旦有患咽炎的趋势，就一定要加以注意了。

现在了解一下急性咽炎和慢性咽炎的表现都有哪些。一般急性发作的咽炎会有咽部干燥、灼热的现象，吞咽的时候还会感觉加重，还可能会出现一些全身的表现，例如发热、不适、关节酸痛，等等。

而慢性咽炎则会出现咽喉红肿，干咳没有痰，声音嘶哑，倒是疼痛的感觉不明显，很多的女性还会感觉咽部有异物，但是吞咽不受影响，即使是去医院检查也不会发现真的有什么异物。几乎所有的慢性咽炎都会感觉到咽部干燥、发痒、灼热。但是全身的症状基本没有。

看到这些不同的表现，就能理解急慢性咽炎的区别，当然解决了慢性的咽炎自然急性咽炎也没有问题了。所以针对慢性咽炎要从以下几个方面入手：

首先就是足部反射区的治疗，咽炎肯定要选择咽喉、气管、支气管、肺的反射区，要每天用温热的水浸泡双脚，然后在反射区上推按10分钟左右。同时要选择耳上的反射点加强刺激，在肺、鼻、咽喉的反射点用王不留行籽进行贴压。双耳轮流进行每天的贴按。

但是最有效的方法还是要通过足底的涌泉穴来治疗，除了每天按摩涌泉穴之外，还需要用药物进行贴敷。主要是用吴茱萸这味中药，将吴茱萸研成粉末，加入少量的米醋，制成糊状，用纱布包裹直接贴敷在双脚的涌泉穴位置上，这样就可以迅速的消除咽喉肿痛的症状。如果先用热水浸泡双脚，然后进行贴敷，就能把急性的咽炎很快治愈。

当然对于慢性咽炎也有很多偏方，例如乌梅肉。因为乌梅是一味治疗咽部不适很好的药材，那么用剔除梅核的肉质每天含服，这样不仅能减轻烟酒和职业对咽喉造成的损伤，也是非常好的预防慢性咽炎的方法。

预防咽炎的方法有很多，只要能自我进行反射区疗法，注意日常的起居和饮食，那么避免出现急慢性的咽炎都是可以做到的。切莫因为已经患有了慢性咽炎，而四处轻信没有根据的方法，以免加重咽炎的病情。

患者忌食辛辣，应戒绝烟酒，保持大便通畅。起居要有规律性，选择太极拳等锻炼身体，增强体质，防止感冒。出门可戴口罩以避灰尘。

嗓子多痰又干痒，足部选准反射区

嗓子发痒，痰多，随时随地都想吐痰，也有时会变成干咳无痰的样子。这是现代中年的男性容易出现的状态。有太多的人经常在干咳，感觉喉咙中有痰，却又非常难咯出来。或者就走了另外一个极端，不停地咳痰，甚至要备上很多的纸用来咳痰。

经常有痰也会导致口腔中的味道非常难闻，无论是别人还是自己，都能感到这种嗓子痒痰多的现象非常的让人厌恶。究竟为什么会出现这种情况，为什么又是男性居多呢？原因是现代的生活水平比较高，饮食上不加控制，再有就是防御寒冷的方法很多，基本不会有难以忍受的寒冷出现。那么就造成现代绝大多数的人都是虚热的体质。

现代人中男性又更加是虚热的体质，就因为寒冷已经逐渐的远离，男性的体内相对女性会来讲更加阳气旺盛，那么当这些阳气无法消耗的时候，就会转化成热，所以男性会更加偏重虚热。如果出现虚热，咽喉这个连接人体内外部分的要道就会受很大的影响，一边是热气上升，就汇聚在咽喉这个部位，另一方面是咽喉也会被外界的寒热之气所影响。

所以要祛除这些嗓子干痒、痰多等现象，就应该从消除这些虚热来做。在双脚足部的反射区，选择肺、气管、支气管还有胸部淋巴反射区，用比较重的力量进行刺激，最合适就是用一些专业的器具，反复的在这几个反射区进行推按。如果已经是嗓子痒、痰多的话，那么在支气管的位置就会感到有沙粒的感觉，只要把沙粒揉到消失不见，就说明嗓子和肺脏都逐渐好转。

可能在耳朵上的调理就更加的方便了，也是选用这几个脏器的反射点。用王不留行籽贴敷。但一定要找最痛的地方，不要仅仅局限在固定的一个位置。

别以为富贵病治不好，丰隆穴帮你降血脂

高血脂也就是经常说的胆固醇、三酰甘油、脂蛋白这三项指数都比较高，现在高血脂已经和高血压一样，成为了重点预防的中老年人常见病。衡量一个人的身体是否健康也会同时关注血压和血脂的。

一般高血脂的人都会手掌发红，而掌心有星星点点的白色脂肪点，最突出的是双手的大鱼际非常饱满，明显比小鱼际高出很多。这是因为高血脂的人体内的脂肪代谢有问题，所以有些人也会说高血脂是富贵人才会得的病。

其实说到富贵病就让人一下子联想到糖尿病，好像富贵病都一定会治不好。其实高血脂并不能算真正的富贵病，也不是不能治好的。脂肪如果堆积在身体的某个地方，就会形成很厚的赘肉，脂肪如果堆积在血液中就形成了高血脂。实际血脂就好像是身体中多余的垃圾，跟饮食的过剩是有一定的关系的。既然知道是饮食的过剩那就要想办法把它代谢掉。

想要降血脂，促进身体内部的代谢就要知道一个很重要的穴位，那就是丰隆。看到这个名字就会知道，丰隆穴就是管理人体哪些地方出现了堆积的现象。它就好像一个电梯升降的管理员，如果身体出现了过剩，那么它就会促进身体把多余的排泄出去，如果身体出现了不足，它也会促进身体多做一些补充。因为现代生活的物质充沛，所以丰隆穴已经更多地被用在减肥的方面，肥胖也是一种脂肪堆积的疾病。当然血脂的升高丰隆也能很好的控制。

定位丰隆就要知道和它关系特别密切的一个穴位，条口。条口穴与丰隆穴离得非常近，又是同一条经脉上的穴位，所以刺激按摩丰隆可以一起按摩条口，这两个穴位就像好朋友一样，可以起到相类似相补充的作用。条口穴就在内膝眼和内踝尖的连线中点，而向外一横指的地方就是丰隆穴。用拳头直接在条口和丰隆的穴位处进行敲打，两个穴位都会受到刺激。降血脂就在这里完成了。

因为血脂是通过饮食导致偏高的，当然也可以通过饮食把血脂再降下来。一个对降血脂非常有效的食物就是洋葱，它能够促使血脂分解代谢，也能一定程度上帮助加快血液的运行。所以可以多吃一些洋葱，尤其是已经高血脂的朋友。

中医也有“强心剂”，膻中穴来调理冠心病

冠心病是中老年人的一种常见病，对人的伤害也比较大。因为心脏随时随地都有可能会出现故障。一般都会这样认为，心脏的疾病很难治，而且中医的方法更加没有什么效果。其实这种看法要纠正，千万不要认为中医是慢功夫，根本解决不了心脏的问题。

人的心脏就像是住在最深处的皇帝，无法看见它，却又被它管制。其实这个皇帝是很累的，而且年纪越大就会越累。为什么这样说，只要仔细想一想就会明白，人体的其他的器官和组织都可以适当的休息，唯独心跳和呼吸是不能停止的，呼吸当然简单了，只要能维持气流的通畅，在体内很好的交换带来氧气就行了。但是心脏就不同了，即便

是一时一刻也不能休息，也要很好的工作。否则身体就能感到，供血一差，任何地方都不能好好的工作了。

所以出了心脏的疾病以后，一定要及时的调整。有很多年轻的人愿意过夜生活，而且会玩的很晚，其实这就是对心脏的伤害。忙了一天本来在夜晚的时候应该减轻一下工作量了，但是反而更加重了，长时间下去心脏病就会随之而来。

治疗冠心病并不是西医的一枝独秀，中医的一些方法也是非常好的。有一些中药对冠心病的调理是非常出色的，例如非常有名的速效救心丸里就有中药的成分。还有就是有一些传统的物理方法，能在冠心病发作的时候直接作用，让症状尽可能的缓解，像按摩针灸的方法。所以对于冠心病的调理，中医是一个很重要的手段。

在人体的两乳头中点的位置，有一个穴位叫作膻中。它是对心脏，或者说是对冠心病有非常好的作用效果的。如果把心脏比喻成藏在深宫的皇帝的话，那么膻中穴就是在皇宫门口守卫的武士。为什么会这么说呢，人体的胸部就像一个大房子，在这个房子里面最核心的就是心脏，而房子就是对心脏的保护。如果房子出现了漏洞，心脏就会出现疾病。膻中穴就是控制这个房子的开关。

一般都会认为，心脏的最主要功能就是运行血液。但是能推动血液运行的却是气，气一旦缺失了，血液的循环就会出现没有力量的状况。在所有的穴位当中，膻中穴是脏腑之气汇集的地方，所以膻中又被称为气会。心脏出现了毛病，按压膻中穴，立刻就能调兵遣将，让身体所有的气都来保护心脏。

具体按摩膻中穴的方法有很多，最好就是能坐下来，用拇指轻轻地按揉，这样膻中穴就会收到信号，来解决出现的问题。

足部的反射区和耳朵上的反射点，都是能保护心脏的卫士。如果有了冠心病，经常按摩一下反射区的相应部位，就能天天做保健。但是可以注意一下，心脏是身体的核心，所以在选反射区的时候，可以以心脏为中心，把身体其他的地方都按摩到。还有最重要的就是心脏出现了问题，一般都和过度的劳心有关系，所以按摩切记不能有大力，只需要轻轻地按揉就能收到效果，即便是肌肤的感觉不强也可以。

冠心病的患者除了对一些方法的掌握之外，平时还应该多注意饮食，保持清淡适中的饮食结构是最好的。

慢郎中也能治心绞痛，左脚脚心有大药

心绞痛发作令人非常难受，一方面要忍受心脏罢工的痛苦，另一方面还要担心能否恢复过来。所以心绞痛的人真的是有一个无法去除的心病。当然心病还得心药医，这个心药就是人体的反射区。

为什么说反射区是治疗心绞痛的心药呢，这是因为心绞痛是因为心脏缺血而引起的。要解决心肌缺血当然不能靠心脏自己，而药物即便是有作用也需要时间，何况很多药物的效果都不明显，如果采用物理的疗法，还要担心是不是会增加心脏的负担。综合这些因素看，反射区是最佳的方法。首先反射区的作用原理会让效果直接传达到心脏，还有反射区不会引起心脏出现任何的不良反应，它没有一点负担，最重要的是无论发作的时候还是未

发作的时候，反射区都能起到治疗的作用，这是其他任何一种方法都不能媲美的。

在足底的反射区中，左脚脚心的位置就是心脏的对应位置。在进行按摩的时候，选择脚心的位置开始逐渐的向外扩散，而作用的力量要缓和，使作用逐渐的渗透进去。这样心脏就能收到信号，缓解供血不足的现象。如果急性发作，可以用拇指面积比较大的地方，在心脏反射区的位置横着向脚趾推压，这样做的效果会非常明显。

除了反射区，对心绞痛也有效果的就是穴位。掌握一些常用的穴位，对心绞痛发作会有很好的帮助。例如，针刺双侧郄门穴，4~5 分钟可逐渐缓解心绞痛。但是如果条件不容许的话，直接用手指去按压也能有效果。郄门穴在手腕内侧的横纹上方，取穴的时候可以从手横纹的中点向上寻找，大约 5 寸的地方。所以如果对穴位有一定了解的话可以通过这种方法解决。还有一对穴位也对心绞痛发作有一定的作用，他们是身体上相对应的两个穴位，一个是膻中，一个是至阳。一个是在双乳连线的中点，一个是在对应的后背位置。同时按压这两个穴可以缓解疼痛。

心绞痛的人平时的时候也要注意一下保护，如果还不确定自己是不是有心绞痛的话，一是看一下疼痛的位置，还有就是自己摸一摸足底的心脏反射区，很多心绞痛的人在这个位置都是不平坦的，有的是疙瘩，也有的是条索。

当然因为心脏的功能非同一般，所以心脏要是出现疼痛的话应该区别对待。别的疼痛可以忍一忍就过去了，心脏的疼痛是无论如何也不能忍的。

别拿心慌不当病，脚心、内关治心悸

心悸这个名词可能有一部分人是不清楚的，说白了心悸就等同心慌。为什么可以说心悸等于心慌呢，因为心悸实际上是在形容心脏的跳动出现的问题，那心慌的时候也使心脏的跳动加快。所以一旦出现心慌等表现，就要积极调理一下，千万不要忽视这个小问题。

心慌偶尔出现可以不采用任何的方法，但是要注意心慌是否连续出现。也就是说心悸是心脏刚出问题时的表现，所以出现心悸时要区分是不是第一次出现，也要了解心悸会引起哪些不好的地方。首先心悸时间长了，可能冠心病、心绞痛就会出现，心脏错乱都是从发慌开始的。

对于心悸的综合调理需要按以下的几个步骤来进行：

（1）要重点抓住左侧的反射区，无论是足底的还是耳朵上的。因为人体的心脏是偏向左侧的，所以反射在外部的反射区的时候都是以左侧为主。例如左脚的脚心，这是一个可以每天晚上睡觉前按摩的穴位，每次按摩上百下，既能调节心悸，还能帮助睡眠安稳。

（2）要知道心悸都有哪些穴位管理，那就是内关和神门。神门就在腕横纹的下边，它是调节体内神经的重要穴位，绝大多数心悸都是因为神经在局部出现了错乱。那么刺激神门就是在调节神经的状态，心悸的情况也就会很少出现了。

（3）心悸的人一定要保持心情的舒畅，情绪不好就肯定会影响到心脏的功能，功能紊乱了，就会不时的出现心慌心跳。所以保持心情平稳舒畅很重要。既不要过分的悲伤，也不要过分的欢喜。

实际上这三个步骤不一定要求大家都固定着使用，关键还是根据个人的情况，以及心悸出现的频率来相应的调整一下。所以心慌并不可怕，即使是频繁地出现了心悸。可怕的是或者是大惊小怪，把心悸看得过分严重；或者是完全忽略了心悸的表现，出现心悸也认为很正常。

有很多人的心悸并没有对心脏产生过多的伤害，反而是不停的紧张焦虑对心脏形成了负担。这样就非常容易形成恶性循环，加重心悸的症状。所以调整心情比进行心悸的治疗更加重要，或者可以说心情舒畅就是治疗心悸最好的灵丹妙药。

预防心脏病，膻中穴、腧穴调理心律失常

心律失常是一个比较大的概念，这个需要首先明确一下。因为心脏跳动的节律必须在一个合适的范围中，每个人的心率无时无刻不在改变。如果超出了这个合适的范围就变成了心率失常了，一般来讲心率失常会包括心动过缓和心动过速两种。但是治疗的方式还是大体相同的。

心动过缓和心动过速都与一个因素相关联，那就是运动锻炼。平时缺乏长时间的锻炼而且身体一般的话，就会出现身体素质比较差，心脏同样也差，就变成了心动过缓。当然还有很多因素使心率很低。但是如果运动的过分了，消耗身体太多的能量，就会让身体欠下很多的债，有时候就会变成一种病态的增强，那就是心动过速。其实认真想一下，所有的运动员身体是非常合格的，但是心率会很低。所以心律失常就是心脏出了问题，是一种病态的表现。

治疗心率失常可以算是预防和治疗心脏病的第一步，走好这一步，避免心脏病的出现就会相对容易，即使是出现了心脏病，相对来讲也会很容易。一般来讲治疗心律失常可以做一下按摩保健。在身体的前方选择一个重要的穴位，膻中穴。轻轻地按揉 100 次，然后趴在床上，对背部的腧穴进行梳理，最后再回到膻中穴上去按摩 100 次，这样反复就可以达到一个简单的调节心率的目的。

在选用药物或者其他方法纠正心律失常的时候，有一个很重要的方法能够显著提高疗效。那就是刺激手掌大鱼际的位置，也就是拇指下边的地方。因为这个地方是手掌对应心脏的反射区，手掌由于平时接触物品比较多，一些地方的反射区并不敏感，即便是受到刺激效果也不明显。但是对于大鱼际这个地方，手掌着力的地方通常都不会在这里，所以对于手部的反射区大鱼际就成了特例。而它对应的正好是心脏，所以治疗心脏相关的疾病都比较不错。而属于初期表现的心律失常就更容易得到纠正了。

心率失常如果去了医院肯定会造成一定的经济负担，因为医生肯定不会让这种现象长期的持续下去，并且有一些心律失常是非常严重的。但是很多人却没有感到治疗有什么好的感觉，其实对于心律失常在家中自我治疗一段时间，大多数都可以得到调整。所以这种一分钱也不花的好方法还是值得推荐的。

人体自有速效救心丸，膻中、太渊配合治早搏

早搏是一种心率失常的表现，很多人的早搏就是感到一阵心慌，并不会有更深的感

觉。但是也有一些人感到心前区非常压抑，随着速效救心丸的广泛被接受，越来越多的人都会直接服用一些药丸来缓解一下症状。

速效救心丸每个人都有，只是没有发现而已。因为药物经常服用也会稍感到效果降低，所以就很可能会增加药量，里面的原因都可能会被归纳成有了一些耐药性。对于耐药性必然会存在，但是更关键的是速效救心丸的效果并不是百分百地传送到了心脏的位置。否则就不会要求舌下含服了，那是为了让药效更快的起作用。人身体也提供了速效救心丸，它是自身的一部分，所以也不会有耐药性。那么就看看这个速效救心丸为什么好。

一个好的药物肯定要含几种有效的成分，这样药效才能达到相互配合，相互制约的好效果。那么身体上提供的这个速效救心丸也是由几部分组成的，就像药物搭配中的君臣佐使。这些地方相互配合使用就能达到最佳的效果。

膻中，这是一个治疗心脏疾病必须要选上的穴位。它就在人体的双乳中间，由于在中医中认为膻中是人体的气会，就是说身体所有的气都会到达这里。所以根源是气血逆乱的早搏就需要在这里捋顺一下。气通顺了其他的就好调整了。

太渊，这也是一个非常重要的穴位。重要到什么程度呢，这个穴位的位置就在手腕诊脉的位置。每个人都知道脉搏就是心脏的跳动，那么作用在脉搏上的穴位，当然毫无疑问就是在调整心脏的跳动规律的。

在通过膻中和太渊两个穴位进行调节治疗的时候，加上左耳内的按压，刺激在左耳中的心脏反射点。这样就把两个穴位的作用有效的联系在一起，一同来治疗早搏的现象。

实际上对于早搏经常会分为良性的早搏和有预后意义的早搏，也就是说早搏很多情况下是不被人发现的。所以既不要对它过分担忧，又可以通过人体的调节来纠正。如果真的出现了非常不舒服的感觉也需要去专业医院进行诊治。

第七章

养好先天之本，别让肾受伤——肾病自愈疗法

肾为先天之本，是人体元阳所在之所，因此一旦伤到肾，说明病症已经非常危险了，所以肾病历来是非常难治愈的。不过，一些按摩的方法还是很大程度上缓解肾病的，再加上日常生活中慢慢调节，日久也是可以恢复的。

肾为身之阳，养阳先养肾

中医所说的阳气是由先天之精气、水谷之精气和吸入的自然界清气组成的。先天之精气其实代表的是先天之本的肾。肾为一身之阳，就像人体内的一团火，温煦、照耀着全身，涵养着人体的阳气。《黄帝内经》说："肾者，作强之官，技巧出焉。"这就是在肯定肾的创造力。"作强之官"，"强"，从弓，就是弓箭，要拉弓箭首先要有力气。"强"就是特别有力，也就是肾气足的表现，其实我们的力量都是从肾来，肾气足是人

体力量的来源。养好肾，才能保障人体气血畅通，阳气充足。因此，养阳一定要先养好肾。

如果说生命是一棵大树，那么肾脏就是树根。对于肾脏，中医里永远只存在着补，从没有泻的说法。不能给肾脏撤火，更不能灭火，只有通过不断地、适度地添加“燃料”，才能让肾火烧得长久而旺盛。

现在市场上有很多补肾的药品、保健品，看得人眼花缭乱。但是，补肾也有讲究，不要盲目。大家都知道“亡羊补牢”的故事，羊丢了，首先应该想到的是把羊圈补好，而不是再买几只羊回来。补肾也是一样，首先要保住现存的，然后再想怎么去补，不要一边补，一边继续大量地消耗，这样是没有用的。所以，补肾首先是固摄元气，每天吃好、睡好，心情愉快，也是一种保护。具体说来，养肾可以从以下四个方面着手：

1. 节制性生活

在中医的抗衰老、保健康的理论中，常把保护肾精作为一项基本措施。对此，前人早有定论：“二十者，四日一泄；三十者，八日一泄；四十者，十六日一泄；五十者，二十日一泄；六十者，当闭固而勿泄。”总的意思是对房事要有节制，既要节而少，又要宜而和。只要做到节欲保精，就会阴精盈满，肾气不伤，精力充沛，从而有利健康，达到延年益寿的效果。

2. 调畅情志

“恐则伤肾”。只要精神愉快，心情舒畅，则肾气不伤。肾气健旺，五脏六腑得以温煦，功能活动正常，身体才能健康。

3. 爱护脾胃

养肾一定要重视对脾胃的调养，平时应当对食物合理调配，烹调有方，饮食有节，食宜清淡，荤素搭配，忌食秽物，食后调养。只要脾胃不衰，化源有继，肾精得充，精化肾气，自然健康长寿。

4. 起居有常

古人曾提出“春夏养阳，秋冬养阴”的护肾法则。阳者肾气也，阴者肾精也。所以在春季，应该是“夜卧早起，广庭于步”，以畅养阳气；在夏季应该是“夜卧早起，无厌于日”，以温养阳气；在秋季，应该是“早卧早起，与鸡俱兴”，以收敛阴气；在冬季，应该是“早卧晚起，必待正光”，以护养阴气。若能做到起居有常，自然精气盛，肾气旺，能够达到抗衰老、保健康的目的。

肾虚不要紧，学几招护肾“秘籍”

中医认为，适宜的运动能改善体质，强壮筋骨，活跃思维，有利于营养物质的消化和吸收，从而使肾气得到巩固。因此，保护肾气就要适当地运动。以下专为肾虚患者介绍几种运动：

1. 缩肛功

平卧或直立，全身放松，自然呼吸。呼气时，做排便时的缩肛动作，吸气时放松，反复进行30次左右。早晚均可进行。本功能提高盆腔周围的血液循环，促进性器官的康复，对防治肾气不足引起的阳痿早泄、女性性欲低下有较好的功效。

2. 强肾操

两足平行，足距同肩宽，目视前端。两臂自然下垂，两掌贴于裤缝，手指自然张开。脚跟提起，连续呼吸 9 次不落地。

再吸气，慢慢曲膝下蹲，两手背逐渐转前，虎口对脚踝。手接近地面时，稍用力抓成拳（有抓物之意），吸足气。

憋气，身体逐渐起立，两手下垂，逐渐握紧。

呼气，身体立正，两臂外拧，拳心向前，两肘从两侧挤压软肋，同时身体和脚跟部用力上提，并提肛，呼吸。以上程序可连续做多次。

3. 刺激脚心

中医认为，脚心的涌泉穴是浊气下降的地方。经常按摩涌泉穴，可益精补肾。按摩脚心对大脑皮层能够产生良性刺激，调节中枢神经的兴奋与抑制过程，对治疗神经衰弱有良好的作用。方法是：两手掌对搓热后，以左手擦右脚心，以右手擦左脚心。每日早晚各 1 次，每次搓 300 下。

4. 自我按摩腰部

两手掌对搓至手心热后，分别放至腰部，手掌分别上下按摩腰部，至有热感为止。早晚各一次，每次约 200 下。这些运动可以健运命门，补肾纳气。

防治肾阳虚，找合谷、鱼际、足三里

感冒不断，畏寒怕冷，爱喝水，四肢不温，又口干舌燥，口腔常溃疡；夜尿多；腰痛、关节等骨头经常痛；怕热，腰酸，口舌生疮，小便黄热，烦躁且疲劳，坐立不安。这些都是肾阳虚引起的症状。

中医认为，肾为先天之本，肾阳能推动人体各个脏腑的生理活动，是一身阳气的根本，也称“元阳”。肾阳不足就会影响各个脏腑的生理活动而发生病变。所以要通过后天的精心调养来呵护肾脏。所谓的肾阳虚就是人体的卫气卫阳虚弱了，保卫身体的功能也降低了，也就是西医所说的免疫力降低了，从而出现各种不适症状。

肾阳虚是每个年龄段的人都容易出现的情况，虽然不是什么大病，但如果不加注意的话，很容易导致胃、肺和肾脏上的重大疾病，如肾炎、肾下垂、膀胱炎、糖尿病、阳痿等。所以我们千万不能掉以轻心，一旦出现上述症状，要及时治疗，这时，合谷、鱼际和足三里就可以帮你的忙了。

合谷穴是人体保健的要穴，每天早饭前和晚饭前按揉两侧穴位各 3 分钟，就可以很好地提高卫阳的功能。冬天和深秋以及夏秋之交的时候适宜艾灸合谷，春季和夏季的时候适合按揉。按揉时应该朝着小指方向按，有酸胀的感觉为度，艾灸时应该拿着艾条在距离穴位约两指的地方进行灸。

足三里是胃经上的要穴，也是人体的长寿穴，主治肚腹上的疾病，每天按揉或艾灸两侧足三里各 3 分钟，可养胃、补肾、补肺，要配合合谷使用。

鱼际是手太阳肺经的穴位，每天坚持掐揉或艾灸双手鱼际各 3 分钟，可保肺的平安无恙。一定要配合合谷、足三里使用。

除穴位疗法外，还可服用一些中成药来增强卫气的护卫防御功能，如玉屏风散、防风通圣散等都是不错的选择。

在饮食上，要多吃黑色的食物，如黑豆，黑芝麻等，少吃甜食，忌油炸食品；适当吃一些辛辣的食物，也可以加强卫气的防御作用。

解救肾阴虚，要靠涌泉、太溪和关元

中医认为，肾阴是肾精作用的体现，全身各个脏腑都要依靠肾阴的滋养，是人体阴液的根本，所以又称“元阴”。人体各个脏腑失去肾阴的滋养就会发生病变，如肝失滋养则肝阴虚、肝阳亢，甚至出现肝风；心失滋养则心阴虚、心火旺、心烦失眠、心神不安；脑失滋养则眩晕耳鸣。反过来，各个脏腑的阴液严重不足时，也会导致肾阴不足，如热邪侵犯灼伤胃导致胃阴不足，进一步就会损伤肾阴，称为“肾阴涸”。由于“阴虚则阳亢”、“阴虚生内热”，肾阴虚往往会出现潮热、升火颧红、舌红、口干咽燥、脉数无力等热象，但也有虚而无热，则称为肾精亏损。

所以，在平时我们就要注重肾脏的保养，一旦出现肾阴虚，就要及时补阴，以制约偏亢的阳气，来维护我们身体的健康。在人体的经穴中，涌泉、太溪和关元是补阴的常用穴位。

涌泉穴的重要性我们在前面已经讲过了，它是肾经的首穴，是补肾、滋阴降火的要穴，这里当然少不了它了。

太溪穴位于内踝尖和足跟上大筋的中点。所谓太就是大的意思，也就是说它是肾经上最大的溪流。它是足少阴肾经的输穴和原穴，输穴就是本经经气汇聚之地，原穴是本经经气较大的“中转站”，太溪穴合二为一，所以太溪穴处肾经的经气最旺。常按揉此穴，就会起到很好的滋阴作用。

关元穴是任脉上的穴位，是三阴经和任脉的交汇处，还是小肠经的募穴，它的主要作用就是壮阳，用在这里，是为了稍稍激发一下阳气，借一点阳气的力量来帮助阴气恢复，是取“阴阳相生”之意。所以就不需要采用艾灸等刺激程度深的方法，只要用手掌轻轻地摩擦就行了。

具体操作方法：每天晚上泡脚的时候，分别按揉两脚的涌泉穴、太溪穴各 5 分钟。按揉左脚时手指逆时针转圈，按揉右脚时顺时针转圈。然后躺在床上用掌心逆时针摩擦关元穴，速度不宜太快，感觉皮肤微微发热就行了。第二天早上，再按揉两侧涌泉、太溪一次。

只要坚持按照这个穴位疗法按摩，肾阴虚很快就会治愈了。在治疗期间，一定要忌食辛辣、热的食物，如羊肉、狗肉等；可以多吃点酸味或稍甜的东西，对滋阴有很好的辅助作用。

莫名腰痛，按摩经络就能解决

提到腰痛，相信大家都不陌生，无非是有些人知道自己的腰为什么痛，而有些人不知道自己的腰为什么痛。其实，无论你的腰痛属于哪种情况，经络都可以解决。

肾虚、寒湿腰痛，只需对症下手

关于腰痛，一方面，中医认为“腰为肾之府”，肾气的盛衰直接决定腰的状态，人年轻时，肾气旺，腰几乎都没问题，但上了年纪，就会出现不同程度的肾虚，腰的毛病也就花样百出了；另一方面，当人体受到寒湿之邪，体内气血便出现凝结，造成经脉阻塞，于是腰部就会酸痛不舒服。

肾虚型腰痛，通常起病缓慢，隐隐作痛，腰膝酸软乏力，劳累则会加重病情。其经络按摩取足太阳和督脉经穴为主，选用穴位包括肾俞、委中、夹脊、阿是穴、命门、志室及太溪，每天请家人帮忙按摩几分钟，尤其是疼痛发作时，非常有效。

寒湿型腰痛，多因坐卧冷湿之地、涉水冒雨、身劳汗出或衣着冷湿而致，这类患者多逢气候骤变，阴雨风冷，疼痛增剧。其经络按摩取足太阳和督脉经穴为主，选用穴位包括肾俞、委中、夹脊、阿是穴、风府及腰阳关穴。

莫名腰痛，一穴即可

有些人反映，腰痛多年，无论是服药，还是针灸，各种方法都试了，但还仍未见明显效果。其实，这种莫名腰痛同样可以找经络帮忙，而且一穴即可。

从中医角度，人体经络之气的运行构成了一张密密麻麻的网，相互制约，相互联系，稍不注意，这张网便会在某处形成一个死结，这个死结不打开，任你如何在疼痛部位治疗，都很难起效。然而，只要我们知道这死结所在的关键穴位，对其进行按摩或针灸等刺激，疾病自然会迅速缓解，直至消失。

有专家发现，按摩、针灸或敲打右臂少海穴，可以治疗莫名的腰痛症状。右少海穴在手少阴心经上，在右手臂的肘弯处，只此一穴，其他辅助穴位都不需要，很奏效，也很神奇。具体的按摩或敲打时间，可以依病情而定，10 分钟或以上均可。

利尿消肿——肾炎患者的出路

肾炎主要分为急性肾炎和慢性肾炎两大类，都有其独特的特点。

急性肾小球肾炎简称急性肾炎，是儿童及青少年人群的常见病，感染甲族 B 组溶血性链球菌是主要病因，是机体对链球菌感染后的变态反应性疾病。轻度患者出现咽炎、扁桃体炎、中耳炎、丹毒、脓疱疮、水肿等症状；重者短期内可有心力衰竭或高血压脑病而危及生命。此外，还可有恶心、呕吐、厌食、鼻出血、头痛、疲乏、抽搐等症状。急性肾炎的病程长短不一，短者仅数日就可痊愈，长者可达 1 年以上。

慢性肾小球肾炎简称慢性肾炎，青壮年是主要感染人群，是机体对溶血性链球菌感染后发生的变态反应性疾病，病变常常是双侧肾脏弥漫性病变。病情发展较慢，病程在 1 年以上，初起病人可毫无症状，但随病情的发展逐渐出现蛋白尿及血尿，病人疲乏无力、水肿、贫血、抵抗力降低以及高血压等症。晚期病人可出现肾衰竭而致死亡。中医认为本病属“水肿”“头风”“虚劳”等范畴。

预防肾炎，人们在平时的饮食要多样化，吸收全面的营养，应适当补充含优质蛋白的鸡蛋、瘦肉、鱼类等，脂肪类以植物油为佳。多吃芝麻、木耳等黑色食物滋养肾脏，注意每天进食适量的蔬菜水果。

肾炎饮食要视患者有无高血压及水肿情况，分别给予少盐、无盐饮食。选用生理价值高的蛋白质，如蛋类、乳类、肉类等，以补偿排泄损失，避免和治疗水肿及贫血。宜选用富含维生素A、维生素B_2及维生素C的食物。可饮用橘汁、西瓜汁、橙汁、果子水和菜汁等，以利尿消肿。若伴有高血压或高脂蛋白血症者，须限制膳食中的饱和脂肪酸与胆固醇的含量。对有贫血的病例，应选用富含蛋白质和铁的食物，如肝、腰子、牛肉、蛋黄及绿叶蔬菜等。

急性肾炎病人多采用高碳水化合物来补充机体热量，尽量采用多品种的主食，如玉米面和富强粉做发糕或窝头配大米稀饭，选用富含维生素、低钾、低钠的蔬菜水果，蔬菜如油菜、葱头、西红柿等，水果可吃苹果、草莓、葡萄、橙子等。蛋白质的选用一般以牛奶、鸡蛋、带鱼、牛肉等优质动物蛋白为主，不过要限量进食。

另外，再为肾炎患者推荐两款养生食谱：

1. 冬瓜羊肺汤

材料：羊肺250克、冬瓜250克、葱、姜各适量、盐少许。

做法：羊肺洗净切成条状，放在油锅中炒熟，再将冬瓜切片，加水适量，文火炖煮，可放葱、姜调味，不加盐，以上为1日量，随素食用，1周为1个疗程，间隔3日，继续下1个疗程。

功效：能消肿补虚，主治水肌。

2. 西红柿烧牛肉

材料：牛肉150克，西红柿150克，酱油50毫升，白糖10克，精盐5克，蚝油、料酒各2.5毫升，姜丝、葱丝、植物油各少许。

做法：把牛肉洗净，切成方块；西红柿洗净，去皮去子，切成块；锅置火上，放油，烧热，放姜、葱丝煸炒，下入牛肉煸炒几下，烹入料酒、蚝油，加入水（浸没牛肉），放精盐、白糖，烧至熟，再加入西红柿烧至入味，出锅即成。

功效：西红柿性凉味酸、甘，有清热解毒，凉血平肝，生津止渴，健胃消食等功效；牛肉营养丰富，其性温味甘、咸，有补脾和胃，益气增血，强筋健骨等功效。将二者合烹食，可平肝清热，滋养强壮。对慢性肾炎有疗效。

肾俞、肺俞、中极——治疗遗尿的关键穴位

遗尿对于幼儿来说是正常的现象，但对于成年人来说，如果还经常出现遗尿的情况，就必定是身体出现问题了，应该引起注意。

祖国医学认为，遗尿与脏腑功能发育不完善有关，如膀胱发育延迟，功能弱，特别是脾、肾、肺虚弱而引起。

肾虚遗尿。肾为人体生命的根源，故称先天之本，肾藏精，主发育、生殖、生髓、通脑。肾与膀胱相表里，肾阳气足可温热膀胱、行气化水，膀胱固摄有权，开合有度。但是如果肾阳气虚，则命门火衰，阴气极盛，膀胱也就出问题了，就会导致遗尿。

脾虚遗尿。脾为后天之本，气血生华之源，脾阳健旺，自可制水，升清降浊。脾阳虚则胃蠕动减少，胃排空时间延长，致胃分泌值降低，唾液淀粉酶及胰淀粉酶减少，致

胃纳不佳，水谷运化不良，气血生化无源而不能涵养先天之本，致肾虚、膀胱虚而遗尿。

肺虚遗尿。肺主气，又为上水之源，具有宣通肃降的功能，如肺气虚则失宣降，水液运行泛滥致膀胱失约而自遗；如肺火上炎必然灼伤阴液致升腾之水不能下降，必致下焦炽热，导致大便干燥、膀胱湿热、小便短少，素有痰湿内蕴，入睡沉迷不醒，呼叫不应，常可遗尿。

了解了遗尿的病因后，我们就可以对症治疗了，这时肾俞、肺俞、中极的作用就凸显出来了。

肾俞是补肾的要穴，前面多次讲过，这里就不多说了，只要每天早晚按揉 5 分钟就可以了。

中极在肚脐正下方 4 寸处，是膀胱经的募穴，是膀胱之气在胸腹部集中的穴位，直接对应膀胱，可以说是治疗遗尿的特效穴位。每天用手指按揉此穴，每次 1 分钟，晚上临睡前用艾条灸此穴 5 分钟，然后再按揉 5 分钟，对膀胱功能的恢复有很好的治疗作用。

肺俞是补充肺功能的首要穴位，它在背部膀胱经上面，当第三胸椎棘突下，左右旁开 2 指宽处。每天早上起床后和晚上临睡前各按揉 5 分钟，就可以加强肺主气的功能和肃降的作用，从而增强对水的控制，治愈遗尿症。

防治糖尿病，足疗、刮痧各显神通

糖尿病是一种有遗传倾向，因代谢、内分泌失常而引起的慢性疾病。很多人都知道糖尿病的症状在早期表现为无力、乏力、消瘦、腰酸腿痛，皮肤瘙痒，男性阳痿、女性月经不调，便秘，视力障碍等，糖尿病的典型症状就是三多一少，为口渴、多饮、多尿、多食，体重减轻等，病情严重时，可出现酮症酸中毒等急性代谢紊乱。

因为很多老年人的生活及饮食习惯都很好，并没有不良的嗜好，但是也会慢慢出现糖尿病的症状，去医院检查就会发现血糖确实高出正常很多。为什么老年人会出现这种情况呢，这都是老年人机体功能减退的原因，主要是胰腺的功能降低。

足部的反射区疗法能帮助老年人避免这种功能减退性的糖尿病，具体的操作要按以下进行：肾、输尿管各推按 1 分钟，膀胱点按 1 分钟，心脏轻按 1 分钟，胰腺、胃、十二指肠各推按 3 分钟，脑垂体点按 3 分钟，肾上腺按揉 3 分钟，内侧坐骨神经推按 3 分钟，胰腺推按 3 分钟，大脑、小脑、脑干各点按 1 分钟，眼、耳、上、下颌、口腔各点按 1 分钟，颈椎、胸椎、腰椎、骶椎、尾骨各推按 1 分钟，肝、胆、脾、肾、小肠、大肠各推按 1 分钟，甲状腺刮按 1 分钟，腹腔神经丛旋揉 1 分钟，女性在子宫、卵巢，男性则在睾丸、前列腺的反射区各推按 1 分钟。如果已经出现并发症者就要相应的延长刺激时间。

用西瓜皮来进行糖尿病的治疗，或者用中药泡脚也都是很好的方法，药物基本一致：用西瓜皮、冬瓜皮各 50 克，天花粉 15 克，加清水 2 升左右，煎煮药液，取出药液倒入脚盆中，先熏蒸，等到水温合适的时候泡脚，每晚临睡前进行，半个小时以上。因为西瓜皮和冬瓜皮都能清热、祛湿、利水，治糖尿病的口渴、尿浊是最合适不过的了。

耳穴的方法比较简单易行，选胰腺点、胰胆、肝、内分泌、三焦、皮质下、缘中、肾这些反射点就可以进行糖尿病的治疗了。同时口渴易饥者加下屏，多尿者加尿道、膀胱，皮肤瘙痒者加肺、风溪，四肢麻木者加肩、肘、腕等。因为耳穴的方法对调节老年人的功能减退效果比较好，所以除了足部的反射区按摩，最好加上耳朵的反射点。

刮痧疗法也比较适合糖尿病患者，背部穴位取大椎、命门、肺俞、肝俞、脾俞、肾俞、三焦俞、膏肓，腹部取中脘、关元、水分、气海，上肢取曲池、合谷、阳池、太渊、鱼际，下肢取足三里、内廷、三阴交、太溪、太冲。刮拭大椎、大椎两侧至腰部、腹部脐上 4 寸至脐下 1.5 寸处，上肢肘横纹外侧、腕横纹内侧靠拇指根处，手背中间靠腕横纹凹陷处，下肢的小腿外上侧、小腿内下侧、内踝外下侧凹陷处，足背趾根中心处，足内侧足弓前处。

拔罐跟刮痧非常类似，可以在肺俞、脾俞、三焦俞、肾俞、足三里、三阴交、太溪等穴位留罐。而在足太阳膀胱经肺俞至肾俞，上下往返走罐起到的效果跟刮痧是一样的，可以选择一种方法进行。

第七篇

健康由我不由医

——各类人群的祛病保健法

第一章

健康女人，亲手将妇科病送上归途

每一个女人都希望自己有美丽的容颜，姣好的身材，其实这些外在的美是会随着时间流逝的。真正的美源于健康，只有身体健康，才会面色红润，肌肤紧致，由内到外散发光彩。而妇科病是女性健康的杀手，只有将它送上归途，才会让女人重回健康。

女人的那几天，手足耳背口综合调理月经病

月经是一个女人会出现的正常生理现象，它是正常排卵周期的体现，是为了繁衍下一代而存在的。关于月经这东西，女孩子或者已婚妇女有时聚在一起聊聊，发现有的人月经周期特别有规律，量的多少也适中。可有些人会因为饮食、心情、药物等因素的影响，导致月经不调，月经来潮没有固定的时间，或者来的天数很短，出血量很少，有些却会突然大量地流血不止，还有些人的月经来潮时间持续了一个月左右，总是会不间断地少量出血。其实这些都属于月经病，是非常影响女性健康的一件事，严重的甚至会危及生命。

一般认为，月经不调的病因病机主要是七情所伤或外感六淫之邪，加之先天肾气不足，使肾、肝、脾功能失常，引起大脑皮质、丘脑下部、垂体分泌功能紊乱，造成雌激素、孕激素的平衡失调，气血运行紊乱所致。

其实要想调理月经病，并不是一件很难的事，方法很简单，只要能坚持下去，就一定能把月经病赶得无影无踪，使身体越来越好。下面，我们就介绍一些简单常用的方法：

1．手部反射疗法

手部按摩治疗月经不调，重点在于调经。通过加强肝脏的疏泄功能，脾脏的统血功能，肾脏的温煦功能，协调冲任，从而使月经周期以及经血量恢复正常。经穴可以选择合谷、内关、神门、后溪等。反射区选取下丘脑、脑垂体、肾上腺、甲状腺、甲状旁腺、卵巢、子宫、阴道、腹腔神经丛、肝、脾、头部、腹股沟、腰椎、骶椎、尾骨反射区，做点按或者推按。每天进行 1 次。

2．足部反射疗法

足部穴位可以选择涌泉、太溪、照海、行间、厉兑等。足部反射区重点按压或者推按肾、输尿管、心脏、子宫、卵巢、骶椎、髋、骨盆、甲状旁腺、肾上腺、腹腔神经丛、下腹部反射区。

另外，在足部按摩之前可以配合泡脚方：选取藕节 200 克，白酒 100 毫升，将藕节加入清水适量，浸泡 20 分钟，然后煮沸。煮沸后调入白酒，与 1500 毫升开水同倒

入脚盆中，趁热熏蒸脐下，等水降到适宜的温度时泡脚，每天 2 次，每次 40 分钟，15 天为一个疗程。

3. 耳压疗法

选择子宫、内分泌、卵巢、脑点、肝、肾。同时可以根据伴随症状，适当增减反射区（点）。比如说要是食欲不好，月经量少色淡的，可以加脾点。要是心慌，睡不着觉，可以加神门、心等。

4. 经穴按摩疗法

取穴气海、关元、八髎、归来、三阴交、血海。一般从月经来之前一周就开始按摩，月经来时则停止。按摩时可以用力较大，但是要以患者能耐受为度。每个穴位按 3 分钟左右，每天进行一次。

5. 拔罐疗法

在背部，沿着督脉以及膀胱经走行方向走罐，然后可以在肝俞、脾俞、肾俞、命门、八穴等位置留罐。留罐时间不宜过长，10~15 分钟即可。

6. 刮痧疗法

背部穴位可以取肝俞、脾俞、胃俞、三焦俞、肾俞，腹部取气海、关元、中极，下肢可以取血海、三阴交、照海、太冲、足三里。刮拭背部脊柱两侧，腹部脐至耻骨连线，下肢膝上内侧，小腿外上侧、内下侧，足背大趾蹼处。

7. 食疗方

（1）艾叶（醋炒）5 克，鸡蛋黄 2 个，将艾叶煎汤去渣，拌入鸡蛋黄，饭后温服，治月经淋漓不断。

（2）艾叶 6 克，红糖 15 克，水煎温服。这个比较适合痛经的女性，最好在经行腹痛前先服 1~2 剂，经痛时续服。

8. 自我按摩法

患者取仰卧位，两手叠放于小腹部，做顺时针方向旋转揉动，约 3 分钟。

除了这些方法以外，女性朋友还要注意饮食起居，平时不要过于贪食生冷、寒凉、油腻、辛辣的食物。经期的时候尤其禁忌这些食物。另外，经期还要注意保暖，避免受凉或者冒雨涉水。在情绪上，要注意保持稳定，消除恐惧、焦虑、愤怒的情绪。

有些事不能“多多益善”，月经过多对症施治

在平时，人们在做事的时候总会觉得“多多益善”，但是，这可不是放之四海而皆准的真理，有些事情就不是越多越好，月经就是其中之一。

月经究竟多少算正常？多少算少？多少算多啊？问那些每个月都来月经的女性，恐怕也不是每个人都能答出来的。一般情况下，正常的月经量应该是每次 60 毫升左右。如果每次月经量少于 30 毫升就属于月经量少，超过 80 毫升则属于月经量多。

月经时出血量的数据平时很难准确测量，这就需要我们平时留意卫生巾的使用量。正常的出血量是每个周期不超过两包(按每包10片计算)。假如每次用三包卫生巾还不够，每片卫生巾都是湿透的，这就属于经量过多；相反，如果每次月经一包都用不完，则属

于经量过少。不管是月经量多还是月经量少，都是不正常的，应该注意及时调理。下面介绍一下引起月经过多的常见原因以及调理办法。

月经过多一般来说分两种情况，一是月经周期规则，月经量却明显增多，二是因行经时间过长，使得月经的总量增多。有的人还会因月经过多失血而出现贫血的症状。月经过多可发生在产后、人流后、放置宫内节育器后，也可发生在青春期、更年期，或者继发于器质性疾病，例如子宫肌瘤、子宫内膜异位症、子宫内膜息肉、炎症以及全身性疾病等。中医认为，月经过多的根本原因在于冲任受到损伤，不能固摄血液所致。下面，我们根据具体原因对症施治调理：

（1）脾不统血。一般多由于体质虚弱，或思虑过多，或饮食失节，或疲劳过度，或大病久病，损伤中气，不能统血固冲，使脉中之血随经外溢，导致经量增多。常见的症状有月经量多，时间提前或者错后，经血色淡质稀，伴有面色萎黄，神疲乏力，不思饮食，大便稀溏等。调理的时候，首先要规律饮食，不能暴饮暴食，但也不能过分节食，可以多吃山药、薏米、大枣等，可以用山药、薏米、陈皮一起熬粥喝。按摩的穴位可以选取太白、隐白、三阴交、足三里、阴陵泉等。平时还要保持情绪稳定，不要思虑过度，或者闷闷不乐，要注意休息，避免过度劳累等。

（2）火热内盛。身体的阳气太旺，导致身体内部过热，或由于过食辛辣动火，或肝郁化热，或外感热邪等引起。邪热入血，热扰冲任，迫血妄行，使月经量增多。常见的症状有月经量多，周期多为提前，颜色鲜红，可能伴有血块等，有的时候患者还有痛经发生。因为体内火热比较盛，所以人自然而然地想要吃一些凉的，喝一些冷饮，但是由于这时处于经期，所以这是万万不可的，否则可能会导致寒邪侵入体内，引发其他问题。在调理的时候，可以选择一些有去火作用的食物或药物，比如百合、生地、麦冬等。按摩的穴位可以选择隐白、大敦、血海、子宫穴等。

（3）阴虚阳亢。体质瘦弱，阴液素亏，或热病之后伤阴，或情致内伤，阴津耗损，或房室不洁，损伤肾精，使阴液亏耗，阴虚则无以制阳，阳亢火动，扰于冲任，迫血妄行，使月经量增多。这时月经量一般比较少，周期可能提前也可能错后，颜色较红，或偏暗，也可能会有血块。一般还会伴有口渴，总想要喝水，心烦失眠，小便少、大便干、潮热盗汗等。有这样问题的女性朋友，平时可以用枸杞、麦冬、白芍、当归来泡水喝。平时可以多按摩按摩照海、涌泉、太溪、三阴交等穴位。

（4）瘀血内阻。这类女性朋友平素性情多抑郁，使气滞血结，或由于感受寒、热邪气，血为寒凝或者热结，瘀血内结，瘀阻冲任，使新血不得循经而妄行，以致经量增多。这时月经量或多或少，周期可以提前也可以错后，颜色多较暗，有血块，可能还会在月经来之前或是经期前几天腹痛明显，多为刺痛。瘀血内阻的患者，一般疼痛会比较明显，不一定是肚子疼，也可能会有两胁疼痛，总是口渴但是不想喝，吃饭、睡觉以及大小便一般都正常，不会有什么影响。这样的女性朋友平时可以多用益母草、山楂、红花泡水喝，还要注意调节情绪，不要总生气或者闷闷不乐。没事的时候，可以多揉揉行间、血海、大敦、三阴交等穴位，对于改善症状非常有效。

有些事“节约”行不通，月经过少分虚实

上面已经讲过月经量多应该怎么办，下面再谈谈如果月经量少该怎么办。

和月经过多一样，引起月经量过少的原因也有很多。月经过少，有虚有实。不同的病因引起的月经过少，会有不同的表现，治疗调理的时候也应该采取不同的措施。

虚者多是由于先天肾气不足或者房事过度，或多产伤肾。肾气不足，精血不足，冲任不充，而导致月经过少；也有脾胃虚弱，气血来源不足或久病大病者，耗伤气血，以致血海空虚，精血不足而引起月经过少者。虚证患者，一般经色比较淡、质稀、腹痛不是很明显，或者为隐痛。

实者或因血瘀，或因痰湿，阻滞胞脉胞络，使得血行不畅，以导致月经量减少。实证患者经血颜色紫黯、夹有血块。其中，腹中刺痛者，为血瘀；经色淡红、质黏腻，形体肥胖者，则为痰湿。

一般来讲，要是突然月经量减少，则多为实证。不过也有突然出现大病，血液丢失过多，而导致血枯经少的，不能一概而论。总的来说，月经过少这个病虚证多，实证少。所以，调理的时候重在滋肾养血，充养天癸，使任通冲盛，血海满溢。即使是瘀滞或者痰湿，也不可过用攻破之药，以免使气血更加受损，而使精血难以恢复。

1. 肾虚型

此型患者一般月经量一直偏少，或者是生病之后或反复流产之后，出现月经量明显减少，月经颜色较暗，质稀。同时多伴有腰酸膝软或者足跟痛，或头晕耳鸣，或少寐多梦，或阴中干涩等症状。治疗的时候应该补肾养血而调经，可以选择涌泉、三阴交、肾俞等穴位多多按摩。平时也可以用枸杞、当归来泡水喝。

2. 血虚型

此型患者月经量比较少，甚至点滴即净，或行经时间不足两天，经量少而且不畅快。月经颜色比较淡，没有血块，多伴有面色萎黄，头晕眼花，心悸失眠等不适。治疗的时候，应该养血调经，可以选择足三里、合谷、三阴交、阴陵泉、血海等穴位来按揉。

3. 血瘀型

此型患者经行涩少，月经颜色多为紫黯，夹有血块，小腹刺痛拒按。治疗的时候应该活血化瘀调经，穴位按摩的时候可以选取血海、足三里、三阴交等穴位。平时可以用益母草、玫瑰花泡水喝，可以活血化瘀。

4. 痰湿型

此型一般月经量较少，经血颜色淡红，质黏腻。一般此类患者多形体偏胖，伴有胸闷恶心，或带下量多等症状。治疗应化痰燥湿，温肾健脾，可以选择足三里、丰隆、三阴交、条口、气海等穴位来按摩，可以缓解症状。平时可以用陈皮泡水喝，多吃些山药、薏米等也很有好处。

对于月经过少的患者，尤其是虚证的患者，平时要注意营养均衡，不可挑食偏食，不要过度节食。情绪应保持稳定，忌发怒、忧虑。平时适当参加体育锻炼，对此病的治疗是很有好处的。

女性崩中和漏下，按摩、食疗来解决

“崩漏”是中医学的一个名词，严格来讲，崩和漏是两种不同的病。其发病急速，暴下如注，大量出血者为“崩中”；病势较缓，出血量比较少，淋漓不绝者则为“漏下”。虽然崩和漏的出血情况不同，但是在发病过程中两者常互相转化，如崩血量渐少，可能转化为漏，漏不断发展又可能变为崩，因此，临床上多以崩漏并称。

西医的功能性子宫出血，女性生殖器炎症、肿瘤等所出现的阴道出血，都属于崩漏的范畴。崩漏是妇女月经病中较为严重而且复杂的一个，常见的并发症有贫血、虚脱以及感染等。这个病多发生在青春期或者更年期的女性身上，中医认为多是由于血热、血瘀、气虚、阴虚等引起的冲任二脉受损，导致崩漏的发生。在治疗调理的时候，首先要做的就是止血，以防止晕厥虚脱。等到出血少或者血止住以后，再仔细研究病因，然后做进一步治疗。这体现了中医“急则治其标，缓则治其本”的治疗原则。

对于由于气郁、寒凝、血热、血瘀等引起的崩漏，在治疗的时候可以选择足太阴脾经以及任脉穴为主，以行气活血、通经止痛为治疗大法。比如三阴交、中极、次髎、归来、地机、太冲等穴位都可以选择。按摩的方法也非常简单，只要用手指按压或者按揉这些穴位就可以了，每天早晚各按摩一次。如果腹胀比较明显的话，可以加上按摩天枢穴；胁痛明显的话，可以加上期门、阳陵泉、光明穴；胸闷者，可以加上内关；对于怕冷明显的，可以用艾条灸这些穴位。

对于阴虚、血虚、气虚等崩漏的虚证，治法为调补气血，温养冲任。治疗取穴以足太阴、足阳明经穴为主。一般选取三阴交、足三里、气海、太溪、脾俞、胃俞、肝俞、肾俞等。对于头晕耳鸣的，可以加上悬钟穴。

由于崩漏病情比较复杂，相对较重，在这里再介绍几个食疗方，可以有效地帮助调节身体阴阳平衡，促进女性朋友身体的康复。

（1）三七粉粥：三七粉3克，大枣5枚，粳米100克，一同放入砂锅内，加水适量煮粥。等到粥快要煮好时，加入冰糖，使其溶化即成。此三七粉粥可以补血止血，化瘀清热。适用于崩漏下血及其他出血症。

（2）阿胶粥：阿胶30克，糯米100克，红糖适量。先将糯米煮粥，待粥将熟时，放入捣碎的阿胶，边煮边搅匀，稍煮1~2个沸腾，加入红糖即可。此阿胶粥可以滋阴补虚，养血止血，并且还有安胎的作用。需要注意的是，长期连续服用可有胸满气闷的感觉，因此宜间断服用。脾胃虚弱者不宜多食。

（3）山药山萸粥：山萸肉60克，山药30克，粳米100克，白糖适量。将山萸肉、山药煎汁去渣，加入粳米、白糖，煮成稀粥。此山药山萸粥可以补肾敛精，调理冲任。适用于肾虚型崩漏。需要注意的是，体内热盛的人不要用这个方法，否则会火热更盛，适得其反。

别让月经提前谢幕，手足耳背并用治闭经

正常发育的女性，一般在十四岁左右月经即可来潮，称为月经初潮。如果超过十八

岁仍然没有月经来潮，这在医学上称为原发性闭经。如果月经周期已经建立，但又出现3个月以上月经未来潮者，则称为继发性闭经。对于妊娠期、哺乳期和绝经期以后的停经，属于正常生理现象，不属于闭经的范畴。一般认为，生殖器官发育不良或畸形、神经及内分泌系统疾病、消耗性疾病、精神因素等都可引发闭经。

中医认为，引起闭经的主要原因有肝肾不足、气血不足、瘀血内阻等。常见的症状除了月经不来潮之外，还可以伴有腰膝酸软、足跟痛，或头晕眼花、神疲乏力，或急躁易怒、小腹刺痛等。

1. 手部按摩疗法

肝用抚摩法逆时针旋转按揉47次，脾用抚摩法顺时针旋转按揉64次，两肾分离按揉72次，两肺相对按揉72次，腹腔神经丛横8字形按揉64次，两卵巢相对按揉72次，子宫顺时针按揉72次，阴道用抚摩法向心推按72次，腹股沟用抚摩法向心推按59次，头部顺时针按揉59次，颈椎、腰椎、骶椎、尾骨向心各推按59次，肾上腺向心按推81次，上、下身淋巴向心按揉81次。

2. 足部按摩疗法

在对双脚放松后，进行全脚按摩，同时重点按揉下述反射区：肾、输尿管各推按1分钟，膀胱点按1分钟，心脏推按1分钟，子宫、卵巢各推按3分钟，脑垂体点按3分钟，肾上腺按揉3分钟，腰椎、骶椎、尾骨各推按1分钟，甲状腺刮按1分钟，腹腔神经丛旋揉1分钟，肝、胆、脾、胃、小肠、大肠各推按1分钟，上、下身淋巴各点按1分钟。

3. 中药泡脚疗法

取益母草30克，红花10克，加清水适量，煎煮30分钟，去渣取汁。与2000毫升开水一起倒入盆中，待温泡脚，每天1次，每次泡30分钟，30天为1个疗程。

4. 耳压疗法

选取子宫、内分泌、脑点、卵巢、肝、肾、交感、神门这几个反射点（区）。可以用手指掐按，也可以用胶布把王不留行籽贴在这些位置。后者相对效果较好。

5. 刮痧疗法

背部穴位取关元、脾俞、肾俞，腹部取气海、关元、中极、水道、归来，上肢取合谷、内关，下肢取血海、地机、三阴交、足三里、太冲等穴。

刮拭背部脊柱两侧，小腹周围，上肢的小臂里侧、腕横纹上2寸两筋间，手背拇指与食指指根处，下肢膝上内侧，小腿内侧、外侧上半部分，足部大趾蹼处。

6. 拔罐疗法

留罐或针罐分三组：骶椎、关元、脾俞为一组，身柱、肾俞、气海、三阴交为一组，命门、关元为一组，每次选用一组穴位，留罐15分钟，每天1次。

7. 点穴疗法

取穴天枢、关元、气海、中脘、三阴交、合谷、中极、血海。每穴3~5分钟，每天1次。

8. 艾灸疗法

灸天宗、肾俞、关元、合谷、气海、血海、足三里，每穴3~5分钟，每天1次。

如果您遇到了闭经的问题，不要着急，先去医院检查一下，排除怀孕的可能，然后再做进一步的调理。

月经提前有原因，血热气虚分型治疗

前面讲了关于月经量的问题，下面谈谈关于月经周期的问题。

月经之所以被称为月经，就是因为每个月来一次，大部分女性的月经周期都在28天左右，不过一般认为21~35天都是正常的，处于这个时间范围内的就不用担心。也有的人月经还没到21天就来潮了，这就是经期提前了。如果超过35天还没来，那就是月经错后。不管是提前还是错后，都是不正常的，需要进行调理。

月经能否正常来潮，与肝、脾、肾以及冲任二脉关系最为密切。而导致月经提前的原因，主要与以下两种因素关系最为密切。一为血热：素体阳气盛，或过量食用辛辣食物和补品，或情志抑郁，或久病失血较多的人，都容易血热。热盛使得血流速度加快，以致经期提前。二为气虚：饮食失节或劳累过度的人最易损伤脾气。中医讲脾主统血，脾虚的时候，使得血液妄行，所以会月经提前来潮。

1. 实热型

症状：月经提前，量多，颜色深红或紫红，质地黏稠，心胸烦闷，面红口干，尿黄便秘，舌红苔黄。

治法：清热凉血。

药膳：

（1）地黄粥：鲜生地洗净切片，煮浓汁滤出，粳米粥加蜜（或冰糖）适量，加入地黄汁100毫升，调匀，每日服两次，每次250毫升左右，经前连服4~6天。

（2）大蓟速溶饮：鲜大蓟250克，洗净切碎，加水适量，中火煮1小时，去渣，以文火浓缩。停火待温，入白糖50克，搅拌均匀，冷却晾干。每次10克，沸水冲服，每日3次，经前服用。

2. 虚热型

症状：经期提前，量少，颜色红，质地黏稠，手足心热，两颧潮红，舌红少苔。

治法：养阴清热。

药膏：

（1）两地膏：取生地、地骨皮各30克，玄参、麦冬、白芍各15克，加水煎取浓汁300毫升。阿胶30克，加水60毫升烊化，兑入药汁内，再加白蜜40毫升，放文火上调匀。每次服20毫升，每日3次。

（2）冬地膏：天冬、麦冬、生地各250克，水煎去渣，加蜜适量收膏，每次服10毫升，每天3次，经前3~5天开始服用。

3. 肝郁化热型

症状：经期提前，经血量或多或少，颜色或红或紫，或夹有血块，乳房、胸胁、小腹胀痛，心烦易怒，口苦咽干，苔薄黄。

治法：疏肝清热。

药膳：

（1）取青皮6克，山楂肉15克，当归10克，白芍12克，加水适量，煎15分钟，温服，经前每天 1 剂，服 3~5 天。

（2）取当归 10 克，白芍 15 克，益母草 30 克，鸡蛋两个，加水适量同煮，鸡蛋煮熟后去壳，再煮数分钟，吃蛋，喝汤，经前每天服 1 次，连服 3~5 天。

4. 气虚型

症状：经期提前，量多，色淡，质稀，心悸气短，精神疲倦，小腹坠胀感，舌淡苔薄。

治疗：补气摄血，健脾固冲。

药膳：

（1）乌骨鸡 1 只，当归 10 克，黄芪 15 克，茯苓 10 克。鸡洗净去内脏，再将诸药放入鸡腹内，用线缝合，放砂锅内，煮至烂熟，去药加调味品后食肉喝汤，分 1~2 日服完，经前每天 1 次，连服 3~6 天。

（2）参芪大枣粥：黄芪、党参各 30 克，莲子 15 克，大枣 10 枚。加水适量，用文火煮，去黄芪，吃党参、大枣与莲子，喝汤。如果感冒了，则不适合吃此品。

对于血热型患者，饮食宜清淡，可适当吃苦瓜、西瓜、黄瓜等，最好不吃辛辣刺激性食品、温燥性香料如胡椒、八角以及羊肉、狗肉等。肝郁化热型患者，还要特别注意保持平和的心态，尽量避免生气。

如属避孕药导致的月经过少，首先应停药，然后再参照上述情况进行调理。另外，月经过少的诊断，一般是指连续发生二次以上。如果平时一贯月经正常，突然月经过少者，应注意是否受孕早期的先兆流产，或异位妊娠所表现的少量阴道出血，必须进一步做有关检查以明确病情。

经期提前是月经不调中很常见的一种，比较容易康复，没必要为此烦恼。有了上面的这些调理方法，您只要根据自己的情况，找到最适合您的那一个，假以时日，一定会好起来的。

月经推迟有虚实，按摩、耳疗来解决

月经推迟在中医学中被称为“月经后期”，或称“经迟”“经行后期”等，是比较常见的月经失调之一，是指月经周期超过 35 天，有的时间可能还会更长，同时还可能伴有痛经、量少等其他问题，不过月经的经期时间一般比较正常。如果遇到平素月经规律，月经周期推迟 7 天以上，且有性生活者，应首先检查是否为怀孕。月经后期经行量少时，应该和妊娠出血相鉴别，尤其是宫外孕出血（未破裂期），及早做相关检查，以免出现意外情况。

下面几种情况，也不能算作是月经后期，如月经周期仅延后三五天，而且没什么不舒服的感觉；偶尔一次月经后期，但是没有什么不舒服的；青春期初潮之后半年内，月经推迟，但是也没有什么不适的感觉；更年期月经失调，不过也没什么不舒服的感觉。这些情况，都可认为是正常情况。

对于月经后期，中医一般认为有实有虚。

对于实证，多是因为受凉或者是因为平时抑郁，造成气血运行不畅，冲任气血自然也就是不会通畅，使得血海不能如期满溢，所以导致月经后期。其中属于受寒的患者，多表现为月经后期，经量少，而颜色暗，可能还夹有血块，小肚子又冷又疼，要是热敷会觉得好一些。气滞类型的，一般表现为月经后期，量少色暗，小肚子胀痛，胸胁及乳房也会有胀痛等。

对于虚证，多是由于身体虚弱，或者劳累过度，或者饮食不当损伤脾胃，造成体内气血不足，血海无法按时满溢，因此导致月经推迟。血虚的患者，一般会有月经后期，经量少，颜色一般是淡红的，小肚子隐隐疼，可能还会有头晕眼花，心悸，失眠，面色萎黄等。虚寒型的，则会有月经后期，经量少，颜色淡，质地清稀，小肚子也是隐隐疼，热敷能有所缓解，可能还伴有腰酸乏力，小便清长，大便稀等症状。

在平时调理的时候，可以选择按摩穴位的方法。受凉导致的，用血海、三阴交、肾俞等穴位，如果有条件，可以选择艾灸的方法，效果更好。气滞型的，可以选择内关、阴陵泉、归来等穴位。血虚的患者，选择血海、足三里、脾俞、胃俞等穴位比较好。虚寒型的，则应该选脾俞、肾俞、气海、关元等穴位。

用王不留行籽贴压耳穴也是不错的选择。这种方法很简便而且有效，更可以随手时时按摩，所以效果更好。一般在月经前 10~14 天，在耳朵上埋豆，取子宫、卵巢、内分泌区、内生殖区为主穴，再结合自身症状，选择配穴。比如说怕冷明显的，可以选脾、肾；肚子胀明显的，可以加腹胀区；平时情绪比较抑郁低落的，可以加肝；便秘的可以加上大肠等。

女性朋友应该在平时注意经期卫生，平衡饮食，不要贪凉饮冷，也不要用冷水洗手、洗衣服、洗澡等，以免寒邪乘虚而入。其次，饮食要有节制，不可暴饮暴食，也不可过度节食，注意不要过度劳累，以免损伤脾胃。再者，情绪要保持稳定，心情舒畅，精神愉快也能减少本病的发生。最后再提醒女性朋友一点，如果您已经出现了月经后期，一定要及早调理，以免发展成为闭经。

只有准时，才能皆大欢喜——月经先后无定期的治疗调理

前面的两种情况，要么是提前，要么是错后，事实上还有一种情况，那就是月经什么时候来潮根本就没准，也可能提前，也可能错后，这就是医学上的“月经先后不定期”。

对于月经先后无定期，最常见的原因就是肝郁气滞。虽说肾为先天之本，但在祖国医学中也有女子以肝为先天的说法。这是因为，肝主藏血，主疏泄，有着储存和调节血量的关系，肝就好像是一个大水库，当外面的水少的时候就开闸放水，如果外面水量充足，这里就蓄积水量，以备不时之需。按照五行理论，肝为肾之子，所以如果出现肝郁，肾必然也会受影响。冲任二脉对月经来说也是很重要的，冲脉附于肝，所以肝出现问题的时候，会发生一系列的变化，从而导致月经病的发生。

肝郁气滞型的月经先后不定期，往往月经周期及经血量变化不定，月经颜色多较暗，质黏稠，夹有血块，伴有月经前或经期前几天痛经比较明显。除此之外，还会有心情低落，胸胁及两乳胀痛，总是叹息，口苦，食欲下降等。可以按摩气海、间使、行间、肝俞、肾俞、关元、三阴交、血海等穴位，对于胸胁乳房胀痛的，可以加膻中、支沟、阳陵泉，

心情抑郁的加神门、太冲、少海，腰骶疼痛的加委中、次髎等穴位。每天按摩一次，每个穴位 3~5 分钟左右。按摩时以局部有酸麻胀痛的感觉为好。

耳穴疗法，则可以选择内生殖器、内分泌、肾、肝、脾等。每天按摩，时间及次数可根据个人时间安排，没有固定要求。

足反射区疗法，可以选肾上腺、肾、脾、肝、子宫、卵巢、生殖腺、腹腔神经丛、下腹部反射区，其中对肾上腺、脾、生殖腺这几个反射区要重点刺激，以局部酸胀或轻度疼痛为度。

月经先后不定期，除了肝郁气滞引起之外，还有肾虚型，此型患者常表现出来头晕耳鸣、腰膝酸软等症状。在按摩的时候，可以选肝俞、肾俞、脾俞、气海、归来、三阴交等穴位，来达到补肾益肝调经的作用。耳穴疗法及足疗法，与肝郁气滞型选穴及操作方法相同。

影响月经的因素有很多，比如说内分泌失调，妇科疾病，情绪波动，环境改变，药物影响，压力过大，过度劳累，营养过剩或营养不良等，都会影响到月经。长期月经不调的话，轻者会影响身体健康，严重的还会对生育造成影响，一定不要忽视。所以，在平时调理的时候，也要注意上述这几方面，避免这些诱因的出现，保持月经有规律，无痛苦。

经期不再痛，手足耳背并用解烦忧

痛经是指月经前后或经期中发生下腹疼痛，这个问题说大也大，说小也小。其实大部分女性都经历过痛经，只不过是有的人症状比较轻，没有经过治疗，自身就可以调整好。但也有一部分人月经来潮的时候，肚子疼得很厉害，要靠吃止疼药或者打止疼针才能缓解。

痛经有原发性痛经与继发性痛经之分，前者生殖器无明显异常，后者多见于子宫内膜异位、盆腔炎、肿瘤等器质性病变。痛经除了表现为伴随月经周期出现的小肚子疼痛以外，还可伴有腰骶酸痛、肛门或外阴坠痛、恶心、呕吐、头痛等。严重时还可能会出现脸色苍白、出冷汗、四肢厥冷，甚至昏厥。

1. 手部按摩疗法

头部顺时针按揉 59 次，卵巢相对按揉 72 次，子宫离心推按 36 次，腹腔神经丛离心刮 64 次，肝逆时针按揉 49 次，脾顺时针按揉 64 次，腰椎、骶椎、尾骨向心推按 59 次（加牵引）。在月经来潮前两天做效果最佳，平时注意腰、腹部不要受凉。

2. 足部按摩疗法

下腹部推按 3 分钟，子宫、卵巢各推按 3 分钟，脑垂体点按 3 分钟，骶椎、髋、尾骨、骨盆各推按 1 分钟，肝、脾各推按 1 分钟。

3. 中药泡脚法

取艾叶、益母草、元胡各 20 克，加清水 1000 毫升，煎沸 10 分钟，将药液倒入盆中，加开水适量待温泡脚，每天浸泡 1 次，于月经前 1 周开始治疗至经行停止，也可每天 1 剂，头煎内服，二、三煎泡脚。

4. 耳压疗法

取子宫、肝、胆、肾、腹、内分泌、肾上腺、降压沟、耳迷根、皮质下。

5. 刮痧疗法

背部穴位取肝俞、脾俞、胃俞、肾俞、八髎，腹部取气海、关元，下肢取血海、三阴交、曲泉等穴。

刮拭背部脊柱两侧，小腹部，下肢膝下内侧、小腿内侧下半部分。

6. 拔罐疗法

走罐督脉的命门至腰俞，足太阳膀胱经的肾俞至次髎，留罐肝俞、脾俞、三焦俞、肾俞、命门、关元俞、次髎、腰俞、气海、关元、归来、子宫、中极、足三里、地机、三阴交等穴。每天1次。

7. 经穴疗法

三阴交、次髎、太冲、关元、内关、血海等穴，每穴指压3~5分钟，每天1次。

8. 艾灸疗法

艾灸肾俞、次髎、膀胱俞、气海、关元、中极、血海、足三里、阴陵泉、三阴交，每穴3~5分钟。每天1次。

除了上面这些方法，痛经患者还要在平时注意保持情绪稳定，避免生气，注意保暖，不要穿衣太少，或者进食过多冷饮，尤其在经期前及经期更要注意。要是疼得比较厉害，可以配合当归、元胡各30克，生姜3片煎汤服，早晚各1次。对于小肚子冷痛的，可以用暖水袋外敷，或者食盐250~500克，葱白250克，生姜120克，切碎，共炒热装入袋中，温烫下腹部。这些小偏方，也有利于缓解痛经。

避免“祸不单行”，治疗经期头痛、烦躁有高招

月经期间，除了月经本身带来的关于周期、量等方面的问题以外，往往还会带来其他的问题，比如说痛经就是最常见的问题之一。这个问题前面已经说过了，在这就不重复了。还有什么常见的问题呢？应该怎么解决呢？下面一起来了解一下吧。

1. 经期头痛

头痛发生于月经来潮前后，或月经期，由于是伴随月经发生的，所以叫作经期头痛。

头痛多表现为偏头痛，从一侧颞部开始，很快波及两侧，呈刺痛或胀痛，可能伴有恶心欲吐的感觉，每次头痛持续时间长短不等，情绪不好时头痛还会加重。月经一般会不畅快，量少，色暗，有血块，小腹及两胁胀痛，乳房胀痛。

这样的患者要用理气活血的方法来调理。在月经来之前，就可以用陈皮和山楂泡水喝，其中陈皮可以理气化痰，山楂可以消食活血，它们配合在一起对于气血运行不畅引起的头痛极为合适。晚上洗脚的时候，可以多泡泡双脚，然后揉揉脚上的行间、厉兑、太冲、涌泉、照海、三阴交这几个穴位，还有肾、肝、子宫、头、垂体这些反射区，对缓解头痛很有好处。

如何预防经期头痛呢？首先，要注意饮食，含奶酪丰富的食品如牛奶、冰淇淋，腌制的肉类，以及咖啡、巧克力等，都能诱发头痛发作。所以对于以上的食品，要尽可能少吃。

中医认为，螃蟹，虾等食品能使肝阳上亢而导致头痛加剧，所以选食品时力求食品清淡、新鲜，避免辛辣刺激之品。其次，要学会控制自己的情绪，保证充足的睡眠，防止过劳，这些对预防经期头痛也很重要。

2. 经期鼻子出血

有的女孩每逢月经来潮前后，或正值经期的几天中会伴有鼻出血，这是怎么回事呢？中国把这种情况称作“倒经”或“逆经”。这种与月经来潮同时发生的鼻出血，医学上称为“代偿性月经”。这样的女性常伴有月经量少或闭经，时间长了，会引起月经周期紊乱，或贫血。

难道真的是子宫里的血液“倒流”到鼻腔中了吗？倒经产生的原因，一是在鼻中隔前下方有一个血管丰富而脆弱的区域，该区域对雌激素较为敏感。月经期女性体内雌激素增多，受激素影响，这个区域会出现鼻黏膜血管增生，肿胀充血症状，最后破裂流血。二是子宫内膜异位症的病灶在鼻黏膜处，这种情况比较少见。

当鼻出血较多时，应先止血，可让病人坐在椅子上，头向后仰、用冷水毛巾敷于前额和鼻梁骨上，也可用力压鼻唇沟的顶点位置，帮助止血。

要调理这个问题，关键在于平时。平日患者要保持心情舒畅，避免精神刺激，忌食辛辣或者生冷食品。经期来潮前一两天，保持情绪稳定、心情舒畅，多吃些蔬菜水果，多喝水，避免用力捏鼻子，可有效地预防月经的逆行。

3. 经期烦躁

有相当一部分女性，在月经前期和经期会出现不同程度的情绪不稳定，心情烦躁，学习和工作效率下降明显，也有的人会莫名其妙发脾气，有时甚至莫名其妙地想哭。如果您也有这样的情况，不用担心，这不是什么抑郁症，只是身体发生了一点小变化。

其实月经期间情绪的烦躁有时是正常的，因为在月经期间，性激素的分泌发生了改变，从而使身体出现了这些变化。月经来前如果吃了过咸的食物，会使体内的盐分和水分潴留增多，很容易发生头痛、情绪激动和容易生气等症状。另外月经前期最好不要减肥，因为刻意压抑食欲，也会容易造成情绪的低潮、焦虑等情绪。

大家都知道，月经流出去的是血，血液对人体来说有着重要的濡养作用，不仅仅是滋润，其中也含有营养作用。所以当人体失血以后，阴阳就不平衡了。血属阴，失血也就意味着身体会出现阴虚阳亢，所以容易出现情绪激动、烦躁、失眠等问题。

此时女性朋友不妨喝点具有理气解郁、活血化瘀、调经止痛功效的玫瑰花茶。中医认为，玫瑰花入药味甘微苦、性温，具有镇静、安抚、抗忧郁的功效。因此，经期情绪低落的朋友不妨取几朵玫瑰花，加入开水，浸泡几分钟后即可代茶随意饮用。玫瑰花茶有“解郁圣药”的美誉，肯定会让您的心情“多云转晴”。当然，在饮用时您还可以根据个人口味调入冰糖或蜂蜜。在经期饮用玫瑰花茶不仅能改善不良情绪，还可以还您一个好脸色。真可谓一举两得。不过，因为玫瑰花能活血化瘀，所以月经量过多的朋友经期最好不要饮用玫瑰花茶。

要是出现经期烦躁，你可以先试试看放松心情，在那几天调理好自己的饮食和睡眠等，如果那几天没有好好地呵护自己，一直这样烦躁下去的话，会导致月经的失调，从而引起更多的妇科疾病。另外还要多喝开水，多吃蔬菜水果，饮食清淡，不可过多食用辛辣生冷食物。

4. 经期便秘

有的朋友会在月经期间出现便秘，这个和烦躁产生的原因是一样的。体内阴血不足的话，肠道就会比较干燥。打个比方，就好像是一个河道里水很少，船自然很难行驶。由于阴液不足导致便秘的发生就是这个道理。

如果您也有这样的问题的话，可千万不要以为吃点泻药就能解决这个问题。如果用泻药也许会一时大便通了，但是很可能会损伤身体的阴液，而且还可能会伤阳气，这可是下下策。您可以按揉足三里、阴陵泉、三阴交、照海、厉兑、天枢、腹结等穴位。吃饭也要清淡一些，不要吃太多辣椒、花椒、姜、茴香等辛辣刺激性食物，要不然会让阴液更干的。要多喝水，多吃蔬菜水果等富含纤维素的食物，促进胃肠蠕动，有助于缓解便秘。

别害怕肚子里宝宝的恶作剧，轻松解决妊娠呕吐、胎位不正

40周的孕期很漫长，吃、穿、住、行等生活的各个方面都可能会出现问题，弄得准妈妈们有时很头疼，有时胆战心惊。下面为您解答这些问题，让您轻松应对。

首先，准爸爸准妈妈要知道，怀孕生孩子是一个生理过程，不是什么病，但是由于这个特殊时期，身体会发生一系列的变化，机体可能会有一些不适应，产生一些症状，这时不要过于紧张、手忙脚乱，一定要正确认识，理性对待。

1. 妊娠呕吐

怀孕后身体会发生很多变化，体内激素的变化等会导致妊娠呕吐的发生。妊娠呕吐多在怀孕6周开始发生，一般不会超过3个月。不过，并不是所有的人都会出现，病情轻重也不同，有的人可能根本就没有症状，也有的人根本就一点东西也吃不了。

发生呕吐的时候，应该坚持进食，决不能因噎废食。这时应该吃些好消化的食物，避免吃太多，油腻的食物最好不吃或者少吃，也不要吃那些刺激性的食物，烟酒也一定要禁止。虽然食后还会有呕吐现象，但还是要坚持进食，可以少食多餐，菜肴要富有营养，而且要少吃甚至不吃油腻的菜肴；多吃些水果，如西瓜、苹果、黄瓜、西红柿等。多吃水果，菜肴花样多，不仅能增加营养，还能纠正和预防孕吐引起的电解质紊乱。

平时自己可以按揉脚上的冲阳、太白、内庭、厉兑、隐白这些穴位，对于症状严重的，还可以加上手食指旁边的商阳穴。按摩的时候，每个穴位5分钟左右，每天1~3次。

此外，孕妇还要注意保持情绪稳定，心情舒畅，保持空气清新，避免身处于油烟、二手烟、气油味的环境中。避免接触会引起恶心的食物、环境等。如果呕吐剧烈应到医院就诊，不要擅自服用止吐药。

2. 胎位不正

正常胎位中，绝大多数为枕前位。妊娠30周后，胎儿在子宫体内的位置成枕后位、臀位、横位等，称为胎位不正，较常见于腹壁松弛的孕妇和经产妇，以臀位多见，而横位对母亲和婴儿的危害最大。由于胎位异常将给分娩带来不同程度的困难和危险，故早期纠正胎位，对难产的预防有着重要的意义。纠正胎位的最合适时间为孕30~32周。

灸至阴穴对治疗胎位不正有特效，这在古代医疗还不发达的时候就开始在使用了，直到今天仍在使用，可见其疗效的确切性。

也可以用王不留行籽压贴在内生殖器、交感、皮质下、肝、肾、腹这几穴位上，用胶布固定，每天用指压上述穴位 3 次，每次 10 分钟左右。

孕妇采取膝胸卧式也可以帮助纠正胎位。做之前应先解小便，把裤带松开。孕妇可跪在硬板床上，双前臂伸直，胸部尽量与床贴紧，头部放在床上转向一侧，臀部上翘，大腿与床面成直角。孕妇保持头低臀高姿势，可每日 2~3 次，每次 15 分钟左右，5~7 天为一疗程，一周后复查。这是一种借胎儿重心的改变，增加胎儿转为头位的机会。优点是不需要任何条件和设备，只要在家坚持练就行，缺点是练习时孕妇可能出现腰酸、头晕、恶心等现象，常不能坚持。

需要提醒您的是，胎位不正是孕妇自己无法检查的，所以定期产前检查是很必要的，也是很重要的。

孕期可能出现的问题还有很多，比如说尿频，这是因为子宫渐渐膨胀并压迫到下面的膀胱所引起。准妈妈应避免在睡前喝大量的水，如果真的有尿意仍要勤快多跑几次厕所，不要憋尿，以免引起泌尿道感染。抽筋可能是因子宫变大压迫神经、下肢循环差或体内钙、磷比例不平衡所造成的肌肉收缩现象。改善方法应该左侧躺睡、让下肢保持温暖，也可以多吃一些含钙食物，如牛奶、虾皮、紫菜、海带、大豆和豆制品，平时还要多晒太阳。便秘也是很常见的问题，体内激素水平的变化使得肠胃蠕动变慢，再加上子宫变大也会造成肠胃蠕动不佳，准妈妈可多吃富含纤维质的谷物与足够水分来改善。限于篇幅的问题，在这里对这些问题就不做过多介绍了。

所有的新妈妈都会如愿安康，解决产后常见问题有妙招

初为人母，其中的快乐自不必说。但是由于是“新手”，产后出现的很多问题，会让新妈妈们手足无措。下面就为大家介绍一些产后常见问题的综合调理方法。

1. 产后怕风身体疼

产妇由于分娩时出血多，加上出汗、腹痛等，非常耗损体力，气血、筋骨都很虚弱，这时候身体虚弱，很容易受到风寒的侵袭，易致感冒、怕风、关节酸痛、腹泻等病。需要一段时间的调补，因此产后必须坐月子才能恢复健康。现在，有些人认为坐月子没有必要，其实这是不对的。坐月子的目的是在这段期间内作适度的运动与休养、恰当的食补与食疗，能使子宫恢复生产前的大小，气血经过调理也都能恢复，甚至比以前更好，也就将不好的体质在这段时间慢慢改变过来。如果这时不加注意，有的人很快就会出现怕风吹，怕冷，身体疼痛等许多症状。也有的人当时没什么问题，十年二十年之后，年纪也大了，问题也多了。而且到那时再治，也不太容易。

由于产后婴儿边吃奶边睡，喂奶时间长，妈妈维持坐姿太久。且许多婴儿有日夜颠倒的状况，晚上哭闹不休，严重的，要父母亲一整夜抱着走来走去，因此一个月下来腰背部、手肘及手腕疼痛不堪。要避免这些筋骨酸痛的现象产生，妈妈要注意抱宝宝的姿势，腰背最好要有依靠的地方；平时多休息，少走动，下床时间最好不要超过

1 小时。食疗方面，可炖煮杜仲猪腰汤，恶露干净后可吃十全大补汤，对解除筋骨酸痛都有不错的效果。

产后新妈妈在屋里屋外都要避风寒，沐浴洗头、衣着被褥应注意保暖，就是夏天亦不能过于贪凉或者当风坐卧，以免风寒邪气侵入机体，产生疾病。要是产妇面色苍白，怕冷或四肢冰冷，口淡不渴，大便稀软，频尿量多色淡，舌苔白，易感冒的话，说明阳气不足，肠胃虚寒，气血循环不良，应该吃较为温补的食物，如麻油鸡、烧酒鸡、四物汤、四物鸡或十全大补汤等，原则上不能太油，以免腹泻。食用温补的食物或药补可促进血液循环，达到气血双补的目的，而且筋骨较不易扭伤，腰背也较不会酸痛。这时应忌吃寒凉的蔬果，如西瓜、木瓜、柚子、梨子、杨桃、橘子、西红柿、香瓜、哈密瓜等。

2. 产后乳汁少

哪个母亲都想给孩子最好的呵护，新妈妈都希望能给孩子最天然、最安全、最营养的食品，母乳自然是最好的选择，但也有不少新妈妈会因为奶水少而烦心，该怎么办呢？

首先要尽早喂奶，也要勤于喂奶，让宝宝多吸吮妈妈的乳头。建议新妈妈们，不要因为刚开始没有乳汁就不让孩子吸吮奶头，应该让他多多接触乳头，渐渐地宝宝就会学着靠自己的力量去吸吮了。妈妈的奶水越少，越要增加宝宝吮吸的次数；由于宝宝吮吸的力量较大，正好可借助宝宝的嘴巴来按摩乳晕。

其次，要均衡饮食，补充水分，不要急于减肥。妈妈们要注意营养的摄取，做到均衡饮食，糖类、脂肪、蛋白质、维生素、矿物质等 5 大营养元素都应摄入。哺乳妈妈要特别注意钙质与铁质的吸收，这方面可从奶类或豆制品中摄取。民间食疗，如猪蹄、鲫鱼汤等，也都是下奶的不错的选择。除了要饮食均衡以外，还要注意补充水分。多喝鲜鱼汤、鸡汤、鲜奶及开水等汤汁饮品，可以补充水分，减轻口渴的症状。但是，水分补充适度即可，这样乳汁的供给才会既充足又富营养。还有就是新妈妈不要着急减肥，其实喂奶已经消耗了很多热量，只要妈妈们饮食不过量，再配合着做一些产后运动，就能避免脂肪的囤积。

第三，足够的休息、愉快的心情对于奶水充足也有着很重要的作用。有些妈妈会因产后激素的大量改变而引起产后忧郁症，如果再加上母乳喂养的疲倦及压力，很可能会使奶水量减少。因此新妈妈要多休息，保持心情愉快，才能产出多多的奶水，宝宝才能吃得饱。许多新妈妈不相信只靠自己的乳汁就能喂饱宝宝。其实，不论女性乳房的形状、大小如何，都能制造出足够的奶水，所以，新妈妈一定要树立信心，坚持到底。

第四，坚持自我按摩。用干净的毛巾蘸些温开水，由乳头中心往乳晕方向成环形擦拭，两侧轮流热敷，每侧各 15 分钟，同时配合下列按摩方式：

（1）环形按摩：双手置于乳房的上、下方，以环形方向按摩整个乳房。

（2）螺旋形按摩：一手托住乳房，另一手食指和中指以螺旋形向乳头方向按摩。

（3）指压式按摩：双手张开置于乳房两侧，由乳房向乳头挤压。

3. 产后恶露不尽

首先一起了解一下什么是恶露，恶露不尽到底是怎么回事。胎儿娩出后，胞宫内遗留的余血和浊液，就称为“恶露”。在正常情况下，一般在产后 20 天以内，恶露即可排除干净。但如果超过这段时间仍然淋漓不绝者，即为“恶露不尽”。如果不及时治疗，拖的时间久了，会影响产妇的身体健康并引发其他疾病，应该予以重视。祖国医学认为，本病病理主要是气血运行失常，血瘀气滞，或气虚不能摄血，以及阴虚血热，均可导致恶露不尽。

要是产后恶露淋漓不止，量少，色紫黑或夹血块，少腹疼痛拒按，胸腹胀痛，舌质正常或紫暗。这是由瘀血引起的恶露不尽，可以在家自制山楂香附茶来调理。将山楂 30 克，香附 15 克，制成粗末，再加红糖 15 克，一同放入保温杯中，冲入沸水，加盖焖 30 分钟，代茶饮用。每日 1 剂。可以活血化瘀，理气止痛，治疗血瘀型恶露不尽。要是身体比较虚弱的，可以把香附换成当归。

如果产后恶露日久不止，淋漓不断，色淡红，量多，质稀，腹下坠，精神倦怠，舌质淡，苔正常，脉缓弱。这多是由于气虚不能统摄血液引起的恶露不尽，治宜益气摄血。取当归 10 克，生黄芪 12 克，党参 10 克，焦白术 10 克，茯苓 12 克，升麻炭 6 克，川断 10 克，熟地 12 克，橘皮 6 克。将上药水煎 2 次，取汁混匀，每日 1 剂，早晚分服。可以补中益气摄血。平时可吃鸡汤、桂圆汤、大枣汤等来益气补血。

血热引起的恶露一般颜色红，质稠而臭，面色红，口干舌燥，舌红，脉细数。治宜清热益阴止血。自制栀子败酱茶，可以治疗血热型的恶露不尽。取栀子、败酱草各 15 克制成粗末，与白糖 20 克一同放入保温杯中，冲入沸水，加盖焖 30 分钟，代茶饮用。平时可适当吃鲜藕、黄瓜、西瓜、西红柿等水果。但一般应慎食生冷、辛辣之物，以免病情变化加重。

不论是何种类型的恶露不尽，产妇都应该早日起床活动，这样有助于气血运行，使积滞在胞宫内的余瘀尽快排出。另外，寒温要适宜，气虚证和血瘀证要注意保暖，避免寒邪入侵。血热证者则衣被不宜过暖，以免症状加重。饮食清淡而富于营养更适合产妇。

不再为急性乳腺炎痛苦，蒲公英解救新妈妈的乳房

急性乳腺炎是乳房的急性化脓性炎症，表现为乳房局部的红肿热痛，严重的还会形成脓肿，伴有寒战高热等其他表现，多是由于感染金黄色葡萄球菌引起的，一般多见于产后 2~6 周的哺乳妇女，尤其是初产妇。虽然这个病治疗有很好的疗效，但是发病以后会很痛苦，还因为疼痛而影响喂奶。

一般来讲，乳腺炎的发生需要有以下三个原因，一是致病菌的入侵，二是乳汁郁积，三是机体免疫力下降，为感染创造了机会。

中医把急性乳腺炎称为乳痈，其发生多是由于心情抑郁，肝气不舒，或者产后过于温补，造成胃中积热。经络学说根据经脉的循行分布，认为乳头属足厥明肝经，主疏泄条达，调节乳汁分泌；乳房属足阳明胃经；乳汁为气血所化，来源于胃。如果肝气不舒，厥阴之气不行而失于疏泄，胃热壅滞，与阳明之热蕴结，以致经络阻塞，气血瘀滞而发为乳痈。

知道了病因，预防和治疗就应该针对病因来进行。

要保持乳头清洁，勤清洗，避免宝宝咬破乳头，不要让孩子养成含着乳头睡觉的习惯，不要穿过紧的衣服，不给细菌留下机会。喂奶的时候最好让宝宝把乳汁吸干净，如果不行的话，可以借助吸奶器把剩余的吸出来，可以保存在冰箱里，留做加餐用。适当活动，增强体质。

平时还要保持心情舒畅，情绪稳定，饮食上不要吃辣椒等辛辣刺激性食物。

产妇可以自我按摩乳房。按摩方法很多，简单介绍几个：

（1）一手用热毛巾托住乳房，另一手放在乳房的上侧，以顺时针方向转向按摩。如果乳房感到胀痛，或者乳房上有肿块时，手法可以重一些。一般每天按摩 1 次，每次 15~20 分钟。

（2）推抚法：在患侧乳房上撒些滑石粉或涂上少许石蜡油，然后双手全掌由乳房四周沿乳腺管轻轻向乳头方向推抚 50~100 次。

（3）揉压法：以手掌上的小鱼际或大鱼际着力于患部，在红肿胀痛处施以轻揉手法，有硬块的地方反复揉压数次，直至肿块柔软为止。

（4）揉、捏、拿法：以右手五指着力，抓起患侧乳房部，施以揉捏手法，一抓一松，反复 10~15 次。左手轻轻将乳头揪动数次，以扩张乳头部的输乳管。

（5）振荡法：以右手小鱼际部着力，从乳房红肿处，沿乳根向乳头方向作高速振荡推赶，反复 3~5 次。局部出现有微热感时，效果更佳。

（6）穴位按摩法：按揉膻中、足三里、乳根、期门、肩井、阿是穴等，每个穴位 3~5 分钟，每天 2 次。

中药外敷对本病也有很好的疗效，尤其是蒲公英更是特效药。这里还有一个小故事。

相传在很久以前，有个 16 岁的姑娘得了乳痈，乳房又红又肿，疼痛难忍。但她羞于开口，只好强忍着。后来这事被她母亲知道了。由于当时是封建社会，她母亲又缺乏知识，从未听说过大姑娘会患乳痈，以为女儿做了什么见不得人的事。姑娘见母亲怀疑自己的贞节，又羞又气，便横下一条心，趁天黑偷偷逃出家投河自尽。事有凑巧，当时河边有一渔船，上有一个姓蒲的老人和他的女儿小英正在月光下撒网捕鱼。他们救起了姑娘，问清了投河的缘由。第二天，小英按照父亲的指点，从山上挖了一种草，有着白色丝状毛的叶子，叶子边缘呈锯齿状，顶端长着一个松散的白绒球。风一吹，就分离开来，飘浮空中，好像一个个降落伞。小英采回了这种小草，洗净后捣烂成泥，敷在姑娘的乳痈上，很快病就痊愈了。后来，姑娘将这草带回家中栽种。为了纪念渔家父女，便叫这种野草为蒲公英，简称公英。这美丽的传说可能是虚构的，而蒲公英治疗乳痈的良效却是真实的，无论煎汁口服，还是捣泥外敷，都有很好的疗效。

快乐迈过 50 岁这道坎儿，7 种方法攻下更年期综合征

对女性来说，更年期是指卵巢功能从旺盛状态逐渐衰退到完全消失的一个过渡时期。在这个时期，很容易出现月经失调、心烦失眠、头晕乏力、烘热汗出、急躁易怒或情绪抑郁等很多问题。对女性来说，多发生在 50 岁左右，在医学上叫作“围绝经期综合征”。

这个时期，大多数女性朋友都可以顺利度过，有些人可能根本没什么症状，但也有人被此困扰，不同程度的影响个人健康和生活质量。

1. 手部按摩疗法

按揉内关、合谷、支沟、中魁各30~50次；推按或点按手部的肾、肾上腺、输尿管、膀胱、肺、大脑、垂体、心脏、肝、脾、安眠点各100次；掐按生殖穴、肾穴、肝胆穴各300次，每天按摩1次，

2. 足部按摩疗法

肾、输尿管各推按1分钟，膀胱点按1分钟，心脏轻按1分钟，脑垂体按3分钟，子宫、卵巢、乳房、性腺各推按3分钟，颈椎、胸椎、腰椎、骶椎、尾椎各推按1分钟，肝、胆、脾、胃、小肠、大肠各推按1分钟，甲状腺刮按1分钟，腹腔神经丛旋揉1分钟，甲状旁腺、肾上腺各按揉1分钟，上、下身淋巴、胸淋巴结、腋下淋巴、腹股沟各点按1分钟。

3. 中药泡脚法

将白萝卜250克切片，与合欢皮、夜交藤各50克同入药锅，加清水适量，煎煮30分钟，去渣取汁，与2000毫升开水一起倒入盆中，待温泡脚，每天1次，每次40分钟，10天为1个疗程。

4. 耳压疗法

主穴：子宫、卵巢、内分泌、皮质下、神门、交感。

配穴加减：心肾不交者加心、肝、肾，肾阴亏虚者加肺、肾、内耳、脑干，肾阳虚衰者加脾、肾上腺兴奋点，烦躁易怒者加肝、胆、三焦，肾阴虚累及肝者加肝、肾。

5. 刮痧疗法

头部穴位取印堂、百会、太阳、风府、风池，背部取大椎、心俞、脾俞、肾俞、次髎、天宗，腹部取气海、关元，下肢取三阴交、足三里、太冲。

刮拭头顶部、两眉间、两鬓角、后发际中间及两侧凹陷处，背部大椎穴、颈椎两侧至尾骨，两肩胛凹陷处，小腹脐下2寸处，卜肢小腿外侧上半部分，小腿内侧下半部分，足内侧大趾根处。

6. 经穴疗法

方法1：取穴血海，用指压法，一面慢慢吐气，一面用大拇指按压穴位6秒钟，如此反复做10遍，每天1次。

方法2：肝肾阴虚者，点按四神聪、肝俞、肾俞、三阴交、太溪、中极、神门、大陵、血海等穴。肾阳亏虚者，取关元、肾俞、命门、心俞、脾俞、足三里、三阴交等穴。按摩时每穴约3分钟，每天早晚各1次。

7. 艾灸疗法

艾灸督脉、任脉及膀胱经，重点灸肺俞、脾俞、肾俞、足三里、三阴交、太冲、中脘、气海、子宫穴等，每穴3~5分钟。

还有些小偏方和大家分享一下：

心烦比较明显的，可以用百合50克，用清水浸泡一夜，捞出，另加水200毫升，与莲子15克同煮，连汁用。

出汗比较明显的，用浮小麦15~30克，甘草9克，大枣4~6枚，水煎服。

围绝经期是人体的第二次动荡，由于内分泌系统功能的失调会发生一系列疾病，其中较常见的有高血压、冠心病、关节炎、甲状腺功能亢进症、糖尿病、泌尿系统疾病等。因此，在更年期应注意心理保健和身体保健，如出现围绝经期综合征应及时治疗。患者应注意生活起居、饮食、环境，并尽量控制好情绪，以便平稳地度过围绝经期。

心中无结，双乳无忧，多管齐下治疗乳腺增生

乳腺增生是女性最常见的乳房疾病，主要表现为乳房的周期性疼痛，一般在月经期疼痛加重，可以在乳房中摸到增生的乳腺腺体。这些年来，其发病率有上升的趋势，而且有年轻化的趋势，甚至十几二十岁的少女也会得乳腺增生。乳腺增生是一种非炎症性疾病，西医认为其发病原因主要是由于内分泌失调。

中医把乳腺增生称为“乳癖”，认为是由于情绪、饮食、劳累等各种原因导致气滞血瘀痰凝阻于乳房，形成结节，引起疼痛。当情绪激动、工作紧张时，气血运行不畅，症状会有加重。

主要症状：乳房部出现大小不等的肿块，呈椭圆形，表面光滑，质地坚实，边界清楚，用手推之有移动感，常会感到乳房胀痛，并伴有心烦、易怒、心悸、胸闷等。

1. 手部按摩疗法

脑垂体、甲状腺各点按 81 次，两乳房分别按揉 47 次，肾上腺点按 81 次，上、下身淋巴点按 81 次，两卵巢分别按揉 36 次，胸腺向心推按 49 次（痛点加按 59 次），两肾相对按揉 72 次，肝逆时针按揉 47 次，脾顺时针按揉 64 次。

2. 足部按摩疗法

肾、输尿管各推按 1 分钟，膀胱点按 1 分钟，心脏轻按 1 分钟，乳房推按 3 分钟，脑垂体点按 3 分钟，肾上腺按揉 3 分钟，子宫、卵巢、性腺各推按 1 分钟，肝、脾各推按 1 分钟，胸椎推按 1 分钟，甲状腺刮按 1 分钟，腹腔神经丛旋揉 1 分钟，上、下身淋巴、胸淋巴结、腋下淋巴各点按 1 分钟。

3. 耳压疗法

主穴：乳房、肝、胃。配穴：内分泌、卵巢。

配穴加减：湿邪盛者加脾、三焦，肾虚者加肾、肝，局部疼痛严重者加神门、皮质下。

4. 刮痧疗法

背部穴位取肝俞、脾俞、肾俞，胸部取膻中，上肢取外关、合谷，下肢取足三里、三阴交、太溪。

刮拭背部脊柱两侧，胸部两乳中心点，上肢小臂外侧腕横纹上 2 寸，手背拇指与食指指根处，下肢小腿外侧上半部分，小腿内侧下半部分，内踝下外侧凹陷处。

5. 拔罐疗法

留罐或针罐肩井、天宗、肝俞、库房、膺窗、膻中、乳根、期门、外关、阳陵泉、丰隆等穴位，留罐 15 分钟，每天 1 次。

6. 经穴疗法

按摩穴位：肩井、天宗、天突、极泉、膻中、心俞、肝俞、合谷、足三里，每穴 5 分钟，

每天 2 次。肝郁气结者配太冲；肝肾阴虚者配太溪；伴有月经不调者配三阴交，伴胸闷困痛者配外关。

对乳房的按摩疗法也可参照急性乳腺炎。

得了乳腺增生，不要着急，因为这个病越着急越严重，把心情调节好，生活有规律，避免滥用药物，调整饮食结构，再采取一些调理的方法，假以时日，是完全可以治愈的。心中无结，则双乳无忧。

每个人都有享受天伦之乐的权利，手足耳疗攻克不孕症

每个人都有享受天伦之乐的权利，但却不是每个人都有这个机会。很多人由于各种原因引起的不孕不育而抱憾终身。有的人为此四处求医，却落得一无所获。也有的人因此而劳燕分飞，不欢而散。

女性不孕是指婚后同居两年以上未经避孕而不怀孕者，或婚后曾有妊娠而隔两年以上未受孕者，患者配偶生殖功能正常。前者为原发性不孕，后者为继发性不孕。造成女性不孕的发病原因是多方面的，主要原因有精神紧张，过度焦虑，环境变化，营养过度或重度营养不良，内分泌失调，急慢性传染病，吸烟过多，饮酒过量，房事过度，久病大病，工作负担过重，子宫、卵巢或输卵管疾病等。

中医学认为不孕与肾的关系最为密切，并与冲任、子宫的功能失调，或脏腑气血不和，影响胞脉功能有关。因此，在治疗时就要着重补肾，调和冲任，平衡脏腑气血阴阳，从而使胞脉恢复正常的功能。

1. 手部按摩

点按内关、神门、合谷、支沟各 50 次；掐按生殖穴、肾穴、肝胆穴各 300 次；点按命门穴 100~200 次；推按或者点按肾、肾上腺、生殖腺、输尿管、膀胱、肺、阴道、子宫各 200 次，腹股沟、垂体、甲状旁腺、大脑、乳房、肝、胆、脾、胃、甲状腺、小肠、大肠各区、脊柱各区各 30~50 次。每天按摩 1 次，3 个月为 1 个疗程。结合全身按摩效果会更好。

2. 足部按摩

点按或按揉涌泉、照海、太溪、三阴交穴，每穴 100 次；按摩肾、输尿管、膀胱三个基本反射区后，对全脚进行按摩，在此过程中重点刺激肾上腺、脾、肝、肾、子宫、卵巢、生殖腺反射区。肾上腺、脾、生殖腺反射区用拇指点按 30~40 次，按揉 1 分钟左右，以酸胀或微微疼痛为度。肝、肾、子宫、卵巢反射区用拇指推法，由外向内，推 10~20 次。

3. 耳部按摩

先用两手将双耳擦热，然后用拇指和食指指腹相对，由下至上轻揉全耳 4~5 次。在卵巢、子宫、内分泌、肝、肾等反射区用点掐的方法按摩，每个穴位 10 次左右。反复操作 3~4 次，至局部红润为止。在点按掐法结束后，每穴用拇指和食指指腹反复轻揉 3~5 次即可。

4. 经穴按摩

患者取仰卧位，揉按神阙、关元、中极、子宫、血海、地机、足三里、三阴交、次髎等穴位。同时可配合按揉腹部正中线，以及背部的膀胱经第一侧线。按摩的时候要注

意双手要保持温热，同时要对患者注意保暖，千万不要着凉。

同时可根据自身情况，选择适合自己的食疗方法。比如说肾虚出现腰膝酸软等症状的，可配合吃动物内脏、核桃等；气血不足，出现头晕眼花、乏力等症状的，可配合吃山药、大枣等。

造成不孕的原因是多方面的，因此在治疗的同时，患者还有其他一些方面需要注意，如要注意调整情绪，消除紧张心理，解除思想负担；积极参加适合自身的体育锻炼，劳逸结合；调整营养，注意饮食的多样化；戒除烟酒；积极治疗生殖器官的疾病。减少性生活的频度，提高性生活的质量。

用好带脉，走出带下病的阴影

正常情况下，处于婚育期的女性阴道内会有一种无色、黏稠、无臭的液体，量也不多，这就是正常的白带。如果带下的量明显增多，或者颜色、质地、气味出现异常，或者伴有全身或局部的其他症状，那就说明有问题了，中医把这称作“带下病”。至于月经前后、排卵期和妊娠期白带量稍微有些增多的，属于正常生理现象，不必担心。

西医认为，带下异常可见于阴道炎、宫颈炎、盆腔炎等疾病。中医认为，带下病是由于冲任二脉受损，带脉的约束功能减弱，以致水湿浊液下注，形成白带。其发生多是由于以下几种原因：饮食损伤脾胃，情绪抑郁，年老体衰，肾气不足，房劳过度，多产伤肾，久病体弱，房事不洁，感染邪毒等。这些原因导致脾肾不足，冲任受损，带脉失约，从而发为带下病。

治疗带下病的法则是健脾利湿，补益肾气，固摄带脉。选取带脉、白环俞、气海、三阴交这几个穴位为主穴进行按摩。其中，带脉穴可以固摄本经经气，白环俞帮助膀胱气化，使湿邪有出路，气海穴能够通调任脉，补益肾气，三阴交则健脾利湿，调理肝肾而止带。如果带下色黄量多，属于湿热比较盛，可以加阴陵泉、丰隆。如果带下色白质稀，说明体内寒湿较盛，配合关元穴一起使用。如果带下色白质稀，淋漓不断，腰膝酸软，说明肾虚明显，配合肾俞、八髎穴一起按摩使用，效果更好。

除了穴位按摩的方法之外，敲带脉治白带也是一种不错的方法。简单地说，带脉就是腰带那一圈，它是人体唯一一条横向运行的脉络，有约束纵行诸经的作用。如果带脉的约束力量减弱了，就会引起许多疾病，带下病就是其中之一。敲带脉的时候，要握空心拳，沿着带脉的走行方向敲打，每天 100 次以上就可以，没有什么严格的要求，关键要能坚持下去，做到持之以恒。敲带脉除了能治白带不正常以外，还可以帮助减肥、控制食欲、治疗便秘，一举多得，赶紧试试吧。

在平时，女性朋友也要注意保持外阴干燥清洁，勤换内裤，内裤要用太阳晒来达到消毒的目的，注意经期卫生，经期禁止性生活。情绪要保持稳定，心情愉悦，生活规律，注意饮食卫生等，这些也都是平时应该注意的。

第二章

健康无小事，男人不该有难言之隐

男人每天需要面对来自各方面的压力，常常会忽略自己的身体健康。一旦有一天发生问题，男人还会因为难言之隐而讳疾忌医，不但自己的身体不舒服，心理也要承受巨大的压力，甚至还可能因此带来生活的不幸。所以，健康无小事，每一个男人都要爱自己，不要让难言之隐毁灭了自己的健康与幸福。

不要浪费自己的元气，足部按摩治疗遗精有奇效

遗精是指非性交或无手淫状态下发生精液自行泄出。遗精始于青春期发动后1~2年，直至老年都可以发生。在中医理论中也将遗精称作“失精”。通常在睡眠中有梦而遗精的称为“梦遗”；无梦而遗精，甚至清醒时精液自行滑泄出的叫作“滑精”。有梦而遗往往是清醒滑精的初起阶段，梦遗、滑精是遗精轻重不同的两个阶段，通常情况下滑精的程度是重于梦遗。一般情况下两者都没有什么规律可言。

遗精的原因是什么呢？内裤过紧、包皮垢刺激等可导致反射性遗精。包皮龟头炎、尿道、前列腺、精囊等部位的炎症均可能出现遗精。但大多数是由于缺乏性知识、观看黄色书刊、录像等造成阴茎勃起并射精。造成遗精的原因主要是大脑皮层的抑制过程减弱，性中枢兴奋性增强，在有关性方面的刺激时，常可出现遗精。

也有人指出，遗精有利于种族繁衍，因为周期性的精液排泄可以提高精子的质量，也就是说提高它们的生育能力。其实男孩子随着性发育的进展，睾丸产生精子，前列腺和精囊腺等分泌精浆，两者共同组成精液。当精液达到一定量后，体内已无处可容，这时就自然而然地以遗精方式排出体外，即所谓“满则溢”的缘故。医学界普遍认为遗精在某种程度上可以解除体内性紧张，造成一种生理和心理上的平衡。

遗精是男性常见病症之一，但是对于成年未婚男子或婚后很久也没有性生活的男性来说，一个月发生一两次遗精是属于正常现象，一般不会出现明显的症状。不过，不少人认为精液是人体的精华，民间还有“十滴血 滴精”之说，认为遗精会耗损人的元气，使人体虚弱。有些青年人遗精以后，忧心忡忡，这是完全不必要的。其实，精液并不那么珍贵。遗精（包括性生活射精）时每次排出的精液2~6毫升。精液的组成虽然复杂，但它的主要成分是水、蛋白质和一些糖分，而且，蛋白质、糖分占的比例很小。

有些人因为缺乏生理知识，会由于遗精而产生恐惧心理，出现头晕心慌、疲乏无力等症状。如果患者频繁出现遗精，每周超过2次以上，或者伴有不同程度的精神不振、头晕头痛、耳鸣、乏力、腰酸腿软等症状的时候，这就属于疾病状态了，需要采取措施抓紧治疗。

中医认为病因可由劳心过度、妄想不遂造成相火偏亢。饮食不节、醇酒厚味，积湿

生热，湿热下注也是重要成因。滑精者及部分梦遗属此类。治疗滑精一般会以温阳补肾、固精止遗为法。

下面介绍一些平时保健治疗的方法：

足部按摩法：足部按摩对于遗精有非常好的疗效，按摩肾、输尿管、膀胱、肾上腺、前列腺、生殖器、腹腔神经丛反射区、大脑（头部）、小脑及脑干、下腹部等反射区。用轻度或中度手法刺激上述反射区 15 分钟，每天 1 次。

足部药浴法：用五倍子 20 克，煅龙骨 30 克，益智仁 15 克，菟丝子 30 克。加清水适量，煮沸，取药液倒入盆中，待水温合适后浸泡双足，每日 1 次，15 天为一个疗程。此法对体虚滑精者有一定的疗效，可根据个人情况适当调整使用。

经穴按摩法：反复按揉太冲、太溪、然谷、公孙、至阴、三阴交穴位处各 5 分钟，稍感局部酸痛为宜。遗精频繁可以加强对涌泉穴的按摩刺激，用力稍重。

遗精应该如何预防呢？

（1）注意精神调养，排除杂念，节制性欲，戒除手淫。

（2）适当参加体力劳动或运动，丰富文体活动。

（3）注意生殖器的清洁卫生，包皮过长应早日手术。内衣、衬裤要勤洗、勤晒、勤更换。

（4）晚餐不宜过饱，被褥不宜过厚，内裤不宜过紧。睡眠时尽量侧卧以减少阴茎被刺激和压迫的机会。

（5）少吃辛辣刺激性食物，如烟、酒、咖啡、辣椒等。

慢性前列腺炎，肝经、肾经、任脉来相救

前列腺炎属于泌尿外科的一种男性疾病，通常急性前列腺炎较少见，而慢性前列腺炎已经成为男性的一种常见病。以前一般认为中老年男性才会得这种病，但是这些年来这个病也有年轻化的趋势。

由于男性前列腺与精囊、输精管、输尿管、膀胱相通，发生炎症极易相互蔓延，反复感染。主要症状表现为尿频、尿急、尿痛，可出现尿滴沥、终末血尿、会阴部坠胀疼痛，并可向阴部、腰骶部或大腿放射，急性前列腺炎还可能出现高热、寒战、头痛、全身疼痛、神疲乏力、食欲不振等症状。在日常习惯中饮酒过度，房事过频，骑车或久坐、受凉等都会对前列腺产生反复刺激而引起前列腺炎。

由于前列腺生理结构非常特殊，药物很难渗透通过前列腺上皮脂性包膜，从而无法直接进入前列腺内产生作用，所以治疗困难并且容易反复发作。

中医讲肾主生殖，肝经循少腹，绕阴器，任脉也经过生殖器官，所以，如果得了慢性前列腺炎，治疗的时候应该选取和肝经、肾经、任脉相关的穴位来按摩。比如中极、太冲、太溪、三阴交、肾俞、关元、膀胱俞、阴陵泉、行间等穴位都经常用来治疗前列腺炎。可以每天晚上对这些穴位进行指压按摩来防治前列腺炎。

此外，男性的阴囊伸缩性比较大，而且分泌汗液也会很多，如果阴部不能适度通风，就容易藏污纳垢，使局部细菌滋生。这样就会导致男性出现前列腺炎、前列腺肥大以及

性功能等疾病，若不及时注意还会引发更严重的病症。如果得了前列腺炎，也可以用温水坐浴，热水中还可加适当的芳香类中药，如苍术、木香、白蔻仁等。这样不仅能起到清洁的作用，而且能促进局部血液循环，使炎症得以消散。

前列腺炎的食疗方法也有很多，冬瓜海带薏米汤就是其中之一。提前准备好原料，有鲜冬瓜（连皮）250克，生薏米50克，海带100克。制作时先将冬瓜洗净切成粗块，生薏米用清水洗净，海带洗净切成细片状。将它们一同放进砂锅内，加适量清水煮汤，煮熟即可食用。

如果您觉得这个方法麻烦，再告诉您一个极为简单的方法，自制车前草茶。准备好车前草100克，竹叶心10克，冰糖适量。先将车前草、竹叶心一同放进砂锅内，加入适量清水，用中火煮40分钟左右，放进冰糖，再稍煮片刻即可，每天代茶饮用即可。在夏天的时候可以放在冰箱中保存，取出来则是一款很不错的凉茶，不但能治疗前列腺炎，还有清心除烦的功效。

对于前列腺炎的饮食治疗，不管是急性前列腺炎还是慢性前列腺炎，在食物的选择上都应多选用清凉、清补的食品。忌食煎炒油炸、辛辣燥热之物。咖啡、可可、烈酒等饮料和香烟都必须戒除。

在这里，给男性朋友们提个醒：首先，千万不要憋尿。一旦感到膀胱充盈，出现尿意，就应立即小便。男性长期憋尿对膀胱和前列腺都很不利。在长时间乘车之前，应先排空小便再乘车，途中如果小便急则应下车排尿，千万不要硬憋强忍。其次，性生活要有节制。预防前列腺疾病不能在年纪大的时候才开始，青年男性一定要有保护前列腺的意识。关键是性生活要适度，不纵欲也不要禁欲。如果性生活频繁会使前列腺长期处于充血状态，反复受到刺激，甚至引起前列腺肥大。因此尤其是性欲比较旺盛的男性，必须注意节制性生活，做到能够给予前列腺充分恢复和修整的时间。相反的过分禁欲，长期男性的性功能不能得到释放，就会引起阴部的胀满不适感，同样会对前列腺产生刺激。所以要做到有规律的性生活。

另外，前列腺炎的患者要多注意“八多八少”，即：少烟多茶，少酒多水，少糖多果，少肉多菜，少盐多醋，少怒多笑，少药多练，少车多步。有了这些简便的方法，一定能帮您摆脱前列腺炎，不再有难言之隐。

有时候多出来也是麻烦——前列腺增生自愈调理法

一般情况下，男性的前列腺增生从35岁开始，每年以1.5克至2克的速度增生，因为增生部位在膀胱下面、尿道周围，所以到一定程度就会影响正常的排尿。

不少人认为，出现良性前列腺增生症的症状是一种生理老化的现象，只有约1/3的患者就诊，得到规范治疗的更是少之又少。其实，增生的前列腺挤压尿道，导致尿频尿急、尿流细弱、尿不尽等一系列排尿障碍，小便不通，膀胱功能失调，都严重影响患者的生活质量，如果不及时正规治疗，会导致急性尿潴留、泌尿道感染、结石、肾积水、肾功能不全、肾衰竭等许多严重并发症，甚至会危及生命。

因此，一旦发现尿频、夜尿增多、排尿不畅等症状，中老年男性就应及时到具有泌尿专科的正规医院就诊，进行相关检查与合理治疗。平时注意调节日常饮食和生活习惯。

一天饮用的水量控制在1500~2000毫升，少食辛辣刺激性食品，少喝酒、咖啡。大小便时尽量用力排干净，可做盆部训练，如跑步爬山，活动筋骨，避免打麻将或踩自行车等长时间久坐。

另外，治疗此病要湿补脾肾，活血化瘀，利尿通闭。取黄芪20克，莪术15克，泽泻15克，肉苁蓉15克，熟地15克，当归15克，穿山甲12克，盐知母12克，盐黄檗12克，仙灵脾12克，木通9克，肉桂9克，地龙9克，水煎服，每日1剂，日服2次。

我国民间有吃什么补什么的说法。买猪肾1只，洗净、剖开，切成小片，沸水中浸泡10分钟，去浮沫，再沸水煮开1分钟，调入白醋20毫升，再加入适量葱、姜，拌匀即食。此菜鲜香脆嫩，温肾利尿，尤其适合怕冷肢寒者食用。

护肾就是护健康，尿频重点在补肾

尿频的问题经常发生在女性身上，其实男性也会有这个困扰，尤其是随着年龄的增长，这个问题也会越来越明显。有的人白天还好，晚上总是起夜，甚至要起来四五次，晚上根本就睡不好。也有的人总有尿意，想上厕所，可是到了厕所站在那里还得等半天，而且也排不出来多少。

准确来讲，尿频只是一种症状，很多疾病都能引起尿频，大概有以下几种：

（1）尿量增加：在生理情况下，如大量饮水，由于进水量增加，尿量也会增多，排尿次数亦增多，便出现尿频。在病理情况下，如部分糖尿病、尿崩症患者饮水多，尿量多，排尿次数也多。

（2）炎症刺激：如尿道炎、膀胱炎等。在炎症刺激下，可能尿频、尿急、尿痛同时出现，被称为尿路刺激征。

（3）非炎症刺激：如尿路结石、异物等。

（4）膀胱容量减少：如膀胱占位性病变、结核性膀胱挛缩或较大的膀胱结石等。

（5）精神神经性尿频：这种情况男性一般较少见。

中医一般认为，肾虚是引起尿频的罪魁祸首。中医讲的肾和西医的肾并不完全一样，肾虚并不能说明肾功能有问题。中医说“肾司二便”，当肾气不足的时候，膀胱就不能很好的约束尿液，从而出现尿频的症状。有的时候还可能脾的功能也不好，脾肾两虚，所以不能制水，膀胱气化不利，出现尿频的症状。肾虚一般还会伴有腰膝酸软，头晕乏力，耳鸣等不适。

既然是肾虚引起的，调理的时候自然就要从补肾入手。肾俞、太溪、关元、气海、涌泉等穴位都可以用来治疗，按摩的时候每天早晚各一次，每个穴位按摩1~3分钟，长期坚持有补益肾气的作用。

除了经络穴位的按摩以外，也可以选择足疗的方法，自己在家中随时都可以做，简单、方便而且有效。足部按摩的时候要重点按肾、肾上腺、输尿管、膀胱、前列腺、尿道、上下身淋巴结、生殖腺等反射区，每天一次即可。坚持治疗，一定会收到不错的疗效。

人们常说药补不如食补，确实是这样。对于由于肾气不足而引起的尿频患者，在平时适合吃具有温补固涩作用的食物，比如糯米、鸡内金、鱼鳔、山药、莲子、韭菜、黑芝麻、桂圆、乌梅等。吃猪腰、猪肝等食物也有一定的补益肾气作用。比如说用益智仁 20 克，猪腰 1 个，切开洗净去臊线，加适量水煮熟后，饮汤服食猪腰，就是很好的治疗方法。

在平时还有哪些需要注意的呢？首先要调整饮食结构。要少吃肉类，多吃蔬菜，避免过量摄入酸性物质。饮食的酸碱平衡对于尿频的预防是非常重要的一个环节。其次要经常进行户外运动。在阳光下多做运动多出汗，多呼吸新鲜的空气，可帮助排除体内多余的酸性物质，减少发病的概率，有益身体健康。第三，要保持良好的心情，不要有过大的心理压力。过重的压力会影响身体内新陈代谢的正常进行。适当的调节心情和压力可以增强体质，使尿频远离大家。第四，生活要规律。生活不规律的人，如经常熬夜、打麻将等，都会使身体的抵抗力下降，容易生病。第五，要远离烟酒。烟酒会使体内热毒聚积，天长日久会杀人于无形。第六，不要食用被污染的食物，如被污染的水，农作物，家禽鱼蛋等，要吃一些绿色有机食品，要防止病从口入。

"性福"日日有，足手按摩除阳痿

阳痿是指男性在性生活时，阴茎不能勃起，或勃起不坚，或坚而不久，不能完成正常性生活，或阴茎根本无法插入阴道进行性交。其中阴茎完全不能勃起者称为完全性阳痿，阴茎虽能勃起但不具有性交需要的足够硬度者称为不完全性阳痿。偶尔 1~2 次性交失败，不能认为就是患了阳痿。只有在性交失败率超过 25% 时才能诊断为阳痿。

阳痿是常见的男性性功能障碍之一，据国外有关资料统计，阳痿患者占全部男性性功能障碍的 37%~42%。国内有关调查表明，在成年男性中约有 10% 的人发生阳痿。阳痿的发生率随年龄的增长而上升。男性在 50 岁以后，不少人会阳痿，到了 65~70 岁时阳痿的发生进入高峰。就病因而言，40 岁以下的人如果阳痿，80% 和心理有关，如生活不规律、抽烟、喝酒、各种压力以及夫妻关系紧张都可能引起；40 岁以上的人如果阳痿，则约有 70% 是生理出了问题，比如说高血压、糖尿病、动脉硬化等疾病都可能引起。

在祖国医学中，阳痿又称"阳事不举"等，一般认为多是由于情欲不节制，导致精气虚损，或者是由于过度思虑或者惊恐，或者是由于肝失疏泄所导致的。调理阳痿的方法有很多，足部按摩、手部按摩疗效都非常好，下面具体介绍。

1. 足部按摩法

（1）足部相关穴位和按摩手法。

反复按揉涌泉、太溪、太冲、三阴交穴位处各 5 分钟，以局部有酸胀感为宜。可重点加强点按涌泉穴，时间次数不拘。

（2）足部相关反射区和按摩手法。

相关反射区：肾、输尿管、膀胱、肾上腺、生殖器、前列腺、尿道及阴道、腹股沟、腹腔神经丛、脑垂体、心、肝、脾反射区。用轻到中度手法刺激上述反射区 15 分钟，每日一次。

2. 手部按摩法

（1）手部相关穴位和按摩手法。

点按神门、内关、外关、少府、劳宫各 50 次。

（2）手部反射区和按摩手法。

肾、肾上腺、肝、心脏、输尿管、膀胱、肺、垂体、睾丸、阴茎、脾、胃、腹股沟、腹腔神经丛、脊柱各区等反射区。推按或点按上述反射区各100次。每天按摩1次，1个月为1个疗程。

（3）全息穴和按摩手法。

掐按生殖穴、肾穴、肝胆穴、心肺穴各300次。

3. 经穴按摩治疗

可取中极、关元、曲骨、次髎、阴廉、大敦、神阙、三阴交、复溜等穴位，每个穴位按揉或点压100次左右，每天按摩两次。

4. 食疗

饮食调养，可多吃壮阳食物。壮阳食物主要有狗肉、牛鞭、羊肾、羊肉、麻雀、核桃、韭菜等。一般认为，动物内脏因为含有大量的性激素和肾上腺皮质激素，能增强精子活力，提高性欲，属壮阳之品。此外含锌食物如牡蛎、瘦肉、动物肝、蛋类、花生等，以及含精氨酸食物如山药、银杏、冻豆腐、墨鱼、章鱼、海参、鳝鱼等，都有助于提高性功能。

（1）虫草胎盘膏。

材料：冬虫夏草15克，胎盘1个。

做法：将虫草与胎盘洗净，一同放入锅中，隔水蒸熟，每日服用。此法对解决阳痿问题有明显疗效，可以坚持食用能够帮助恢复男性功能。

（2）大虾烹韭菜。

材料：鲜虾250克，鲜嫩韭菜100克，醋适量，植物油、黄酒、酱油、生姜丝各少许。

做法：将大虾洗净取仁，韭菜洗净切段。先用热油锅煸炒虾仁，然后入醋等其余调味品，稍烹即可；将韭菜煸炒至嫩熟为度，烩入虾仁即成。经常食用，可以补虚助阳，不仅适用于阳痿患者，同时可以用做不育症、不孕症的辅助治疗方法。

另外，预防阳痿、早泄不必忌口，避免处处设防，增加心理负担，同时也避免营养缺乏，身体虚弱。

除此之外，要对性知识有充分的了解，充分认识精神因素对性功能的影响，消除心理因素，建立自信。提高身体素质也可以预防阳痿。可以选择的运动类型很多，打球、散步、游泳、健身等都不错，唯一“有错”的运动是骑自行车——它反而会增加患阳痿的概率。为预防阳痿，还要注意不可长期房事过度，或自慰过度。最后，还有一条要提醒大家的是，某些药物也会导致阳痿，用药的时候一定要谨慎。

精神性阳痿，只须指压肩外俞和手三里

生活在现代社会中的人们，每天要面对各种压力性问题。在不安、焦虑中生活，是现代人的特征，而神经衰弱可说是现代病的一种。精神性阳痿就是典型性例子。

精神性阳痿有以下一些特点：夫妇感情冷淡、焦虑、恐惧、紧张，对性生活信心不足，精神萎靡、性交干扰及过度疲劳等。

患精神性阳痿者，城市人数远比农村中要多，三四十岁的人更易患此病，但是现在

连20多岁的青年人也有很多患精神性阳痿的。人类为何会患精神性阳痿？

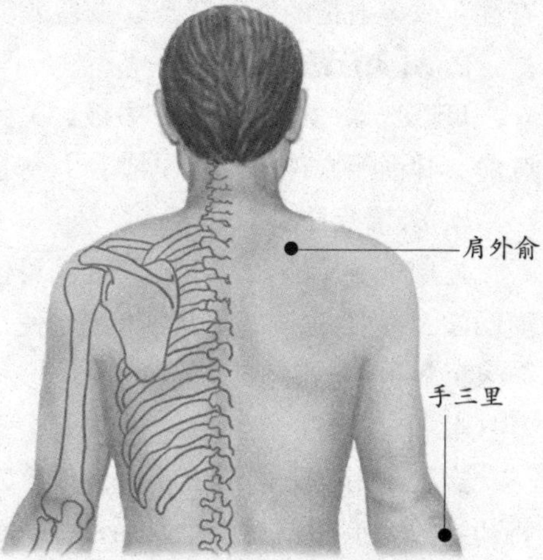

肩外俞、手三里穴的位置

这是因为，人类各种各样的精神因素和心理因素问题都会干扰大脑活动中枢的正常反射过程。大脑皮质的高级神经中枢大部分时间处于抑制状态，以保证人的其他正常活动，如果大脑皮质抑制作用增强，可以累及性功能的全部环节，也可以只影响性功能的某一个特定的阶段和部位。若累及勃起中枢，就表现为阳痿。

因此，治疗精神性阳痿必须除去焦躁，使身体血液畅通无阻，使身体和精神都舒畅，指压肩外俞和手三里就可奏效。

肩外俞位于背部第一胸椎和第二胸椎突起中间向左右各4指处。指压此处对体内血液流畅、肩膀僵硬、耳鸣非常有效。指压要领是保持深吸气状态，用手刀劈。在劈的同时，由口、鼻吐气，如此重复20次。

手三里位于手肘弯曲处向前3指。指压此处除对精神镇定有效之外，对齿痛、喉肿也很有效。要领同前，重复10次。

另外，指压上述两穴时，最好先将手搓热，以便收到治疗精神性阳痿的效果。

别让雄起变成一种理想，按摩、针灸攻克早泄

早泄是指阴茎插入阴道后，在女性尚未达到性高潮，而男性的性交时间短于2分钟，提早射精而出现的性交不和谐障碍。一般男性30%均有此情况，问题虽小，但却使性生活质量不高，也可能引起阳痿等其他性功能障碍，后果严重，应引起重视和及早治疗。

1. 按摩疗法

（1）临睡前按摩，每晚睡觉前用手按压关元，气海，中极等穴位。

（2）下拉阴囊和睾丸法：在性交活动中，男性在射精预感到来时，可见阴囊收缩，睾丸提高，此时可通知女方用手轻轻将男性的阴囊和睾丸向下牵拉，这样可降低男性性兴奋，以延缓射精的时间，达到防治早泄的效果。

（3）捏挤法：捏挤法男女双方都可进行，但由女方进行比由男方单独进行效果更好。女方用拇指（指腹）放在阴茎系带部位，食指和中指（指腹）放在阴茎冠状沟缘的上下方，轻轻捏挤4秒钟然后突然放松，如此行4~5次。切忌用指甲捏夹或搔划阴茎。然后进行性交，阴茎插入阴道后暂不提插，静置不动，男女双方都将注意力引到身体其他部位的情感上，稍后拔出阴茎，再行捏挤4~5次，后再插入阴道，开始缓慢提插，待至快射精时，再次拔出阴茎进行捏挤，后再插入阴道静置4~5分钟，提插速度可加快直至射精。经过半月至1月的捏挤后，多数排精时间可以延长，这样可以捏挤阴茎根部，效果也佳，而减少阴茎拔出的麻烦。捏挤法一般需进行3~6个月才能巩固疗效。此法为非药物性治疗早泄的最佳方法，它可以提高男性的射精刺激阈值，缓解射精的紧迫感，增强性的兴

奋性，改善射精的反射状态，重建或恢复正常的射精时间。

2. 针灸疗法

可以选取命门、肾俞、中极、关元、气海、三阴交、足三里、神阙、百会、大敦、肝俞、脾俞等穴位来治疗早泄。

3. 外治疗法

运用龟头涂药法，中药熏洗法可以降低龟头的敏感性，以达到治疗目的。另外还有灌肠法，敷脐法，外洗法都可配合使用以提高疗效。腰骶部超短波透热疗法、温水浴、矿泉浴等也可辅助治疗。

4. 单方验方

金樱子酊：金樱子 100 克，党参、续断、淫羊藿、蛇床子各 50 克，白酒 2500 毫升，将药物放入酒中密封半个月后服用，每日两次，每次饮用 20 毫升，10 天为一个疗程。适用于肾气亏虚型早泄。

5. 食疗

（1）金樱子粥：金樱子 15 克，粳米 100 克。两者混合煮粥，早晚温热服用。

（2）莲子茯苓糕：莲子、茯苓、麦冬各等份，白糖适量，桂花适量。先将莲子肉、茯苓、麦冬共研成细末，加入白糖、桂花拌匀，用水合面蒸糕，晨起作早餐服用，每次 50~100 克。

对于早泄，要重视预防工作，有一些情况需要注意：

建立美满、健康、和谐的家庭环境。注意夫妻之间的相互体贴、配合，一旦出现不射精不可相互责备、埋怨，而应找出原因，共同配合治疗。

注意婚前性教育和性指导。掌握一些性解剖及性生活知识，了解和掌握正常的性交方法和性反应过程，不宜过度节制性生活，因为性生活次数太少，不利于雄激素的释放。

注意生活要有规律，加强体育锻炼，如打太极拳、散步、气功等均有益于自我身心健康和精神调节。

解决男性不育有奇方，按摩预防来帮忙

男性不育症是指由于男性因素引起的不育。一般把婚后同居 2 年以上未采取任何避孕措施而女方未怀孕，称为不育症。发生率为 10% 左右。其中单属女方因素约为 50%，单纯男方因素约为 30%，男女共有约 20%。男性不育症根据临床表现，可分为绝对不育和相对不育两种。

男性不育治疗的方法很多，尤其在医学越来越发达的现今。当然，欲治愈此种疾病，非常有功效的健康的方法当首推穴位按摩法。首先需要按摩的经穴有神门、合谷、通里、内关、外关、间使等，有关的全息穴为肾穴、生殖穴、肝胆穴、心肺穴等。在对照着穴位进行按揉的时候要注意，每个穴位按 100~300 次，每日按摩 1 次，3 个月 1 个疗程。

其实，男性不育症有相当一部分是可以通过人群或个人预防得到解决的，这就要求所有人群，尤其是对易患人群进行性知识及生育知识普及教育。夫妻双方应掌握一定的性知识，了解男性生理特征和保健知识，如果发现睾丸有不同于平时的变化如：肿大、

变硬、凹凸不平、疼痛等，一定要及时诊治。

要按时接种疫苗，养成良好的个人卫生习惯，以预防各种危害男性生育能力的传染病，如流行性腮腺炎、性传播疾病等。这是预防男性不育症的一个重要方面，尤其是性传播性疾病，一旦感染，不但会使输精管梗阻，严重时还能造成性腺功能丧失。另一方面，由于这一因素造成的家庭纠葛、感情不和，也会从心理方面影响性功能。

改变不良的习惯，戒烟戒酒；不要吃过于油腻的东西，否则会影响你的性欲。营养成分中的胆固醇、精氨酸和锌与生育的关系最密切。胆固醇是合成性激素的重要原料，适当多吃一些肝、脑、肠、肚等动物内脏会有利于性激素的合成。精氨酸是精子形成的必要成分，它是蛋白质的基本成分，所以多食富含蛋白质的食物，如瘦肉、鱼、鸡蛋、牛奶等会有利于生育，尤其是多吃豆腐皮、冻豆腐、核桃、芝麻等含精氨酸较多的食物更有益于生精。锌是人体重要的元素，如果体内锌缺乏可使睾丸萎缩、性功能减退，食物中以牡蛎、牛肉、鸡肝、蛋黄等含锌最多，经常服些含锌的药物，如硫酸锌、葡萄糖酸锌等都可以使精液质量改善。此外，维生素 A、B 族维生素、维生素 C、维生素 E，都是产生精子所必需的营养物质，应酌情服用。

适当调节房事频率。科学研究发现每天性交 1 次，精液质量会有所降低，隔 1 天精液质量就能够保持正常。假如精液长期不排出，精子又会在生殖道内老化而失去活力，并被其他细胞所吞噬。因此，平时如果有性生活的要求，不要故意克制，而把希望寄托在排卵日的前 1 天开始。2~3 天性交 1 次，这样就可以使精子与卵子结合的概率上升。

如果您经常接触放射性物质、高温及毒物，如铅、汞等，一定要严格按照操作规定和防护章程作业，千万不要疏忽大意。如果想要孩子，最好能够脱离此类工作半年后再做生育计划。

男性的睾丸是一个很娇嫩的器官，它的最佳工作温度要比人的体温低 1℃左右，如果温度高，就会影响精子的产生和精子的质量。所以，长时间骑自行车、泡热水澡、穿牛仔裤等任何能够使睾丸温度升高的因素都要避免。

要重视婚前的体检，早期发现异常，可以避免婚后的痛苦。结婚以后要经常和你的妻子交流性生活中所遇到的问题，互相配合、互相谅解，这样很多精神性阳痿或早泄就可以避免。

杜绝近亲婚配，尤其是那些已经明确有一方或双方先天性或遗传性缺陷者应加以坚决杜绝，这不但可以减少不育症，而且也可以提高出生人口的质量。

性欲减退不用愁，仙骨穴让你情欲高涨

据调查表明，现代的年轻人普遍性欲减退，尤其是那些有了孩子的夫妇们，他们的性生活由每周一次到两周一次，甚至于到一个月一次，这种对性产生倦怠感的男性有许多。这是由于现代社会压力大、工作繁忙、人际关系复杂等原因所致，可以说是文明病的一种。

但是，如果这种情况持续扩大，夫妻之间必然会亮起红灯，这并不单是夫妇之间的问题，还势必会导致家庭内部混乱，影响到孩子，并引发更多的问题。所以，夫妻间性生活的和谐对家庭的稳定、婚姻的美满具有非常重要的作用。

那么如何增强性欲呢？中医认为，提高性欲以指压仙骨穴最为有效。仙骨位于尾骨上方3厘米处，它能促进性荷尔蒙分泌，增强性欲。位于仙骨上方2厘米左右处的穴位，只要加以指压，对消除疲劳有莫大功效。

指压仙骨穴时，一面缓缓吐气，一面强压3秒钟，如此重复10次，每日不间断，则必能使你精力复生。

除此之外，若想增强性欲，还要学会改变生活，如规律饮食，尽早消除疲劳，保持健康的情绪，等等。还可以配合着吃点金匮肾气丸和六味地黄丸。

另外，在国外，紫色代表“性”，人们将寝室的壁纸、地毯、窗帘、床单都铺成同一颜色。如果夫妇寝室独立，则偶尔变化窗帘颜色，使生活环境产生变化，这也有助于刺激性欲中枢，从而在一定程度上刺激性欲。

呵护睾丸，别让睾丸癌成为生命的“终结者”

小小睾丸也难逃癌症魔掌？的确如此。人们对睾丸癌很陌生，也正因为如此，睾丸成了被人们遗忘的角落，致使一些人到了癌症晚期才发现。好端端的睾丸为何癌变呢？目前认为主要是在外界致癌因素的作用下，体内所携带的癌基因发生突变所致。起源于生殖细胞的肿瘤约占90%以上，其中又以精原细胞瘤为多，占到了70%，可以说精原细胞瘤乃是男人的夺命杀手之一。

睾丸癌有一些易感人群务必要注意。

（1）出生时有一个或两个睾丸未落入阴囊，即隐睾症病人。研究表明，如果只有一个睾丸未落入阴囊，患癌的危险性可增加4~5倍，若两个睾丸皆未落入，则患癌的危险性翻一番，增加10倍。不过，隐睾症若能在10岁以前得到治疗，危险性便不会增加。

（2）睾丸癌家族史阳性者，即父亲或兄弟患过睾丸癌的人，睾丸遭受癌症偷袭的危险性也要增加。

（3）青春期结束过早也是一个危险因素，可能明显增加睾丸患癌的概率。但睾丸外伤、感染、手淫及房事等，均不会使癌症发病率上升。

睾丸癌通常多发于青壮年，当然，也有发生在七八十岁的老人，或是学说话的幼儿。它们有一个共同的“嗜好”，那就是在睾丸里悄悄地“营造”出一个包块来。这包块往往是不痛不痒，但却十分沉重，硬得像块石头一样，用手一掂沉甸甸的，因此病人常有下坠感。有的个别肿瘤可长得巨大，达几十千克重，那时，病人行走已非常困难。有的肿瘤还能分泌一些雄激素、绒毛膜促性腺激素等，干扰人体正常的生理功能，出现内分泌紊乱的异常表现，但同时也为医生“追捕”它们提供了线索。

更为糟糕的是，与其他癌症一样，睾丸癌绝不满足于局部的破坏，一有机会它们就通过淋巴管或借助血液循环向身体的远处转移，贪婪地侵吞病人的机体，肆无忌惮地损害人体的健康直至生命。

令人欣慰的是，睾丸癌与其他癌症一样也是可以预防的。除了合理营养、远离化学毒物、避免农药以及铅、汞、镉等重金属外，勤上运动场堪为有效。英国癌症研究基金会的专家经过多年潜心研究后得出结论：青壮年男性每周锻炼15小时以上，患睾丸癌的危险性比起那些基本不锻炼的同龄人要减少 50%，此种预防方法特别值得提倡。

即使你已经得了睾丸癌，只要发现得早，也没有什么。因为早期治疗常可获得“刀”到病除的效果，意味着 100% 的治愈率。而要做到这一点，唯一的办法就是定期对睾丸进行自检。

癌症没有别的治疗方法，唯有早发现早治疗，只有这样才会保全生命，防止癌细胞的转移。睾丸癌在早期也是有一些很明显的症状，只要男性自己注意观察和检测，完全可以做到在病变早期发现、治疗，防止悲剧的发生。

阴茎锻炼操，专门送给男人的“瑜伽功”

阴茎也是男子至关重要的一个器官，近些年来，随着人们观念的开放，关于生殖系统疾病的讨论也越来越多，现在比较常见的关于男性阴茎的疾病主要有：阴茎勃起障碍、勃起无力等。其实这些都不是阴茎本身的毛病，而是与肾有关的问题。这里我们着重讲一下阴茎的日常保养。

最简单的阴茎锻炼的方式是坚持做缩肛运动和坐浴，这两种方式除了都能改善会阴部的血液循环外，前者还能使臀部的肌肉和韧带强度得到增强。

另外，国内有性学者专门制定了一套阴茎锻炼操，如果坚持练习，将受益匪浅。

下腹部摩擦。临睡前，将一只手放在脐下耻骨上的小腹部位，另一只手放在腰上，然后一面按住腰，一面用手在下腹部由右向左慢慢摩擦，以自觉腹部温热为度。

大腿根部按摩。临睡前，将两手放于两侧大腿根部，以掌沿斜方向轻轻按摩 36 次，可每周按摩 1 次，对增强性欲有一定作用。

强化阴茎反应。早上勃起时，到厕所小便前，用手指轻压距离阴茎前的 1/3 处，把阴茎往上压，如此阴茎会接近挺立状态，然后用指尖贴在阴茎上，感觉它的反应，一面紧闭肛门，一面把阴茎往上推，重复此运动，大概做 1 分钟。

摩揉睾丸。将双手揉热，先用右手握住两睾丸，使右侧睾丸位于手掌心，左侧睾丸位于拇指、食指及中指螺纹面上，然后轻轻揉动，向右转 30~50 次，再向左转 30~50 次，以略有酸胀而无痛感为度，然后再以左手如上法轻轻揉按。亦可用摩擦法操作，即先用一手拉紧阴囊，固定外肾，再用另一手掌心置于睾丸上，而后轻轻摩擦，以睾丸微热为度。此法又名“兜囊外肾”法。

第三章

做宝宝的家庭医生，护佑孩子健康成长

作为家长，谁都希望自己的孩子能够快快乐乐、健健康康地成长。但是，人吃五谷杂粮，哪有不生病的。孩子生了病，不但孩子难受，家长更是心焦。下面介绍一些孩子常见的疾病的家庭治疗方法，让您不出家门，自己做医生，治好病，保护孩子健康成长。

孩子发热，天门、坎宫扑灭身上的邪火

发热是孩子的多发病、常见病，以孩子的体温异常升高为主要症状。但也有些孩子体温正常而用手触摸体表有灼热感，或伴有头痛、鼻塞、流涕、嗓子疼等症状，家长也应该注意。

孩子发热大多有三个原因：外感发热，就是指感冒而言；肺胃实热，即胃有积食伤害或者长期便秘；阴虚内热，孩子体弱病多，久病伤阴，导致阴虚发热。

外感发热的发病原因是由于孩子体质弱，抵抗环境能力不足，加之冷热不知调节，家长护理不周，易被风寒所侵，风寒侵袭体表，破坏孩子自身的免疫功能导致发热。所以外感发热是最常见的孩子发热，需格外注意的是，要准确地分辨孩子的发热是由于风寒侵犯还是风热侵犯的。要根据不同的症状，采取不同的推拿方法。

发现孩子发热就应该立即使用这个基础疗法，也就是常例，包括开天门、推坎宫、推太阳、按总筋、分阴阳。清脾经 250 次，清肝经 200 次，清心经 100 次，清肺经 300 次，推三关 90 次，推六腑 30 次，按肩井 2~3 次。

风寒引起发热的症状：孩子会出现头痛、全身疼痛、怕冷、无汗、鼻塞、流涕、咳出的痰液稀薄、舌苔薄白、食指脉络鲜红等症状。基础推拿疗法加上掐二扇门、拿风池穴 4~5 次。

风热引起发热的症状：孩子会出现微微汗出、口干、嗓子疼、流黄鼻涕、舌苔薄黄、食指脉络红紫等症状。基础推拿疗法加推脊柱 10 次、推天河水 10 次。

有一些孩子会出现饮食的问题，或者是食积或者是不消化，都会造成肺胃功能郁阻而化热。大多数的症状都是孩子高热并且便秘三天以上，伴有面红、气促、不想吃东西、烦躁哭闹、口渴而不想喝水、舌红苔燥、指纹深紫的症状，这是肺胃实热的表现。清脾经 400 次，清肝经 300 次，清心经 250 次，清肺经 350 次，补肾经 200 次，清大肠 120 次，水底捞明月、推天河水各 20 次，按肩井 2~3 次。

如果孩子体质弱、先天不足、后天营养失调、久病伤阴都可能导致肺肾不足、阴液亏损，引起日久发热不退。孩子发热时间在中午过后，而且手脚都很热，身体瘦小，夜间睡觉出汗，食欲减退，舌红苔剥，食指脉络淡紫。以基础的疗法再加上补脾经 300 次，清肝经 250 次，清心经 200 次，补肺经 350 次，补肾经 400 次。揉上马、清天河水、按揉涌泉各 80 次，按中脘 90 次，按揉内劳宫 100 次，按肩井 2~3 次。

孩子的体质都比较弱，非常稚嫩。很容易感受到外界的影响，这时候捏脊是比较好的办法。若高热不退，采用推脊，掐大椎的办法很多都能快速降温。如果腹胀大便秘结，加推下七节，并且摩腹。

一般来讲孩子的体质比较稚嫩就会出现发热非常迅速，而退热也非常迅速，跟成年人还是有很大的区别的。所以出现了孩子发热先不要着急，找到发热的原因，区分开容易混乱的情况，采用比较正确的方法，就很容易做到。

在日常生活当中，有些家长用手摸一摸孩子的头，感到皮肤发烫，就认为孩子是发热了。还有些家长认为，只要孩子的体温超过 37℃就是生病了。其实，这种认识并不是完全正确的。孩子的体温在某些因素的影响下，常常可能出现一些波动。

比如在傍晚时，孩子的体温往往比清晨高一些。孩子进食、哭闹、运动后，体温也会暂时升高。衣被过厚、室温过高等原因，也会使体温升高一些。这种暂时的、幅度不大的体温波动，只要孩子一般情况良好，精神活泼，没有其他的症状和体征，一般不应该认定是病。

只要肺气通顺，孩子咳嗽立无踪影

咳嗽是孩子肺部疾患中的一种常见症候。无论是外感或内伤，均能导致肺部功能失常而引起咳嗽。因为孩子的肺脏特别的娇嫩，平时也会不明原因的咳嗽一下，可能在这个时候身体其他部位都是正常的。那就要掌握一些好方法来让孩子的肺气通顺了。

咳嗽在中医的理论中大致可分为外感咳嗽和内伤咳嗽。也就是说有可能是因为外界的原因，也可能是因为内在的因素。外感咳嗽的发病原因是孩子肌肤柔弱，身体功能还没有发育完全，抗病能力很差，另外孩子寒暖不知自调，难以适应外界气候的变化，所以在冬春这些气候多变的季节，容易被风寒侵蚀。因此，肺部会首先受到风寒的侵袭，致使肺部功能失常，引发咳嗽。

而内在的因素是因为孩子平时身体虚弱，或久咳不愈，耗伤肺部，肺部功能短时间内难以恢复，则容易出现肺阴不足或肺气虚弱的症候，进而发展成为内伤咳嗽。

症状：外感咳嗽还可以分为两类，即风寒咳嗽和风热咳嗽。这时孩子的一般症状是咳嗽有痰、鼻塞、流涕、怕冷。

咳嗽的基础推拿疗法：推拿坎宫是双手分别放在孩子的两眉头上，然后沿着眉毛向眉梢做分推，称推坎宫。推的速度要慢，用力要轻。在春季干燥的时候，要是发现孩子的眼睛发红，就应该给他推坎宫，提早治疗。推拿坎宫还可以预防眼睛虹膜炎。然后可以先清脾经 200 次，再补脾经 100 次，清肝经 250 次，清肺经 300 次，揉外劳宫 60 次，推三关 150 次，推膻中 120 次，推肺俞至发红，按肩井 2~3 次。

风寒咳嗽的孩子咳嗽有痰，痰稀颜色清白、鼻塞、流涕、头痛、发热但是无汗，指纹蓝边红心。加推拿风池，掐二扇门就可以治疗。二扇门位于中指与无名指之间的指蹼缘，当赤白肉下半寸处。掐此可出汗退热。手背第三掌指关节近端两侧凹陷处，用大拇指指甲掐，称掐二扇门；大拇指偏峰按揉，称揉二扇门。可以治疗孩子惊风抽搐、身热无汗等症。

风热咳嗽的孩子咳痰和鼻涕黄稠，怕冷而微出汗，发热、口渴、喉咙痛、舌苔白、指纹青紫。在治疗咳嗽的基础疗法上加清天河水。

如果孩子生病时咳嗽不止，尤其是早上或晚上更加严重，那就多属于内伤引起的；干咳少痰，或咳痰不爽，盗汗；或咳而无力，精神疲惫，形体消瘦，食欲不振，面色白，唇舌淡红，指纹青蓝。除了常规的治疗之外，还要补脾经 250 次，清肝经 200 次，补肺经 300 次，补肾经 150 次，推膻中 120 次，推中脘 120 次，按揉足三里 100 次，推肺俞至发红，按肩井 2~3 次。

肺要“娇生惯养”，百日咳其实不难治

百日咳是多见于5岁以下的孩子的一种疾病，年龄越小，病情越重，病程一般较长，可拖延3个月之久，故有“百日咳”之称。

常见的症状为初起像感冒，有流涕、流眼泪、自觉鼻腔灼热、眼睛红赤、害怕光亮、喷嚏、咽部干燥、发热等症状。逐步发生痉咳、咽喉部发痒，每天发作10~20次。第二周达到高峰，每次咳嗽连续多声，面红耳赤，鼻涕眼泪都流出，最后使劲吸气一口，呕吐大量黏痰才停止咳嗽。由于久咳不止，面唇青紫，眼睑水肿，要经过一个月以上，才能逐渐减轻。

治疗百日咳的基本手法：常例包括开天门、推坎宫、推太阳、按总筋、分阴阳。补脾经、补肾经300次，清肝经200次，清心经200次，清肺经300次，推天河水100次，推六腑200次，按膻中穴100次，按揉足三里、丰隆穴100次。孩子俯卧，家长用全掌横擦肩胛骨内侧缘，以透热为度。按揉大椎、肺俞、定喘穴各100次。

孩子百日咳的原因主要分为两种：由外部原因引起的和由内部原因引起的。引起百日咳的外部原因主要是由感冒引起的，即风寒感冒和风热感冒。孩子肌肤柔弱，身体抗病能力很差，再加上孩子寒暖不知自调，难以适应外界气候的变化，所以容易被风寒侵蚀，而肺脏往往是最先受到侵蚀的。

风寒感冒引起的百日咳的症状，伴有怕冷发热、全身疼痛、无汗等。做基本手法加推三关穴300次，拿风池、合谷各1分钟，横擦胸部1分钟。风热感冒引起百日咳则会出现高热、咽红、面红。这时就要加清肺经300次，推六腑300次，按揉曲池、合谷各100次。

如果是痰热重的孩子，出现痰黏稠，色黄，口鼻气热。一定要加按揉风池、曲池、合谷穴各100次，点按膻中穴60次，擦搓胸胁100次。拿揉颈椎两侧的肌肉，反复操作10遍。

如果孩子身体比较虚弱，平时吃饭又很少，这样的是属于脾肺气虚的孩子，百日咳的时候会咳声无力，疲倦乏力，食欲不振，大便稀溏。除了用基本手法，还要补脾经300次，补肺经300次，按揉脾俞、肺俞、胃俞穴各60次，按摩中脘穴200次，捏脊3次。

百日咳只要家长能够很好地调理，让肺脏受到良好的养护，基本上在一段时间内就会治愈。最不应该的就是不当回事，认为只是咳嗽，稍微治治就好了，殊不知病情已经偷偷发展了。

保护好孩子的扁桃体，清清肺经、天河水

扁桃体炎是咽部扁桃体发生急性或慢性炎症的一种病症，为儿童时期常见病。正常情况下扁桃体能抵抗进入鼻和咽腔里的细菌，对人体起到保护作用，但是，孩子由于身体抵抗力差，加上受凉感冒，就会使扁桃体抵抗细菌的能力减弱，从而导致口腔、咽部、鼻腔以及外界的细菌侵入扁桃体，发生炎症。

扁桃体就好像一扇防盗门，正常情况下它能抵抗进入鼻和咽腔里的细菌，对人体起到保护作用。孩子由于身体抵抗力较弱，一受凉感冒，细菌就会侵入扁桃体，发生炎症，

甚至化脓。

扁桃体炎在急性期出现发热头痛、畏寒，幼儿可因高热而引起惊厥、咽痛明显、唾液增多等，严重者可出现张嘴困难。检查时，可见扁桃体红肿，表面有淡黄色或白色的脓点，下颌淋巴结常见肿大。在慢性期表现为咽部和扁桃体潮红，可见黄色分泌物，咽喉疼痛不明显，偶尔有低热及食欲不佳等。

治疗扁桃体炎的基本手法：常例包括开天门、推太阳、推坎宫、按总筋、分阴阳等。清肺经 300 次，清天河水 200 次，用大拇指按揉合谷穴 150 次。掌擦孩子双侧大鱼际处，反复操作 300 次。以大拇指从腕关节外侧缘向虎口直线推动 100 次。孩子仰卧，家长以大拇指、食指的指腹分别置于咽喉部两侧，由上向下轻轻推擦 200 次。以手掌直线推动脊柱两侧的肌肉，以透热为度。以手指直擦腰骶部，以透热为度。点按太溪、涌泉穴各 100 次。

经过感冒引起的扁桃体炎的发病原因：由于风热邪毒从口鼻耳入侵肺脏，邪毒停留在咽喉而发热。症状可能出现发热怕冷，嗓子疼难下咽，鼻塞，头身疼痛，咳嗽有痰。治疗的方法：相应的治疗手法，如推六腑 300 次，按揉大椎穴 300 次，按揉曲池、合谷穴 100 次，以手提拿肩井穴 120 次。

如果是因为吃的东西不适了，例如过多的饮食造成食积了，或者是长期饮食不调。就有可能形成毒热，久热不散而引起扁桃体炎。这时候就会有高热，口渴，喝水很多，嗓子疼痛，咳痰黄稠，口臭，便秘，小便赤黄，舌红，苔黄。扁桃体炎反复发作。基础疗法加清大肠 300 次，推六腑 300 次，清小肠 200 次，推涌泉穴 300 次，推七节骨 300 次，按揉大椎穴 60 次。

还有一种现象孩子出现扁桃体炎可能不是一回两回，平时身体素质比较弱。这样的就会发现热毒较甚，身体的津液又不足，出现了虚火上升，经常反复发作，经常低热，下午比较明显，轻微嗓子疼，过量发音或食辛辣后加重，干咳无痰，舌红，舌苔少。给这样的孩子治疗的时候，要注意加补肾经 300 次，运内劳宫 100 次，推涌泉穴 300 次，按揉肺俞、肾俞穴各 100 次。

扁桃体炎是比较常见的炎症，但是就像扁桃体是人体的抗炎器官一样，孩子出现了轻微的扁桃体炎并没有什么关系，只是说明身体正在抵抗炎症，只要能辅助一下，提高孩子的抵抗能力，就很容易解决扁桃体发炎的问题。

遇毒解毒，有肿消炎，风池穴征服流行性腮腺炎

流行性腮腺炎是由腮腺病毒所引起的一种急性传染病，俗称“痄腮”。这种病全年都可能发病，但是以冬春两季较多，5~15 岁的儿童是高发的人群，幼小婴儿因从母体获得了免疫力，所以 9 个月以前的婴儿很少患此病。一般痄腮的传播途径主要是通过咳嗽、喷嚏的飞沫经呼吸道而传染，也有接触了被污染的食物和餐具，经口腔传播的。由于传染性很强，所以很容易在幼儿园、小学中形成流行，经常呈地方性散发流行。

如果孩子患腮腺炎，家长一眼就能看出来，腮帮子很快就肿得很厉害，甚至像馒头那么大。腮腺炎一般都是 5~15 岁的孩子容易得，他会告诉你嗓子疼，不想吃东西。一

般 1~2 周就会好，但生病期间孩子会发热、头疼、全身不舒服。如果给孩子做推拿会缓解孩子的病痛，而且好得快。

中医学认为发病原因是由于风温邪毒从口鼻入侵人体后，使经络不通，气血运行受阻，积结不散，而导致耳朵下两腮部漫肿、坚硬、疼痛等症状的发生。所以在发病初期的症状会伴有怕冷发热、头痛、恶心、咽痛、全身不适、食欲不振、轻微咳嗽的症状。

治疗腮腺炎的基础手法：常例包括开天门、推坎宫、推太阳、按总筋、分阴阳。点揉两侧风池穴 100 次，按揉合谷穴 100 次，按揉翳风穴 10 次，指推擦双侧外劳宫穴 100 次，捏挤大椎穴 20 次。用全掌横擦双侧肩胛骨内侧缘的部分，次数约为 100 次。

如果孩子伴有睾丸一侧或双侧肿胀疼痛，必须马上送孩子去医院检查、治疗，这是腮腺炎需要注意的地方。另外家长可以配合孩子推拿，使用基本手法再加清肝经 400 次，按揉阳陵泉穴 2 分钟。按揉肝俞、胆俞、小肠俞、心俞穴，每个穴位操作 1 分钟。掐揉三阴交穴 1 分钟。

如果腮腺炎时间已经比较长，这时的症状是有高热头痛、烦躁口渴、精神倦怠的，孩子在发病 1~2 天内即出现腮腺肿大，肿胀部位以耳垂为中心漫肿，边缘不清，有弹性感，局部有些发硬，疼痛或压痛，张口咀嚼时疼痛加剧，整个病程 1~2 周。治疗腮腺炎除了基本的手法，还要加推六腑 500 次，清天河水 300 次。沿脊柱两旁直擦腰脊部，以热为度。点按双侧曲池穴各 100 次，按揉足三里穴 150 次。

总之腮腺炎对于孩子来讲是一个不容易避免的病症，但是却很痛苦。所以一定要尽快地发现腮腺炎的症状，初期就进行按摩推拿，帮助孩子将腮腺炎尽快地征服。

病因在脾胃，孩子呕吐推脾经

年轻的父母们经常会觉得奇怪，为什么孩子总是动不动就恶心呕吐？这是因为孩子的胃的位置较成年人浅，再加上体位等因素，就让呕吐变成了孩子常见的一种症状。一般认为，孩子脾胃虚弱，或者是因为乳食不节、冷热失调或惊吓等因素，均可导致脾胃功能失调。呕吐以食物由胃中经口而出为其主症。

此外，孩子哺乳后，乳汁从嘴角溢出，称之为“溢乳”，多为哺乳过量或过急所致，应注意改善哺乳方法。如因高热抽风而致频繁呕吐，或腹部突然疼痛而产生呕吐，多数为急性热病、肝部急症或外科急腹症的表现，遇到这些情况时必须注意鉴别，不可盲目治疗，以免贻误病情。

着凉的呕吐是由于孩子体质虚弱，吃了过量的生冷食物或腹部受寒，导致寒气侵蚀胃部，胃部的吸收功能失调，引起呕吐。有一部分小孩发病比较缓慢，进食后很久才发生呕吐现象，呕吐清稀黏液，无臭味。

热证的呕吐就正好相反，多是出现在夏季，由于夏秋季节气候湿热，孩子吃了过量的油腻食物，或由于乳母喜欢吃辛辣刺激性食物，乳汁蕴热，使孩子热积于胃，导致胃火上冲而发生呕吐。如果孩子进食后立刻就有呕吐的反应，呕吐物酸臭或为黄水，多是热引起的呕吐。还会有身热口干口渴，舌苔黄色，烦躁不安，比较适合用清泻的方法。用开天门、推坎宫、推太阳、按总筋、分阴阳等方法。清脾经 350 次，清肝经 300 次，清心经 250 次，清肺经 300 次，补肾经 200 次，清大肠经、后溪各 60 次，推六腑 60 次，推天柱、板门、中脘、足三里各 90 次，按肩井 2~3 次。如果便秘腹胀比较厉害的，加推下七节，并要摩腹；胃口不佳加掐四横纹，捏脊。

呕吐中最主要的原因是消化不良引起的，较小的孩子哺养不当，乳食过多，较大的孩子吃了过多的生冷、油腻等不消化的食物，损伤脾胃，导致胃部的吸收功能不良，脾的传导功能受到影响，而发生呕吐。这时的孩子不想吃饭、口臭、便秘、腹胀、吐出乳块或不消化食物，并且味道酸臭，有时伴有腹泻现象，大便酸臭，舌苔厚腻。用开天门、推坎宫、推太阳、按总筋、分阴阳等方法。先清脾经 200 次，后补脾经 100 次，清肝经 250 次，清心经 150 次，补肺经 100 次，补肾经 200 次。推揉板门 80 次，推大肠、中脘（消导法）各 80 次，按揉足三里 80 次，推天柱 100 次，按肩井 2~3 次。

呕吐属于很常见但是又比较好处理的病症，但是如果让孩子反复出现呕吐，又没有很好的纠正，就会让孩子在很小的时候胃肠就不好，成年后也会比较容易出现脾胃不适的情况，患胃肠道疾病的概率也会比常人高。

气和嗝立消，四种情况对症下药

呃逆也就是打嗝，是指气逆上冲，喉间呃呃连声，声短而频，令人不能自制的一种病症。古称“哕”，又称“哕逆”。偶尔发作时，大多轻微，很快就可以不治自愈，若持续不断，或反复发作者，也是比较危重的征兆。引起呃逆的原因是多种多样的，一般都认为与情绪的改变、饮食过急、过饱、吸入冷空气等有关。

常见症状为呃声频作，连续或间断发生，不能自止，可影响咀嚼食物和说话，同时呼吸与睡眠也会受到影响，常伴精神疲倦、烦躁哭闹等症状。

治疗呃逆的基本手法与其他方法类似，用开天门、推坎宫、推太阳、按总筋、分阴阳等方法。点揉天突、膻中各 1 分钟。用掌心对准中脘穴，顺时针方向揉摩 300 次。用掌心对准肚脐顺时针摩动 300 次。点揉双侧内关穴 100 次。孩子俯卧，家长用大拇指按揉膈俞、胃俞、大肠腧穴各 100 次。用全掌横擦背部，以透热为度。

引发打嗝的原因主要分为四种：胃寒、胃热、食滞和正气亏虚。

胃寒引起打嗝，发病原因是与孩子吸入冷空气等有关。症状：喝热饮则减轻，喝冷饮加重。疗法：基础疗法，加推三关穴 300 次，按揉气海、足三里各 100 次。

胃热引起打嗝，原因是孩子体内虚火旺盛，导致消化系统的功能受阻，导致连续打嗝不停。这种孩子会呃声洪亮，可能有口臭和烦渴，喜欢吃冷饮，小便颜色发黄还有味，大便秘结。治疗采用基础疗法，加推六腑 300 次，按揉足三里 150 次。

食滞可能是最多的一个原因，孩子饮食过急或过饱，导致食物停在体内，引起了打嗝。厌食，肚子胀满，嗳腐吞酸，舌苔特别厚腻，这些都是主要的表现。这除了用基础的疗法外，还要加清补脾经各 200 次，清大肠 200 次，揉板门 50 次，按揉足三里 150 次。

还有就是体质虚弱而出现了打嗝的情况，孩子先天发育不良，家长又没给予及时的调养，体气虚。打嗝也会呃声低沉无力，气短，一般孩子的面色都会是苍白的，手脚经常冰冷，吃东西很少，容易困倦。基础疗法之后，加摩脐 5 分钟，揉气海穴 1 分钟，按揉脾俞、胃俞、肾俞穴各 100 次。

基本上孩子的打嗝就是这四种情况，只要能分辨清楚，对症下药，想要治好打嗝非常容易。但是如果时间很长，也能引发其他的病症。所以发现孩子在不停地打嗝之后，就要立即采取治疗措施，千万不要耽误。

脾胃虚弱致腹泻，分型施治手到病除

泄泻是以孩子大便次数增多，粪便溏薄，甚至稀如水样，或者排便势急，有倾泻的情况为主要症状，是孩子常见的疾病之一，以 2 岁以下的婴儿更为多见，年龄越小，发病率越高。本病四季都可发生，但以夏秋季节较多，南方冬季亦可发生，且往往引起流行。

因为孩子的脾胃特别虚弱，出现的泄泻可分为湿热泻、寒湿泻和脾虚久泻三种。又由于泄泻常与呕吐同时发作，所以在这里将吐泻兼作这种情况作为泄泻病症的第四种情况。这几种的常规治疗都需要用开天门、推坎宫、推太阳、按总筋、分阴阳等方法。

夏秋季节湿热之气极容易损伤脾胃，一旦脾失去健康的功能，就会导致拉肚子泄泻。这种就是湿热泻，症状是孩子得病后只要有腹痛立即就泻，非常急迫的腹泻，排便颜色多是黄褐，味很臭，粪便有时带有黏液，孩子会感到肛门灼热，也可能全身热，口渴，尿少色黄，指纹色会发红。这要在常规治疗上加清脾经 300 次，清肝经 250 次，清心经 200 次，清肺经 100 次，补肾经 150 次。清大肠 200 次，清后溪 150 次，推六腑 120 次，按揉足三里、揉中脘各 120 次，揉脐 200 次，清后溪 150 次，拿肚角 3~5 次，揉龟尾 100 次，按肩井 2~3 次。

寒湿泻的原因就正好相反了，由于有风寒侵入到胃腑，或过量食用生冷食物而损伤到了脾胃，以致脾胃功能失常，伤及大肠，引起泄泻。这种孩子的大便多是清稀多沫，而且色淡不臭，同时会伴有肠鸣腹痛，孩子的面色淡白，有的孩子有发热反应，但是不是绝对的，口不渴，小便颜色也是清的，指纹颜色发红。疗法补脾经 300 次，清肝经 250 次，补肺经 150 次，补肾经 200 次，推大肠 150 次，摩腹 2 分钟，按揉足三里 60 次，揉中脘 150 次，揉脐 200 次，按揉龟尾 100 次，推七节骨 50 次，推肺俞至发红，按肩井 2~3 次。

脾虚久泻也是一些孩子的情况，因为没有及时的调理好，或者是孩子先天发育不良，或对待腹泻的病症没有及时和彻底根治，导致脾胃已经虚弱，功能就会严重受损，发展为久泻。泻了很长一段时间都不好，或者好了之后又经常反复发作，这就是最典型的情况。孩子面色苍白，食欲不振，便稀夹有奶块及食物残渣，有时候刚吃完东西后马上腹泻，舌淡苔薄。

疗法：常例（同发热）。补脾经 400 次，清肝经 250 次，先补心经 300 次，后清心经 100 次，补肺经 200 次，补肾经 350 次，推大肠 150 次，揉外劳 100 次，揉中脘（补中法）300 次，摩腹 100 次，捏脊 5 遍，揉龟尾 120 次，推上七节 60 次，推肺俞至发红，按肩井 2~3 次。

吐泻兼作的发病原因，则多是由于孩子过量食用辛热、油腻的食品，或吃了不干净的食物，或由于暑湿之气瘀积于肠胃，脾胃受伤，导致运化的功能失调，升降失常而吐泻兼作。所以症状会表现出呕吐与腹泻一起发生，一天数次，进食或饮水后立即呕吐，口渴口干，烦躁不安，伴有肠鸣腹痛，面色苍白，舌尖边发红，指纹深红。需要清脾经400次，清肝经300次，清心经250次，清肺经350次，补肾经200次，推大肠200次，清后溪150次，推六腑90次，按揉足三里80次，揉龟尾100次，推揉板门100次，推擦肺俞至发红，按肩井2~3次。

泄泻常年都可发生，但以夏秋两季较为多见，秋冬两季发生的泄泻易酿成流行。泄泻轻者预后良好，若起病急，泻下过度，易见气阴两伤，甚则阴竭阳脱，危及生命。久泻迁延不愈者，则易转为疳症或慢惊风。属西医消化不良、孩子肠炎、秋季腹泻、肠功能紊乱等疾病。中医的按摩治疗一定要掌握好，例如揉龟尾。一般孩子可俯卧于床上治疗，若月龄较小的，家长可将孩子背朝上抱起，以一手指螺纹面在孩子的龟尾穴上做揉法按摩即可。

积食不化肚子胀，内八卦是孩子的大救星

如果孩子不想吃东西，还时不时叹气，甚至呕吐，家长应该摸摸孩子的肚子，做个简单的检查。如果孩子肚子比平时胀大，敲腹时就像在敲鼓一样，里面有气鼓着，那家长就可以用以下治疗腹胀的手法给小孩推拿，很快小孩的肚子就会恢复正常。

腹胀这种情况非常常见，所以只要能很快处理就没什么问题。千万不要让孩子自己忍受，导致腹胀引发其他的病症。

治疗腹胀的基本手法与其他的常规治法一样，需要用开天门、推坎宫、推太阳、按总筋、分阴阳等方法。还要用大拇指运内八卦100次，推板门200次，以中指端揉膻中100次，分腹阴阳30次，沿肋弓边缘或中脘至脐，向两旁分推，摩中脘300次，按揉足三里150次。

一般来说引发孩子腹胀的原因只有三种：分别是食积引起、体内有痰引起、脾虚引起。食积引起腹胀就是由于饮食失调，没有注意平时的调理，不是过饱了就是经常吃不好。表现出的症状是经常叹气，呕吐，大便不通，腹痛拒绝按揉，舌苔厚腻。治疗除了腹胀的基本方法，然后注意按摩手上的穴位，加揉板门100次，清大肠200次，按揉天枢穴150次。

体内有痰引起腹胀并不多见，主要的发病原因是体内痰积阻滞经脉，干扰体内正常的肠胃功能，导致消化系统疾病，引起腹胀。倦怠乏力，咳嗽吐痰，痰粘，都可能出现。治疗按照腹胀的基本方法，加推六腑300次，按揉丰隆、脾俞各100次。

脾虚引起腹胀的原因就是因为孩子先天发育不良，或者久病未愈，导致脾胃虚弱，消化不良，引起腹胀。平时吃饭不香，喜欢温暖，喜欢父母帮他揉肚子，大便基本上都是溏的，手脚还会冰凉。疗法除了治疗腹胀的基本方法，加补脾经300次，补大肠100次，揉板门100次，按揉脾俞、胃俞各100次，捏脊5~10次。

所以腹胀其实又常见又好治，但是最忌讳的就是没有对腹胀产生足够的重视，让孩子一边忍受痛苦，一边出现更严重的后果。

孩子便秘找脾经，虚实不同补和清

便秘是儿科临床中常见的病症，以大便秘结不通、排便时间延长为其主要表现。便秘有时单独发病，有时与其他疾病一起出现。孩子如果饮食和作息时间不规律、营养不良或者及没有养成按时排便习惯的话，大多都会出现便秘的现象。

由于引起的病因病机不同，故临床常分为实秘和虚秘两类。前者多因燥结气滞而成；后者则多因气血虚弱，津液不足而致。

1. 实秘重在清脾经

实秘是最多见的一种情况，现在的孩子多会出现实秘，因为饮食过于精细，而且没有养成很好的喝水习惯。具体地说是由于孩子饮食不规律，食物不消化，长期郁结在体内，以致胃肠积热，影响大肠的传导功能，于是大便秘结，难以排出。如果孩子有大便干结、排便困难、腹胀疼痛，而且口干口臭，有时有呕吐的现象，并且伴有面红身热、小便黄少、舌红、苔黄、脉象滑实、指纹紫滞的症状，这种情况属于实秘。

疗法：用清脾经400次，清肝经300次，清肺经200次，清心经150次，补肾经300次，清大肠250次，推六腑90次，推中脘（用消导法）、揉脐、摩腹各100次，揉龟尾80次，推下七节60次，推揉肺俞至发红，按肩井2~3次。若身热、烦躁加清天河水；若小便短黄，加清后溪。

2. 虚秘重在补脾经

如果孩子身体虚弱，或久病之后，气血不足，损伤身体内的津液，肠胃又有燥热，肠道干涩，以致大便排出困难。孩子会表现出来面色发白没有光泽，神疲乏力，大便困难，气血虚，无力排出大便，用力排便后全身出汗，唇色淡，舌薄色淡，指纹淡红，就是患了虚秘。

疗法：补脾经400次，清肝经200次吧，补肺经350次，补肾经300次，摩腹60次，揉中脘150次，揉脐、丹田各100次，揉龟尾80次，按揉足三里80次，捏脊5~8遍，按肩井2~3次。

但由于孩子个体习惯与体质不同，排便次数差异较大，因此根据大便性状来判断孩子有否便秘，较排便次数更为合理。对排便时间间隔稍长，但大便不坚硬，排便无困难者，不要当作便秘。如果不好区分小孩的情况，或者是对于便秘无法了解原因的，就直接按摩取穴：腹、中脘、天枢、大横、大肠俞、七节骨、龟尾、足三里。先让孩子仰卧于床上，用掌摩法在腹部做顺时针方向摩腹5分钟，揉天枢（左）、大横各5分钟，一指禅推中脘3分钟，按揉足三里30次。然后再俯卧于治疗床上，用一指禅推法于两侧大肠俞，时间约3分钟；然后用直推法于七节骨，自上向下推300次；用指揉法于龟尾穴揉300次。

面部的全息按摩疗法，选大肠、脾区、胃区、肾区、肺区、肝区。先让孩子仰卧，放松皮肤和紧张情绪，在面部均匀涂抹按摩介质。然后做面部放松，用拂法和拇指平推法，反复20~40次，使面部放松并产生温热感。在大肠区先采用中指揉法，按揉频率为60~100次/分，按揉3~5分钟，至局部产生温热感。然后再施以点法，以患者适应为度，且应逐渐加力，手法做到柔和渗透，以面部反射区上出现酸、胀、痛的感觉为度。点按脾区、胃区、肝区、肾区，频率为100~200次/分，点按3~5分钟，至局部产生酸痛感为度，点揉肺区，操作3~5分钟。

重复上述第2步，做面部放松，结束治疗。

耳部的全息按摩治疗，反射区选择大肠、直肠下端、腹、三焦。清洗按揉法先用温水清洗耳部数次，顺序由上向下慢慢擦洗，用力均匀轻柔，清洗至耳见红润后，改用双手鱼际相对，轻揉耳周和耳郭部，遇上述穴位是可在轻揉的同时加入按压手法，压力由轻到重，再由重到轻，均匀施术，一般持续半分钟即可。双耳交替。在便秘点、大肠、直肠下段部施重按快放的点按手法，反复10次，以患者耐受为度，双耳交替施术。在腹、三焦部施点压法，不离开皮肤，持续按2~3分钟，力度适中，反复3~4次。在点按结束后，在每穴用拇指和食指指腹反复擦5~6次，持续4分钟。

便秘是孩子比较常见的一种现象，所以多掌握一些方法，然后发现有便秘的倾向就开始治疗，保证不让孩子出现很严重的便秘。解决便秘也就变得很轻松了。

莫让近视假变真，太阳、天门让孩子远离假性近视

最近中小学生感到眼睛疲劳，儿童视力减退的人数激增，这是值得忧虑之事。看电脑、电视、电影，使人眼花了；在床上看书，在车里看书，或是睡眠不足等，使得眼睛几乎没有休息时间，结果产生眼睛疼痛、眼花、视力衰退、眼睛疲劳等症状。这种情形如果一直持续下去，每天眼睛不断转动，筋肉或神经负担过重，视网膜会渐渐变成模糊状态。近视眼就是这样逐渐出现的。

近视是指远视视力不好的一种常见的眼科病症，多由于青少年使用眼睛不当所致，如看书时光线太暗、距离太近，或疾病之后视力没有恢复，用眼过度，或躺着看书，走着看书，坐在正在行驶的车上看书等，另外也有一定程度的遗传性。

一般青少年出现的近视有真性近视和假性近视两种。假性近视是由于眼睛的调节机能失常所致，多见于学龄儿童；真性近视又叫轴性近视，是眼球的前后径较正常眼为长的现象。假性近视如果长时间得不到有效的纠正，也会形成真性近视。

假性近视的症状为：远看时东西模糊，近视清楚，但近视过久也会出现眼睛发胀、头部疼痛、视力疲劳等症状，高度近视者眼球较为突出。

治疗假性近视的基本手法为：按揉太阳、天门、睛明、四白穴，每穴各100次。按揉头皮100次。以双手拇指、食指两指，轻轻揉按孩子的耳朵，以发热发红为度。按揉合谷、足三里各100次。孩子俯卧，然后拿捏颈椎两侧的肌肉组织，从上到下反复操作15次。按揉风池穴、翳风穴各100次，按揉心俞、肝俞、肾俞穴各100次，拿肩井穴100次。

如果只是假性近视的初期表现，出现双目干涩，眼眶胀痛，治疗时就要加按揉脾俞、肝俞150次，按揉百会穴150次，补肾经、补肝经各300次。

按摩对于治疗假性近视效果比较好，对真性近视则主要起改善视力的作用。只要能坚持按摩下去，肯定能获得更好的效果。

综上所述，假性近视是由于眼中水晶体的毛状肌过度疲劳，调节力减弱，无法看得清晰形成近视。对此，必须消除眼睛的疲劳，现代医学对眼睛疲劳的治疗只有“近视就

戴眼镜”“有眼病就治疗”“打维生素剂”等，这样只会使得眼睛更加疲劳，近视更多、更重，同时也产生头痛、肩酸等症状。正确地消除眼睛酸痛的方法就是按摩，下面再介绍一种穴道指压健康法。

（1）轻按眼睛周围——将眼睛闭上状态的眼皮轻按到稍微有疼痛感。按法是用食指和中指按压眼窝。

（2）在戴眼镜脸侧中央骨洼处叫“客主人”穴，只要指压此处视神经，就能消除眼睛的疲劳。指压时一面稍强吐气一面使用手掌压 6 秒钟，如此重复 10 次。

（3）“行间”是位于脚大拇指和第二趾之间，这是治疗眼睛和肝脏的穴道。指压时一面吐气，一面强压到稍微有疼痛感，如此重复 2~3 次。

驱走小儿荨麻疹，点揉风池穴

荨麻疹是一种常见的皮肤血管反应性过敏性皮肤病，老百姓俗称“风团”“风疹块”。出现荨麻疹时，孩子先有皮肤瘙痒，然后出现红或白色风团。

中医认为小儿荨麻疹多是由于“风邪”侵袭体表引起的。当小儿机体处于一种敏感状态时，许多因素可以诱发“风”，如食用鱼、虾、蟹等动物性食品，接触花粉，受到冷、热、风、日光灯刺激。另外，与精神因素也有很大关系，有的孩子平时吃虾不过敏，但某一天吃虾就过敏了，肯定是因为精神状态不对劲才会这样的。

一般表现为先有皮肤瘙痒，然后出现红色或者白色风团。风团形态不一，大小不等，发生部位不定，风团可以持续数分钟至数小时，可自行消退，不留痕迹，常反复发作或成批发作。严重者可伴有全身症状，加高热、头痛、哮喘、喉头水肿、恶心、呕吐、腹痛、腹泻，严重的甚至可能发生过敏性休克。

一般来说，荨麻疹发病速度较快，往往会让人措手不及，但仔细观察症状，还是有规律可循的。外感风寒湿热、饮食不当、脾胃不和、血热内盛、气血瘀滞等因素导致气血运行不畅，都可引起荨麻疹的出现。病因不同，治疗起来自然也就不尽相同。

治疗荨麻疹的基本手法：按揉并推擦孩子的颈部，点揉双侧风池穴 100 次，点揉膻中穴 200 次，摩肚脐 300 次。捏拿位于孩子膝上内侧肌肉丰厚处的百虫穴，双侧各 100 次。按揉足三里 100 次，揉三阴交穴 150 次，点揉脾俞穴 300 次。家长用单掌横擦肾俞至大肠俞的部位，以局部透热为度。

如果孩子的皮疹颜色鲜红，皮肤灼热、瘙痒剧烈，伴咽喉红肿，口渴心烦，舌红，苔薄黄。这是由于风热侵犯引起的，治疗时用基本手法加清肺经 300 次，将孩子无名指伸直，由指端向手掌方向直线推动为清。推六腑 300 次，六腑在孩子前臂阴面靠肘那条线，父母用大拇指面或食中指面自肘推向腕。最后再按揉大椎穴 100 次，帮助祛风清热。

如果疹色淡红或苍白，遇冷或受风后加剧，以暴露部位为重，这是由于风寒侵犯肌表引起的。治疗时，先用基本手法，再推三关穴 300 次，三关在孩子前臂阳面靠大拇指那一直线，父母用大拇指或食中指直面从孩子的腕推向肘。最后再按揉风池、合谷 1 分钟，拿肩井 1 分钟。

不论风团颜色是红是白，只要风团上有丘疱疹或大疱出现，舌苔白腻，这就是风湿侵犯了人体，治疗的时候要以祛风除湿为主，以上面的基本手法加补脾经200次，在孩子的大拇指面顺时针方向的旋转推动为补。揉外劳宫1分钟，外劳宫穴在掌背正对掌心劳宫穴处。按揉风门、肺俞、脾俞穴各100次。

如果在出现风团的同时，孩子还有恶心呕吐、腹痛腹胀、大便稀、舌苔白腻等症状出现，这就属于脾胃不和引起的。治疗的时候用基本手法加摩中脘300次。按揉脾俞、胃俞、大肠俞，每穴操作1分钟。然后再补脾经300次，揉手掌大鱼际处的板门穴100次。

要是皮肤瘙痒，抓后皮肤随即出现红紫条块，可融合成片，舌红，苔黄，这是孩子体内血热的问题。治疗时，先做基本手法，再加清大肠300次，大肠经在食指外侧缘，自食指尖至虎口成一直线，自虎口向食指尖的外侧直线推动为清。推六腑100次，六腑位于孩子前臂阴面靠肘的那条线，父母用大拇指面或食中指面自肘推向腕。清脾经50次，将孩子大拇指伸直，由指端向指根方向直线推动为清。按揉三阴交穴60次，按揉涌泉穴100次。

如果得荨麻疹时间比较长了，疹子的颜色暗红或淡红，伴有面色晦暗，口唇色紫，眼眶发黑，舌紫暗，这说明体内有瘀血了。治疗的时候要用基本手法加按揉膻中穴150次，膻中在孩子的两乳头连线的中点。揉膻中穴之后，再用双掌从腋下向下推擦至腰侧部20次。

通常，通过孩子推拿治疗荨麻疹有很好的疗效。然而对突发性严重的荨麻疹，如伴有高热、头痛、哮喘、喉头水肿、恶心、呕吐、腹痛、腹泻，甚至发生过敏性休克，则应配合服用相关的抗过敏药物。

对于荨麻疹，要注意以预防为主，平时家长应给孩子多吃清淡易消化的食物，比如说蔬菜、水果等，不吃鱼、虾、蟹等食物，避免受风着凉。

都是上火惹的祸，小儿口疮一按就好

口疮谁都会得，但孩子的口疮和大人的不太一样。对于小孩子来说，口疮是婴儿时期常见的口腔疾患，以口颊、舌边、上腭、齿龈等处发生溃疡为特征。如果发于嘴唇两侧，称为鹅口疮；满口糜烂，舌红疼痛，称口糜，这些均可包括在口腔疾病范围之内，其发病原因和治疗方法与口疮基本相同。根据口疮发生的原因及伴随症状，主要分为实证和虚证两种。

实证者大多数是由于外感风热或胎中有热，以致心脾积热上攻到口腔，引起口疮的发生。得病的孩子嘴唇、脸颊、上颚黏膜、齿龈、舌面等处有溃疡，溃疡周围鲜红、肿痛，口臭，流口水，还可能伴有发热、口渴、小便黄、大便干、舌红苔黄，指纹深紫等。

实证的治疗先清脾经350次，再补脾经100次，清肝经300次，清心经400次，补肺经150次，补肾经200次，清大肠200次，推六腑90次，推三关30次，水底捞月、推天河水、推后溪各120次，按肩井2~3次。

属于虚证者，一般是由于孩子先天发育不良，身体虚弱，或久患热病，或久泻不止，身体内部阴液亏耗，以致阴液不能制约火气，虚火上升，而引起口疮。这时得病的孩子嘴唇、脸颊、上颚黏膜、齿龈、舌面等处有溃疡，溃疡面较小，溃疡周围淡红或淡白，疼痛一般较轻，多会伴有口干口渴的症状，舌质淡红，苔少。

虚证在治疗时，先清脾经100次，再补脾经200次，清肝经200次，清心经150次，补肺经150次，补肾经350次，揉上马120次，清后溪100次，揉按涌泉120次，按肩井2~3次。

如果孩子口疮暂时好了，家长也要按照治疗口疮的推拿手法坚持做1个月，巩固疗效。此外，如果孩子经常长口疮，不要给孩子吃过热、过硬及刺激性的食物。注意保持孩子口腔清洁，饭后要漱口，防止口腔黏膜破损。餐具应该经常煮沸消毒，避免感染。注意调节孩子的饮食营养。

另外，还在哺乳的妈妈平时不宜过食辛辣刺激食物，以免通过乳汁把热邪传给孩子。

用按摩解决孩子流口水的毛病

口水实际上是口腔唾液腺分泌的唾液，它具有润滑口腔黏膜、溶解食物、帮助吞咽的作用。刚出生的孩子，因为口腔浅，神经系统发育不完全，不能调节口内过多的唾液，偶尔发生流涎，这属于正常的生理现象，不算是病。但超过2岁的孩子如果还总是流口水，可不是什么可爱的表现，而是属于有病了，需要引起家长重视。

中医认为唾液中，较稠者为唾，较稀薄者为涎。唾和涎虽然都是嘴里的津液，但二者分属于不同的脏器，有着不同的功用。涎为脾之液，具有保护和清洁口腔的作用。唾为肾之液，除了具有湿润与溶解食物，使之易于吞咽，以及清洁和保护口腔的作用外，还有滋养肾精的功效。假如多唾或久唾，则易耗肾精，所以气功家常吞咽津唾以养肾精。因此孩子如果老流口水，就会损耗肾的津液，导致肾阴虚，引发其他更严重的疾病。

中医认为，孩子流口水的原因有两种，一是脾胃虚寒，二是脾胃积热。

脾胃虚寒的孩子，口水清稀，面色苍白，手脚冰凉，进食较少，大便稀薄，小便清长，舌淡。治疗要补脾经300次，清脾经100次，清肝经250次，清心经100次，补肺经200次，补肾经200次，揉板门300次，推四横纹4~5次，揉外劳宫、推三关穴各100次，摩腹400次，按揉脾俞、胃俞至发红为止，按揉足三里、三阴交穴各100次，按肩井2~3次。

脾胃积热的孩子的症状则完全不同，口水热而粘，口角糜烂，口臭而渴，烦躁不安，大便秘结，小便短黄，舌红，苔黄。治疗手法为补脾经300次，清脾经100次，清肝经250次，清心经100次，补肺经200次，补肾经200次，揉板门300次，推六腑300次，清天河水100次，摩腹400次，按揉脾俞、胃俞至发红为止，按揉足三里、三阴交、涌泉穴各100次，按肩井2~3次。

对于流口水这个问题，中医有一个保健招数，叫“赤龙搅海”，就是教孩子用舌头搅动口腔十来下，然后把口水咽下去，有补肾益精的保健作用。

如果孩子经常流口水，家长的护理工作要多做一些，比如及时清洗或更换衣服，防止下颌部及颈前部的皮肤由于较长时间的唾液浸湿而破损发炎。

孩子顽皮要滋阴，百会、内关让孩子告别多动症

其实孩子爱动、任性并不一定是因为顽皮，也有可能是孩子多动症。多动症是一种常见的儿童心理疾病，这类孩子智力一般正常，但存在与实际年龄不相符合的活动过多、冲动任性、注意力涣散、自控能力差等特征。男孩较女孩更为多见。

多动症以自控能力差为核心表现，主要表现有以下这些：不论在何种场合，都处于不停活动的状态中，注意力很难集中，或注意力集中时间短暂，不符合实际年龄特点，胆大不避危险，不计后果，自控力差，冲动任性，不服管束，常惹是生非。尤其在情绪激动时，可出现不良行为等。

目前其发病原因尚不明确，一般认为，多动症的发生，可能与脑神经递质数量不足、脑组织器质性损害、遗传因素、家庭环境、心理因素等有关。

过去人们认为，儿童多动症是一种自限性疾病，随着年龄增长，可以自然消失。现已发现：仅有部分多动症患儿可自愈，多数患儿的症状可延续至成年。而且治与不治，早治与晚治，在疗效和预后上，可有显著的差异。目前，对于本病的一般治疗方法为药物治疗、行为治疗、心理治疗等。

从中医角度上来讲，孩子为稚阴稚阳之体，脏腑娇嫩、形气未充，意思是说孩子的脏腑、器官、体格尚未发育成熟，功能还不完善，与成人相比较，是处于脏腑未壮，精气未充，经脉未盛，气血不足，神气怯弱的状态。另一方面，由于孩子生机旺盛、生长发育迅速。这就是孩子的“阳常有余、阴常不足”的理论。因此，在治疗的时候要以滋阴清热为主。

中医按摩治疗，可以选取百会、内关、神门、风池、心俞、肾俞、肝俞、志室、命门、足三里、阳陵泉等穴位。先从头部的百会穴开始，然后按揉腹部的穴位，继而摩腹5分钟，然后按摩上肢和下肢的穴位，最后用擦法在孩子的背部膀胱经上进行操作，以温热为度。

在平时的饮食方面，要多吃富含锌、铁的食物，如蛋类、肝脏、豆类、花生、禽血、瘦肉等，避免进食含铅、铝的食物，如松花蛋、爆米花、油条（制作油条需要在面粉中加入明矾，而明矾的化学成分为硫酸铝钾）等。

另外，对于患有多动症的孩子，家长和老师应统一以下几点认识：

第一，儿童多动症是病态，不应歧视，不应打骂，以免加重孩子的精神创伤。要给孩子更多的关爱，帮助孩子集中注意力，充实孩子的生活内容。

第二，对儿童多动症必须进行药物治疗，但药物不能代替教育，药物可为教育提供良好的条件，并应正确理解药物的作用与不良反应。

第三，要取得良好的疗效，必须患儿、家长、教师、医师四方面互相配合。

第四，儿童多动和顽皮是有区别的，发现问题应该及时就医，明确病情。

儿童时期是人生中一个非常重要时期，若患儿在学校不能接受良好的教育，厌学、逃学、成绩下降；长大后也因基础知识的贫乏，难以学到生活必需的技能，就业困难，而影响终身。希望通过治疗能让每个多动症孩子都健康成长。

孩子汗证的克星，揉揉太阳和膻中

如果在安静的状态下，或没有什么原因而全身或局部出汗过多，甚至大汗淋漓，就属于是不正常出汗，中医把这种情况称为“汗症”。最常见的汗症为自汗和盗汗。

常见的引起出汗的原因有这么几种：发热、剧烈活动、天气炎热、衣服被子过厚、喝热水或热粥、吃发汗药等。如果没有这些原因，孩子在白天就出汗不止，活动后更加明显，这就是“自汗”。如果孩子是在睡觉时全身汗出，醒来汗就止住了，中医称为“盗汗”。不论自汗还是盗汗，可能当时孩子并没有什么不舒服的感觉，但“汗为心之液”，出汗过多，就会损伤心的功能，日积月累，就会埋下祸根，引发严重的疾病。

孩子如果经常出汗，活动后出汗更多，并且经常感觉神疲乏力，气短怕冷，面色发白，舌苔成白色，指纹浅红，是自汗的现象。中医认为自汗多为气虚所致。如果孩子身体虚弱，受了风寒，自身调节能力受损，则会腠理开泄而汗出；或者久病体虚，肺气不足，则津液因气虚腠理不密而外泄。

有的孩子睡时汗出，醒则汗止，夜里做噩梦而哭闹，手足心热，舌红，苔薄少津，指纹紫红，这些属于是盗汗的症状。常常还伴有烦躁不安，手心出汗，口干口渴等现象。盗汗多数为阴虚所致。汗为心之液，如果孩子久病损耗心血，血不能充足地供给心脏，心液不藏，孩子就会睡中盗汗。

对于自汗和盗汗可采取相同的治疗方法：补脾经 200 次，补心经 300 次，再清心经 100 次，补肺经 250 次，补肾经 300 次，揉太阳、膻中各 100 次，揉中脘 150 次，揉丹田 200 次，推肺俞 100 次，按肩井 2~3 次。

上面这些是基本手法，还可根据孩子的症状，适当调整手法。如孩子手足心热，有时感觉害怕，加揉按涌泉，掐小天心；如果孩子小便黄，加清后溪；若食欲不振，捏脊，掐捻四横纹。

对于生病之后刚刚痊愈的孩子，要做好病后的调养，孩子出汗时要避免吹风，并及时给孩子擦干，但是不要用冷毛巾，这样可能会使孩子受凉以及受到惊吓。

平时还要加强孩子的体育锻炼，增强体质，并且应该注意饮食营养，多吃高蛋白食物和蔬菜，最好不要吃辛辣刺激性的食物。

小胖墩告别肥胖症，摩摩中脘揉天枢

现在生活水平提高了，在人们身边的小胖墩也越来越多了。得了肥胖症的孩子的食欲非常好，饭量也大，喜欢吃甜的或者是肥腻的食品，而进食蔬菜则较少，常不爱运动。这些孩子一般都会出现暴饮暴食，太过安逸的情况，所以导致肥胖。家长常常会想，孩子是个小胖墩可怎么办呢？有什么好办法能让孩子减减肥呢？作为孩子的家长总是很担心，因为这不仅仅是影响美观的问题，更重要的是会影响孩子的健康。

外面卖的减肥产品，千万不要轻易给孩子用，因为孩子的身体还没有发育完全，如果因为这个造成疾病，就得不偿失了。在这里向大家推荐按摩法，因为这是自然疗法，没有任何药物的介入，安全而且有效，何乐而不为呢？

按摩的时候首先要用开天门、推坎宫、推太阳、按总筋、分阴阳等方法。补脾经250次，清肝经250次，清心经150次，补肺经200次，补肾经100次，摩中脘5分钟，揉双侧天枢穴200次。以双手的大拇指、食指、中指稍用力提捏脐上、脐下两部位的肌肉组织，拿起是可加捻压动作，放下时动作应缓慢，反复操作10~20次。按揉足三里、点按丰隆穴各200次，揉脾俞、胃俞至发红为止，按肩井2~3次。如果孩子还有便秘的问题，加推下七节骨300次，揉龟尾1分钟。

也可以每天进行足部的按摩。首先用温水泡脚，然后用手按揉整个脚掌，让肌肉放松下来。然后重点刺激甲状腺反射区，最后选择肝经的大敦穴和公孙穴，因为这两个穴位对调节食欲，以及食物的消化吸收有比较好的作用。整个按摩过程并不需要太久的时间，一般在十五分钟到二十分钟之间就可以。

产生肥胖的原因，除了家族遗传倾向、药物导致的以外，最常见的就是收支不平衡。也就是说摄入的能量太多，而消耗的远比摄入的少，这样人体就自动把能量转化为脂肪贮存起来，从而引发肥胖。所以，要想控制体重，就得从摄入和消耗两方面入手。

家长们应认识到孩子肥胖绝对不代表身体健康强壮。在孩子还小的时候，不要认为孩子哭闹就是饿了，就随时随地喂食。而对于一些食欲旺盛的孩子应挑选含热量较少的食物，如蔬菜瓜果等，尽量避免油腻甜食、盐分较多以及油炸的食物。

最重要的是应该鼓励孩子坚持进行体育锻炼，最初可以采取散步慢跑等强度不高的活动，之后逐渐增加运动量，并要延长运动的时间。这样是科学有效的减肥方法，既可以让孩子在不知不觉中减掉体重，还能避免吃一些减肥药等引起的不适。

也有很多人的肥胖是因为遗传的因素或者是家庭的生活饮食习惯造成的，所以没有必要因为饭量很大，或者身体比较健壮就觉得是肥胖。平时的时候，可以采用按压足部的甲状腺反射区来进行调节，身体自然会安排最合适的方式，达到平衡的状态。

对治孩子感冒三步走，步步都有按摩手

感冒是孩子的常见病，一年四季都可能发生，加上治疗感冒药物的增多，许多家庭都备有“小药箱”。当孩子感冒时，做母亲的可能就会拿出家里储存的感冒药给孩子吃，这样一来症状也许会暂时得到缓解，但病毒的根子却潜伏在体内，导致疾病反复发作。同时，由于孩子的身体还非常娇弱，药的“毒性”还会带来难以估量的损害。因此，好妈妈为孩子的健康着想，一定要用“绿色疗法”来治疗。

当然，在所有的“绿色疗法”当中，最有效、最简单实用的则莫过于给孩子按摩了。好妈妈可以采用下面的手法给患感冒的孩子按摩：

让孩子仰卧，妈妈用两手拇指自印堂穴（位于人体的面部，两眉头连线中点）开始，交替上推至前发际30次；然后，自额中分抹至两侧太阳穴30次，按揉双侧太阳穴1~3分钟，揉一窝风穴（位于手腕背侧，腕横纹中央）1~3分钟，揉迎香穴15~20次；最后让孩子俯卧，妈妈以掌横擦其肩背部，以透热为度，捏脊3~5次。

除此之外，在孩子感冒时，还会表现出各种各样的症状，好妈妈应该对症按摩。

1. 流鼻涕、咽痛时的按摩方法

点揉风池穴 1 分钟。

按揉曲池、合谷穴各 1 分钟。

多揉太阳穴。

2. 高热时的按摩方法

清天河水 300 次，清肺经 300 次。

直推脊柱 5~10 次。

搓擦涌泉 300 次。

3. 脾胃虚弱、食欲不振时的按摩方法

补脾经 100 次，推三关 100 次。

按揉中脘、足三里穴各 1 分钟。

孩子感冒多是因为受凉引起的，白天衣服穿得少、玩耍时出汗了脱衣服、没穿鞋子光脚走路、吃寒凉的东西太多、晚上蹬被子等都会导致孩子受凉。这时你可以给孩子喝红糖水，以免孩子继续受凉引发咳嗽发热。红糖性温，能祛寒，给孩子一天喝上 2~3 次就可以了，对于 1 岁以上的孩子，可以加上少许生姜，煮成生姜红糖水给孩子喝。

此外，在孩子感冒期间，妈妈一定要注意让孩子卧床休息。孩子的居室要保证空气新鲜湿润，防止空气干燥，因为尘土飞扬刺激患儿的鼻子和咽喉，可引起咳嗽。此外，还要给孩子吃清淡易消化的半流食，如稀小米粥、鸡蛋汤等，多让孩子喝水，吃青菜、水果。

孩子夏季中暑，掐人中、内关、合谷三穴

在炎热的夏季，不能老给孩子吹空调，但是不吹空调又很容易中暑，一旦中暑怎么办呢？做妈妈的不要着急，也不要慌张，在这里向大家推荐一种急救方法——掐三穴，即掐人中穴、合谷穴、内关穴。

在生活中，如果本来活泼爱动的孩子突然不爱动了，精神也不好了，还会出现头晕、头疼、面色苍白、恶心、动作不协调等状况，说明孩子有可能中暑了。这时，要赶紧把孩子转移到阴凉通风处，掐孩子的人中穴（位于人体面部，鼻子下面的鼻唇沟正中及上 1/3 与中 1/3 的交界处）、内关穴、合谷穴，这种方法对于大汗虚脱的孩子有很好的治疗效果。

另外，还可以通过按摩穴位让孩子舒服些。方法很简单，找到孩子后颈部大筋两旁凹陷处，与耳垂平行处的风池，以食、中指一起按摩，可以达到放松颈肩部肌肉、缓解头晕头痛、生津止渴的效果。

同时，最好给孩子喝点盐水，但不能过量饮水，尤其是热水。因为过量饮用热水会使孩子大汗淋漓，造成体内水分和盐分进一步大量流失，严重时还会引起抽搐。一般两三岁的孩子每隔一小时饮用 30~50 毫升即可。但是，如果孩子出现高热，即体温达到 38.5℃以上，就必须尽快送医院就医。

其实，对于中暑最主要的还是预防，平时最好注意让孩子保持凉爽，给他吃一些西瓜、

喝一些绿豆汤，如果有空调在极热的时候可开一段时间，并且热的时候最好不要带孩子出游。

小儿抽筋，按揉之后别忘记热敷、补钙

抽筋是一种肌肉强直而疼痛的收缩（痉挛），通常发作突然而剧烈，多发生于小腿肌肉。但是，抽筋常常只持续几分钟。除了疼痛之外，肌肉还会感觉又硬又紧，抽筋部位能够看到隆起或扭曲的肌肉。抽筋常常是由于激烈运动、反复活动或躺、坐姿势不正确引发。一般来说，孩子白天活动量太大了，到了晚上就容易抽筋。

一旦孩子发生腿抽筋时，妈妈首先要做的是：向自己的方向轻拉孩子患肢的脚趾，然后把腿推回去，使得脚趾向上，保持这个姿势几分钟。

等孩子疼痛消失后，妈妈应帮孩子轻柔按摩或拉伸发病的肌肉，以缓解孩子的抽筋。如果还有些疼痛，用毛巾包裹一个热水袋放置在患处，或让孩子泡个热水澡或洗个淋浴，也可以给孩子服用扑热息痛或布洛芬。

抽筋可能会引起孩子惊恐，妈妈要告诉孩子抽筋是很容易发生的，是暂时的，打消孩子的顾虑。让孩子运动时多喝水，有助于预防抽筋，尤其是炎热的天气更应该这样。

另外，孩子抽筋一般是缺钙的表现，缺钙严重的孩子晚上睡觉时还会磨牙，所以，妈妈平时要给孩子多吃一些豆制品、虾皮、鱼肉等含钙丰富的食物，让孩子多去户外晒晒太阳。

搓脚心，让孩子告别“鼻涕虫”

毛毛是个乖孩子，一向很听妈妈的话。但是有一天，任妈妈怎么哄劝，毛毛就是不肯去上学。后来在妈妈的诱导下，毛毛讲出了原因。原来，今年上小学二年级的毛毛，因为流鼻涕，同学们送外号“鼻涕虫”。毛毛说：“我经常擦，但还是老往下流。”毛毛觉得很丢人，所以不肯上学。

为何毛毛会有这种问题呢？其实，小孩子的鼻腔黏膜血管较成人丰富，分泌物也较多，加上神经系统对鼻黏膜分泌及纤毛运动的调节功能尚未健全，小孩又不善于自己揩鼻涕，因而经常流清鼻涕，这是一种正常的生理现象，不必担心。但是如果孩子的鼻孔下终日挂着两行鼻涕或流浓鼻涕，那就需要注意了。

孩子经常流清鼻涕，是因为孩子体内寒重、气虚，家长除了注意不让孩子受凉外，饮食上也要给孩子戒掉寒凉之物，让孩子多吃温平的食物。

孩子流浓鼻涕多数是在流清鼻涕后出现的，这一般是由于孩子受凉引起流清鼻涕后，没有及时驱寒，或又吃了一些上火的食物，如膨化食品，导致体内有寒又有热，才会出现流浓鼻涕的现象。

如果孩子流浓鼻涕，妈妈可在孩子临睡前给孩子搓脚心 50 下，然后搓背部和两手的鱼际，直到微微发热为止。

按摩加外敷，帮孩子治好扭伤

孩子爱玩，难免会扭伤腿，作为母亲，要知道如何帮助孩子及早恢复健康。

首先，对于症状比较严重的情况，应立即送医院治疗，而如果状况较轻，可以采取按摩的方法。中医有“左病右取，右病左取”之说，人体的四肢及躯干都存在着左右对称，上下对应的情况，左膝出现疼痛，时间一长，右膝也会有不舒服的感觉，而且相对应的左肘关节也会出现不适。针对这一情况，当左膝出现疼痛时，按摩右膝及左肘部相对应的部位，同样也能起到治疗的作用。所以，当我们的左脚或右脚扭伤时，找到最痛的那个点后，在对应的部位给予按摩。

除此之外，我们可以配合用冷水或冷毛巾外敷并抬高患肢。此时，冷敷能使血管收缩，减轻局部充血，降低组织温度，起到止血、消肿、镇痛的作用。因此在急性扭伤后，应施行局部冷敷，并且越早越好。抬高患肢可加快血液、淋巴液回流，不至于使血液瘀积于血管损伤处。

冷敷方法如下：急性期 24~48 小时可冷敷，将冷水浸泡过的毛巾放于伤部，每 3 分钟左右更换一次，也可以用冰块装入塑料袋内进行外敷，每次 20~30 分钟。夏季则可用自来水冲洗，冲洗时间一般在 4~5 分钟，不宜太长。

如果踝部扭伤已超过 24 小时，充血肿胀停止时，则应改用热敷疗法。此时，热敷能改善血液和淋巴液循环，有利于伤处瘀血和渗出液的吸收。

热敷方法如下：将热水或热醋浸泡过的毛巾放于伤处，5~10 分钟后毛巾已无热感时进行更换。每天进行 1~2 次，每次热敷约 30 分钟即可。必要时，可用胶布敷贴踝部固定不动 2~3 周。

第四章

上了岁数，好好享福——赶走老年疾病得心安

人都有老去的那一天，那时候身上的各个零件经过几十年的磨损，已经没有年轻的时候那么好使了。本来想老了以后，在家该享享清福，可是不是眼花就是耳聋，不是头晕就是心慌，不是胳膊疼就是腿疼，毛病一个接着一个，让人无法安心，整天总往医院跑也不是那么回事，忍着又实在难受，该怎么办呢？别急，接着往下看，下面会为您介绍常见老年疾病的调治方法。

发现中老年中风的先兆，反射区、穴位要分别进行

中风是很多中老年人非常惧怕的一个事情，总会担心自己是不是会出现中风的想象。其实任何一种病症出现在身体上都是有迹可循的，只不过太多的人都不了解中风是怎样

一回事，当然就更不知道中风先兆都有些什么。这些都是让普通人无法预防中风的因素，所以下边关于中风先兆的每一项都要能明白并且记住，当然预防中风也就能真正的落到实处了。

老年中风先兆，手指麻木、舌尖偏到一边和走路摇摆不定

中风先兆的一个重要内容就是手指的麻木。但是手指麻木的原因也很多，并不仅仅是中风一个方面，例如颈椎病等等。所以在区分中风的手指麻木要注意以下方法。如果是平时伏案工作比较多，有颈椎病的倾向，或者就是颈椎有问题的话，手指麻木应当是长时间地出现，一般都会持续一定的时间，并且这种手指麻会跟上臂和小臂等都有一定的联系。而中风先兆的手指麻木通常都是突然出现的，并且跟手臂没有什么关系，会觉得莫名其妙地感到手指肚或者手指尖麻木，其他地方都比较正常。这时候就需要通过穴位的刺激来改善麻木的情况，这也是从中风先兆开始扭转中风的重要内容。一般会选用行间、太冲、涌泉、厉兑，等等，因为这些穴位有很多都是在脚上的穴位，所以可以结合足部的反射区按摩。主要按摩大脑、小脑及脑干等反射区。

中风先兆的另一个显著的特点就是舌尖偏到一边。这个表现一般是很隐蔽的，因为大多数人在平时都不会将舌头吐出来，所以很难发现舌头是偏的。那这样的问题应当怎样才能尽早的发现呢，因为通常人的语言会与舌头有很大的关系，在说话发音的时候必须要舌头灵活的配合才能准确的发出清晰的声音。所以只要言语上有些含糊，吐字不清，就要及时看一看舌头是不是有些发偏，也就能及时避免中风。舌头的改变一般意味着头部的气血出现了问题，这样的人很容易发生脑溢血或者脑血栓。选择百会、地仓等穴位进行一定的刺激，可以很好的纠正舌头不正的现象。在这时选用耳朵上的反射点则会有很好的辅助作用，因为耳部的反射可以直接刺激到面部的神经群，这样对中风引起的面神经麻痹有不错的预防和治疗效果。

还有一个很重要的参考症状就是走路出现摇摆不定的现象，这是由于中风引起的小脑神经紊乱导致的，整个机体的协调性都发生了改变，所以相关的其他方面的功能就大部分失去正常功能，很多失衡的情况就出现了，最典型的就是走路。因为几乎所有人每天都要进行一定时间的行走，可以说走路是日常生活中必做的几类事情之一。那么发现走路突然的摇摆，仿佛失去平衡，就很有可能要出现中风的现象。抓紧时间，进行最有效的诊治，使后遗症不会出现。在对中风的预防治疗中，走路需要多方面的调理，例如取穴就要全身进行选穴，像足三里、阴陵泉等穴位，再结合之前的一些穴位，综合起来进行治疗才是最佳的方法。足部的反射区是针对行走摇摆的现象更加有效的方式，只要能加强对大脑、小脑及脑干、脾、肝、心、肾等反射区的按摩刺激，效果并不比药物和穴位差。

掌握中风先兆就相当于把中风拒之门外，及早的发现身体的一些变化，采取前期的有效治疗，通常都有不错的收效。所以与其寻找解决中风的办法，不如来了解一下中风先兆，或许这些更加有效。

解决老年中风的难题

中风是比较严重的一种病症，通常都是年纪大的人多发。中风发作后大多数都会产生偏瘫，也就是在医院检查后会被确定是脑血栓或者脑出血。那么出现了中风，一定要及时治疗，并做好后期调理。

开始一定要确定到底是血栓引起的还是出血引起的，因为这是两个截然相反的状况。如果是血栓，反射区的疗法会起到很好的作用，相应的穴位就可以作为辅助的办法；如果是脑出血，那么就尽量不要用反射区的方法，否则引起血液循环的加速，反而使症状加重，穴位的方法就会起主要的作用。

有一些人在刚刚出现中风的时候非常的心急，想急切地扭转中风造成的不良后果。殊不知中风的产生也不是在短时间造成的，如果一味地追求用过大的力量，非常频繁的进行刺激，反而得不到好的效果，局部也会变得红肿，甚至出现炎症。

对于中风的病人如果是属于脑血栓的话，要注意着重按双脚的大脚趾。因为在足部的反射区中，大脚趾几乎将大脑和小脑都包含进去了，而另外四个脚趾对应的是前额的部分。所以重点在大脚趾的反射区，相关的四个脚趾也要有所涉及。如果已经出现了语言上障碍，就要在大脚趾上寻找语言的反射区，大概在大脚趾前部的靠近指甲的位置，多在这里按摩刺激，可以帮助恢复语言。按摩的时候可以先从大脚趾的右侧开始，向左侧慢慢滑动，也可以从左向右滑动，这样反复把整个大脚趾前部的位置都按摩到。在人体的双脚外侧也存在像手掌一样赤白肉际分明的地方，这些位置是四肢的反射区，呈一个带状分布。在按摩的时候如果对这个位置进行按摩可以减少四肢不灵活的现象，也反过来作用给大脑，帮助中风的恢复。

由于中风对大脑的损伤最大，所以会深度的影响神经系统。那么人体最重要的神经系统就是大脑和脊髓，所以一定要尽早对这些地方进行调理，保证后遗症出现得越少越轻。所以要多进行头部的梳理，从头顶的百会穴开始，向前方和两侧进行按摩。因为大脑的重要功能分区都在头部的前方，所以要多梳理头部到前额的地方，向两侧扩展。这样有助于恢复运动和语言的功能。另外脊柱也需要进行刺激，尽量让患者趴在床上，然后对整个后背、脊柱以及脊柱两旁的肌肉进行按摩，从上到下，以脊柱为中心，不要让患者出现肌肉功能丧失的现象。

如果已经长期卧床了，对于局部的按摩就会非常有必要了。因为卧床的病人一般会逐渐丧失各种功能，所以就要分别对四肢和躯干进行护理。例如平躺的时候，要注意保护肩部，卧床容易产生褥疮，那么就要多按摩一下腿的反射区，也要把腰背部和臀部的反射区按摩一下，让病人从腰腹部就开始增加血液的循环，下肢也会变得好起来，当然功能减退也会变慢，褥疮也很少出现。

对于中风的病人无论是前期还是后期的调理，都要注意细致，就是要把所有能影响到身体的部位都进行按摩，重要的穴位和反射区要多按摩。但是要掌握好力度，不要再添加额外的损伤。这样会大大提高中风患者的生活质量，也会提高恢复的程度，即便是卧床不起的病人也会延长寿命。

防治老年白内障，从肝、脾、肾入手

白内障是严重影响视力的一种疾病，严重的甚至还能导致失明，分为先天性和后天性两种，其中由于年龄增长而引起的白内障又是后天白内障中最常见的。不管是亿万富翁，还是平民百姓，谁都无法阻止时间的流逝，谁都有老去的那一天，那个时候身体的各个零件可能都不会像从前那么好用了，许多疾病都会找上门来，白内障就是其中之一。

白内障是眼睛里的晶状体代谢紊乱，结果使晶状体发生浑浊。常见的症状有视物模糊、怕光、看物体颜色较暗或呈黄色，甚至复视（也就是看东西有两个影）及看物体变形等。

对于白内障的治疗，西医目前尚无疗效肯定的药物，以手术治疗为主。眼科医生手术治疗白内障，就是要通过手术将混浊的晶状体摘除。那么，摘除了自身的晶状体对眼有什么影响呢？手术摘除晶状体以后会造成高度远视。人眼的晶状体除了有透光作用外，还有一个作用是起一个凸透镜，即放大镜的作用。人缺少了晶状体这个凸透镜，即形成高度远视状态，看东西就会不清楚，所以手术摘除晶状体后，还必须要植入一个人工晶体，也就是人们常说的人工晶体植入术，用它来矫正视力。

中医古籍中虽然没有白内障这个名字，但是也有类似的疾病，如圆翳内障、银内障证等。一般认为，白内障这个病以虚证居多，与肝、肾、脾三脏有关，其中与肝肾阴虚最为密切。由于年老体衰，肝肾亏损，精血不足，不能上养目窍，或者脾虚失运，脏腑精气不能上荣于目，或者肝气失和，肝经郁热，上扰目窍，都可以造成白内障的发生。所以，在平时预防保健的时候就要从肝、脾、肾入手。

（1）可以选用入肝经而且能明目的药物泡水喝。因为肝开窍于目，所以眼睛的病可以通过治肝来治疗。比如说枸杞、菊花都是不错的选择。同时还可以配合车前子、石斛、黄芪、何首乌等。

（2）枸杞子 20 克，龙眼肉 20 枚，红枣 6 枚，每天煎水喝，连续服用。枸杞子富含胡萝卜素、维生素和钙、磷、铁等元素。龙眼肉富含维生素 B_2、维生素 C 和蛋白质。红枣含蛋白质、维生素 C 及钙、磷、铁等，通过补充这些元素以及维生素，可以起到防治白内障的作用。

（3）猪肝 150 克，鲜枸杞叶 100 克，先将猪肝洗净切条，与枸杞叶共同煎煮，饮汤吃肝，每日口服 2 次，可明目清肝，改善视功能。老百姓有句话叫“吃哪补哪”，这也是有一定道理的。不过对于同时有痛风性关节炎或者血尿酸升高的患者，这种方法不太适合。因为动物内脏含的嘌呤较高，容易引发痛风。

（4）平时多吃深绿色蔬菜，如菠菜、青椒、芥蓝等，它们中含有的叶黄素和玉米黄质的物质，具有很强的抗氧化剂作用，可以吸收进入眼球内的有害光线，并凭借其强大的抗氧化性能，预防眼睛的老化，延缓视力减退，达到最佳的晶状体保护效果，从而预防白内障。

（5）平时要多按摩眼部周围的穴位，如丝竹空、攒竹、睛明、承泣、瞳子髎等。不仅眼睛周围的穴位可以治疗白内障，全身上下还有很多穴位都有治疗白内障的作用，比如说天柱、肝俞、肾俞、光明等穴位都可以。

老年人由于晶状体的弹性减弱，睫状肌的调节力减弱，看书或写字的时间稍长一些就会引起眼球胀痛，甚至头痛不适。因此，阅读和看电视的时间应控制，每隔 1 小时应到户外活动或闭眼休息 10~15 分钟。晚上或光线较暗时，看书时间不应过长，应合理安排阅读和休息。老年人一定要及时配戴合适的远视镜和老花镜，以减少视疲劳。患有白内障的老年人首先避免强烈的日光照射。在户外活动时，戴上太阳镜或遮阳帽，可有效预防射线对晶体的损伤。

老年人应该尽量避免食用以下食物：

（1）油炸食品以及人造脂肪、人造黄油、动物脂肪，因为这些食物会加速氧化反应，使人容易患白内障。

（2）全脂奶粉、牛奶、奶油、奶酪、冰淇淋等含乳糖丰富的乳制品，如牛奶中含有的乳糖，通过乳酸酶的作用，分解成半乳糖，一些人对牛奶中的半乳糖的代谢能力下降。另外半乳糖会干扰奶制品中维生素 B2 的利用，使其沉积在老年人眼睛的晶状体上，蛋白质易发生变性，导致晶状体透明度降低，容易诱发或加重白内障。

（3）酒对视力有很大伤害，不仅酒能生湿，而且还会化痰生火，加剧眼晶状体混浊和视力模糊。另外，除非治病需要，尽可能避免服用药物。

老人要耳不聋眼不花，肾反射区来帮忙

很多老年人上了年纪就会首先觉得耳朵听力下降，看东西变得模糊。这样就直接影响到生活的质量，平时的一些小事情都无法处理的好，也容易心情急躁。其实解决耳聋眼花最根本的问题就是解决肾虚的问题，让身体衰老变慢一些，这样听力也会清晰，视力也会清楚。

针对耳聋和眼花有些人认为是两个事情，所以一边去治疗耳朵听力下降，另一边又治疗眼睛视物不清。但是方法却南辕北辙，根本没有找到问题的根本。因为从中医的角度看，人体的肾脏随着年龄会逐渐出现亏虚的情况，如果不加以改善的话，就会出现衰老的迹象，包括听力、视力、行动方面的退化。平时的时候可以从食补上多进行一下调养，让肾脏不过早的出现亏虚。

因为肾开窍于耳，眼睛也是跟肾脏密切相关的。所以在进行足部的按摩时，就应该时肾、输尿管和膀胱的反射区进行刺激，这样耳朵和眼睛功能也会强化。当然想要治疗听力和视力的下降，光按摩肾、输尿管和膀胱的反射区是不够用的。要适当加一些大脑、耳、眼的反射区的按摩，每天这样按摩就能调节身体的机能，帮助预防出现老年人的耳聋和眼花。

人体的头部有很多穴位是和视力、听力有关，按摩这些穴位就可以直接让耳朵和眼睛都变得异常清晰。但是头部的穴位那么多，要是记不住怎么办呢。首先要找到一个可以定位的穴位——百会穴。百会穴是人体最高的穴位，它就在头顶的位置，找百会穴只需要将两个耳尖连接起来，在中心的地方就是百会穴。了解了百会穴的位置，从百会穴开始向下方用手指梳理，沿头部分别做前侧、两侧和后方的梳理，用手指每隔一段距离就向下点按。这样就会在头部的穴位上产生作用。

同时在眼睛的周围分别有攒竹、鱼腰、丝竹空、瞳子髎、承泣、睛明。这六个穴位形成了眼周按摩的一个循环。每天从攒竹向睛明循环按压，并且在听宫、听会、耳和髎三个穴位按压。眼睛和耳朵就都按摩到了，预防眼花耳聋就在这简简单单的按压中完成了。而且可以在耳朵上采用耳穴压豆的方法来刺激肾的反射点，这样全身都调动起来，

视力和听力就不会过早的出现问题。

有一些小的方法也可以很好的帮助防止视力和听力的下降。比如每天对眼睛要做适当的放松，在长时间的用眼之后能够做短暂的休息，并用手轻轻的按摩眼球。同时用手指揉搓耳朵前后，让整个耳朵都感到发热。这样做的原因是可以让局部的血液循环起来，神经和血管都得到放松，也就不会出现过度疲劳，产生不好的后果了。

老人肌肉酸痛，就找太白穴

其实无论是年轻人还是年纪大的人，经常的劳累，都会出现肌肉酸痛这种现象。但是年轻的时候通常经过一定的休息和睡眠，所有的疲劳都会消失。但是，老年人不一样，总会有一种无法祛除肌肉酸痛的感觉，无论是按揉拍打还是活动，身上的劳累酸痛就是无法祛除。在这个时候就会想到，如果有谁能立即让这种难忍的酸痛彻底消失该多好啊。其实这个人就是自己，身上的穴位就是治疗酸痛的最好的医生。

在脚上有一个非常有名的穴位是太白穴。太白是脾经的原穴，也就是说脾经是从太白穴开始显现出来经气的作用的。太白穴就在足的内侧，在大脚趾的脚趾关节后下方，赤白肉际的凹陷就是太白穴，如果不容易找到。那么就找第一个脚趾高高突起的地方，像一个小山一样，在后边皮肤要比较白，那就是太白穴。

由于太白穴在脚掌的前面，它的作用就体现在了治疗脚部的疼痛。每个人在走路时间长的时候，都会感到脚特别痛，然后就想坐下来用手去按摩按摩脚掌。这种方法当然不如直接去刺激太白穴来得好，而且刺激太白穴根本不用手来按压。只要用双脚的脚跟互相取踩按一下就可以。

如果是年轻的女性朋友，经常逛街走路，会感到腿脚酸痛。这时候刺激一下太白穴是非常管用的。但是老年人应该怎么按摩呢。其实太白穴就在人体的足弓开始的地方，所以这个弧度恰好适合用双脚反复的踢踩。只要能保持站立的姿势，脱掉袜子，用脚跟慢慢地踩踏。这样做除了是因为脚部的力量比较大之外，还有一个原因就是左右平衡对称。人的双脚虽然不一定完全一样，但是基本是对称的。这就好像天平，左脚对着右脚，左手对着右手。自己通过对侧的按摩就是主动自发的，没有经过第三者的跳转，这样效果也是自身调整的结果，远比外力的强加作用好很多。

老年人的肌肉酸痛有时并不仅仅是腿部的肌肉，也可能是身体其他的部位。那这样的问题太白能够解决吗？没问题，因为太白穴是脾经的重要穴位，脾脏的功能就包括调节身体四肢的不适，所以太白穴能综合的调理全身的肌肉酸痛。每次在劳累的时候都可以按摩一下这里，睡觉前浸泡双脚，一边按摩足底的反射区一边按摩太白穴就是最好的缓解疲劳的方法。

因为老年人的身体机能都一定程度的下降，所以在进行运动锻炼的时候一定要适度。也就是说不要做大运动量的活动，让体力过分透支。一些关节肌肉的酸痛只是体内进行了无氧呼吸代谢，产生了一些酸性的代谢产物。太白穴就可以让这些产物迅速的分解排出体外，而一旦这些有害的物质堆积太多的时候，就会造成关节肌肉的损伤。

摆脱足跟痛，让老人走路虎虎生风

足跟痛是影响老年人走路的一大问题，究竟为什么会出现足跟痛，怎么能治疗足跟痛都是老年人关注的焦点。其实足跟痛是由于跟骨足底面附着的肌肉、韧带等软组织受力不均，使骨膜受到牵拉而引起的骨科疾病。

医学认为足跟痛一方面是因为太过肥胖，足跟的骨质已经变脆，脂肪纤维也发生了改变。或者是经常走路，总在硬地上走路，让滑囊出现了炎症，或者是引起肌腱发生牵引。总之足跟痛可以看做是一种退行性改变，所以年纪越大就越容易出现。但是局部又不会出现红肿的情况，解决足跟痛就要从内部下手。

足跟痛的主要症状有以下这些：足跟部疼痛，不能站立或行走，平卧时也有酸胀感、灼热或针刺样疼痛，夜间更加厉害。老年人一旦出现了足跟痛就会越来越严重，所以一定要摆脱足跟痛，让老年人走起路来虎虎生风。

在治疗的时候手部的反射区一定要注意，因为从全息反射的原理来看，对应脚底的部位，手部是最好的反射区。分别在相应的反射区进行按摩，踝关节捻揉5分钟，肝逆时针按揉49次，脾顺时针按揉64次，两肾相对按揉72次，脚掌足跟部顺时针按揉59次，遇到了疼痛敏感点重力点按81次。

相对来讲，足部的反射疗法就很简单，在髋、臀、坐骨神经的反射区各推按3分钟，下身淋巴、腹股沟反射区各点按1分钟。

中药泡脚法也是不错的选择。取茄根500克，加入清水适量，煎煮30分钟，去渣取汁与一定量的开水一起倒入盆中，先熏蒸，等到水温合适的时候浸泡双脚，每天1次，每次熏泡40分钟就可以。另有验方是用夏枯草50克，食醋1000毫升，浸泡2~4小时，加适量水再煮15分钟，趁热先熏后洗，每次30分钟，每天2~3次，每剂药用2天。

拔罐疗法一定要在疼痛的一侧，选择涌泉、昆仑、太溪、照海、承山等穴，或小腿下段后侧压痛点，留罐15分钟，每天1次。拔罐的穴位也是治疗足跟痛的重要穴位，所以留意穴位的感觉，在平时做一些穴位的刺激和按摩，每天再进行拔罐治疗，让作用能够深入肌肤以下。

有些老年人出现了足跟痛后，到医院做X光检查，确实出现了骨刺一样的东西。这就说明足跟部的改变已经有很长的时间了，这时要忍住疼痛采用穴位和反射区的治疗相结合。穴位要重点选昆仑穴透按太溪穴，用拇指平行顶按。这是一种在针灸治疗中非常常见的治法，可以将两个穴位同时刺激，还可以用透骨草、寻骨风、金毛狗脊各10克，研为细末，均匀撒在数层纱布上，用线缝实，做成鞋垫，垫在鞋底足跟容易接触的部位，穿着使用。

再也不怕腰痛，腰阳关是战略要地

老年人腰腿疼痛是比较常见的事情，时间久了也就没办法的忍受了，也有很多人就会认为年纪大了嘛，必然要出现腰疼腿疼的现象。其实年纪大了也可以不受腰腿痛的煎熬，这是完全可以自我治好的一种病症。一般老年人的腰腿痛是由于腰部软组织的积累性损伤、超负荷劳动、维持一种姿势过久及姿势不良引起局部负荷过大或受风寒潮湿等因素导致的一种疼痛性疾病。老年性骨质疏松症、腰椎骨质增生也可引起腰腿痛。

腰腿疼的主要症状：腰腿疼痛，弯腰过度、咳嗽、喷嚏、大声说笑、腹部用力、天气变化等因素都可使疼痛加剧。

1. 治疗腰疼有特效——腰阳关

对于腰痛有一个效果很好的穴位，腰阳关。它就好像是腰部的一个咽喉要道，找到腰阳关就找到了治疗腰痛的重要战略要地，腰阳关位于髂骨的位置上，关于髂骨就是每天系腰带的地方，用手从腰向下摸，在腰下方的那块骨头就是髂骨。然后拇指按在髂骨边缘，食指向后交会在背上中点就是腰阳关穴了。因为腰阳关是督脉上的一个穴位，所以腰部的所有疾病都有不错的效果，例如坐骨神经痛、腰的急性扭伤等都能明显缓解。

2. 手疗法

可以分成 5 个方面来对症治疗：

（1）能伸不能弯，以“伤气”为主的腰痛，要重在调督脉：胸椎、腰椎、骶椎各向心推按 50 次，加腰椎手部牵引，同时活动腰部，牵引左手腰椎反射区时腰部向左转 10 圈，牵引右手腰椎反射区时腰部向右转 10 圈，两肾分离按揉 72 次，肝逆时针按揉 49 次，脾顺时针按揉 64 次，滚动 3 分钟。

（2）能弯不能伸，以“伤血”为主的腰痛，重在调任脉：中指下方手掌中心上敏感点用重力点按 24 次，骶椎离心推按 50 次，再加骶骨反射区牵引，疼痛点再按揉 81 次，两肾相对按揉 72 次，肝逆时针按揉 49 次，脾顺时针按揉 64 次，大腿内侧向心推按 50 次。

（3）腰肌劳损引起的腰痛：胸椎、腰椎、骶椎各离心推按 50 次，同时让前俯后仰 10 次，腰椎两侧离心推揉 64 次，两肾点按 72 次，肝逆时针按揉 50 次，脾顺时针按揉 64 次。

（4）妇科病引起的腰痛：脑垂体点按 81 次，肾上腺点按 81 次，两肾向心推揉 72 次，子宫顺时针按揉 120 次，骶骨向心推按 59 次，同时加骶椎牵引，并在骶椎疼痛敏感点按揉，肝逆时针按揉 49 次，脾顺时针按揉 64 次。

（5）下肢肌肉酸痛：脑垂体点按 81 次，肾上腺点按 81 次，甲状腺捻揉 5 分钟，两肾相对按揉 72 次，肝逆时针按揉 49 次，脾顺时针按揉 72 次，腿部捻揉 5 分钟，然后用指背从腿根到脚部拍打 5 分钟。

3. 足疗法

肾、输尿管各推按 1 分钟，膀胱点按 1 分钟，心脏轻按 1 分钟，胸椎、腰椎、骶椎、髋、膝、臀、坐骨神经各推按 3 分钟，肝、胆、脾、胃、小肠、大肠各推按 1 分钟，子宫、卵巢或男性前列腺、睾丸各推按 1 分钟，甲状腺区刮按 1 分钟，腹腔神经丛区旋揉 1 分钟，甲状旁腺、肾上腺各按揉 1 分钟，上、下身淋巴、腹股沟各点按 1 分钟。

4. 耳压疗法

耳压疗法相对简单，只要选择神门、皮质下。如果腰部疼痛者加腰痛点，腰骶部疼痛者加腰椎、骶椎，腿部疼痛者酌情加髋关节、膝关节、踝关节。

5. 刮痧与拔罐

刮痧与拔罐对腰腿疼能够起到很好的缓解作用，一般是在背部穴位肾俞、志室、大肠俞、八髎进行刮痧和拔罐，下肢取秩边、委中、委阳、承山、昆仑、足三里。也可以刮拭腰部脊柱两侧至尾骨两侧，腘窝中心至小腿肚，外踝后下方凹陷处，小腿外侧上方。走罐腰部足太阳膀胱经的肾俞至膀胱俞，督脉的悬枢至腰俞，每天1次。治背痛法的时候，走罐从足太阳膀胱经的大杼至肾俞，督脉的大椎至命门，阿是穴是重点，留罐委中或肩井、天宗、肩中俞、肩贞、肩后、背部足太阳膀胱经。

6. 艾灸法

艾灸法对于腰痛来讲也是一种行之有效的方法，主要是选择灸脊柱与两侧膀胱经，重点在腰骶部位，沿膀胱经熏灸下肢，共30分钟左右。主要熏灸穴位：三焦俞、肾俞、膀胱俞、天枢、关元俞、环跳、承扶、殷门、膝眼、鹤顶、犊鼻、阳陵泉、阴陵泉、足三里、阿是穴。每次选5个穴位进行艾灸，每个穴位只要能达到3~5分钟即可。

股骨头坏死的调理很简单

一些年纪大的老年人都会出现股骨头坏死，这个问题让人非常的烦恼。因为太多的人都会不知道为什么就已经出现了股骨头坏死，到了医院就会被告知只能做手术，换掉坏死的股骨头，而没有其他的挽救方法。即便是手术非常成功也要适应人工的股骨头。所以最终的结果总不是令人满意的。那么自我怎么才能对股骨头进行自我的调理呢?

下边就是家庭调理的方法，一步一步地进行就会发现，股骨头坏死产生的不适正在减少。

（1）重点按足底的免疫系统反射区，主要是上身淋巴、下身淋巴、胸部淋巴这三块反射区，然后通过刺激肾上腺、膀胱、肾、脾的反射区，这几个反射区可以使局部的炎症消除，还要刺激甲状旁腺这个反射区，有助于身体内骨质的恢复，促进骨钙和血钙的补充，当然造成股骨头坏死的罪魁祸首——骨质疏松也就慢慢改善。

（2）沿着双脚的小指趾跟的位置开始向上推，推向脚踝处的关节下方，每一个脚趾就是一个出发点，最终就完成了整个足背部的推按动作，每次要做到10次以上。然后揉按小腿上的三阴交穴，再选择承山穴和委中穴进行揉按，每个穴位要用力揉按3分钟左右，使穴位的位置产生酸胀的感觉。

（3）做完足底和小腿的推按，就要进行大腿的推按，主要是从委中向上到承扶，膝关节向股骨的方向，不停地推按，越到大腿接近臀部的位置，力量就要越加大。让整个小腿连接到大腿，以及股关节都运动起来，使下肢的血液循环加速。

（4）双手按揉委阳和阴谷穴，先按委阳穴，再按阴谷穴。因为这两个穴位对股骨的作用不同其他的穴位，而且双侧对称的按摩可以同时使双侧下肢都受到刺激作用。

（5）在委中穴到承扶穴，阴陵泉穴到股骨关节以及阳陵泉到股关节，分别以1厘米的宽度进行间隔点按，其中阴陵泉上行到大腿根部，也就是内髋关节。而阳陵泉对应的外髋关节。所以点按的时候，先做内侧，再做外侧。完成这三条线的点按，就将大腿深层的血管和神经都作了刺激，那整个下肢也就疏通开了。

（6）治疗股骨头坏死最重要的穴位就是环跳穴，当整个脚底和大小腿都得到疏通后，再进行环跳穴的强化按压，就会收到非常好的效果。从膝盖的外侧向臀部上推寻，会找到一个突起的骨头，这就是股骨大转子，股骨大转子与尾骨连线，接近外 1/3 的位置就是环跳穴的位置。它基本位于臀部的外侧，刺激环跳穴能很好地改善股骨血液运行，也会对坐骨产生作用，提高局部的气血循行，从根本上解决股骨头坏死的原因。但是在按压环跳穴的时候要注意不要只局限在穴位定位的地方，要在四周寻找一些疼痛点，这些点也是股骨在表面的对应。

这几个步骤是自我解决股骨头坏死的调理方法，千万不要小看这些家庭的小方法。有时候会起到关键的作用，能很好地抑制骨质疏松以及股骨头坏死。所以自身的问题就要自我来解决，尽可能地避免外界的有创治疗。

防治心脏病，手部按摩辅助最有效

心脏病是多种心脏疾病的总称，包括风湿性心脏病、先天性心脏病、高血压性心脏病、冠状动脉粥样硬化性心脏病、心肌炎等各种心脏病。心血管疾病是我国人口死亡的主要原因之一。随着人口的老龄化，心脏疾病发病的低龄化，越来越多的人都感受到了它对自身健康的威胁。

临床实践表明，手部按摩是预防和治疗心脏病有效的辅助方法。如风湿性心脏病患者出现心功能不全时，按摩手部穴位可以改善四肢末端的血液循环状态，加强心脏功能；当肺源性心脏病出现严重水肿状况时，按摩基本反射区就可以达到利尿消肿，改善心功能的目的；另外，如果有冠心病，长期按摩手部的穴位，还有利于改善心肌缺氧、缺血，减少或防止心绞痛、心肌梗死的发生机率。但是，需要强调的是，无论对于任何心脏疾病，手部按摩只是辅助方法，而不是主要的治疗手段，更不是治愈的方法。

1. 手部按摩治疗法

按揉内关、大陵、神门、少海、曲泽等穴位，每个穴位 100 次；按揉或推按肾、输尿管、膀胱、肺、心、胸部淋巴结、胸腔呼吸器官区、胸椎、心点、胸痛点、心悸点、心肺穴各 200~300 次。

要是仅仅有心慌的感觉，而无明显心脏病迹象，只需重点按揉心反射区及内关穴即可。心脏病人如果是自己做手部按摩，不要选穴过多。坚持每天按摩 1 次或隔天 1 次即可，按摩时手法不要太重。

2. 足部按摩治疗法

取心、肺、胸部淋巴结、内肋骨、肾、肝、上身淋巴结反射区进行重点刺激。其中，心、胸部淋巴结、内肋骨、上身淋巴结反射区用拇指点按 30~40 次，按揉 1 分钟左右，以局部酸胀微痛为度。肺、肝反射区用拇指推法，由外向内，推 10~20 次，肾反射区用拇指推法，由上至下，推 10~20 次。在治疗前后，要注意对足部进行放松活动。

3. 耳部疗法

先在心、神门这两个反射区（点）施以点掐手法，反复10次，力度以患者可以耐受为度。继而在耳尖、内分泌反射区（点）施以点按手法，可持续 5~6 分钟。反复 3~4 次，至双耳红润为度。

也可以用王不留行籽在上述区域贴压，每日按压即可。

4. 经穴按摩法

选择肺俞、心俞、膈俞、厥阴俞、屋翳、渊腋、脾俞、胃俞、肾俞、内关、足三里、太溪等穴位进行按摩。心俞、肺俞等背部的腧穴需要别人的帮忙才能完成。自己可以按揉其他穴位。按摩时，每个穴位按 1~2 分钟即可。

心脏病发作期间，应以药物治疗为主，以手部按摩为辅。治疗过程中，要时刻注意病人的表情和反应，以免发生危险。

患者平时应注意从以下这几方面预防：应少食脂类食物，控制食盐摄入量，不要暴饮暴食，保证睡眠，心情舒畅，避免情绪剧烈波动，戒烟酒，运动要适量，避免剧烈运动。气候变化时，要注意保暖。

调解心脏防“心衰”，太渊说了算

“心衰”在医学上是“心功能衰竭”的简称，也叫作“心功能不全”。大家都知道，心脏是人体的发动机，如果这里出了问题，那后果一般会比较严重，甚至还会导致死亡。这可不是危言耸听。所以，在平时就应该搞好预防工作，防患于未然。

年纪比较大了，就会感觉心脏的功能出现问题，血液运行也慢了。究竟怎么才能让心脏强壮起来呢，毕竟心脏是人体上最重要的器官了。所以一定要掌握一个好方法保护自己的心脏，不要出现心衰的情况。

在人的手腕上有一个穴位叫作太渊。渊字给人的感觉就是很深的地方，其实太渊就是身体气血深藏的位置。它是肺经的原穴，这个原有源泉的意思，因为太渊穴的位置就是手腕脉搏跳动的位置，也就是医生把脉的地方。因为它的位置特殊，也就具有了一个很重要的作用，调节心脏。

中医有一个观点是说血液就通行在脉之中，而心是主宰血液的，所以脉是心脏的反应。而太渊穴就在腕口脉搏的地方，没有比太渊更能反映心脏的功能强弱的地方了，当然反过来能够调节心脏最好的位置就是太渊穴。确实在医学上也发现，太渊穴有预防心衰的作用。

老年人一般都会起得很早，天还没有亮的时候就醒了，一般在这个时间也是最好的感受心脏功能的时间。将右手搭在左手上，在手腕的位置自己来感觉心脏的跳动节律，如果有不规律的情况发生的话，太渊穴就是最佳的解决方案。直接在床上按摩一段时间，等到心率平稳了，再进行日常的活动。

因为心衰的原因是心脏的功能太弱了，也就是气血过于亏虚。那么从气血深藏的地方开始刺激，就会让气血的运行变快，上行供给其他的器官组织。如果年纪大了心脏出现了不适，比如说走路、跑步，或者其他的运动，上气不接下气了，就可以立刻坐下来，用手刺激一下太渊穴，提升一下气血，保持身体长久的活力。

心衰到了很严重的时候，就变得没有什么有效的措施来治疗了，即便是去了医院大多数情况也是束手无策。所以还是在身体比较好的情况就开始对心脏做一些保健的活动，平时在足部的反射区多按压一下心脏的反射区，在手上多按按大鱼际。如果可以的话每天能够按摩膻中穴就是最佳的方法，要远比发作难受的时候吃速效救心丸好很多。

膻中穴就是人体两乳头的中点，也就是俗话所说的心口窝的地方。它是人体气的枢纽，也就说膻中穴对心脏的鼓动力量是非常强的。那么按摩膻中也是预防心脏出现疾病的一个不错的方法。

只要能把这些方法都充分利用起来，让心脏每天能够有足够的动力运转，让气血运行的更加通畅。这样也不可能到心衰那么严重的地步。

中老年人注意性生活，日月、太冲让性爱“步步为营”

性爱对于每一个成年人来讲，都有着重要的意义。但是随着年龄的增长，很多人会觉得力不从心，或者是没有了从前的那种欢愉。对于男性来说，常见的问题是勃起较慢，射精前的分泌物会减少，射精也没有那么有力量了。妇女方面，很多人则把绝经看做是自己性生活的终结。由于阴道干燥，阴道内壁变薄等，造成性交疼痛，这同样也可以使妇女对性生活产生厌恶。这种种变化，其实和身体各部分的机能退化有着很密切的关系。

比如说肌肉老化就会影响性生活。您也许会说，肌肉老化怎么可能影响夫妻生活呢？事实就是这样的。人体的肌肉分为随意肌和不随意肌。随意肌就是我们自己可以支配的肌肉，比如四肢的肌肉会听从大脑的命令而运动；不随意肌就是大脑不能支配的肌肉，比如说心脏的肌肉，就不是主观意志可以控制的了。正常的肌肉是接受神经命令从而收缩，这种收缩所用的能源是由血液负责输送的，而老化肌肉的能量不足，血液循环不良，无法很好的收缩或者舒张。也就是说，在性生活方面，肌肉的老化会影响男性阴茎的勃起，以及女性阴道的收缩，使人无法得到满足感。如果肌肉老化，则性交只不过是生殖行为，无法彼此享受性爱。

肌肉老化程度因人而异，同年龄老化程度也不尽相同。比如说，经常运动的人或者从事体力劳动的人，肌肉老化较慢，而坐办公室的人员身体运动量少，往往肌肉老化较快。肌肉的老化表面上不太明显，但细看之下，能发现皮肤失去光泽，肌肉松弛，皱纹产生。肌肉老化不但会影响体表的皮肤和肌肉，还会影响身体内的各个部分，生殖器官就在其中。因此恢复肌肉活力，就有助于增强性能力。

指压“日月”和“太冲”这两个穴位，可以防止肌肉老化，增强性能力。日月这个穴位在乳头正下方的肋骨和肚子交接处“期门”之下。在此缓缓吐气连压 6 秒钟，如此重复 30 次，如果稍加用力，则增强性能力的效果会更佳。太冲穴则在脚上拇趾和第二趾骨接合处，指压的方法同上，左右重复 10 次。

其实这个方法不但适用于老年人，同样也适用于年轻人。当今社会，由于交通工具的发达，人们的运动量明显减少，所以现代不论年轻与否，最好平常就加以指压，以防止肌肉过早老化，从而增强性能力。

足部按摩法也是一种不错的方法。可以选取生殖器、阴茎、腹股沟、脑垂体、前列腺、肾上腺、肾反射区重点按摩刺激。

点穴的话，可以取气海、关元、中极、足三里、三阴交、涌泉等穴位。每个穴位按摩 100 次左右，每天早晚各 1 次。

平时还要多吃一些有补肾作用的食物。比如狗肉、羊肉、动物内脏、核桃、牡蛎、山药、海参、韭菜等，都能补肾壮阳，而有助于改善性生活。

也有一部分老人对性生活仍有兴趣，但由于不好意思，也就无法满足自己。性生活是生活的一部分，任何年龄无害的性表达，只要是以适当的方式来进行，都是正常的，都应当允许并支持。不要误认为只有年轻人才能享受性爱，当遇到困难的时候应努力想办法解决，而不要因此而沮丧。即使双方不想如以前那样经常性交，也要经常的身体接触。要刺激双方的生殖器。在自我刺激、相互刺激或性交中，不能要求男方总有性高潮。另外，要克服有可能使用色情物及性具而产生的任何羞耻感，因为这些东西能够使性生活增加新的内容，帮助增加“性趣”，改善性生活。

脾胃为后天之本，让老人天天有个好胃口

中医讲肾为先天之本，脾胃为后天之本。人到老年，我们的先天之本往往已经比较虚弱了，所以后天之本的作用就显得更为重要了。脾胃还是气血生化之源，机体的各个部分的工作都离不开气血。中医常讲：“有胃气则生，无胃气则死”，有一份胃气便有一份生机。看到了吧，脾胃有多么重要。

人到老年，身体的各个部分都会退化，脾胃在工作了几十年之后，也会消极怠工。很多人食欲会下降，吃了饭以后消化会很慢，尤其是吃了油腻的东西之后更是觉得都堵在胃里，根本下不去。再加上有的人牙齿松动，或者脱落，或者是其他问题，吃东西只能吃一些稀软的，这样营养很难保证全面均衡，身体体质自然就会下降。

那么究竟怎样能解决年纪大了吃饭就没有胃口这个问题呢。非常简单，足部的反射区。为什么说足部的反射区是调理胃口的好方法呢，因为老年人的胃口差不只是脾胃的问题。最关键的是全身的各个器官都出现了功能减退，如果用药或者采取别的方法，那么只针对胃肠来调理，没有抓住最根本的原因。这样肠胃的功能可以改善的地方也非常有限。只有从整个身体去看，综合调理各个脏腑之间的功能，这样就帮助脾胃恢复最好的程度，胃口自然就解决了。

每天在胃、胰、十二指肠、小肠、大肠的反射区进行按摩，然后再按摩心、肝、脾、肺、肾这几个重要的反射区。只要能坚持一段时间，在不知不觉中就胃口大开了。人体背后的膀胱经是一条比别的经络都要重要的经脉，因为在背部脊柱的两侧就是膀胱经上对应各个脏器的俞穴。有了这些俞穴，无论是用手推按，还是采取刮痧拔罐的方法，都能让内部的脾胃功能完全释放出来。

因为老年人的皮肤都比较松弛，所以在进行拔罐和刮痧的时候就比较困难。但是胃肠的不适，没有胃口去吃饭，重点都在穴位和反射区的控制。每天都做一下反射区的按摩，最好是在睡前的时候先用温水浸泡双脚，让脚部的肌肉都放松，然后进行足底反射区的按摩刺激。使效果充分的渗透进去，经过一晚上的睡眠，肠胃都得到调整。这样第二天甚至以后都会感到胃口在一天天地变好，吃东西也比以前强很多。

最后在了解一个健脾的重要穴位，地仓穴。地仓穴是在人体面部的一个穴位，就在眼睛的下方，平嘴角的外侧。从名字也能知道地仓就是管储存谷物的地方，人吃进去的食物都会通过地仓的调节，也就是说脾胃的功能可以从这个地方管理。所以空闲的时候

就来按压按压地仓穴，逐渐的胃口也会好起来。

老人腹泻不用愁，一指禅推法疗效好

大便的次数增多，难以成形，这恐怕是困扰很多老年人的一个不大不小的问题。因为即便是去了医院，便溏也不会做一个单一的疾病来治疗的。如果不采用一些方法加以制止的话，人的精神状态、体力就会受到影响，睡眠也会出现问题。

大便次数增多，粪质清稀甚至有如清水，谓之泄泻，又称腹泻。这里面大便次数增多，不一定是泄泻。本病以大便清稀为诊断依据，因为也有一日解大便多次的人，若粪质不稀，腹无苦楚感者不可诊为泄泻；若大便一日虽 1~2 次，而粪质清稀或水样，则属泄泻之列。消化器官发生功能或器质性病变导致的腹泻均属此例，如急慢性肠炎，肠结核，肠功能紊乱，结肠过敏等。

很多人都是以大便清稀为主。或诉大便次数增多，粪质清稀；或诉次数虽不多，但粪质清稀，如清水状；或消化不良。常兼有腹胀腹痛。起病或急或缓，常先有腹痛，旋即泄泻，经常有反复发作病史。泄泻的原因多由外感寒邪，饮食不善，或情志内伤等因素而诱发。

按摩推拿穴位是效果明显的方法。

一指禅推法：患者仰卧位，施术者以一指禅推法，由中脘穴开始，缓慢向下，移至气海、关元等穴，须沉着缓慢，反复操作 3~5 分钟。

背部擦摩法：患者俯卧位，术者沿脊柱两旁滚揉腰背部肌肉，重点按揉脾俞、胃俞、大肠俞、长强等穴，6~10 分钟。再在左侧背部用擦法治疗，以透热为度，6~10 分钟。

摩腹法：用双手掌（或叠手）绕肚脐摩腹，逆时针，中度力道，摩 50 周，然后再用手掌横擦小腹，50 次。

点揉法：点揉足三里、阴陵泉、三阴交等穴，各 1 分钟。

腹部提拿法：置病人仰卧，术者用双手提拿腹肌，力量缓和，但须达于深层，8~10分钟。

脾胃虚弱者加在气海、关元、足三里穴按揉，每穴各 2 分钟，同时配合胃脘部震颤法，3~5 分钟。脾肾阳虚者加擦摩背部督脉，横擦腰部肾俞、命门穴及骶骨部八髎穴，6~8 分钟。肝脾炽盛者加揉章门、期门穴，各 2 分钟。湿邪侵袭者加揉神厥、气海穴，以腹内热胀感为度，按压足三里、内关穴，各 2 分钟。

平时有腹泻的老人应该注意一下包括饮食等事项：泄泻严重，或伴脱水者，立即去医院治疗。忌食生冷、刺激、多脂等食物以及不易消化的食品。注意保暖，不要过劳，生活规律，讲究卫生。

俗话说好汉都架不住三泡稀，也就是说长时间的出现腹泻的问题就必须加以纠正。不要因为现代人更多的出现便秘的现象，忽略了腹泻产生的危害，就会让身体缺乏营养。尤其对老年人无论是便秘还是腹泻。都要立即寻找原因进行治疗，以为可以忍受就先不进行治疗是对自身的不负责。

夜间睡得香，延年益寿体健康

失眠几乎是老年人的标志性特征了，所有的老年人都会出现睡眠不好的现象。在医学上失眠是以不能获得正常睡眠为特征。集中表现为睡眠时间短、深度不足、多做噩梦以及极易惊醒等，所以老年人就会感到睡眠不能消除疲劳，不能恢复体力与精力。由于睡眠异常，白天出现疲乏易累、头晕头痛、心悸健忘及心绪不宁等。

如果去医院就诊的话，失眠的老年人大多数都会被告诉是患了神经衰弱、神经官能症或者更年期综合征等。中医认为失眠与心脾肝肾衰弱及阴血不足有关，并能持续加重或诱发心脏病、高血压、中风等的严重病症。顽固性失眠带来很大的痛苦及安眠药的依赖，如果长期服用安眠药，又不可能避免出现不良反应。

在这里，向大家推荐按摩推拿的方法来治疗失眠。具体操作方法如下：

（1）按压法：点穴按摩睛明、太阳、攒竹、百会、四神聪、风池、风府等穴，每穴按压 2 分钟，力度以热胀最为合适。

（2）推拿法：从太阳穴起，先向前顺眉弓推拿，接着向后，向上，向前，回到太阳穴。热后稍作片刻按压、按压时力度稍轻，重复操作 10 遍。

（3）捋头法：以双手小指尺侧捋头，捋时速度均匀，力量以透热为度，先慢后快，由前向后，先中间后两侧，一般捋 5 分钟左右。

（4）摩腹法：用手掌绕肚脐摩腹，先逆时针后顺时针各摩 81 圈，然后用手指横擦小腹，往返 81 次。

（5）宽胸理气法：采用仰卧位，按摩的人站在左侧，双手五指分开，沿肋骨走行方向，自内而外，从上往下，轻擦胸廓 5 分钟左右，力量由轻而重。

需要注意的是：必须加以鉴别，排除器质性病变引起的失眠后，方可用按摩的方法治疗，否则的话就会使病情得到延误。在睡前避免进行刺激，给自己创作一个好的睡眠条件，生活一定要形成规律。

在睡觉前 1 小时做一个足部的按摩是最佳的入眠方式。肾、输尿管各推按 1 分钟，膀胱点按 1 分钟，心脏轻按 1 分钟，三叉神经、小脑、脑干各点按 3 分钟，腹腔神经丛旋揉 3 分钟，失眠点点按 1 分钟，肝、胆、脾、胃、小肠、大肠、颈椎、胸椎、腰椎、骶椎各推按 1 分钟。按摩三叉神经、小脑、脑干、腹腔神经丛、失眠点。这样对治疗失眠都会有特效，一般来说当天就会睡好觉，但必须坚持一段时间才能让效果逐渐得到巩固。按摩时双脚按摩时间必须完全一致，否则时间不一致，有多有少的话会出现相反效果。通过反射区和穴位的方法，用中药泡脚能使效果加强，对于顽固性失眠的不妨试一试：用两味中药柿叶和山楂核各 50 克左右。加清水 2500 毫升煎至 2000 毫升，倒入盆中，先熏蒸，待温泡脚，每晚临睡前浸泡双脚，超过 40 分钟。

在耳朵上找到神门、额、枕、皮质下的反射点。心、脾两虚者加心、脾的反射点；心肾不交者加心、肾的反射点；肝阳上亢者加肝、三焦；心、胆反射点；气怯者加心、肝、胆；胃中不和者加胃、脾反射点；痰热内扰者加肺、脾反射点。头部和印堂、太阳、睛明、天柱、百会、风府、风池等穴，是治疗失眠的主要穴位，背部取心俞、胆俞、脾俞、肾俞，胸腹部取膻中、期门、章门，上肢取内关、曲池，下肢取血海、三阴交、行间、足三里等穴。这些综合在一起就形成了治疗失眠的穴位配方，以头部的为主，选择其他的穴位进行辅助，多进行按摩和刺激，逐渐的失眠的现象就会得到改善。

当然治疗失眠的方法还有很多，例如背部足太阳膀胱经及督脉走罐等，也对治疗失眠有一定疗效。下边是几个治疗失眠的偏方和验方，当其他方法效果不明显的时候可以加上这些验方。酸枣仁 15 克，焙焦为末，每天睡前服。或者是莲子心 30 个，水煎，可以加少量的盐，每晚临睡前服。还有就是用大枣 5 个，小米 50 克，茯神 10 克，先将茯神用水煮透滤取药汁，再与小米和大枣一起煮成粥，每天分 2 次服用。

总的说来失眠是对老年人困扰比较大的问题，能够解决问题需要的不仅仅是方法，还有长期坚持不间断的治疗。这样也会慢慢做到让自己不再受失眠的困扰。

灸法 + 功能锻炼，根治老年人尿失禁

生活中，有不少老年人每当打喷嚏、咳嗽、大笑或腹部用力时，尿液就会不由自主地从尿道溢出，裤子经常是湿的，让这些老年人非常痛苦。

这种情况就是常说的老年性尿失禁。有关调查表明，65 岁以上的老年人中尿失禁的发生率高达 10%。尿失禁虽不能致命，却严重地影响患者的生活质量，比如日常生活和社交活动。许多患者为此不敢参加社会活动，甚至不敢走亲戚，不敢串门，给许多老年人带来了身体上的痛苦和心理上的压力，严重影响了老年人的身心健康。

中医认为，老年人之所以会出现尿失禁的情况，主要是因为老年人的肾气随着年龄的增长日益虚弱，引起中气下陷所致。虽然病在膀胱，却涉及脾、肺、肾及肝。因此，在治疗时应以补益肾气、提升中气为主，同时调理各个脏腑的功能。

中医常用艾灸足三里、肾俞、三阴交、关元、中极等穴位来治疗老年尿失禁。这是因为，在人体经络系统中，关元为人身元气之根，补之可固摄下元；三阴交是足太阴、厥阴、少阴的交会穴，交通肝、脾、肾三脏，补之能统补脾、肝、肾；关元与三阴交两穴配合，旨在调摄膀胱气机；任脉为阴脉之海，中极为任脉与肾经交会穴，与关元合用可补肾培元、益精气、壮元阳；足三里为机体强壮要穴，具有益气养血、健脾补虚、扶正培元之功。把这几个穴位综合起来运用，就可以补肾气、调水道，从而使疾病自愈。

具体操作方法：点燃艾条，在以上诸穴位轮换熏，每个穴位处感到灼热难忍时换穴再灸，一般一次需要半小时。一日一次，连续灸一周，如果症状消失，可继续灸几日以稳定治疗效果。

此外，为配合穴位疗法，老年人还可以每天坚持进行功能训练，以使穴位疗法达到事半功倍的效果。

（1）间断排尿练习。即在每次排尿过程中，病人控制暂停排尿 3~5 秒钟后再继续将尿液排出。

（2）提肛练习。病人取立、坐或侧卧位，与呼吸运动相配合。深吸气时，慢慢收缩尿道口和肛门，此时病人感到尿道口和肛门紧闭，并有使肛门向上提的感觉，接着屏气 5 秒钟，然后呼气时慢慢放松尿道口和肛门。这样每次连续收缩、放松练习 10 下，

每天练习 3 次。

上述两种练习方法都是对盆底肌和尿道括约肌的收缩练习，从而增强了膀胱和尿道括约肌的收缩力，不至于腹部压力一升高就出现尿失禁。患者在进行上述练习时一定要持之以恒，一般要练习 3~6 个月才能见效。

在治疗期间，还要加强对尿失禁患者的护理，经常清洗会阴部，勤换尿布。晚间少饮汤水和稀饭，以免增加尿量，影响睡眠。

当然，尿失禁重在预防，老年人要保持乐观、豁达的心情，学会调节情绪；注意卫生，防止尿道感染；保持有规律的性生活，可降低压力性尿失禁发生率；加强体育锻炼，积极治疗各种慢性疾病；注意饮食清淡，多食含纤维丰富的食物，防止因便秘而引起的腹压增高。

推拿三步，预防老年痴呆

老年痴呆是老年人大脑功能失调的一种表现，最初表现就是记忆力和计算能力的衰退，随着病情的发展，患者会出现人格异常，变得自私、冷漠，甚至会丧失自尊、道德感和责任感，到完全失去工作与生活能力。这种病的可怕之处就在于它会逐渐吞噬正常人的记忆、情感、理智和人格。所以，预防老年痴呆就显得尤为重要了。

其实，要预防老年痴呆并不难，只要在日常生活中多做一些点穴推拿，平时注意饮食的摄取，就能收到很好的效果。

预防老年痴呆的点穴推拿，主要分为头面、五官及腧穴 3 个部分。具体操作方法：

（1）头面推拿比较简单，按摩时以双手揉脸、用手指梳头、用巴掌拍后颈及轻摩前额等，都可以收到按摩效果。每次以指代梳梳头 32 下，能够直接刺激脑部神经，降低患上痴呆症的风险。

（2）五官按摩则主要是利用双手的拇指或食指，挤压或点按五官上的迎香及眼睑等穴位，促进面部血液的循环，刺激脑神经。

（3）腧穴点按主要是刺激全身的数个大穴，包括：百会、太阳、内关、合谷、足三里、三阴交及涌泉等穴位。

这些方法，主要能刺激脑神经，使其活跃，促进血液循环，并可提供更多氧气给大脑，这些都有利于预防或延缓老年痴呆症。在进行操作时，力度要拿捏得非常好，以达到刺激穴位及经络的功用，但又不至于出现疼痛。

老年人也可以通过一些轻柔和缓的运动，如散步、慢跑、打太极等方式来延缓大脑衰老及防止患上老年痴呆症。

另外，老年人在饮食上，应多吃含不饱和脂肪酸及微量元素的食物，如核桃、芝麻、松子、瓜子、杏仁等，这些食物能够延缓人体器官的老化速度，同时也含有大量人体需要的营养，有助于预防老年痴呆症。

骨质增生，敲肾经、热水泡脚就能解决

骨质增生是中老年的常见病和多发病，40岁以上的中老年人发病率为50%，60岁以上为100%，也就是说，每个人进入老年阶段都将罹患此病。而且，近年来骨质增生发病趋向年轻化，30岁左右的青年患有骨质增生的已为数不少。

严格说来，骨质增生不是一种病，而是一种生理现象，是人体自身代偿、再生、修复和重建的正常功能，属于保护性的生理反应。单纯有骨质增生而临床上无相应症状和体征者，不能诊断为骨质增生症。只有在骨质增生的同时，又有相应的临床症状和体征，且两者之间存在必然的因果关系，才可诊断为骨质增生症。

骨质增生症属中医的“痹证”范畴，亦称“骨痹”。

中医认为“肾主藏精，主骨生髓”，若肾经精气充足则身体强健，骨骼外形和内部结构正常，而且不怕累，还可防止小磕小碰的外伤。而“肝主藏血，主筋束骨利关节”，肝经气血充足则筋脉强劲有力，休息松弛时可保护所有骨骼，充实滋养骨髓；运动时可约束所有骨骼，避免关节过度活动屈伸，防止关节错位、脱位。如果肾经精气亏虚，肝经气血不足，就会造成骨髓发育不良甚至异常，更厉害的会导致筋脉韧性差、肌肉不能丰满健硕。没有了营养源泉，既无力保护骨质、充养骨髓，又不能约束诸骨，防止脱位，久之，关节在反复的活动过程中，便会渐渐老化，并受到损害而过早、过快地出现增生病变，所以防治骨质增生就要常敲肝肾两经。

骨质增生是肾经所主的范围，肾经起点在足底。中医认为热则行，冷则凝，温通经络，气血畅通，通则愈也。敲肾经及热水泡脚就可以产生温通经络、行气活血、祛湿散寒的功效，从而达到补虚泻实、促进阴阳平衡的作用。所以敲肾经及热水泡脚是预防和辅助治疗骨质增生的好方法。

另外，除了常敲经络，平时还要注意避免长期剧烈运动。因为，外伤是造成人体组织增生的重要因素。人体有了外伤，其外伤部位的软骨组织同样会受到伤害，并有可能导致软骨组织的病变或坏死，致使骨端裸露而增生。

走路是预防骨质增生症的主要举措，走路可以加强关节腔内压力，有利于关节液向软骨部位的渗透，以减轻、延缓关节软骨组织的退行性病变，以达到预防骨质增生症的目的。但应避免做以两条腿为主的下蹲运动，对于老年人膝关节来说摩擦力太大，易于使骨刺形成，骨刺刺激关节囊，很容易引起关节肿胀。

还要注重日常饮食，平衡人体营养的需要。专家认为，阴阳平衡、气血通畅是人体进行正常生理性新陈代谢的基础。人体正气虚弱，经络不畅，势必导致气血凝涩而成病变。

此外还要预防寒凉，《黄帝内经·痹论篇》说：“风寒湿杂至，而为痹也……以冬遇此病为痹也。”所以，保暖对预防骨质增生也是非常重要的。

“三一二”经络锻炼法，让老人健康到天年

张大爷快70岁了，但身体依然很健康，精神矍铄，耳不聋、眼不花，腰腿硬朗，爬山比小伙子爬得还快，不少亲友、邻居都向他请教养生秘诀。张大爷也很慷慨，毫不保留地把自己的保健秘诀传授给了大家。

张大爷的保健秘诀就是“三一二”经络保健锻炼法。这是他从众多健康、长寿、健身法中精选出来的，非常符合中医“内病外治”的医学原理。十多年坚持下来，张大爷不但体检合格，各项指标正常，而且吃饭香、睡觉香，连原来患有的胃痛、前列腺增生症及脂肪肝，居然也不药而愈。“三一二”经络保健锻炼法，不啻一剂灵丹妙药。

具体操作方法：

第一步：每天按摩“三”个穴位。

按经络学说原理，按摩合谷、内关、足三里这三个穴位。我们知道，合谷是大肠经上的原穴，内关是心包经上的络穴，而足三里是胃经的要穴，也是人体重要的保健大穴，经常按摩这三个要穴，可以激发相关经络，促进五脏六腑健康运转，有病治病、无病防病。张大爷每天早晚坚持按摩这三个穴位，直至穴位有酸、麻、胀的感觉。每次按摩后，顿觉气血通畅，浑身舒适。

第二步：每天进行“一”次腹式呼吸，即意守丹田的腹式呼吸锻炼法。

腹式呼吸除了活跃小腹部的九条经络、充实先天后天之气外，还增加肺泡通气量和直接对腹腔的自然按摩作用，从而促进这些脏器的经络气血的活动，增强这些脏器的功能。进行腹式呼吸锻炼时宜取坐位，全身放松，舌舔上颌，双目微闭，鼻吸口呼，排除杂念。每分钟呼吸5次左右，坚持5~10分钟。然后缓缓睁开双目，双手搓面数十次。长期坚持，定会觉得浑身轻松舒畅。

第三步：多参加以“二”条腿为主的体育锻炼。

进入中老年后，最好采取一种以两条腿为主的适合于个人的体育活动，使人体维持健康水平。因为人的两腿各有足三阴、三阳六条正经运行。这12条经脉，加上奇经八脉，包括主管人体活动的阴跷和阳跷，主管阴阳平衡的阴维和阳维等。两条腿的活动，自然地激发了这近20条经脉的经气。另外，腿部的肌肉运动也必须通过神经的反射作用引起上肢躯干和全身运动，并刺激心血管呼吸中枢，增加心脏的输出量和肺的通气量，使全身气血的畅通，脏腑的功能达到一种产析的平衡。

老年人可根据自已的体力和爱好选择打太极拳、各种健身武术、轻微的跑步、散步以及各种室内健身运动，如中老年迪斯科、各种保健操等，都可以达到强身健体的目的。

第八篇

美容养颜俏如花

——女人在按摩中享受美丽

第一章

女人懂按摩，健康美丽双丰收

如果说一个人不能选择自己的容貌，那么可以改变自己的身材。女人让曲线更加的妩媚妖娆，成为一道靓丽的风景线。又有哪个女性不想做一朵美丽的鲜花，拥有娇嫩如玉的肌肤和曼妙性感的身材呢，不用去忧愁臃肿的小腹，也不要去羡慕纤细的腰肢，只要能够科学的自我按摩，就完全能实现永葆青春的美丽好身材。“天下没有丑女人，只有懒女人”，记住这些方法，坚持不懈的运动，就可以变身为性感女郎，使健康和美丽一举双得。

按摩让女人实现由内而外的美

皮肤是整个身体状况好坏的镜子。只用名贵的清洁剂、保养液护理清洁镜子的表面是不够的，最重要的是内部的功能维护保养，效果当然才能真的持久。就像广告词说的一样：以内养外，才是真正的美，由内而外美的女人才会随时随地散发迷人的魅力。

现代人关注美容，多数只注重皮肤、毛发表面的现象，很少顾及这些问题背后脏腑功能发出的警告。肤色不好有化妆品救驾，嘴唇颜色暗淡有口红唇彩，皮肤有斑、痘用遮瑕笔。各种保养品畅销，越贵越有人买，用了后就离不开，很多都是用的时候可以改善一点，停了以后很快就反弹，或者是掩盖住了身体的一些瑕疵，于是爱美人士都成了护肤、保养品“忠实”的顾客，无论心理还是生理都成瘾了。

为何用了就离不开，其实道理很简单。人的皮肤、毛发、气色、体形等种种外在表现，是整个身体状况好坏的镜子，是其自身脏腑、经络功能好坏反映在体表的提示信号，身体的种种表现其实是在告诉哪里工作正常、哪里出现故障。

女人要想散发迷人的魅力，就必须要从内部发生改变才能做到。因为只有内部的脏器和气血都运行通畅了，肌肤和容颜才能出现靓丽的光芒。所以按摩是美容的不二选择，通过按摩，各个脏器都能很好地调理，经过按摩经络的神奇作用就会体现，按摩一些特定的穴位，就可以作用特定的部位，各种问题都迎刃而解。

中医按摩是祖国医学的最独特的技术之一，是通过不同的手法来进行操作的。它之所以能源远流传至今，并且不断发扬光大，让不同的人群都能喜欢和接受，这是因为按摩不仅能治病，而且能防病，并能使身体疏经通络、行气活血、化斑除皱，所以也有美化容颜、延缓皮肤衰老的作用。

中医认为头面部为诸阳之会，手上的三条阳经终止于头面部，足上的三条阳经的交接点也在此。现代研究资料表明，按摩头面部，特别是对穴位进行按摩，可以使面部皮肤毛细血管扩张、改善血液循环、增强新陈代谢，具有平衡阴阳、疏经通络、调和气血的作用，从而达到消除疲劳、营养肌肤、延缓皮肤衰老、美化容颜的目的。

按摩的方法有很多，可以选择点按法，用按摩棒或者指腹使劲向下按压；也可以用揉按的方法，在旋转揉捏的同时向下按压，这个动作可以用指腹、手掌、掌根等不同部位来进行，主要要根据按摩的位置来灵活运用；推按的方法也是可以的，用大鱼际或者指肚从一个穴位向另一个穴位推揉，可以稍微用点力，来增强刺激；还有一种方法叫敲打法，是把手握成空拳，在某个穴位处进行敲打，这样可以疏通经络的气血。这些方法只是众多按摩方法中的一小部分，在进行美容按摩的时候可以根据实际情况选择相应的手法。

举个按摩美容的例子吧：用两手掌的大、小鱼际由下向上轻揉面部，使面部皮肤逐渐发热，进入按摩状态。然后根据面部经络穴位的分布进行按摩，就能让眼睛更加水润，皮肤更加的紧绷，毛发更加的细密，皱纹也会跑掉。

按摩的时候，应该给自己树立起信心，不要抱着怀疑的态度，心情的平和对美容来说也是很重要的一点。耐心地坚持下去就一定会收到良好的美容效果。

经络通，做个气血通畅的健康暖美人

生在现代社会，既是一种幸福，又是一种不幸。说幸福是因为科技发达了，人们的物质生活丰富了，能享受到的东西更多了。说不幸，也是因为社会的发展，造成了环境的污染，到处充斥着化学制剂，绿色和安全甚至成了奢侈品。但是别忘了，作为中国人，我们的老祖宗给我们留下了一笔取之不尽，用之不竭的财富——中医学。

中医学中的很多东西都是天然疗法，经络就是其中之一。经络中运行着人体的气血，它分布于全身上下，里里外外都有它的踪迹。如果把我们的身体比做一栋大厦，那经络就是隐藏在其中的电线网路。虽然平时我们看不见，但是在它的帮助下，整个大楼可以灯火辉煌。如果突然有一天，什么地方短路了，那电流也就无法运送到大楼上下内外了，整个大厦将陷入一片黑暗。人体也是这个道理，如果经络不通了，气血就无法运送到身体的各个部分，我们的身体也就出现问题了。

血液是生命之本。对女性来说，血液影响肌肤，影响毛发，影响五官，更是美丽之本。血液不安，身体肯定也会相应受扰。所以要美丽就请对号入座，调养血液。

中医认为女子以血为本。只有气盛血盈，才能使肌肤细嫩、红润光泽、娇颜如玉。由此看来，养血对爱美的女性来说，极为重要。女性的月经、怀孕、生产、哺乳四大险区，处处考验血气的虚实平衡。除了健康之外，血液还关乎美貌，世上没有任何一种化妆品，能像血液这样体贴肌肤。它了解肌肤细胞的需要，提供的是可以直接吸收和利用的营养大全，而且顺便帮皮肤做了清洁。如此看，只有气血充足，才可以有红润皮肤，才可以有青春美貌。

可是如此多的考验，如此多的重担，血液不免出点儿小错，也就有了血虚、血瘀、血热的多种表现形式。多给点鼓励，帮上一把，恢复其旺盛，畅通其路径，血液正常工作了，身体条顺，自然就会美丽。

很多女士养颜美容需要的不是“补”，而是“通”，保证了“气血畅通”才能让美容达到更好效果。但是许多爱美的女士只重视进补而忽略了体内的循环流通。然而，医学研究发现，很多人需要的不是“补”，而是“通”，只要体内通畅，平时食物中的营养基本可以满足身体的需要；如不讲科学地盲目进补，往往适得其反，损害健康。

中医认为，皮肤之健美，很大程度上取决于身体内的气血畅行流通。有气滞血瘀的人，往往会有肌肤粗糙、紫癜、黑斑、面色暗晦等现象，应用活血祛瘀的方法，这样才能保证血脉的畅通。而皮肤表层的衰老细胞是新生细胞健康成长的障碍，它们阻塞皮脂腺、汗孔，使皮肤粗糙或出现斑点或变得黝黑，呈现凹凸不平。这些所谓的毛窍里面运行流通的正是身体的气和血。

还有一些女性经常大便燥结难解，皮肤也易干燥、粗糙及早衰等，这是因为体内的毒素都瘀积在一起，所以要经常保持大便的通畅。多食蔬菜水果，养成按时排便的习惯，长期便秘者要及时找医生诊治。

此外，防治皮肤干燥、粗糙等，还要注意饮食营养。维生素 A 有促进上皮生长，保护皮肤的作用，秋季要多吃含维生素 A 的胡萝卜和绿叶蔬菜、豆类。适当多吃脂肪类、糖类食品，可使皮脂腺分泌量增加。同时禁烟、戒酒，少吃辛辣食品及咖啡、浓茶等，也不宜过多进食甜甘、肥腻、煎炸食品。还要消除由心理、社会等因素造成的紧张刺激，也是预防“流通障碍”的养生之道。

人体的经络掌管着人体的健康或生病，以至衰老和死亡的大权。这是因为经络是调节人体气血阴阳平衡，运送营养物质的网络系统。这个网络气血运行正常，人体就健康；如果哪里的网络气血运行出现了故障，哪里的脏腑器官轻则消极怠工，重则不听指挥，或干脆罢工，那么人体就会出现轻重不同、各种各样的疾病。面部皮肤的色斑、痘痘，或缺少光泽，过早出现皱纹等，就与这个网络的故障有直接的关系。

保养经络是女性美丽之根本

女人不能阻止年龄的增长，但是能够延缓容颜的衰老，女人不能停止岁月的脚步，但是能够延长美丽的时光。保养身体的经络，就可以帮助你实现容颜不老，青春常在。

中医学认为经络是运行全身气血，联络脏腑肢节，沟通上下内外的通路，经脉潜行于分肉之间，深而不足，络脉浮于肌表，网络全身，把人体所有的脏腑、器官、孔窍以及皮、肉、筋、骨等组织联络成一个统一的机体。经络学说不仅是针灸、推拿、气功等学科的理论基础，而且对指导美容实践有十分重要的意义。可以说，保养经络是女性美丽之根本，为什么这么说呢？这要从经络的功能谈起。

（1）经络具有沟通内脏与体表作用。经络能沟通表里，联络上下，将人体各部的组织、器官联结为一个有机的整体。人是个整体，这个整体由脏腑、肢体、关节、皮、肉等部分组成。这种组成不是简单的堆积起来，各部分之间是有内在联系的，因为只有这样才能有发挥各部分的机能，使身体正常工作，保持健康。如果各部分都是各干各的，那就会像是一盘散沙，人的身体也就垮掉了。身体上的零件有那么多，而经络就是联系在它们之间的纽带。通过经络使得上下、内外都有了紧密的联系，也就保证了身体的正常工作。

（2）经络具有运行气血，濡养肌肤的作用。经络有着运行气血、调节阴阳和濡养全身的作用，由于经络能输布营养到周身肌表，从而保证了肌肉、皮肤、毛发等组织维持正常的功能活动。气和血是我们身体各个组织器官保持生气，维持健康，正常运转的最重要因素。只有经络通畅了，才能使气血运行到全身的各个部分，滋养全身。

（3）经络具有抵抗外邪，保护体表的作用。经络系统是一个很大的系统，其中有的循行在肌肉之中，有的则分布于体表。当外邪来袭的时候，首先是接触到皮肤，这时密布于皮部的络脉就要挺身而出了，因为这里运行着身体的卫气。卫气就好像是守城的卫兵，当有敌人的时候，就会奋起抗邪，保卫机体。

（4）经络具有反应病候的作用。由于经络在人体各部分布的关系，如内脏有病时便可在其相应的经脉循行部位出现各种不同的症状和体征。同样，体表部位的病变也可通过经络而了解其相应的脏腑病变。经络具有反应病候的作用。这对于美容的整体调节具有十分重要的指导意义。比如说有的人面色黄，这说明身体的气血不足，不能上行于头面，所以，要对脾胃进行调理，促进气血生成，从而使面色红润，达到美容的效果。

（5）经络是针灸美容、气功美容、按摩推拿的基础。针灸、美容的方法有很多种，比如说针灸、气功、按摩等，都可以起到美容的作用，但这些理论都是以经络学说为基础的。在经络学说的指导下，帮助选择取穴、确定补泻手法等。因此，一定要对经络学说有所了解，掌握经脉的循行规律及主治特点，在美容的时候，才能有的放矢，收到更好的效果。

因为人体是一个有机的整体，面部皮肤与各经脉、脏腑相连。脏腑有毛病，也会把这些毛病顺着经络传到面部。脏腑深藏在人体内部，有了毛病表面上不一定马上看到，可是面部皮肤有了毛病，就全写在了脸上，一望便知。如果光在脸上下工夫，就好像“扬汤止沸”，只管一时。只有调整脏腑才能“釜底抽薪”，标本兼治。这时就必须从经络入手。经络就像是一条条的道路，而我们生活中的各种不良习惯就像是道路上的红绿灯，如果处处都是红灯，那经络的路自然走不通。这样连健康都没有了，更不用说什么美丽了。所以说，保养好经络不仅仅是健康之本，也是女性美丽之根本。

启动自己身上的美丽大穴

美，大家都喜欢，尤其是俊男美女总让人忍不住地想多看一眼。美丽的外表，除了让人赏心悦目之外，更能增加自信，自己看了也开心。任何一个人很难说自己不是“外貌协会”的一员，因为美貌在某些时候真的很重要，甚至是致命的吸引力。不管你长得美或不美，“爱美之心人皆有之”，人对美的追求永远不会满足，美还要更美，而且还要一路美下去。但是爱美并没有错，万一选错方法，那可真是让人终生遗憾、悔不当初。追求美貌无需冒险，更不必花大钱，只要有一颗疼爱自己的心，通过传统的经络穴位按摩就可以看到神奇的效果。穴位的功效在美容方面是非常广泛呢，不论是除皱、美白、淡斑、脸部拉皮，还是丰胸、瘦身，不夸张地说，只要按摩 3 分钟之后，就能看到明显的效果。

中医经络穴位是经过千年的探索总结出来的，确实能做到最自然的美丽。例如说指压脸部的颧穴，除了能淡化皱纹、美白之外，还能治疗眼睛痛、头痛；指压胸部的膻中穴既可以减肥又可以丰胸，指压丰胸穴不仅能使乳房饱满坚挺，更能改善心肺功能及治疗妇女病；指压减肥穴不但能消脂，还有柔嫩细致美白肌肤的效果……

看到了穴位可以帮我们变得更加靓丽，您是不是也想试试呢？首先我们就要学会如何在自己的身上找穴位。您要准备一张经络图，上面会把全身上下的所有穴位都标注出来。但是仅仅有这张图纸是不够的，您还要学会一些常用穴位的取穴定位方法（可参照本书中相关内容）。对照着图，再加上穴位的定位方法，这样就可以找穴位了。找准穴位是效果好的首要条件，如果按上去有酸麻胀痛的感觉，那说明您一定找对了。如果实在找不准，确定不了，那也不必灰心失望，找不到穴位点我们可以找穴区嘛，把范围扩大了，在穴位这附近都揉揉按按，一样有效果。

穴位按摩的效果会这么明显，其实内在的是要求按摩的时候掌握一定的技巧的。一般来说按摩一个穴位的时候要分两段出力，这样的指压方式，能够将作用的效果更加深透。因为人体是有曲线的，所以指压的时候，垂直指压的出力方式，效果其实很有限。最佳的按摩手法在按摩的时候不需要太用力，更忌讳身体大弧度地晃动，而是借力使力，指压时指力的劲道深入 4~5 厘米之后，再定点转个弯从不同的角度施力进去，一个穴道点要分两个层次发出力量。第一段出力时感觉还好，第二段出力痛感最强烈，也是疗效最好的时候。

按摩时的两个手要协同用力，当然也就有主次之分。当大拇指施压的时候，其余四指要放在大拇指的对侧去承接大拇指施压时的力道，这样就能够轻易地借力使力达到最好的效果。指压按摩要用巧劲，不能施蛮力，这是初学者一定要注意的地方。

试试看，只要按摩对穴道点，并且在指压时有酸、麻、胀、痛、热的感觉，就会有不错的效果。

找到了穴位，学会了方法，就赶紧启动这些美丽穴位，去寻找属于自己的美丽吧！

第二章

美容按摩，让容颜掌握在自己手中

是什么让容颜老去呢？原因可太多了。时间的流逝，工作的压力，空气的污染，紧张的情绪……这所有的一切都会让容颜易老，青春易逝。那，该怎么办呢？难道就这样眼睁睁看着它溜走？当然不是。我们要做自己的美容按摩师，用双手把青春留住，让容颜掌握在自己的手中。

只需轻点轻按，绽放晶莹美颜——颜面

肌肤出现暗淡、发黄、发灰等，在女性中还是比较多见的，尤其是这种暗黄色发生

在面部的时候更是不容忽视。其实，肌肤暗黄色是机体内毒素瘀积的直接反映。如果经常承受很大的工作压力，每天都感觉劳累疲倦可又休息不好；特别是女性情绪多变，爱发脾气；每天的上妆卸妆，面部的肌肤就很容易变得污浊，毛孔内堆积各种毒素。在这些情况下，肌肤的天然屏障受到破坏，无法保持润泽肌肤需要的含水量，会明显的缺水干燥。

从中医角度来讲，肌肤出现暗黄、发灰的颜色，反映了脾胃不和。饮食没有规律，无论是三餐的时间还是合理的营养搭配，都不能保证。女性很容易出现脾胃不和、贫血等问题。尤其是在消化不良、血虚的情况下，每天所需的营养物质都不能满足，肌肤就更不会得到营养。如果女性朋友再多愁善感、忧虑，就会“思虑伤脾”，从而使肌肤也逐渐变得暗淡、发黄。

有一些女性朋友在节食后会出现脸色苍白，这是因为她们只吃青菜水果，而青菜水果性寒凉的居多。这些女性朋友怕脂肪堆积不敢吃肉，其实，吃肉不能代表脂肪一定会增加，尤其是牛肉和羊肉，都含大量的铁质，可以有效地避免贫血。

如果年纪变大而肌肤的颜色越暗越深，有时还会出现斑点，那么反映出的问题也比较严重。如果说，肌肤出现暗黄色只是中级警报的话，那么面部的肤色很不干净，灰突突的甚至发黑，脸上还总有些深深浅浅的斑点，问题就已经相当严峻。灰黑色的肌肤在提示你，它正在渐渐失去活力，自身正常的新陈代谢受到阻滞，正在加速肌肤老化。

无论是哪一种情况，想要脸部晶莹美白，就要靠经络按摩来实现永葆青春的效果。美白从健康做起。以中医经络的观点来看，身体的健康状况会反映在脸部，若是体内经络的脉气不通，脸部皮肤自然暗沉、发黄，色块不均。一个不懂保养的女人，尤其是在步入中年之后，会发觉脸色失去年少时的白净、光彩，成了名副其实的“黄脸婆”。其实脸部除了净白以外，还得要透亮，才是健康的表现。

脸部要净白，要抓住两个重点：一是身体要健康，尤其是要保持脸上的穴道畅通。二是让面部时刻保持活跃的血液循环。最快速、有效、易学、实用的方法，就是脸部刮痧、拍打、按摩。想要脸部美白可以推荐脸部净白刮痧法。因为在人的脸上有 6 条阳经，可以整脸刮痧，刮到酸痛感消失即可停止。

具体的刮痧步骤如下：

（1）脸部刮痧前，脸要洗干净，抹上滋润物。

（2）刮痧板与脸部呈 90 度角，轻轻地让力道下沉 2~3 厘米，刮到脸上的肌肤深层。刮痧板的力道要往下沉，力道不能浮。脸部刮痧必须依据固定的方向来刮。

（3）额头部位由下往上，从眉毛到发际刮，整个额头部位都要刮到。

（4）两颊以鼻子为中心点，横向刮痧，由上到下，由内往耳朵方向刮痧。

（5）人中也要刮痧，这里是子宫、卵巢的反射点，刮痧手法与刮脸颊部位相同。

（6）下巴同样横向刮痧，以下巴中间、鼻子下为中心点，往左、右两边单方向刮痧。

同时要脸部经络穴位都运行顺畅，就要经常的进行经穴按摩。按摩的时候四指握拳，虎口打开，大拇指指腹施力往下压，指力劲道深入 5~6 厘米之后，指腹力量稍微往外旋一下，停留 3~4 秒之后指力再慢慢放松。指力一定要完全放松，重新开始按，按到脸部微微发热为止。

如果嫌以上的方法太过繁琐，也可以多进行脸部的拍打。就是轻轻拍脸颊，由上到下，从额头开始拍，拍到脸部不痛、拍打声音变薄变脆为止。除了眼睛以外，整脸都可以拍打。最好能够每天按摩脸上的穴道，并勤于敷脸。

这种脸部刮痧之所以有效，是因为刮痧时能将气节疏通，经络畅通之后，细胞活化，气血将营养输送到皮肤腠理之间。刮痧时脸部会发热，那是因为体内的阳气带动热能，进而柔软角质层，代谢脸上废弃物。有粉刺者，因为热能使毛孔大开，颗粒小的粉刺会被刮出来。刮痧后会马上看到白净、光泽、细致、有弹性的肌肤。

俗话说“面子问题最重要”，形容鸿运当头的人必然会是满面红光，气色红润；然而运气背的人则是面有菜色，灰头土脸。所以每个人都想要拥有好脸色，脸部的气色究竟透露着什么讯息呢？简单地说脸色发黄跟脾、胃功能失和有很大关系。脸色发绿跟肝、胆功能失和有很大关系。脸色发白跟肺、大肠功能失和有很大关系。脸色发灰跟肾、膀胱功能失和有很大关系。脸色潮红跟心、小肠功能失和有很大关系。脸色因为气血强盛而露出红润气色，是身体健康的象征。每个人都喜欢看到健康红润的好气色，保持身体健康，勤加保养，每个人都能拥有红润的好脸色。

全息反射揉耳垂。因为耳垂部位是脸部的生物全息区，也是整个脸部的反射点，所以按摩耳垂会让气血直通脸部。经常揉耳垂200下，会让脸部整个发热，脸色立刻红润。这也可以算是一个让脸色红润特效瑜伽。没有时间的人，每天可以多揉几回耳垂，睡觉前喝一小口红酒，最好是针对个人体质调配的药酒，一段时间之后，也能拥有红润的好脸色。

除了按摩以外，要注意饮食方面：每天要尽可能地多喝水，清洁肠胃，在饮食上即便很难按时吃饭，但至少要保证饮食的质量。一定要减少吃油腻和甜食的次数和量，否则很容易伤及脾胃。多吃青菜、水果的同时，可以适当吃一些瘦肉、坚果和豆类食品。另外，煲汤也是个不错的方法，可以把当归、大枣放在汤里，调节脾胃的效果不错。

五大穴位防护层，按出亮丽明眸——眼睛

女人就是水做的嘛，所以长得要水灵灵的，眼睛要水汪汪的。按中医的说法，这养水其实就是要养阴。女人长痘痘不是阳气太盛而是阴气不足，阴不足以涵阳，表现出来的就是火气。眼睛也是如此的，那多喝水就会好了吗，其实不是这样，水喝多了也会中毒，肾会负担不了，眼皮会肿起来。

女人身体内的水分，是不能损耗过度的。相对女性的身体，很多东西都可以引起体内的火气。比如，五味过甚，太咸太苦太辣的食物，都是火气，都需要身体来调和，时间长了问题就出来了，首先就是眼睛变了颜色。

偏偏很多女性都偏爱口味重的菜，特别是哪天心情不好、压力大或周末想要放松一下，只怕都想吃一碗辣得要命的水煮鱼吧。中国人把食物本身也归入五味中的某种味道，但如果只是食物并不要紧，关键是调料，尤其是香料。这时候如果不注意，它的温度又不是适中的，而是特别冷或是特别烫的话，那就让女性的容颜多一层损耗。还有女性朋友们经常食用的零食，很多经过油炸或是烤制的，一般都很香脆，却不知这些食品可是

我们眼睛以及容颜的大敌啊。

有这么多因素都会影响到女性的容颜，而眼睛又是女性最突出的特征，怎样才能帮助身体保护好自己的双眼呢，让自己什么时候都有一双水汪汪的大眼睛呢？答案就在经络当中。

眼周的穴位很密集，穴位点压按摩具有疏经通络、活血化瘀、调和气血、防治皱纹、延缓衰老、细腻肌肤等作用。我们平时涂抹眼霜时、按摩时、敷眼膜之后，甚至闲暇时间里，点压按摩眼部周围的穴位，对眼部肌肤的保养大有帮助。

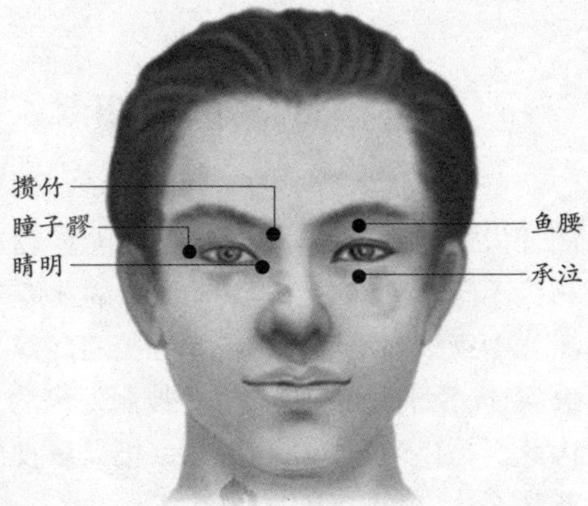

攒竹、瞳子髎、鱼腰、睛明、承泣穴的位置

眼周的穴位中有五大穴位对眼睛的保养最管用，也最容易掌握，它们分别是：睛明穴、承泣穴、瞳子髎穴、攒竹穴、鱼腰穴。

具体说来，睛明穴在眼眶内上角，眼内眦旁1厘米处；承泣穴在瞳孔直视时的正下方，眼球与眼眶下缘之间；瞳子髎穴在眼角外侧约一指幅的凹陷处；攒竹穴在眉毛内端，也就是眉头处；鱼腰穴在眉毛中间略有凹陷处。

这五个穴位可以组成保护眼睛最有效的防护层，经常按摩这五个穴位会使眼睛的血液循环加快，一些代谢的垃圾就不会堆积在眼睛的周围，有害物质也就不会侵袭到眼睛里面。而有一些女性朋友会说每次按摩眼睛周围的时候都会感到视力模糊了，那是因为力度太大了，力度多大才算合适呢？其实，眼部的皮肤非常薄嫩，只要你的手指压迫到穴位时，感觉到舒服——这个力度就是最好的。很简单吧，只要能坚持轻轻按摩，就能促进眼部血液循环，激发细胞活力，让眼睛明亮而有神采。

中医认为肝开窍于目，肝藏血，当肝血不足的时候，眼睛就会受到影响，所以平时可以适当多用一些清肝明目养血的药材或食材。比如说每天喝一杯决明子菊花茶，取决明子20克，菊花5克，用开水冲泡，加盖焖5分钟左右，代茶频饮。具有清肝明目、利尿、降血压、润肠通便的作用，可缓解因看屏幕过久而引起的眼睛红热、肿胀疼痛等症状，但脾虚、小便无力者忌用。再比如每天一碗枸杞桑葚粥，用枸杞子、桑葚、山药各15克，红枣5枚，粳米100克，共煮粥食用，具有清肝明目的作用。

当归粉最适合长期在电脑前工作的人，这是因为中医认为“久视伤血”。当归补血效果最佳，无不良反应，能直接改善肝的供血，可每日取5克左右当归粉，温开水送服。

另外，平时要有意识地多眨眨眼睛，以促进泪液分泌，避免眼睛干涩；经常参加球类活动，如乒乓球、羽毛球、足球等，当眼球追逐目标时，眼部睫状肌不断地放松与收缩，加上眼外肌的协同作用，可提高眼部血液灌注量，促进眼部新陈代谢，减轻眼疲劳。

要想眼睛好，平时要多吃对眼睛有益的食物。对视力有益的食物有桂圆肉、山药、胡萝卜、菠菜、芋头、玉米、动物肝脏、牛肉、红枣、西红柿、桑葚、空心菜以及各种新鲜水果等，宜常吃。而对视力有害的食物，如话梅、李子、柠檬等，要少吃。

美齿如玉，古医有术——牙齿

美齿包括洁齿和固齿两部分。洁齿是指通过清污涤垢，保持牙齿洁白莹净或使黄黑的牙齿得到改善；固齿是通过补肾固精、滋阴养血、清热辟秽，使牙齿坚牢稳固，或使枯槁无泽、疏落不生、松动肿痛的牙齿光泽坚固。

中医学理论认为“齿为脏腑之门户”，牙齿是人体消化系统第一个重要器官，起到磨谷食、助消化的作用，也是控制发声的重要门户，同时还是影响面容美不可忽视的因素。因此，美化牙齿是历代医学家极其重视的。下面一起来看看，古代医家为我们总结出了些什么洁齿和固齿的好方法了。

1. 叩搅保健法

第一步：叩击牙齿。保持心静神凝，口唇轻闭，然后上下齿互相轻轻叩击30次。

第二步：搅拌舌头。先将舌尖抵于上唇之内，门牙之外，舌尖顺着牙床向左右方向各搅动10~15次，然后做吸腮动作10~20次，将口中唾液分三次慢慢咽下。

第三步：按揉齿龈。将手洗干净，以食指伸入口腔内，用食指指腹沿牙龈内外侧横行摩擦，往复10~20次，再以食指指腹对牙龈按揉2~3分钟。另一法：将手洗干净，用大拇指和食指的指腹贴附在牙龈上，做前后方向横行按揉，同时作竖向移动，约2~3分钟。

第四步：按揉颊车。将两手拇指指腹压于面颊两侧的颊车穴上，按揉30~40次。

此法用于治疗牙松，也用于齿部保健。

2. 齿龈保健法

第一步：用一只手的四个指头尖轻敲口部四周，先顺时针敲9次，后逆时针敲9次，用力大小以自己感觉适宜为准。

第二步：用食指蘸盐按摩牙根，先上后下，从左至右按摩。

上两法连做为1次，每天3次，可以坚固牙齿，防止脱落。

3. 固齿功（《夷门广牍》）

每天早晨睡醒时，叩齿36遍。以舌搅牙龈之上，不论遍数，津液满口可咽下，每3次乃止。及凡小便之时，闭口紧叩其齿，解毕齿方开，永无齿疾。

这种方法可以随时随地操作，而且历史悠久，效果确切，大家不妨试试这种方法。

4. 口腔颌面保健操

第一步：搓手，端坐，目视前方，头正身直，手心相对，扣手合拢。以2×8拍律将手搓热。

第二步：头正直，眼微闭。双手拇指放于颌下，四指放于颊部，经两颊、颧、目、眉、额入发际至头后，用力要轻。再用双手拇指按风池穴。循序4×8拍律，如浴面洗头状。

第三步：按摩四白、下关穴。双手示指放于两侧颧骨处的四白穴上，双手拇指放于两侧下颌的下关穴，按之有酸胀感，以4×8拍律按摩。同法按摩口角的地仓穴和耳前的颊车穴。

第四步：口微闭，然后上下牙齿以4×8拍律互相轻扣作响，用力勿大，所有牙齿都要扣接。

第五步：分别将左右示指按于上下唇相当于前牙龈部，右手在上，左手在下，以4×8拍律按摩。用双手大鱼际在口外分别按摩上下牙根，上颌由上而下，下颌由下往上以4×8拍律按摩。

第六步：半张口，使下颌分别做3次前伸和侧向运动，再将双手五指并拢，放于耳屏前颞颌关节部位，以2×8拍律向前，2×8拍律向后按摩。

第七步：双手拇指指腹放于两侧颌下腺区，双手四指并拢，分别放于两颊腮腺区，分别以2×8拍律向前、向后按摩。

第八步：闭口鼓动两颊、唇、舌，使口腔内充满唾液或口含清水，以相当于4×8拍律漱动，漱毕吐出。

第九步：端坐，目视前方。咬紧上下颌牙齿，然后用舌舔上腭、口底和上下颌腭舌侧牙龈，相当于2×8拍律。

本套保健操约需5分钟时间，可促进血液循环和组织代谢，锻炼肌肉和保护皮肤；促进涎腺分泌和清洁口腔；增进牙体和牙周健康。

细细摩出飘逸秀发——头发

很多女性都已经拥有了姣好的面容，性感的身材，却对头发干枯、无光、分叉、大量掉发等产生不尽的烦恼。到底是什么原因无法留住一头乌黑飘逸的长发呢?

其实，通过头发可以判断出人体的健康水平，关键之处在于头发与人体肾中的精气和血脉充盈有很大的关系，在《黄帝内经》中记载有“肾者，其华在发”，说的也是这种含义。在人体的成长和衰老的过程中，肾中精气从充盛到虚少就表现在头发的变化之中。而中医理论中还有“发为血之余”的说法，如果精亏血少，无法营养头发就会出现发质枯黄、没有光泽，而头发也极容易脱落，相反的精血充盈，能够很好地营养发质和促进头发的生长，就会乌黑亮泽，也不容易出现掉发的现象。因此，要想美发，就要补肾养血，而补肾养血最好的办法就是进行穴位的按摩。

1. 按摩太溪穴，让你的头发飘逸起来。

太溪穴是肾经的原穴，古法通过诊太溪以候肾中精气，所以经常地按揉太溪穴就可以达到益肾填精的作用，而精气生则血液就会获得充盈。每日用手指点按穴位处，出现酸胀并麻痛的感觉，每次3分钟即可收到效果。使您的头发越来越乌黑亮泽。

2. 按摩涌泉穴，让头发的根本美丽起来。

涌泉穴为全身俞穴的最下部，是肾经的首穴。《黄帝内经》中记载：“肾出于涌泉，涌泉者足心也。”意思就是说：肾经之气犹如源泉之水，来源于足下，涌出灌溉周身四肢各处。而现代经常把足部比喻成人体的第二心脏，涌泉穴就相当于足底的心脏，所以按摩涌泉穴能够使人强健。每晚睡前在穴位处按压3分钟就可以达到益肾补血的作用，这样就让你的头发从最根本处发生改变。

想要发质乌黑光亮，只需长期坚持对穴位按摩，一定会有很好的效果，如果每晚睡前以温水浸泡双脚，然后依次点按穴位，将脚底的反射区和穴位都按摩到，就可以实现你拥有一头飘逸长发的梦想。

3. 三大秘诀，避免头发受损。

除了穴位按摩之外，我们平时还应该注意些什么呢？这里有三大秘诀：

首先要保证充足的睡眠。充足的睡眠可以促进皮肤及附属毛发正常新陈代谢，而代谢期主要在晚上特别是晚上 10 时到凌晨 2 时，这一段时间睡眠充足，就可以使得毛发正常新陈代谢。反之，毛发的代谢及营养失去平衡就会脱发。尽量做到每天睡眠不少于 6 个小时，中午可适当休息 10~30 分钟，养成定时睡眠的习惯。

其次，要避免过多的直接损害。现代女性经常染发、烫发和吹风等对头发都会造成一定的损害。吹风机吹出的热温度达 100℃，会破坏毛发组织，损伤头皮；染发液、烫发液对头发的影响也较大，次数多了会使头发失去光泽和弹性，甚至变黄变枯；日光中的紫外线会对头发造成损害，使头发干枯变黄；空调的暖湿风和冷风都可成为脱发和白发的原因，空气过于干燥或湿度过大对保护头发都不利。所以染发、烫发间隔时间至少 3~6 个月。夏季要避免日光的暴晒，游泳、日光浴更要注意防护。

另外，要注意饮食营养，女性朋友最好常吃富含蛋白质及微量元素丰富的食品。同时，多吃青菜、水果，少吃油腻及含糖高的食品。

平时，可以多吃一些芝麻或芝麻糊。可以一次洗净 500 克黑芝麻，烘干后用瓶子装起来，每天吃一汤勺。黑芝麻具有清肠、解毒和补肾的作用。就这样简单的坚持 20 天后，头发油亮乌黑，皮肤白净嫩滑。也可以进食栗子煲汤，可与瘦肉、猪骨或河鱼同煲，味道非常鲜美，有极佳的养发补发效果。如果觉得这样比较麻烦，可以用黑芝麻糊代替早餐食用。这样不必加重胃肠负担，也很方便，还能美发，一举多得。

除皱消纹三步走，彻底破解岁月"皱"语

俗话说"眼可传神"，一双迷人的双眼能够让一个女人魅力四射，可如果双眼的眼角及面部出现了很多细小的皱纹会让这种的魅力打折，使双眼无法具有传神的光彩，尤其是黄种人的眼窝比较浅显，脂肪层偏厚，这样使得眼皮非常容易肿胀，导致眼角部位产生皱纹，长此以往就会迁延至面部的皮肤，使皱纹加重加深，这些都是爱美的女性难以容忍的事情。

皱纹可以说是衰老的代名词，一些小小的细纹就会让面容产生过度衰老的感觉，所有的女性都不希望皱纹出现在自己的脸上，怎么能消除这些皱纹也就成为了女性朋友每天必做的功课了，尤其是讨厌的鱼尾纹。即便是容貌再漂亮，肌肤再白皙，只要眼周出现了皱纹，立即会让所有的感觉都变成了衰老。

我们常常感叹青春易逝，这是因为岁月很容易在脸上留下痕迹。时间固然是年轻肌肤的头号敌人，但是如果肌肤抗衰老护理从 25 岁就正式纳入日程，焕发肌肤活力、延缓肌肤衰老就不是神话。这是因为，25 岁以后，在人的皮肤中起支架作用、维持皮肤弹性及深层保湿的胶原蛋白合成的因素开始慢慢减少，皮肤蛋白的活性也逐渐降低，这就意味着肌肤的衰老已经在不知不觉中开始了！因此，对皮肤进行护理要尽早开始，不然等到皱纹形成再来事后补救就事倍功半了。

脸部衰老的表现主要有细纹、皱纹、肌肤暗沉、斑点、毛孔粗大、失去光泽、肤质

粗糙和缺乏弹性。25 岁到 29 岁这个阶段是控制肌肤衰老的关键期，特别是需要注意眼睛四周、下巴及嘴角周围，因为这些都是最容易出现细纹的部位。如果忽略了护理，细纹马上就会找上头来，正确的护理方式，就可焕发肌肤活力，延缓肌肤的老化。年轻肌肤抗衰老，现在就开始行动。

导致皱纹产生的原因很多，从中医角度来看，皱纹与人体内在脏腑的功能活动密切相关。比如脾胃虚弱，运化失健，饮食营养不能化生气血；或者饮食偏嗜，营养摄入不足，以至气血生化没有来源；或者劳倦过度，心脾亏虚；或者恣情纵欲，耗损真阴，以至肾精不足，精不化血等，这些原因都可导致气血不足，不能上达于面，面部皮肤失去濡养而逐渐衰老，产生皱纹。另外，情志不畅，肝失疏泄，气机郁滞，引起血行不畅，面部血脉瘀滞，肌肤失于滋润，也是导致面部皱纹的常见因素之一。

女性朋友们往往想尽各种办法也无法消除这些讨厌的小皱纹，其实方法就隐藏在经络和穴位之中，隐藏在我们的日常生活中——经络、穴位、日常预防，这三步方法简单而且易行，只要坚持做下去，就可以彻底破解岁月“皱”语。

1. 经络消除皱纹总法

由上而下沿足阳明胃经用手指或毛刷揉、擦 5 遍，按揉足三里穴 1 分钟左右。沿督脉由上而下至尾骶部，用手掌或毛刷作经络摩擦 5 遍。并按揉脾俞、胃俞、肝俞、肾俞各 15~30 次。由上而下推、擦足部三阴经 5~10 遍，脾虚者宜自下而上进行。按揉三阴交，血海各半分钟左右。以中脘为中心摩腹 30 次，早晚均宜。

局部选穴主要有：①额纹、眉间纹、上睑松弛：头维、头临泣、阳白、攒竹、印堂、鱼腰、丝竹空、阿是穴；②鱼尾纹：瞳子髎、丝竹空、太阳、阿是穴；③下睑皱纹、鼻唇沟皱纹、颊部皱纹、唇部皱纹：四白、颧髎、迎香、巨髎、地仓、颊车、下关、承浆、阿是穴。

2. 瞳子髎、四白穴，除皱消纹于无形

（1）按摩瞳子髎，使你容光焕发，光彩照人。

瞳子髎是胆经的第一穴，又是手太阳、手足少阳之会，它凝聚了头部眼球周围的所有气血，所以经常的按摩瞳子髎能够明目除翳，一般用来治疗常见的眼部疾病，并去除眼角皱纹。如果双目经常感到疲劳可以将双手搓热，然后以手掌按摩穴位处，反复揉压并适当闭目运动眼球，就达到缓解眼部疲劳，消除眼角皱纹的作用。职业女性应当日常多进行保健按摩。

（2）点按四白穴保护你双目的健康，消除小皱纹。

四白穴是眼周非常重要的一个穴位，从眼保健操就有一节是揉按四白穴，由此就可以得知它的非同一般，刺激时以手指点按穴位处，微微感到酸胀为宜。通过按摩四白穴就可以使眼周的气血运行加速，使眼睛周围皮肤变得紧绷富有弹性，从而减少皱纹的产生，并且消除细小的皱纹。按揉四白穴须切忌用大力刺激。

眼部的按摩能够促进经脉循行，使讨厌的皱纹消失无踪，让人容光焕发，越来越年轻。如果能够每天在手指尖上适当取一点凡士林油脂，然后轻轻地在脸四周一圈一圈按摩，以便将其揉入皮肤，按摩一般持续一分钟左右。接着用薄卫生纸将多余的油脂擦去，但不能完全擦去，以抹到皮肤手感光洁为度，保持每天进行一次，最好在晚上进行。这样皱纹也会慢慢地消失掉。

3. 日常预防四要点。

（1）注意防晒，紫外线能破坏真皮的弹力纤维。

（2）要经常运动，运动可加快血液循环，使皮肤获得更多的养分、排出更多的废物。

（3）注意饮食平衡，每天喝 6~8 大杯水，保持皮肤水分，则不易产生皱纹。

（4）生活要有规律，睡眠充足，睡觉采用仰卧法，最好用低枕头，使面部肌肤放松。

调肠胃——让痘痘一扫而光，肌肤清透无瑕

谁不想让身体上的肌肤是平整光滑的呢？但是偏偏小痘痘反复的光临，有这种情况的女性还是比较多的，因为女性的身体内分泌很容易发生紊乱，肌肤又极其的敏感，所以一出现身体内部的错乱，就会让小痘痘出现在面部。而且最让人烦恼的是这种青春痘并不因为青春期的远离就不再出现了，有非常多的女性在年纪很成熟的时候一样会出现这些恼人的痘痘。

靓丽的肌肤必须是完美无瑕的，然而小痘痘却经常会出来捣乱，尤其是青春期的少女，对层出不穷的痘痘真是恨之入骨，本来白嫩光滑的脸蛋偏偏让几个痘痘一再的践踏，让人无比的烦恼。青春痘在医学上被称为痤疮，也叫作粉刺，通常会分为环境过敏型、压力表现型和内分泌紊乱型，好发于脸颊和额头等部位。往往会伴随出现大便干燥、口舌生疮、牙龈肿痛、皮肤油腻等症状。中医认为这些症状都是肠胃的功能出现异常而引发的结果，我们只要通过经络来降胃火、调胃气、通肠就可以让白皙的肌肤清澈无痘。

1. 天枢穴，调控你肠胃的总开关

天枢穴是胃经的一个重要穴位，可以治疗多种胃部疾病，同时它还是大肠经的募穴，对于肠胃的经气都可以通过天枢来调整，所以称它为控制人体肠胃的总开关一点也不为过。用拇指指腹按压在穴位处，以稍重的力度进行旋转按揉，能够感到酸胀并带有微痛的感觉，每日在饭后半小时的时候按摩天枢穴效果最佳，这样就可以纠正肠胃的生理功能异常，促进排便顺畅，使青春痘以及大便干燥等症状都完全消失，经常按摩这个穴位还能带来意想不到的好处，让您因为痘痘而产生的色素沉着逐渐变淡，甚至完全无影无踪。所以一定要记住时时的去按摩这个穴位，让你告别痘痘的烦恼。

2. 按摩内庭穴，让你不再为痘痘而烦恼

内庭穴是足阳明胃经的荥穴，是经气流注的部位，属于五输穴之一。所以按摩内庭穴能够泄胃火，只要每天用手指指腹朝向足趾骨缝的方向用力按揉，每次点揉 100 次以上，感到微痛能够忍受的程度就可以达到效果。清晨早起是最佳的按摩时间，所以爱美的女士在早起之后首先用拇指去按压内庭，就能让你一天心情舒畅，抑制痘痘在脸上出现。

只要坚持去按摩经络穴位就可以使你从此肌肤光滑细腻，白皙艳丽。还有什么方法如此的简单又具有神奇的效果呢。

3. 按摩三焦穴位去痤疮

有很多女性反复的出现痤疮，是因胃肠机能失调而引起的。这时就要用手掌或毛刷

沿足部阳明胃经，由上而下沿经络推擦10遍，并在足三里穴按揉半分钟，以酸胀为度。用手指从腕至指端，沿手大肠经，手三焦经，手小肠经作按揉摩擦5~10遍。用毛刷垂直地刷腕外侧5遍。

如果是属于青春期的痤疮，可以在足阳明胃经的足部作由下而上轻快的擦法，并揉太溪、三阴交、郄门诸穴各一分钟，按揉肾俞、命门一分钟，均以酸胀为度，擦涌泉至热为佳。

注意事项：保持皮肤清洁，用温热水洗脸，每日三次，夏天可增加。不可挤压痤疮，防止感染。如痤疮已化脓，应避免直接按揉。除去不良的生活习惯，少食或忌食肥腻、甘甜、油炸食品，对动物类脂肪应节制。保持情绪稳定，避免过激心理。尽量少用化妆品，尤其是油脂类。

消除黑眼圈，告别熊猫眼

现代女性经常工作压力很大，时常的加班熬夜，眼睛就会出现干涩疲劳的症状，慢慢地，黑眼圈也随之出现，眼袋也凸显出来，如果不加以改善就会成为熊猫眼并且眼袋加重，让面容异常的难看，究竟怎样才能不让工作对身体产生这些不良的影响呢？首先这些都在提示身体的肝脏和脾脏正处于非健康的状态，中医认为，肝藏血并且开窍于目，眼睛需要肝血的营养，用眼过度，熬夜加班就会使肝血虚耗，眼睛自然就会出现偏青发黑的颜色，长时间就形成了黑眼圈。而人的双目眼睑部分在中医中归属脾脏，压力过大造成脾虚缺少运化功能，体内的水湿聚集就会使眼袋逐渐变大下垂，只要通过经络的按摩使肝血得到补充，脾阳得到升清，双眼就会恢复明亮有神的状态，彻底与眼袋和黑眼圈说拜拜。

1. 眼部三大穴位按摩

（1）攒竹穴，在眉头之间稍浅的凹陷的地方，用大拇指按住两边的穴位，按摩手法有点像把两个穴位向一起推。

（2）丝竹穴，在眉尾部分稍稍凹陷的部位。用中指或者食指慢慢地、轻轻地向内侧推揉。

（3）太阳穴，在眉梢和外眼线连线处向外1厘米处。用中指按住穴位轻轻地向脸部中央推揉。还可在眼周围皮肤上涂上眼部按摩霜或眼部营养霜，用无名指按压眼尾处、眼球后（下眼眶中外1/3处）、四白（下眼眶中内1/3处）、睛明（内眦角内上方）、鱼腰（眉正中）、迎香（鼻翼外侧），每个穴位按压3~5秒后放松，连续做10次。将中指放在上眼睑，无名指放在下眼睑，轻轻地由内眼角向外眼角轻拉按摩，连续10次。再用食指、中指和无名指指尖轻弹眼周3~5圈。

2. 肝俞和膈俞，调控肝脏的中枢

肝俞和膈俞是膀胱经上的两个穴位，其中膈俞又被称作“血会”，二者正是调肝养血的关键之处，由于两个穴位都位于背部，按摩时需要旁人的辅助，先在膈俞上用力按压3分钟，然后向下推按至肝俞穴，再用力按压3分钟，可以在每晚睡觉之前进行，可以取得很好的效果，如果黑眼圈比较严重可以适当增加一些肾经的穴位对肝加强调补，例如三阴交穴，它是足三条阴经的交会穴，同时能够调理肝脾肾三个脏器，使肝血得到更明显的补充，让黑眼圈迅速消失。

3. 按摩水分穴，让你体内多余的水湿不再滞留

眼袋明显的最主要原因就是身体的水湿不能够得到正常的运化，停止在体内，而通常意味着脾脏的功能受到影响，不能让新陈代谢有效的循环起来，使水湿容易在体内驻扎。在《景岳全书》中记载“水唯畏土，故其制在脾”。最重要的健脾利湿的穴位就是水分穴，它是人体任脉上的穴位，顾名思义它可以调理水分的代谢，就位于脐上一横指位置，只要每日用艾条在穴位处进行灸法的刺激，就可以得到很好消除眼袋的效果，坚持下去还能够让眼部皮肤紧绷富有弹性。

4. 指压眶骨边四周

因为眼眶的四周分布着不同的穴位，但是对于普通的女性来讲，先要达到消除眼袋的目的，不用去了解这些穴位，只要能用手指均匀的按压眼眶四周即可。

需要注意的是左右两边的眼眶骨边都要指压。用力和间隔都要保持尽量均匀，按压的时候尽可能的缓慢而又有力量。所以指压眼眶不能很快的一带而过。可以间隔一厘米左右就按压一下，循环在眼部周围按摩。

5. 轻拍眼眶

指压后，要做补气动作，方法是以食指、中指、无名指三指并拢，于眼眶骨边从眉头开始沿顺时针方向，用指腹进行轻拍，左右两边都要拍。这是一个与指压眼眶很有关系的动作，这样就能使眼部周围的肌肤适当的放松，也就促进了血液和营养物质的流通和交换。很多熬夜产生的黑眼圈就慢慢地消失掉了。

6. 眼部护理小秘诀

关于眼部护理，还有许多实用的小方法，能帮助迅速消灭扰人的眼袋、黑眼圈问题。

（1）黄瓜眼膜能够令皮肤变得更加光亮，非常适合深夜使用，将黄瓜切碎后和酸奶混合，然后用 2 个绿茶袋，并在其中加入混合好的黄瓜，放入冰箱 5 分钟，然后取出冰袋放在眼睛上部 10 分钟左右。

（2）将木瓜加薄荷浸在热水中制成茶。晾凉后经常涂抹或是敷在眼下的皮肤上。木瓜茶不仅能缓解眼睛的疲劳而且还有减轻眼袋的功效。

（3）将土豆切成薄片或捣成泥轻敷于眼周围，10~15 分钟后取下，再用清水洗净残余汁液。每 2 天可做一次。能够减轻黑眼圈。

不用手术就能消除眼袋的密招

要想去除眼袋，当然要从眼袋的形成原因开始入手，才能对症下药，使用最正确的去眼袋的方法。

眼部肌肤是人体最薄的肌肤，而且眼部肌肤的运动量很大，平均一天要眨眼20000次，会在眼周产生和聚集大量的自由基，使其容易因氧化压力而老化松弛。再加上随着年龄增长、工作睡眠时间不规律，眼部肌肤新陈代谢减缓，胶原蛋白和弹性纤维开始慢慢流失，护理眼球的脂肪开始慢慢瘀积起来，最后，一旦肌肤老化到一定程度，它就兜不住瘀积的脂肪，脂肪隔框而出，眼袋就产生了。

那眼袋分为哪几种呢？

1. 水肿性眼袋

这主要是由于眼部充水，眼部血液循环受阻，眼部细胞代谢发生障碍，形成的废物毒素在眼部沉积，脂肪肿胀，因而造成水肿性眼袋。水肿还有许多因素影响，如过敏、缺乏睡眠、饮食不当、抽烟喝酒等，另外使用不当的保养品如过于油腻的眼部卸妆品，也会导致水肿性眼袋的形成。

2. 松弛性眼袋

主要成因是由于老化及遗传原因使得眼部周围的肌肉松弛，让眼球往下掉，压迫到眼球下部的脂肪，造成脂肪往前突出，在视觉上就会看到下眼皮部位鼓出。

3. 混合性眼袋

同时由造成皮肤长期水肿和肌体松弛两种原因交叉引起。既表现为眼袋肿胀，又表现为眼周皮肤、小肌肉群退化松弛，混合性眼袋一般都是顽固型真性眼袋。

很多人都分不清楚眼袋跟卧蚕，卧蚕是在整个下眼睫毛根部横卧的一条带状凸出物，面积小小的，直径跟高度都不会超过0.5厘米。眼袋，顾名思义就是下眼睑凸出的一块长约1~2厘米的半圆形袋状物，有了它就显老。由于眼睛四周脂肪量少又薄，血管又细又少，相对的营养补给也少，所以，老化会先从眼睛周围长皱纹开始，紧接着眼袋就出现了。其实，如果保养得宜，就算上了年纪也不会有眼袋。

现在，我们最关心的莫过于如何去除这扰人的眼袋呢？很多女性为了追求没有眼袋的效果，会去选择手术的方法。实际上用手术是有很大的风险的，而且手术并不能让眼袋永久的消失。有很多做完手术的女性都会发现过了一段时间眼袋又逐渐出现。这是因为手术并没有消除促使眼袋出现的根本原因，而经络就会让眼袋彻底的消失掉。

因为人的眼部周围分布的许多的经络和穴位，从经络来看，下眼睑走胃经，眼袋的位置是胃经的承泣血、四白穴所在。眼袋的出现多是因为胃燥化水功能出现衰退，胃机能差，承泣穴、四白穴阻塞造成的。所以，除了开刀抽脂消眼袋之外，穴位的按压是预防、消除眼袋最有效的方法。

1. 指压承泣穴、四白穴

承泣穴和四白穴都是眼睛周围重要的穴位，承泣穴位于瞳孔正下方，下眼睑1/2近眼眶骨边缘的地方，约在眼睛下方0.7厘米处。轻压承泣穴，向下方，以中指轻按，指力劲道下达皮下0.5厘米处，再往下15度的方向往内轻勾。按压约8次，左右两边都要按。

四白穴位于瞳孔正下方约2.5厘米处。垂直指压四白穴，按压大约8次，左右两边穴位都需要按。

2. 指压眶骨边四周

方法同消除黑眼圈，左右两边的眼眶骨边都要指压。在按压过程中，用力与间隔都要尽可能的保持均匀，按压时尽量的缓慢而有力。当然，预防眼袋除了按摩之外，健胃固肾、睡前少喝水也很重要。

3. 轻拍眼眶

方法同消除黑眼圈，指压后，还要做补气动作，方法为：将食指、中指、无名指并拢，于眼眶骨边从眉头部位开始，沿着顺时针方向用指腹进行轻拍，两边都要拍。这样做，能使眼部周围的肌肤适当放松。

4. 连中医都羡慕的小方法

（1）蜂蜜去眼袋。

蜂蜜是一种美容佳品，对于皮肤有不可多得的美容效果，那蜂蜜可以去眼袋吗？当然可以。用蜂蜜来敷眼，有缓解眼袋症状的功效，而且效果还不错。

首先用清水把脸洗干净，吸干脸上的油脂，可以不擦干水分，让其自然吹干。然后在眼部周围均匀涂上蜂蜜，适当按摩太阳、承泣、四白等穴位几分钟，10~15 分钟后用清水洗去即可。最后，可适当涂上眼霜即可。

蜂蜜营养丰富，含有蜂胶，有拉紧皮肤纤维的作用，能紧致肌肤，使其恢复弹性。因此，蜂蜜是可以去眼袋的。

（2）小黄瓜眼膜。

黄瓜的美容功效毋庸置疑，可以把切片的小黄瓜敷在眼袋的部位上，用来镇静肌肤帮助减轻眼袋。不过千万记住，敷完小黄瓜眼膜的皮肤干净细薄，容易晒伤，所以一定要躲避阳光，以免消除了眼袋却多了雀斑。

除了上面这些方法，还有其他很多方法，对于消除眼袋的效果都不错。比如用冰块或冰冻的茶包或浸过冻牛奶的化妆棉敷眼，用热毛巾敷眼等，通过改善眼部循环来消除眼袋，都有一定的效果。容易产生眼袋的人平时应该多运动，常做脸部、眼部的按摩，帮助局部循环，并尽可能少吃过咸或过辣的食物。睡前吃太多口味过重的食物，喝太多的水，也是形成眼泡水肿和眼袋的原因。

从“头”开始，减掉脸上的嘟嘟肉

经过不断的努力，已经让您拥有了腰肢袅娜似弱柳的曼妙身材，可偏偏面部的嘟嘟赘肉变得大煞风景，虽说婴儿肥也很可爱，但是如何才能拥有巴掌小脸呢？究竟怎样才能拥有桃腮杏面、妩媚千娇的动人仪姿呢。首先来分析一下，“水胖脸形”的三个形成原因：

（1）肌肉：面部咬肌发达，也是导致你胖脸的一大因素。

（2）盐分、糖分摄取过多，造成脂肪堆积。

（3）面部骨骼：“大骨骼”“大脸庞”，这恐怕是很难改变的大脸。

知道了这三个原因，就快快行动起来吧。只要通过以下的简单方法，无论您是天生的肥脸还是面部的赘肉增加，都可以让您的纤细身材从“头”开始。赶紧抓紧时间练习吧。

步骤一：按压穴位。

从额头开始对面部的穴位进行简单的按压刺激，使面部的经络循环加速，促进局部的脂肪代谢。

太阳穴：双手同时按压 1 分钟左右，达到一呼一吸即向下按压一次。太阳穴为人体的经外奇穴，流经此处的血液经脉丰富，刺激太阳穴能够使血脉通畅，新陈代谢加速。

迎香穴：用双手中指同时按压，迎香穴能够使人体吸入更多的清阳之气，促进浊气下降，使面部代谢产物不停滞在局部表面。

颊车穴：用手指在颊车穴附近轻轻按摩，微微感到酸胀，可以帮助消除过多摄取糖分所产生的面部肥胖，使面颊消瘦。

天突穴：直接按压天突穴穴位处，并向外侧扩大按摩区域，这样就能够对甲状腺也产生一定的刺激，调节身体新陈代谢，减少面部和下颌部的多余水分和脂肪。天突穴位于胸骨上窝中央，左右胸锁乳突肌之间。

步骤二：推揉法。

从面部中央开始进行对面部的推按，先从迎香穴开始沿鼻翼向下颌螺旋式按摩，从下颌上至耳下、耳中至太阳穴附近，再沿眼、眉际向发鬓处推按，延伸至耳后，对双耳进行轻度的按揉，使耳部感觉微热，沿耳后再推揉至下颌，在下颌腺处轻轻压按二至三次，最后沿颌下向天突穴处推按。

这样每日进行二至三次能够使面部的多余水分和脂肪迅速分解释放，很好地消除多余赘肉，长期坚持就可以达到脸部变瘦的效果，但是应当注意的是需按顺序依次进行，使手法遵循面部经络及血液循环的规律，达到事半功倍的效果。

步骤三：再次按摩穴位。

在推按后对头部其他穴位的按压能够很好地辅助瘦脸的效果，并且能够预防赘肉再次出现，进一步改善脸形，如果想追求更加完美的效果也可以再按摩面部之前增加穴位刺激，加快脸形的纤瘦。

百会穴，位于头顶正中线与两耳尖连线的交点处，能够使头部循环加速，对百会穴的点按可以增加面部的有氧运动，代谢不良产物，使面部变得更加白皙。

睛明穴，位于目内眦角稍上方凹陷处，具有明目、缓解眼部疲劳的功效，按摩睛明能够让眼周部位更加紧凑，消除眼袋，预防黑眼圈出现。

下面是一个很有效的瘦脸按摩，爱美的女士可以多学习，把这个方法记到心中：

用手捏住鼻根固定，再用手按到鼻翼的深窝里，然后向脸颊最高点拉直线按摩。力度不要太大，避免拉伤肌肉与皮肤。然后一手四指握拳，拇指按住耳下，一手四指紧贴着颈部最上缘，拇指用力向下滑动到腮部不动，四指手向下按摩颈部肌肉到锁骨上。这样能消除大腮帮这个地方的肥肉，改善肌肉形状。再直接用双手的大鱼际从两鬓开始向下按摩，经过两颧骨，落在嘴角旁，手一直要包住脸，按摩掉多余的肥肉，最后再张开嘴，活动嘴巴周围的肌肉。舌尖尽力水平伸出，再向上伸出，尽量往鼻尖的方向拉伸，然后再向下沿下巴的方向拉伸。所有这些动作下巴都要用上力气，这样才能锻炼嘴巴周围的肌肉，防止松弛。

在平时一些有用的小运动也要掌握，以便能随时随地地进行瘦脸运动。

托脸颊：适当的涂上按摩霜后，轻轻的摩擦皮肤，其指腹须朝内侧。由颊骨部分往上推托，并进行摩擦式的按摩。一个个动作慢慢进行，持续 1 分钟。反复的进行这样的运动，可以达到迅速瘦脸的效果。

抓脸颊：涂上按摩霜之后，在颊骨的部分纵拉赘肉，并向外拉开。然后位置慢慢向下移，到鼻翼为止。一次动作约 5 秒，持续进行 1 分钟。

吐舌头：伸出舌头这个小动作，是令双下巴和脖子之间的皮肤保持不松弛的理想方法，这样就可以防止形成双下巴，也能让形成的双下巴减轻。你还可以把舌头用力顶下颚的牙肉，同样可以收到收紧颈部肌肤的功效，减轻双下巴。

与“黑头”战斗到底

是否每次看到自己白皙的面容都会感到无比的幸福，却突然发现偏偏在鼻头处，出现星星点点的黑头粉刺，让所有的高兴一扫而光，感到无比的沮丧。据数据调查，超过90% 的女性都会在鼻周出现黑头，严重的甚至会出现在额头处，粗大的毛孔若隐若现让人感到特别的烦恼。这种黑头主要是由于皮脂、老化细胞和细菌形成的一种栓状物，阻塞在毛囊开口处，以后接触到空气，逐渐氧化、污化而变黑，从而得到了黑头这样一个让人讨厌的名字。

究竟怎样才能使这些难缠的东西彻底被清理干净呢？通常的一些方法根本无法使黑头完全被去除，反而使局部的皮肤遭到破坏，让黑头越发的严重。其实道理很简单，我们只要从根本处下手，通过经络的方法使多余的物质不堆积在皮肤毛囊处，让变粗大的毛孔恢复原有的样子，这样就永远也不会出现讨厌的黑头啦。

1. 按摩阴陵泉，让黑头得到彻底根除

传统医学认为鼻头归属于我们身体内部的脾脏，原因是鼻子位于我们面部的正中央，而脾属土，土是在五行相对的中央位置，并且最重要的是脾主运化，喜燥恶湿，鼻部的皮肤代谢的废物都需要脾来运输出去，如果湿热太重，脾的功能下降，就会使黑头出现加重，这也是为什么人会在夏季的时候鼻周黑头最为明显的原因。

想要健脾除湿的最佳穴位就是阴陵泉，所以只要坚持每日都在阴陵泉穴位处进行按摩 10 分钟以上，就会让你的脾脏干劲十足，把身体里多余的水分和废物都代谢除去，鼻头也就完全不会出现黑头样的东西了，我们还可以在夏季的时候多多的进行按摩，使我们的肌肤重新恢复紧致有弹性，再也不会有粗大的毛孔。

2. 按摩足三里，让你的皮肤白皙有光泽。

足三里是胃经上的保健大穴，对提高脾胃功能有非常好的功效。如果想让自己的肌肤更加的白皙就可以使用艾条对足三里进行艾灸。点燃艾条，放在离足三里部位皮肤约2 厘米高的地方，使足三里感到温热又不很烫，每次灸一根艾条，最佳的时间就是在睡前一个小时左右，灸后喝一杯温水，就能让你肌肤有如凝脂一般美丽。

如果将按摩阴陵泉和灸烤足三里穴位一同进行，就可以彻底消灭黑头，立刻让肌肤光彩照人。

看到脸上长的黑头，很多人都会用手挤，但由于指甲易藏细菌，所以容易引致皮肤发炎，而且毛孔会越变越大。也有的人会用刷擦，这种方法只适用于去死皮，对于去黑头，作用不大，若大力擦会擦损皮肤。这两种都是错误的去黑头方法。下面给大家介绍两个小窍门，帮助去黑头。

（1）每天都用肥皂洗鼻子来帮助去黑头。这是因为肥皂里含皂角，皂角能够让鼻子上的毛孔更粗大，方便于黑头的排除。这样可以使脸上黑头一扫而光。而且这种方法的好处就是不用任何化妆品，只要肥皂就可以搞定了。

（2）用小苏打粉可以减少黑头。到超市或者小店里买一包蒸馒头用的小苏打粉，在这里我们可不是要用它来做饭。只要 2 个步骤就可以简单去除黑头，赶紧试试吧。

先取小苏打粉少量，加纯净水或矿泉水，按照 1 ：10 的比例，用小勺搅拌，直到小苏打粉完全溶解。然后，取一片化妆棉泡在里面，轻轻拧一下水分，半干的状态下，贴在鼻子上，也可以贴在下巴，额头等油腻处，15 分钟后拿下来，不要等到干透。这时候照镜子会发现黑头全都伏在上面了，鼻子上的黑头就像用了黑头导出液一样。这时千万不要用暗疮针挑，用 2 张柔软的面巾纸，用手按着面巾纸，在鼻子上从内往外来回揉擦，黑头和油脂粒就会被擦下来，再看看面巾纸上的这些黑色的东西，是不是很有成就感？最后用收缩水蘸化妆棉敷在鼻子上 5 分钟就可以了。再告诉大家一个比用收缩水还管用的方法，提前在冰箱里冰冻一些小冰块，用纱布包裹，在清理后的鼻子周围来回滚动 5 分钟即可，收缩毛孔效果绝对理想。这个方法一般一周用 1 到 2 次就可以了，如果黑头逐渐减少，也可以适当延长间隔时间。

这两种方法都是用的化学中的酯化反应的原理，由于肥皂和小苏打都是碱性的，所以，皮肤敏感的朋友要尽量少用，而且也不要用在娇嫩的两颊。

3. 敏感人群的特殊方法

如果您恰好皮肤敏感，用不了上面的这两种方法怎么办呢？一样有办法！

（1）盐加牛奶去黑头：最好用没有用过的食盐，可以在刚开封时用小瓶单独装起来。每次用 4~5 滴牛奶兑盐，在盐半溶解状态下开始用来按摩。由于此时的盐未完全溶解仍有颗粒，所以在按摩的时候必须非常非常小力。大约半分钟后用清水洗去，时间不能太久了。为了让皮肤重新分泌干净的油脂保护，所以，皮肤洗完之后，就不要再擦任何东西了。

（2）蛋清去黑头：准备好清洁的化妆棉，将厚厚的化妆棉撕开成为较薄的薄片，越薄越好。然后，打开一个鸡蛋，将蛋白与蛋黄分开，在这里我们只需要蛋白部分。将撕薄后的化妆棉浸入蛋白，稍微沥干后贴在鼻头上。等待 10~15 分钟，待化妆棉干透后小心撕下。

（3）鸡蛋壳内膜也可以去黑头：鸡蛋壳内层的那层膜，把它小心撕下来贴在鼻子上，等干后撕下来。这是很多人都说好的方法！

给皮肤解毒：手到之处，黑斑尽消

要说面部还有比黑头更加严重的问题，那就是皮肤上的黑斑了。黑斑跟雀斑不一样。雀斑是一种褐色的斑点，在双眼到两颊凸出的部分最易发生。它是种遗传性的皮肤病，以白种人最常见，而当它受到强烈阳光照射时，雀斑数量会增加，颜色变浓，又称为夏日斑。

黑斑又名黑褐斑，呈不规则黑褐色的色素斑点分布在脸颊、眼眶及口唇处，黑斑形成的因素很多，大多是因为体内黑色素数量众多，沉淀集结在真皮层而形成的。但也有些原因连科学家都不清楚。

实际上脸上长黑斑是健康告急的警讯，是皮肤中了毒。长黑斑的部位，也是气血循环最弱之处，疏通气节、活血化瘀是改善黑斑不可或缺的工序。在脸上长黑斑的地方，稍微用力指压，会发觉痛感特别强烈，反之，用同样的手法在脸上其他正常的部位指压，就不会感到很大的痛感。

一些女性的体内血液循环差。例如：常感到这里酸那里痛的，身困体重、四肢不灵活的人，脸上就很容易出现黑斑。或者是卵巢功能不好，内分泌不好。还有些妇女在妊娠初期也会出现黑斑，那是因为内分泌改变所导致的。

1. 消除黑斑按摩法

（1）敲按曲池穴。

曲池穴是解决皮肤中毒的特效穴。穴位在手肘横纹外侧端，屈肘成直角，在肘弯横纹尽头处。握拳，以手做刀往曲池穴敲。敲打的力道、出力方式要像小鸡啄米一样。刚开始时轻轻敲，有点痛就好，力道逐渐加重，直到不痛或疼痛减轻为止。四指托住手肘，用大拇指指腹按压曲池穴。指力劲道深入皮下 5~6 厘米，停留 7~8 秒之后指力再慢慢放松。再重新开始按，按到不痛或疼痛减轻为止。左右两边都要按。

（2）按摩阳池穴。

阳池穴是八脉交会穴之一，为三焦经原穴。左阳池属阳，是美容要穴，位于手腕背侧，尺骨和腕骨的关节部与手腕上横纹相交之处。

指压阳池穴，手指的劲道深入皮下 2 厘米之后，再稍微上下揉按，感觉到强烈的酸、麻、胀、痛感。左右两边都要按。

（3）按摩内关穴。

内关穴有调整血液酸碱值的功能，对养颜美容功效显著。穴位在手腕横纹向后量三横指处。

指压内关穴，手指的劲道深入皮下 2 厘米之后，指力稍微上下揉按，感觉到强烈的酸、麻、胀、痛感。左右两边都要按。

（4）按摩神门穴。

神门穴有稳定情绪、镇静调节内脏器官的作用。神门穴位于手掌末端锐骨下，手腕横纹下面 0.5 厘米处。指压方法同上。左右两手都要按。

（5）按摩合谷穴。

合谷穴为手阳明大肠经的一个重要穴位，位于第一、第二掌骨之间，在第二掌骨的中点，桡内侧边缘处。也可以用另一只手拇指的第一个关节横纹正对虎口边，拇指按下，指尖所指处就是合谷穴。

按摩时，像与人握手的手势一样，大拇指指腹平放在合谷穴位上，另外四指兜住手掌，指力劲道深入 5~6 厘米，停留 7~8 秒之后再慢慢放松。再重新开始按，按到不痛或疼痛减轻为止。有气节的地方就要加强按摩。左右手都要按。

（6）按摩三阴交穴。

三阴交穴是肝、脾、肾三经交会的地方，所以不仅可以补脾，还可以补肾阳、养肝阴，有气血两补之功效。是妇科治疗的主要穴位，也是治内伤劳杂症的要穴。三阴交穴位于足内踝上 10 厘米，约 4 指幅处。

按摩时，四指并拢托住脚踝，虎口密合紧贴脚踝，大拇指平放在三阴交穴位上，指力劲道深入皮下5~6厘米，停留7~8秒之后再慢慢放松。重新开始按，按到不痛或疼痛减轻为止。有气节的地方要加强按摩。左右两边都要按。

长斑是因为该部位的血液循环和代谢很差，才会让黑色素有机会形成，而留在脸上。此时不妨以握拳方式，在脸部有黑斑的地方，以指关节用力压下。有黑斑的地方通常会很痛，在痛感特别强的地方加强按摩，不要怕痛，坚持下去淡斑效果不错。

2. 斑面按摩：扫除黑斑很简单

下面再介绍一个专门针对斑面的按摩方法，方法很简单，只要坚持下去，手到之处，黑斑尽消。

（1）斑面指按法：将拇指伸直，其余四指握起，用拇指端点压斑面中心，按压方向要垂直，用力由轻到重，稳而持续，使刺激充分透达表皮与真皮之间，忌猛然发力及发力后摇动。按压点由中心向外做周围扩展，达到斑的边缘。

（2）斑面指揉法：用拇指肚在前按点位置上，画圆圈转动，用力轻柔缓和，每分钟50~60圈次，动作协调有节奏，作用部位为表皮与真皮之间，在每一个前按点位置上做半分钟左右时间，目的是让按压后的色素在小范围松动。

（3）斑面指抹法：用拇指侧部和食指端部，在点按的部位，由内向外做直线移，压力应均衡，抹动速度宜缓慢，操作时用力要轻而不浮，重而不滞，动作要协调，将揉松动的黑色素向四周扩散。

（4）斑面掌摩法：用两手掌心对擦，产生热量，将掌面放在整个斑面上，做环行而有节奏的摩动，顺、逆时针均可，频率每分钟50~60次，将已局部扩散的色素向更广泛的范围扩散，有利于快速吸收。

面部色斑一般都是因人体内气血运行不畅造成的，通过不同按摩手法，直接在出现斑块的皮面上进行按摩，就可以达到促进色斑局部血液循环的作用，使此处表皮与真皮间积聚的黑色素松动，向外扩散。如果同时配合正确的美白产品，在黑色素转移的同时，能加快美白剂的淡化作用以及组织的代谢，使得美白祛斑的作用更加明显。

体贴肌肤：白里透红，与众不同

所谓“一白遮百丑”，拥有白皙水润的肌肤，是每个女人孜孜不倦追求的目标，尽管时尚界偶尔流行性感的小麦色肌肤，但是不得不承认，肌肤细嫩白皙的女人仍然是最受瞩目，最令男人喜爱的。如果能够白里透红，那么恭喜你，你就立刻升级为回头率倍增的美女啦！

但是生活中，很多女人往往不是肤色晦暗，就是虽然白却缺少光泽。这样的人往往是食欲不怎么好，甚至看到吃的就恶心，整天没精打采的，动不动就头晕眼花、拉肚子。说到底，这一切都是因为脾胃功能不好。脾胃是“水谷之海”，是全身能量的来源。脾胃功能不好的时候，身体就会自发调节，通过少吃东西，来减轻脾胃的负担，同时，即使吃再好的东西，脾胃也很难吸收其中的营养。这样身体的能源就会不足，不能给肌肤补充足够的养分，皮肤当然不会有光泽。“脾主升清”，也就是负责把食物中的营养向上输送，脾的功能弱，升的力量不足，所以会出现头晕、乏力、拉肚子、面色不好。这样就更加消耗身体的能量，造成状况的恶化。

（1）按摩足三里，让你的皮肤白皙有光泽。

足三里是足阳明胃经上的保健大穴，是提高脾胃功能最好的穴位。足三里在什么位置呢？足三里在小腿外侧，弯腿的时候，把四指并拢放在膝盖下，小腿骨外侧一横指的位置。按揉足三里 3~5 分钟，或者用按摩锤敲打，一直到足三里有酸胀、发热的感觉。早上 7~9 点是胃经气血最旺的时候，因此最好在每天的这个时候进行按摩，会有事半功倍的效果。

另外也可以用艾条灸，艾条在任何中药店都有售，而且便宜。点燃艾条，放在离足三里部位皮肤约 2 厘米高的地方，使足三里感到温热又不很烫，每次灸一根艾条，可以在睡前一个小时左右灸，灸过后喝一杯温水。

（2）按摩血海和三阴交，让你变身红润美人。

肤色红润的女人看起来青春又有活力，但是女性天生身体娇弱，血虚是女性常见的状况。中医认为女子以血为本，女性的月经、怀孕、生产、哺乳，处处考验血气的虚实平衡。对女性来说，除了健康之外，血液还影响肌肤、影响毛发、影响五官，更是美丽之本。女人一旦血虚，气血不足，则会面容憔悴，即使肤色很白也显得没精神。

如果您感到自己的面色缺乏红润，有一些血虚的症状，就可以按摩血海和三阴交补气补血，既不用担心身体变胖，又能够拥有白里透红的好肤色。

血海穴属于足太阴脾经，具有活血化瘀、补血养血的作用。脾经经气最旺盛的时候在上午 9~11 点，每天这个时候按摩血海，每侧三分钟，至穴位感到酸胀即可，另外在晚上对于月经过多、贫血等造成的血虚，按摩血海是最好的选择。

三阴交也属于脾经，是足太阴脾经、足厥阴肝经与足少阴肾经交汇处，故称三阴交。三阴交具有健脾补血，疏肝补肾的作用。每天睡觉之前按揉三阴交 5~10 分钟，至皮肤潮红即可。凡是血虚经少、气滞经痛等妇科的各种女性常见症状，按摩三阴交都有很好的功效。

没有任何一种化妆品，能像气血一样体贴肌肤。它了解肌肤细胞的需要，提供的是可以直接吸收的营养，并且帮皮肤做了清洁（皮肤排毒就是排到血液中），只有气血充足才可以有皮肤红润，才可以青春美貌。所以还等什么呢？赶紧动动手，让自己变身气血充沛、神采奕奕的美女吧。

第三章

按出窈窕俏佳人，美体按摩胜过手术

雪白的脖颈，坚挺的胸部，细细的蛮腰，浑圆的翘臀，迷人的玉腿，纤嫩的双手，这可是标准级的美女啊，想达到这些标准，怎么办？做美体手术吗？恐怕十个人，九个半心里面得犯嘀咕吧：安全吗？可靠吗？能达到自己想要的结果吗？达不到要求倒没什么，自己也不是那么丑，万一出什么问题，反而不如原来怎么办？

那么，有没有安全自然的方法，把自己打造成窈窕俏佳人呢？让我们来看看这些胜过手术千万倍的美体按摩吧！

神奇按摩法拯救美丽重灾区——颈部

有很多女性对自己的颈部非常不满意，因为她们会觉得自己的容貌很好，而且也保持着娇嫩白皙的肌肤。但是就是觉得自己的颈部有难看的赘肉，又影响整个身姿。而对于颈部的美容方法却非常的少，还效果特别的差，即便是做很长时间也没有让颈部达到一个满意的程度。

颈部皮肤其实是相当细薄而且脆弱，其皮脂腺和汗腺的分布数量只有脸部的三分之一，皮脂分泌较少，保持水分能力比脸部要差很多，肤质一般为干性皮肤，容易导致干燥、龟裂，而且人们平时对这里注意的不多，往往忽视对其进行保养，让皱纹悄然滋生。一般来说，从25岁开始，就要针对性地对颈部进行护理。但并不是25岁以前就无须保养。恰恰相反，越早开始护理，效果越好。

先来了解一下哪些习惯会对颈部造成不好的影响。导致颈部赘肉的5个不良习惯：

（1）是否总是低头做事情，而不抬头“看路”？

这样的结果只会增加脖子的皱纹。在忙碌的时候，也不妨来个小小的间隙：放松一下自己，抻抻脖子，挺挺腰。

（2）是否总爱用脖子夹住电话，一聊就是十几分钟？

长此以往的话，脖子上就会出现许多细褶，慢慢地就会成为皱纹。太可怕了，原来煲电话也会让脖子走形，还是尽快改变习惯，还是用手来拿电话吧。

（3）是否不喜欢戴围巾，即使再大的风，再冷的天，也是如此？

如果这样颈部可就遭殃了，在这种不良的习惯之中，寒风却钻了空子，让颈部皮肤变得干燥且粗糙。所以一定要记住在秋冬时节戴上围巾，便可呵护娇弱的脖颈，保持滋润。

（4）每天是否只给脸部呵护而不顾及脖子呢？

其实只差一步，就可以做得很好了。给脸部做完保护，也给颈部抹些护肤品，多一些关心给它，让它与你的脸部同步美丽。

（5）是否爱枕很高的枕头？

这样很易让前颈部位产生横向的皱纹，太难看了。不妨换一个稍低一些的枕头吧，试试看，很快就会习惯这个高度。

这些只是对颈部一些非常常见的不良习惯，最重要的是应该意识到颈部在支撑整个头部的同时，还承担着很重要的作用，爱护颈部与爱护身体其他部位一样，需要一点一滴的照顾。采用经络是保养颈部的一个捷径，因为所有到达头部的经络都必须要经过颈部，所以只要能促进这些经络和穴位的作用，颈部的气血循环也会改善，赘肉和皱纹也会被带走。

有一个非常简单而又神奇的经络按摩方法，对于改善颈部的姿态以及肌肤的紧绷都有很好的效果。

首先要转颈环顾左右：取直立姿势，也可双手撑地，向左右两侧转颈环顾，注意转头回顾时，重在转动颈部，以看到自己的左、右肩为度。每次各左右转动 1 0 至 1 5 次。这样就能先将颈部活动起来，让长时间的固定不变得到纠正。这是做好颈部保健的第一步，也是非常重要的一步。

然后就是按摩大杼穴，保持大杼穴气血畅通，颈肩部经脉气血的流通就有了保证，颈部的皮肤就能恢复应有的状态。大杼穴的取法，找到第七颈椎，也就是颈椎下部最高的骨头尖，再往下的一个骨头尖是第一胸椎的棘突，从第一胸椎棘突下骨头缝之间旁开大约两横指的肌肉凹陷处，这里就是大杼穴。一般按摩5分钟左右，既能缓解颈部的不适，也能很好的保养颈部，改善扭曲的不良姿态。

每天用梅花针敲打大杼穴一带 3~5 次，每次 5 分钟，也会收到较好的效果。还可以在梅花针轻度敲打后在穴位处拔火罐 5~10 分钟。如果没有这些比较专业的器具的话，有一个最简单的方法，就是找一些干净的牙签，用橡皮筋捆扎起来，在穴位处进行按压。这种方法的效果一点也不次于梅花针的效果。

当然在自我保健的时候。还可以配合风池、肩井、外关等穴位，用按摩、梅花针敲打以及拔火罐的方法。这样对颈部的效果会更加明显，每天用手反复的摩挲颈部，有助于帮助女性保持颈部皮肤和肌肉的紧绷。

三步，让女人“挺”起来——胸部（乳房）

没有那个女性愿意成为“太平公主”，拥有丰满、坚挺的胸部，能够凸显优美的曲线是所有爱美之人的追求目标，尤其是女性在生育之后，让胸部能够高耸挺立成为她们的必修课。简单的经络按摩就可以让每一个女性都成为自信挺胸的美丽女人。

女性的身体上老化得最快的部位之一就是胸部。无论是成长期的体重变化，还是生产时带来的胸部收缩，都是加速胸部老化的重要因素。除此之外，胸部还是受地心引力影响最为明显的部分，松弛、下垂的胸部会让女人尽失性感魅力。因此过了 20 岁后，就应该在保养上下功夫了。

一周内最少要有一次对胸部做全面的护理。比如简单的按摩，不仅仅是为了丰胸才按摩，为了乳房的健康也要按摩，现在很多女人得乳腺增生疾病，严重的甚至很年轻就得乳腺癌！这些疾病的产出很多时候也都是因为自己对乳房的重视不够，所以女人要多呵护自己的乳房。

1. 七大穴位，改善胸部和乳房

先来了解一下对女性改善胸部和乳房最有好处的几个穴位：

（1）膻中穴。

穴位：胸骨正中线上，与第 4~5 根肋骨交界的地方，两乳头正中间。

按摩方法：以手指指腹或指节向下按压，并做圆周按摩。

（2）乳根穴。

穴位：下缘，胸部两侧，第五与第六肋骨之间左右距胸中行（即乳中穴下）各10厘米（两倍于 3 指宽度）外侧处。

按摩方法：以手指指腹或指节向下按压，并做圈状按摩。

（3）大包穴。

穴位：腋窝下，距腋下约 14 厘米处（两倍于四指宽度）。

按摩方法：以手指指腹或指节向下按压，并做圆周按摩。

（4）期门穴。

穴位：左右乳头正下方第六肋间内端处。

按摩方法：以手指指腹或指节向下按压，并做圆周按摩。

（5）乳中穴。

穴位：身体平躺，位于乳头的中央。

按摩方法：以手指指腹做圆周按摩。

其他功效：改善性欲低下，调理月经。

（6）神封穴。

穴位：胸口两侧，介于胸口正中与乳头之间，距胸中行各 5 厘米处（约 3 指宽度）。

按摩方法：以手指指腹或指节向下按压，并做圆周按摩。

其他功效：母乳分泌不足、心脏病、胸闷咳嗽。

（7）少泽穴。

穴位：小指指甲根部外侧的地方。

按摩方法：以手指指腹或指面向下按压，并做圆周按摩。

其他功效：改善产后乳汁过少、乳腺炎。

平时通过对上述穴位的按压，可以轻松解决乳房问题。按摩时以拇指或中指按压穴位处，每次停留 10 秒钟，要求力度要有深透感，反复按压 10 次。不必每次所有穴位都按摩到，可根据自己时间灵活掌握。如果有时间最好能把所有的穴位都按摩到。如果没有时间，最好优先选择乳房周围的穴位。

2. 直击胸部

除了按压穴位之外，还有直接按摩胸部的方法，来达到使胸部丰满的效果。

方法一：双手自然并拢，用四指的指腹部位施力，从乳头向乳房外侧循环对双侧乳房进行按摩，动作必须轻柔，切忌不能用力过猛。

用左手按摩右侧乳房，右手按摩左侧乳房，从锁骨下方向下推揉到达乳根部位，再从乳根部向锁骨处推揉，往复三次，力度轻柔。

方法二：直推乳房：先用右手掌面在左侧乳房上部，即锁骨下方着力，均匀柔和地向下直推至乳房根部，再向上沿原路线推回，做 20~50 次后，换左手按摩右乳房 20~50 次。

侧推乳房：用左手掌根和掌面自胸正中部着力，横向推按右侧乳房直至腋下，返回时用五指指面将乳房组织带回，反复 20~50 次后，换右手按摩左乳房 20~50 次。

热敷按摩乳房：每晚临睡前用热毛巾敷两侧乳房 3~5 分钟，用手掌部按摩乳房周围，从左到右，按摩 20~50 次。只需按上述方法每天按摩 1 次，坚持按摩 2~3 个月，可使乳房隆起 2~3 厘米。

方法三：双手合十放在胸前。肩放平，手肘向外和手掌呈垂直状态。注意双手和胸前至少相距 15~20 厘米。收腹、背部稍微弓起，合十的双手用力向前，边吐气边操作，一次大约 10 秒，重复 5~6 次。

方法四：用双手手指，包住整个乳房，按压周围组织，每次停留3秒钟。双手张开，分别从乳沟处往下做按压，直到乳房外围。在双乳之间做8字形按摩。

注意：每个动作重复5~6次，此方法可以促进血液循环，刺激乳腺的发育。

方法五：从乳房中心开始打圆圈，往上直到锁骨处。从乳房外围开始，以画小圆方式做螺旋状按摩。双手轻轻抓住两边乳房，往上微微拉引，注意力量不宜太大。

注意：以上每个动作重复8~10次，能促使海绵组织更加结实，从而美化胸部曲线。

上面的这些方法都很简单，花不了多少时间就可以完成按摩。坚持进行按摩操作能够让女性气血通常，胸部丰满，变得高耸有弹性。

3. 五大禁忌

除了上述的方法以外，平时还应牢记五大禁忌：

（1）驼背：经常驼背，时间长了，压迫胸部组织，就会影响到胸部的健康。所以无论在什么时候都应该保持昂首挺胸的姿势。

（2）弯腰：由于工作节奏紧张，往往不由自主地塌腰，从而增加腰椎的负担，阻碍血液循环，进而影响到胸肌的发育。所以经常直直腰，累了时靠墙站立几分钟，或者让墙角抵住背部，这样胸部会感到非常舒畅。

（3）抱臂：很多女性经常将双手怀抱于胸前，这样的姿态会加重胸部负担。应该放松地将手自然垂放于腿两侧，常伸伸懒腰，有助于改善胸形。

（4）伏案：办公女性伏案时，就忽略了对乳房的保健，很多人会出现乳房闷胀刺痛、胸背肌肉酸涩及其他难以名状的不适症状，这些症状日趋增多，就是女性乳房的健康出了问题，因此必须避免长时间的伏案。

（5）趴睡：应尽量少趴着睡觉，最好采取仰卧微向右倾的姿势，不然会严重压迫胸部，使乳房下垂，凹陷，本来年轻的身姿却过早出现了乳房下垂。

练就迷人小蛮腰，尽现魅惑力量——腰腹部

拥有平坦的小腹，迷人的细腰，大胆地穿上露脐装，吸引住众人的目光，这些都成为了那些“小腹婆”的女性朋友无法实现的梦想，对于难以消除的腹部赘肉也成为很多女性的烦恼，实际上腹部却是经络按摩上成效最最显著的部位。通过对腹部的按摩完全可以使多余的赘肉消失得无影无踪。

1. 推压法

双手自然伸平，五指自然并拢，将一只手叠放在另一只手上后，平贴在上腹部，位置在上的手作为驱动手向下施压，并使双手缓慢向下腹部移动，在施力的同时位置在下的手向上腹的方向施压，使双手同时对腹部作推压动作。注意要保持顺时针的方向，这样不仅可以直接刺激腹部的脂肪，而且可以促进胃肠蠕动，增强减肥效果。

2. 腹部穴位按摩

要想减腹部，肚子上的穴位自然是首选。针对腹部经络穴位的直接刺激，会让您更快达到去除小腹赘肉，恢复平坦的惊人的效果。同时配合全身的其他相关穴位，可以让人变得更加完美。

要想减掉腹部赘肉，按摩的主要穴位有哪些呢？

（1）合谷。

位置：拇指与食指交界凹陷处。多从手背方向取穴。

效果：促进全身血液循环，提神醒脑，改善头晕头痛等症状。

（2）天枢。

位置：肚脐两侧两寸（约三指宽）处。

效果：促进腹部代谢，帮助消化，进而帮助小腹平坦。

（3）气海（丹田）。

位置：肚脐正下方一寸半（约食指和中指合并的指幅宽度）处。

效果：帮助消化，改善腹部肿胀，可以预防小腹突出。

（4）关元。

位置：肚脐正下方三寸（约四指并拢的宽度）。

效果：降低食欲，促进消化。

（5）肾俞。

位置：背部正对肚脐后方，腰椎两侧一寸半（约食指与中指并拢的宽度）。

效果：美化腰部曲线。

（6）三阴交。

位置：脚踝内侧，上方三寸（约四指并拢的宽度）。

效果：帮助消化，促进血液循环，消水肿，改善生理痛。

（7）水分穴。

位置：肚脐正上方一寸（拇指关节宽度）。

效果：排除多余水分，改善水肿。

其中合谷穴是减肥的必选之穴，有人把它称为“塑身万用穴道”。天枢穴可以促进肠胃功能蠕动，使人体内多余废物迅速排出体外。水道穴与水分穴可以调节人体内多余的水分，有助于脂肪的分解。气海穴、关元穴则能够抑制食欲，减少过多的营养吸收，使腹部脂肪得以释放。还有腹部的中脘穴、肓俞穴、水道穴都可以帮助减少腹部的赘肉。

按摩时，以拇指指腹为作用点，按压于腹部穴位，力度适中，感到酸胀或微痛即可，用肘部带动腕关节持续对穴位揉压，使作用范围从穴位中心向上下左右扩散，每个穴位每次按压 2 分钟，每日作 2~3 次即可收到显著效果。

3. 揉压法

以一只手的手掌按压在小腹处，稍作用力顺时针揉压腹部，反复进行 4 分钟左右，可以促使腹部脂肪加速燃烧，迅速分解，将步骤二与步骤三联合进行会得到事半功倍的效果。

肚子的问题，通过上面的三个步骤是解决了，那后背怎么办呢？虎背胸腰的，怎么也和美女联系不起来啊。别着急，下面专门为大家解决这个问题。想消除胸背脂肪，主要可按压 3 个穴位：中府穴，中脘穴及灵台穴。每次按压 15 分钟，每天按摩多次，以有效消除上半身肥胖。中府穴，在上方锁骨下，靠上臂形成三夹角的凹窝中。中脘穴在肚脐上约 10 厘米。灵台穴，背部第三胸椎棘状突起处的凹窝。每天坚持按摩这三个穴位，每个穴位 3 分钟，可以有效地消除胸背部多余的脂肪。

脊椎是人体健康中心，长期工作压力过大而不注意体态身姿会引起身体脊椎的改变，出现真正的“水蛇腰”，这样不仅仅会使身材难看，还容易让腹部的器官和神经受到挤压而产生不良影响，而不能成为体态纤细、婀娜多姿的代名词。通过经络的治疗可以纠正脊椎的异常弯曲，消除脂肪的过度堆积。

按压胸椎：采用俯卧位，全身放松，然后用双手自上而下的按压第 4~8 胸椎，手法要求施力由轻至重，速度均匀缓慢，而受术者要配合向外徐徐呼气，如此反复 10 次。

按揉腰椎：姿势同上，用双手在腰骶部进行揉搓的动作，使腰部感觉微热，然后按压腰椎部位，方法同上。

经穴按压：曲垣穴，位于背部左右肩胛骨内上侧。以拇指或中指按压穴位处，每次停留 10 秒钟，要求力度要有深透感，反复按压 10 次；大椎穴，第 7 颈椎棘突下凹陷中，在左右转动脖颈时，不动的颈椎棘突下就是大椎穴。按压方法同曲垣穴。

长期进行对脊椎的按摩能够使女性身态挺拔，曲线尽显，充满自信和美感。

这样前后的立体按摩，会让腰腹部形成一个整体，塑造女性纤美的身材。无论是迷人的小蛮腰还是平坦的小腹，都可以在这简单的按摩中自然形成。

如何拥有浑圆而富有弹性的翘臀——臀部

女人最优美的部位莫过于纤细的腰身和浑圆的臀部。丰满而富有弹性的臀部是女性体态健美的关键之处。要想拥有迷人的曲线，达到标准的三围，最重要的就是要解决“丰臀”的问题。然而，臀部变形、下垂，也是众多女性无法摆脱的困扰。臀部如何才能又紧又翘呢？所谓“紧”，就是紧实，指的就是臀部肌肉要绷紧，不松弛，臀部皮肤也同样要紧实光滑有弹性；“翘”，指的就是臀形。臀部肌肉的曲线要上扬，不能扁塌下垂。由于臀部的肌肉纤维是朝着左、右两个上角呈 45 度角斜上拉伸，因此很容易因地球吸引力和不良姿态等原因变得松弛下垂，比如不良坐姿、长时间久坐不动，都会让臀部变得扁平或没形。

通过经络的办法能够完美的调节女性臀部线条，让缺乏丰满的臀部能够圆润起来，而下坠变形的臀部也可以更加挺拔、富有弹性。

方法一：经络按压。

通过选取膀胱经和胆经的穴位可以塑造完美的臀部曲线。但由于这些穴位处于人体背部，通常自己无法完成，而需要另一人来进行协助按压。

（1）沿关元俞连接胞育穴向环跳穴直线方向推按，每到穴位处停顿，进行点按。操作时可双手重叠，以一手掌根部位进行推按和按压，由于臀部脂肪较厚，可适当增加按压力量以取得更好的效果。

（2）屈肘用肘尖置于环跳穴处，以上身重量集中在一点，由轻至重的进行按压穴位，时间持续 1 分钟左右，需保持肘部位置不变。

（3）依次在尾骶部的八髎穴处进行点按，按摩时以手指用力缓缓下压，停三秒后再放松力量，每一个穴位重复八次左右，特别要注意指压的同时必须达到酸、麻、胀、痛、热的感觉，才会达到效果。

（4）用手指点按扶承穴，特别要注意的是指压扶承时要分两段出力，首先垂直压到穴道点，接着指力往上钩起，才能充分达到效果。

取穴位置：

胞肓穴：在臀部，平第 2 骶后孔，骶正中嵴旁开 3 寸。

环跳穴：在股外侧部，侧卧屈股，当股骨大转子最凸点与骶骨裂孔的连线的外 1/3 与中 1/3 交点处。

承扶穴：位置在两片臀部下部臀线底端横纹的正中央。

方法二：按摩法。

进行臀部的按摩，配合经络刺激来达到美臀的效果。通过对臀部的按摩可以使松弛的肌肉更加紧绷起来，并且消除脂肪下垂的现象，让臀部更加有弹性。

首先双手重叠按揉一侧臀部，力度适中有深透性，持续 2 分钟按揉另一侧臀部，反复三至四次。

然后用双手同时向上提捏一侧臀部肌肉，力量不要求过重，持续 2 分钟后换另一侧臀部进行提捏，如此反复三至四次。

最后用双手合成一处，手掌中部略空，以小指侧小鱼际向下敲打臀部，也可以改作一手曲掌合成中空进行叩击，从腰骶部向下循环敲打，时间持续 1 分钟左右。

健美臀部也可增加一些小运动来达到收缩臀部肌肉和运动脂肪的效果。例如，伸直双腿，然后作踮脚尖运动也很有效：首先，身体立正，双脚并拢，双腿伸直。然后，边吸气边踮脚尖，把意念集中在大脚趾与第二趾上，脚跟踮起至离地约一个半两个拳头的距离，同时，肛门缩紧。最后，吐气，慢慢将脚跟放下，肛门随之放松。经常重复运动可以加速对臀部的塑形效果。

前两种方法只能是有时间的时候在家里进行，而踮脚这个小动作则不同了。上下班等车的时候，排队的时候，只要你愿意随时随地都可以进行。千万不要再偷懒了，赶快站起来和地心引力做斗争吧，挽救你的臀部，就在现在！

玉腿展风情，美丽进行时——双腿

一双秀丽、修长的小腿，无论穿着什么样的裙子、配上什么样的皮鞋，都能给人带来阳光灿烂的日子。什么样的才算是美腿呢？小腿美不美，关键不在于长短，而在于粗细。如果小腿肚最粗的部分和脚踝的周长能差 15 厘米以下，那就是美腿了。若小腿又粗又短，那么女性朋友可能就会考虑穿什么样的长裤来熬过炎热的夏季，最为苦恼的还是那些必须穿制服裙的小姐们了，只好把那羞于外露的小腿隐藏在办公桌或椅子下面。

而在办公室上班的女性，由于常常要坐上 8 个小时甚至更多的时间工作，没有活动的余地，慢慢地会发现自己的双腿越来越粗壮，这时可用一些简单的按摩运动达到阻止双腿变粗的效果。按照中医的理论，什么都比不上按摩，来得快捷，来得健康，来得自然。没想到的还有，按摩小腿后不仅纤体了，而且皮肤又能“弹”起来，头发亮泽了，女人味也直线上升。

1. 美腿的黄金搭档

想要美腿就要先熟悉腿上的重要穴位，这些穴位就是调节腿形的最佳组合，堪称是美腿的黄金搭档。

（1）足三里穴。

位置：膝盖外侧凹陷，往下 3 寸，大约四指并拢宽度，靠近小腿骨外侧的凹陷处，即为足三里。足三里是人体非常重要的穴位，也是美容保健的大穴，可以促进循环、消除赘肉。

按压方法：缓缓地吐气，同时以手指指腹或指节用力按压此穴道 6 秒钟，然后松开，重复做 20 次。

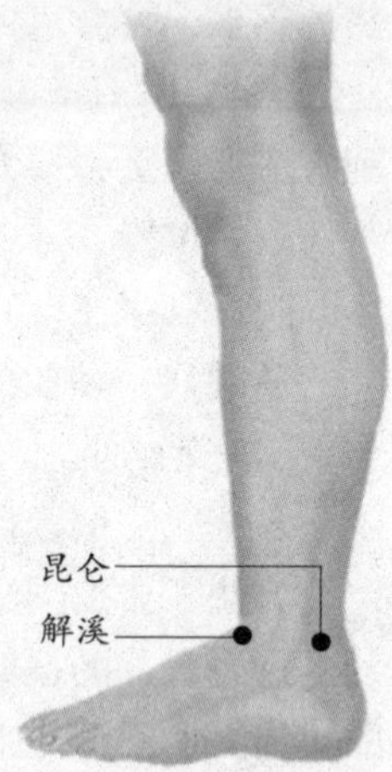

昆仑、解溪穴的位置

（2）承山穴。

位置：踮起脚尖，可以发现小腿肚有一块肌肉隆起，在肌肉正下方的凹陷处即是承山穴。它可以消除水肿，排除体内的废物、美化小腿曲线。

按压方法：用拇指点按，持续按压穴位 5 秒，按压时配合吐气，慢慢放松，配合吸气，休息 2~5 秒，再重复按压，反复做 10 次。

（3）昆仑穴。

位置：脚踝外侧的后方，外踝尖与跟腱之间的凹陷处。昆仑穴能改善小腿肿胀，促进血液循环，美化腿部线条。

按压方法：先将肌肉放松，一边缓缓吐气一边强压 6 秒钟，如此重复 10 次。

（4）解溪穴。

位置：足背关节横纹中间点，两筋间凹陷处。解溪穴对加速腿部血液循环，纤细脚踝非常有好处。

按压方法：用拇指指腹向下按压，一面吐气一面用力，10 秒后放手，停 5 秒，然后继续做 10 次。

了解了穴位就要准备按摩了，在按摩前可将双脚在加了浴盐的热水中浸泡十分钟，这样可以起到松弛小腿肌肉，加速循环的效果，为接下来的按摩作好准备。

然后以小腿正后方为中线，从膝盖的正后方开始，逐渐往下按摩。持续按摩到小腿肚最宽处，再往下至小腿肚下方的承山穴。再从脚踝向膝盖方向按摩，直到腿部肌肤发热。这样效果会达到最佳。

如果大腿的赘肉比较多的话，就可以首先按摩三阴交，消除腿部水肿；其次按摩承山防止腿部积存废物，使腿部线条柔美；然后按摩髀关，消除大腿内侧的赘肉，亦能调理胃肠功能，对于腰腿疼痛也有改善的作用；最后按摩风市，消除整个大腿肥胖，健全体内胆器官的运作，进而使胃部运作正常。只要能坚持按摩，双腿自然会变得越来越纤瘦、修长。

2. 三大按摩手法，轻松应对各种困扰

腿部的按摩也要学习按摩的三种方法，针对不同症状，掌握以下 3 大按摩手法，轻松应对各种困扰。

（1）缓慢按压法，可以放松身体，缓解疼痛。操作的时候默数 5 下慢慢用力对准穴位按压。坚持大约7秒左右。再默数5秒慢慢松开。

（2）断续按压法，提高肌肉机能。默数2秒快速对准穴位按压。坚持2秒。再默数2秒快速松开。

（3）自然按压法，即可放松身体，缓解疼痛也可以提高肌肉机能。默数3秒对准穴位按压。坚持7秒。再默数3秒慢慢松开。

另外按摩时也要注意一下呼吸的方法，掌握正确的呼吸方法可让按摩效果事半功倍。其实非常简单，手指松开穴位时充分吸气；按压穴位时吐气。在按摩的时候只要能按照这些来进行，就能时刻将美腿进行到底。

纤纤擢素手，三个步骤来塑就——手臂

其实人的双手是最灵活敏感的部位。当人感到舒服高兴的时候，血液流向手使其更温暖柔软。而压力会让手变得稍冷稍僵硬。当感觉强壮自信的时候，手指之间的空隙会扩大让你的手显得更有领域性。当感到不安全的时候，间隙会消失，实际上，当发现压力很大的时候，会把大拇指塞到其他手指下面。

女性朋友肯定平时也非常注意自己的手臂和手掌，不希望变得很粗糙，更不能有多余的赘肉，让手臂都变得粗大。但是反复的活动又会让手臂的肌肉纤维变粗，不能体现出女性柔弱妩媚的感觉。这是非常让人苦恼的，难道就没有一个完美的方法吗？不要着急，跟随下边的步骤，一步一步实现对手臂的塑造。

1. 轻擦皮肤

先将整个手臂轻度按摩。用对侧的手抓住臂，自上而下地用手轻擦皮肤。做10次左右。注意：不要太用力，只是轻擦。这是一个让机体提前准备的过程，能够提高按摩的效果。

2. 揉搓法

用对侧手，大把抓住臂，用拇指和其他四指用划小圆的方式，由手腕向肩部揉搓肌肉，特别是对臂内侧腋窝邻近的肌肉，用手掌抓紧后揉捏5次左右。内侧、外侧各做5次左右。注意：每次从手腕开始向肩部依次一个过程。不要做来回的按摩。这样手臂的脂肪就会开始燃烧，再加上穴位的作用，想要减掉赘肉就变成了轻而易举的事情了。

3. 穴位指压

手腕至肩部有几个减肥穴位，应由远端开始依次指压，这不仅仅是对局部组织的刺激，还对全身有着调节作用，这种综合作用使得手臂变得纤细。

阳池穴：是位于手背部的穴位。将手腕背曲后，可见到腕部有一粗大的皱纹，阳池就在这条横纹的中央，它也常被称为散热的穴位。一般宜用对侧手的拇指肚按压。左右手各做10次。

曲池穴：位于屈肘时出现的皮皱的前端。压迫时会引起强烈疼痛，指压时应将肘关节屈曲并靠近身体，使肌肉松弛，有利于刺激的传导。左右各做10次。需要注意的是，由于这个穴位的刺激比较强，所以不要在饿肚子的时候按摩，以免出现头晕昏倒的现象。

大陵穴：位于手腕内侧皱纹的中央。按摩的时候宜用拇指按压，每2~3秒略停，必须有节奏的进行。左右各做10次。

内关穴：在大陵上方 2 寸的地方，也就是距大陵穴两横指的位置，按压时也有疼痛。左右各做 10 次。它能很好地调节神经的作用，促进消化，帮助新陈代谢更快地进行。

手三里穴：在前臂背面桡侧，当阳溪与曲池连线上，肘横纹下 2 寸。一般宜用对侧手的拇指肚按压。左右手各做 10 次。按压手三里有促进消化的作用。

按完上肢的穴位还不算完成，还要按腿上的穴位呢，主要选下面两个穴位：

三阴交穴：在小腿内侧，当足内踝尖上 3 寸，胫骨内侧缘后方；正坐屈膝成直角取穴。它是肝脾肾三条经络交会的地方，所以对于刺激血管和神经有很强的作用，当然减手臂的赘肉也需要它来调控。按摩的时候可以用拇指按压，每 2~3 秒稍微停一下，必须有节奏的进行。左右各做 10 次。

风市穴：在大腿外侧部的中线上，当腘横纹水平线上 7 寸。还有一个简便定位的方法法：站立，手自然下垂于体侧，中指尖所到处就是这个穴位的位置了。这个穴位是促进脂肪分解和燃烧最有效的穴位，无论身体哪个部位想要减脂，都必须要有风市穴的帮助。按摩时也是用拇指按压，每 2~3 秒略停，必须有节奏的进行。左右各做 10 次。

这样一个穴位按摩的过程是全身的整体配合，并不仅仅局限在手臂上的穴位，就像减腿部的脂肪，也可以辅助身体其他部位的穴位一样，手臂的塑造就简单完成了。有了手臂的带动，自然手部的形状也会非常完美。经络的神奇效果就在其中了。

看一看，自己究竟胖不胖

现在有很多人都在追求苗条的身材，尤其是许多年轻女孩子，总说自己太胖了，然后节食不好好吃饭，或者买一些减肥产品吃，以这样的方式来减肥。其实，从医学的角度来讲，她们未必真的胖。那究竟什么样的才是肥胖呢？

1. 体重测定

目前国际公认的标准为：实际体重超过标准体重 20%（含 20%）以上者均为肥胖；超重 30%~50% 为中度肥胖；超重 50% 以上为重度肥胖。标准体重 ±10% 的都算正常，超过 10%~20% 的只能算是超重。如果低于标准体重的 10%，则属于消瘦了。下面就介绍几种计算体重的方法，您对照着看看，算算自己究竟胖不胖。

（1）常用标准体重计算方法：

儿童标准体重：

3~12 个月婴幼儿标准体重（千克）=（月龄 +9）/2

1~6 岁幼儿标准体重（千克）= 年龄（岁）×2+8

7~12 岁儿童标准体重（千克）= 年龄（岁）×2+7

成人标准体重简易计算公式：

标准体重（千克）=［身高（厘米）— 100］×0.9

（2）体重指数：是身体质量指数的简称，也称体质指数，是用体重公斤数除以身高米数平方得出的数字，是目前国际上常用的衡量人体胖瘦程度以及是否健康的一个标准，不受年龄、性别、种族等因素的影响。

体重指数（BMI）= 体重（千克）/［身高（米）］^{2}

专家指出最理想的体重指数是22，如果BMI为25~30，为轻度肥胖；BMI为30~40，为中度肥胖；BMI为40以上，为重度肥胖。

但是体重指数有时也会出现小问题，比如说健身运动员，他的体重指数可能能达到30，但是他的身体的脂肪含量并不高，他的体重升高是由于肌肉的分量大。所以，有的时候并不能单看体重指数来判断一个人是否肥胖，关键还要看他的脂肪含量有多少，因为引起肥胖的主要原因毕竟是脂肪在体内的堆积。

2. 皮下脂肪测定

一个人的身体是由脂肪、肌肉、内脏、骨骼、水等成分构成的，造成人肥胖的主要原因是因为身体里含有过多的脂肪。但是究竟过多了多少脂肪？哪些地方的脂肪堆积过多以及减肥到什么程度才算健康？下面介绍一些关于脂肪测定的方法。

皮下脂肪的含量可反映全身脂肪含量的多少，因此，测定皮下脂肪的厚度可作为诊断肥胖的依据。

（1）皮下脂肪的厚度测定。

一般用特别的皮肤厚度测定器卡钳直接测量。常用的测量部位有两个，一是背部肩胛骨下端的皮肤皱褶，二是肘关节与肩峰连线中点的皮肤。肩胛骨下端皮肤皱褶厚度超过12.5毫米，当肘关节与肩峰连线中点皮下脂肪厚度男性超过35毫米、女性超过45毫米，可作为诊断肥胖病的参考指标。

但是由于这种测量方法需要用到专门的皮肤厚度测定器卡钳，由于一般人都没有专用工具，所以要想自己在家测量，此种方法恐怕有点行不通。但是很多健身俱乐部都可以免费提供这项服务。

（2）腰臀比值法（WHR）。

这种方法主要是以腰围与臀围之比来描述脂肪的分布类型。

测量腰围和臀围都有固定的位置要求：两侧肋缘与嵴间连线中点水平为腰围，臀部最突出之处为臀围。我国女性腰臀比值>0.8，男性腰臀比值>0.9即为异常。比值高者为中心型脂肪分布，低者为周围型脂肪分布。WHR是描述脂肪类型的指标，因为方法简单而且能反映出脂肪分布类型，因此应用较广。

（3）体重与腰围的比值。

一般来讲，男性多余的脂肪多沉积于腹部，而女性主要沉积于臀部和腿部。因此，可测定腰围来估计男性是否肥胖，其标准是体重（千克）数不超过腰围（厘米）数，否则即为肥胖。

（4）指捏法。

肥胖除直接观察臂以下部位丰满膨隆的程度外，可用指捏法测量。方法是用拇、食两指相距3厘米左右捏起皮褶，其皮褶厚度即为该处皮下脂肪的厚度，如超过2.5厘米，即为肥胖。

（5）生物电阻测量。

脂肪的导电性很差，而体内其他成分的导电性较好。生物电阻测量就是利用这种原理，用微小电流通过身体来计算电阻。多数的体脂测量仪器都是采用生物电阻。但这种办法受人的身体状态、脱水程度因素影响较大。所以，要比较测量结果时，最好用同一时间，身体水分充足时的结果。

（6）水下称重。

曹冲称象想必大家都知道，水下称重的原理和曹冲称象一样，我们可以通过水的浮力，测定身体里脂肪的比例，因为脂肪的比重和其他的身体成分不一样。其实这种办法是最准确的，但是因为设备复杂，所以很少应用。

3. 内脏的脂肪

通常所说的肥胖是由于皮下脂肪堆积过多，使人的外形显得肥胖。这些脂肪是存在于皮肤下面的，叫作“皮下脂肪”，它们会影响身体的健康。其实内脏也有脂肪，它们存在于身体内部，围绕着人的脏器，主要存在于腹腔内，如肝、胰、胃、肠道等器官的周围和内部，它们是我们平时所看不见的，但同样会影响身体的健康。

有研究表明，体内脂肪会破坏人体内部的信息传导系统，被脂肪包裹的内脏器官会向身体发出错误的化学信号，致使器官内部也开始囤积脂肪。人体器官内部一旦形成脂肪堆积，就会增加患高血压、糖尿病、动脉硬化、心脏病等各种疾病的机会，进而增加中风和心肌梗死等心脑血管事件的风险。因此，内脏导致的肥胖与糖尿病、高血压、血脂紊乱，被称为“死亡四重奏”，而内脏脂肪也被称作“危险的脂肪”。

究竟怎么才能知道内脏到底有没有脂肪呢？总不能把肚子划开，把心肝脾肺肾都拿出来看看吧？当然不能，但是人类的智慧可以帮助解决这个难题。人自己无法用眼睛直接看到，但可以借助先进的设备。可以对腹腔进行 CT 或者磁共振扫描，然后利用特殊的软件，计算出腹腔内脂肪的面积。这个数值可以比较准确地反映出内脏脂肪堆积的程度。在日本，把腹腔内脂肪面积＞ 100 平方厘米诊断为内脏性肥胖。在我国，目前还没有相应的诊断标准。但有研究表面，中国人腹腔内脏脂肪面积达到 80 平方厘米左右时，就可以发生日本人内脏脂肪面积在 100 平方厘米时的代谢异常。

有人可能会说，这种方法也不太好，太麻烦了，而且还得花好多钱。没关系，下面给您介绍一个简单的，就是前面刚说过的腰臀比。这是因为内脏脂肪堆积一般都会导致腹部肥胖，因此，腰围和腰臀比在一定程度上可以反映是否存在内脏肥胖。一般来说，腰臀比比值越小，说明身体越健康。这也是预测一个人是否肥胖及是否面临患心脏病风险的比较好的方法，比目前普遍使用的测量体重指数的方法要准确 3 倍。腰围尺寸大，表明脂肪存在于腹部，是危险较大的信号；而一个人臀围大，表明其下身肌肉发达，对人的健康有益。

引起内脏性肥胖的原因有哪些呢？首先，是人种和遗传因素。内脏脂肪的堆积与种族有一定关系，黄种人发生内脏性肥胖的概率比较高。极少数胖得离奇的人，可能与基因突变有关。其次，就是能量代谢失衡。吃得多或动得少或两者兼有，造成热量摄入多而消耗少，能量自动转化成脂肪，必然会引起脂肪的堆积。人体就好比一个仓库，当皮下堆满了脂肪无处可堆时，脂肪就会转移战场，转而堆积到内脏去，变成了“违章建筑”。但也有一部分人，体重和体重指数都正常，但内脏脂肪面积大。长期静坐者需特别注意这一点。引起肥胖还有一点就是内分泌紊乱。现代很多人工作和生活压力大，长期处于精神紧张状态，经常熬夜，这样的人，会发生体内皮质激素水平升高，进而引起内脏脂肪堆积。

在这里还要提醒一点，外形瘦并不一定内脏也“瘦”。身体内部脏器的“胖瘦”，与人的身体胖瘦并不一定成正比。外形瘦的人并不一定真瘦。不论一个人外形胖瘦，体内都有囤积脂肪的危险。有研究显示，依靠节食的方法来瘦身的人内脏更容易堆积脂肪，即使他们外表看上去很苗条，但是内脏却不一定脂肪少。

少吃多动，科学饮食，适量运动，保持热量的“收支平衡”，这是日常生活中避免脂肪堆积的最基本方法。如果要消耗体表和内脏中已经堆积的脂肪，就必须适当“吃得少一点，动得多一点”。在饮食上，要改变以往的烹饪习惯，多凉拌、多清蒸，少爆炒，避免吃油炸食品。在增强运动的基础上，还要改变长期静坐、经常熬夜等不良生活和工作习惯。

23 大反射区，让你轻松瘦下来

现在很多人为追求苗条的身材，尝试着各种的方法，节食减肥，运动减肥，药物减肥，按摩减肥，针灸减肥等等，真可谓是五花八门。有的没什么效果，有的把身体弄垮了，有的虽然有效果但难以坚持……，在尝试了一种又一种的方法之后，有的人不禁会问：有没有一种安全、有效、还不那么难办到的方法啊？答案是肯定的。通过对反射区的按摩，就可以轻松让你瘦下来，不必节食，不必吃药，不必扎针，没有痛苦。真的有这么好的方法，赶快来了解一下吧。

1. 手臂反射区

手臂反射区在人体的脚外侧比较靠前的地方，在肩反射区和肘反射区之间的位置。按摩的时候一只手握足，另一只手半握拳，食指呈弯曲状，以食指第二指骨的桡侧面刮压，力度大约以反射区部位产生酸痛即可。对手臂反射区的按摩，主要是针对上肢的脂肪，比如说有“拜拜肉”的时候就可以按摩这个反射区。

2. 下腹部反射区

下腹部反射区在小腿外侧比较靠下的地方，也就是腓骨外后方，自外踝向上延伸至四横指的一块带状区域，大约与足内侧的直肠与肛门反射区相对应。如果有小肚子突出的烦恼的人，可以按摩这个反射区。按摩的时候用一只手握住脚，另一手以拇指指腹施力，自踝关节后方向上推按，力度以反射区产生酸痛为宜。

3. 胰脏反射区

胰脏反射区在人的脚底部，在足底第 1 跖骨体靠近跗跖关节处，胃反射区和十二指肠反射区之间。在按摩时，以一手握足，另一手半握拳，食指弯曲，以食指近端指间关节顶点施力，由足趾向足跟方向按摩，力度以反射区产生酸痛为宜。

4. 肩部反射区

肩部反射区在脚的外侧，小脚趾的跖趾关节后方的凹陷处就是它的位置。按摩方法和手臂反射区一样，也是一手握足，另一手半握拳，食指弯曲，以食指第二指骨的桡侧面刮压，力度以反射区产生酸痛为宜。

5. 肾上腺反射区

肾上腺反射区位于双足底部，在第 2、3 跖骨之间，距跖骨头近心端约 1.5 厘米宽处。按摩的时候用一只手握住脚，另一手半握拳，食指弯曲，以食指近端指间关节顶点施力，定点深部按压，力度以反射区产生酸痛为宜。

6. 输尿管反射区

输尿管反射区在足底，是自双足底肾反射区斜向内侧，至足舟骨内下方的一个弧形带状区。按摩时，一手握足，另一手半握拳，食指弯曲，以食指近端指间关节顶点施力，由肾反射区向膀胱反射区方向按摩，力度以反射区产生酸痛为宜。

7. 膀胱反射区

膀胱反射区位于双足内踝前下方，足舟骨下方稍突起处。按摩的时候用一手握足，另一手半握拳，食指弯曲，以食指近端指间关节顶点施力，定点按压，力度以反射区产生酸痛为宜。

8. 大脑反射区

大脑反射区正好位于双足大趾的整个趾腹，左半脑反射区在我们的右足，右半脑反射区在我们的左足。按摩的时候一手握足，另一手半握拳，食指弯曲，以食指近端指间关节定点施力，由趾端向趾根方向按摩，力度以反射区产生酸痛为宜。

9. 小脑反射区

小脑反射区在脚大拇指的根部，颈反射区的上方。也就是说双脚大拇指指腹有两条横纹线的中间都是小脑反射区。按摩时一手握足，另一手半握拳，食指弯曲，以食指近端指间关节定点施力，方向要从外往内方向扣按后再由内往外扣按。

10. 颈项反射区

颈项反射区位于双足大趾趾腹根部横纹处。按摩时以一手握足，另一手以拇指指腹施力，沿趾根部，由外向内旋转，力度以反射区产生酸痛为宜。

11. 甲状腺反射区

甲状腺反射区在脚底，第一跖骨与第二跖骨之间以及第一跖骨远侧部连成的“L”形带状区域就是甲状腺反射区的所在。按摩的时候用一手握足，另一手以拇指固定，食指稍弯曲，以食指内侧缘施力，从下向上按摩，力度以反射区感到酸痛为宜。

12. 胆囊反射区

胆囊反射区也在脚底，但是仅在右足底有，是右足足底第 4、5 跖骨体间靠近第 4 跖骨的位置，肝脏反射区的内下方。按摩可一手握足，另一手半握拳，食指弯曲，以食指近端指间关节顶点施力，定点向深部揉按，力度以反射区感到酸痛为宜。

13. 肛门反射区

肛门反射区位于左足足底跟骨前缘，乙状结肠及直肠反射区的末端。按摩的时候要一只手握脚，另一手半握拳，食指弯曲，以食指近端指间关节顶点施力，定点按压，力度以反射区产生酸痛为宜。

14. 降结肠反射区

降结肠反射区位于左足足底第 5 跖骨沿骰骨外缘至跟骨前缘，与足外侧平行的竖条状区。按摩时一手握足，另一手半握拳，食指弯曲，以食指近端指间关节顶点施力，由足趾向足跟方向按摩，力度以反射区产生酸痛为宜。

15. 尿道反射区

尿道反射区位于双足内侧，自膀胱反射区斜向后上方延伸，经距骨止于内踝后下方。按摩时要一手握足，另一手以拇指指腹施力，自膀胱反射区斜向上按摩，力度以反射区产生酸痛为宜。

16. 升结肠反射区

升结肠反射区是从右足足底跟骨前缘沿骰骨外侧至第 5 跖骨底，即小肠反射区外侧与足外侧平行的带状区。按摩的时候用一手握足，另一手半握拳，食指弯曲，以食指近端指间关节顶点施力，由足跟向足趾方向按摩，力度以反射区产生酸痛为宜。按摩 3~5 次。

17. 小肠反射区

小肠反射区是双足足底中部凹入区域，被升结肠、横结肠、降结肠、乙状结肠及直肠等反射区所包围。按摩时一手握足，另一手半握拳，食指、中指弯曲，以食指和中指的近端指间关节顶点施力，由足趾向足跟方向按摩，力度以反射区产生酸痛为宜。

18. 横结肠反射区

横结肠反射区位于双足足底中部，横越足底呈横带状。按摩的时候用一手握足，另一手半握拳，食指弯曲，以食指近端指间关节顶点施力，左足由内侧向外侧按摩，右足由外侧向内侧按摩，力度以反射区产生酸痛为宜。

19. 坐骨神经反射区

坐骨神经反射区分为内侧和外侧两个。内侧坐骨神经反射区位于双足内踝的后方，沿着胫骨后缘向上至胫骨内侧髁下；外侧坐骨神经反射区位于双足外踝的外缘，沿着腓骨前侧向上至腓骨小头处。按摩时，可一手握足，另一只手用拇指指腹施力，顺着踝关节向上推按，力度不要过大，以按摩部位产生酸痛为度。

20. 十二指肠反射区

十二指肠反射区位于双足足底内侧缘第 1 跗跖关节前方，胰反射区的后方。按摩时一手握足，另一手半握拳，食指弯曲，以食指近端指间关节顶点施力，由足趾向足跟方向按摩，力度以反射区产生酸痛为宜。

21. 盲肠反射区

盲肠反射区位于右足足底跟骨前缘，第 4 与第 5 趾间的垂直线上。在按摩的时候，可一手握足，另一手半握拳，食指弯曲，以食指近端指间关节顶点施力，定点向深部揉按，力度以反射区产生酸痛为宜。

22. 上、下颌反射区

上颌反射区是位于双足背趾趾关节横纹前方的带状区域。下颌反射区是双足背大趾骨间关节横纹后方的带状区域。按摩时，可用一手握足，另一只手以拇指指腹施力，由足内侧向足外侧按摩，力度以反射区产生酸痛为宜。

23. 肩胛骨反射区

肩胛骨反射区是双足足背第 4、5 跖骨间延伸到骰骨处稍向两侧分开的带状区域。按摩的时候用双手拇指指腹沿着足趾向足背方向推按至骰骨处向左右分开，力度以反射区产生酸痛为宜。

这 23 个反射区在减肥的时候应该怎么选择呢？主要可以分为三类，比如说颈、肩、小腹等反射区，主要可以用来减局部的肥肉，这是第一类。第二类是和消化系统有关的，比如说胰腺、胆囊、结肠、小肠等，促进消化和排泄，来达到减肥的目的。第三类主要是和水液有关的。人体中的水分要占人体体重的大部分，因此，控制水液也有控制体重的作用，而膀胱、输尿管、尿道等反射区就可以帮助你把水液以及其他废物排出体外，从而达到控制体重的目的。只要掌握住这几个原则，再结合自身情况，就可以轻松选择相应的反射区来按摩了。

其实，这种通过捏脚足疗的方法来减肥是有科学道理的。它的医学理论基础在于它是通过刺激脏器在脚上的反射区，来加速组织器官的新陈代谢，从而达到减肥的作用。这种方法最大的好处在于不摄入药品，不植入东西，是安全的。相对于药物等其他方法，通过足部反射区的按摩来减肥，其不良反应几乎为零。足反射疗法在减肥的同时，还对身体的其他疾病的症状和体征都有不同程度的改善，有的甚至可以消失。

人体是个精密而又复杂的系统，其中很多东西我们尚未了解清楚。西方医学通过把人体解剖开来，来了解其中的秘密。而反射疗法的观点则是“纸包不住火”，人体总有能泄露内在秘密的地方，而脚、手、耳朵、脊背等部位就是这样的地方。虽然现在还无法用现代科学来解释，但它的确能帮助人恢复健康。

肥胖的患者，可以通过每天自我按摩双脚来调节体重，这种方法简单易行，而且容易做到。如果有的人没有恒心和毅力坚持每天自我按摩，这也没关系，有时候逛街的时候，可以去那些足疗店做做按摩，也会有一定的作用。

第四章

生命有限，美丽无限——特色美容按摩法

在岁月的长河中，任何人都显得那么渺小，因为生命是那么的短暂，稍纵即逝。在这短暂的生命中，谁不想拥有健康的身体，美丽的容颜。生命是有限的，在尝试了种种美容美体方法之后，不禁会有人问：如何能在这有限的生命中，拥有无限的美丽呢？答案究竟是什么呢？现在就开始一起来找寻吧。

舒心养颜——音乐香熏按摩法

香熏是一种风靡全球，备受爱美女士青睐的护理方式。一切经由皮肤和呼吸系统，传达精油功效的芳香疗法都可以称之为香熏。它不但能舒心养颜，还能放松减压。人们通过按摩、吸入、热敷、浸泡、蒸熏等方式，使芳香精油迅速融入到人体血液及淋巴液中，可以加速体内新陈代谢，促进细胞再生，增强机体免疫力，进而调节人体神经系统、循环系统、内分泌系统、消化系统、肌肉组织及排泄系统等。

纯植物精油中含有许多特殊的物质，能够刺激体内的自律神经，让机体各个系统保持稳定，自然神清气爽，活力大增。香熏精油还能加速细胞的新陈代谢，加强免疫系统，排除细胞内毒素。香熏液的分子微小，成分活跃，故能深入真皮层，进入血液循环，继而通过血液运送到全身的组织细胞，其渗透力是其他护肤品所不能媲美的。亦因为香熏精油是百分百的天然产品，所以，比起人工制造的化学元素香熏，更为皮

肤所接受。

时下，大多都市女性均生活在快节奏的环境中，紧张的生活，沉重的压力以及污染的环境，不仅使娇美的容颜一日日暗淡下去，也让心灵一天天变得苍老。天性爱美的女人不惜重金出入美容院，以挽回青春和活力，因此，在美容界又推出了香熏音乐美容法。

香熏音乐美容法是一种融美容、按摩于一体的新式护理方法，它让你听着轻柔悠扬如天籁的音乐，在飘逸着沁人心脾的芳香环境中，接受专业美容师的护理，最终使你的容颜恢复明媚动人，全身肌肤变得细腻紧实，同时心理压力也得到释放，身心舒畅。

在进行护理之前，会先做松香桑拿浴，桑拿室内播放着旋律优美的音乐。沐浴后，来到气味芳香、灯光柔和的护理室内，护理时，听着杂夹流水鸟鸣、美如天籁般的音乐，享受着适合自己的香精油及美体霜，根据音乐韵律和节奏的按摩，就会让人抛开都市的喧嚣，沉醉于前所未有的满足中。

按摩法是香熏美容中最为关键的方法。香熏按摩采用淋巴引流法，主要为排除体内毒素。这种手法要求高，讲究方向，手法缓慢，要求心、气、韵、力并用才能取得一定效果。淋巴引流按摩时，美容师用调配好的植物芳香精油与天然植物油混合而成的“液体黄金”，触摸人的身体及面部，使其渗透。人体在这种实有韵律的按摩中会产生一种极佳的心理及生理反应：紧张紧绷的肌肉得以舒缓，不安焦虑的情绪得以平静。按摩法一般配上熏吸法和轻柔的音乐，由懂香熏护理的专业美容师在美容院操作效果奇佳。因为，视觉、嗅觉、听觉、触觉等的有机结合，能创造出香熏美容无比的美感，也是香熏美容的最高境界。

香熏音乐美容护理能通过促进淋巴循环、排除体内毒素来达到由内而外的美容效果；并使全身肌肤变得光滑富有弹性，形体得以改善；而它怡人的芳香，醉人的音乐以及柔和的灯光所营造出的温柔舒适的护理氛围，让人难以抗拒它的诱惑。

但是应该如何自己在家做音乐香熏按摩呢？首先要学会香熏按摩法。

香熏按摩法，就是选择不同的精油，按不同的比例调配，进行按摩的方法。下面介绍 下按摩的基本技巧，待充分领会之后再进行香熏按摩会更有效。

1. 轻擦法

这种方法是最常用的按摩方法。将手掌与肌肤贴紧，一边轻施力度一边抚摸。轻擦法对促进血液及淋巴液的循环流动、保持身体温暖、放松心情都很有效。

2. 揉捏法

用大拇指或者用手掌对肌肤进行揉捏。在揉捏肌肤的同时，能起到去除身体的老化和死亡细胞，并且使神经得到放松的效果。

3. 强擦法

这种方法要比轻擦法的力量稍大，手的动作和轻擦法相同。速度太快或力量太大的话，可能会产生摩擦热，所以这个动作要用比较慢的速度进行。随着手的摩擦，可以刺激身体内部，改善血液循环，使皮肤变得光滑细腻。

4. 叩打法

用两手交互拍打的方法。让手环成一个罩形有节奏地在关节部位拍打，拍打的时候注意速度不要太快。重复这个动作，可以消除肌肉疲劳，放松心情。

进行香熏按摩的时候，先将香熏精油加入原植物媒介油中，然后一起放入盛器内搅匀，比例为12滴香熏精油加入25毫升的媒介油，用此油以上述方法，在身体进行局部按摩。按摩完毕，用毛巾包裹被按摩处，直至香熏精油完全被吸收为止。

当你带着一身疲惫与倦意回到家中，一定想放一缸热水浸泡一下自己沉重的身躯与乏力的四肢，此时，你该选香熏浸浴疗法。

将浴缸放满热水，取一汤匙牛奶融入水中，再滴上8~10滴香熏精油。浸浴用的香熏精油一般选用“放松式”杀菌类精油，比例可按自己意愿调配。如浸浴后想以休息为主，安神、催眠类的檀香、薰衣草等多滴一些，甚至可全部采用安神类精油；如想增加夫妻间的情趣，加几滴充满浪漫与温情的依兰、玫瑰等；如想净化肌体，则用有较强杀菌功效的甘菊、佛手柑等；没有牛奶，精油也可直接滴入水中，用手搅匀，然后放松身体，将全身浸泡在这芬芳的清水中约二十分钟。期间，你可以打开音乐，闭上眼睛，放缓呼吸，想象自己为水中自由自在的鱼，轻轻地在水中划动双臂，任水轻抚全身……最后，你可按常规用沐浴露、清水洗净身体。

如果没有时间做全身的浸浴，可以选用其他方法。比如，在一小盆热水中加入1~3滴香熏精油，头靠进小盆内，用毛巾将头部连同小盆一起盖住数分钟，吸入盆中冒出的香熏蒸气。蒸熏时要闭上眼睛，以免过热的蒸气损害角膜。此外，也可以滴1~2滴香熏精油在手帕上，放在鼻间轻轻吸入。用这样简单的方法，就可以放松心情，缓解疲劳，活化肌肤，延缓衰老。赶紧试一试吧。

面部运动美容法，从现在开始进行

在讲述之前，我们可以先来做一个测试：拿起一面镜子，先平视镜中的自己，这是现在的你；然后将镜子举高45度角，向上看，这是10年前的你；将镜子向下45度，低头看见的是10年后的你。

镜子里的你，明明没有明显的皱纹变化，为什么年龄却忽然增加了？答案是——皮肤的松弛，改写了你的面部轮廓。就像身体要经常运动来保持柔韧和紧致，脸庞也需要适度运动，来帮助肌肤维持紧致的轮廓。

多数女性在平时一般比较关注皱纹、斑点问题，并将其视为老化的信号，而忽视了皮肤的松弛。实际上30岁之后，就会越来越明显地在镜子里看到自己额头、脸颊及鼻翼两侧的毛孔开始呈现椭圆形的形状，这都是皮肤弹性下降、开始松弛的表现。

导致肌肤松弛的最主要原因是由于皮肤的真皮层失去了弹性。真皮中存在着胶原蛋白和弹性组织纤维，它们会随着年龄的增长发生变化，质感和含量都会降低，同时皮下的透明质酸亦会慢慢流失。此时，缺乏胶原蛋白的皮肤，就会变得松弛、没有弹性，肌肤自然会变得松弛无力。初期表现为毛孔开始扩张、皮肤失去弹性，到后期，脸部轮廓也开始慢慢改变了。

此外，导致松弛还有很多诱因，例如，随年龄增长，体内荷尔蒙分泌的下降，皮下脂肪逐渐流失，令皮肤失去支持而渐渐变得松弛。当然，我们也无法避免地心引力对肌肤的影响。此外，肌肤老化的速度会依个人体质、精神饮食、阳光照射、吸烟及环境污染而有所不同。成功的抗老化保养，需要保养习惯、生活及运动习惯的互相配合。

有一部分人认为对抗松弛，是 30 岁后才需要做的保养功课，那就请对着镜子，细细观察现在的自己。或许你已经遗憾的发现，自己的面部轮廓某一部分，已经开始拉警报了。没关系，从现在开始做面部运动吧，它能帮你改善皮肤松弛的现象，抑制细纹的产生，使肌肤回复到光滑状态。

下面就让我们一起来看看这些有趣的面部运动美容法！

（1）先将牙齿自然咬合，然后有节奏地连续用力发英文字母“V—P”的读音，这样可以使下巴的皮肤得到运动。

（2）闭住嘴，使劲吹气，把嘴的四周鼓起来（注意面颊不要鼓起），然后放松复原，重复多次，这样可以使嘴唇周围的皮肤得到运动，有助于保持双颊强健柔软。

（3）闭嘴成抿嘴笑的形状，然后放松重复，这样可以使鼻子两侧的皮肤得到运动。

（4）使劲睁眼抬眉，然后放松，均匀重复，这样可以使眼睛周围的皮肤得到运动。

（5）每天咀嚼口香糖十几分钟，不但能清洁牙齿，还可减少面部的鱼尾纹，促进血液循环，使面色红润。

（6）长期单侧嚼食会使面部出现左右不对称。在闲暇时，可将下巴朝前伸，然后向左右两边重复移动，像咀嚼食物似的使面部的皮肤得到运动，帮助恢复平衡。

（7）五指并拢，双掌摩擦微热后，紧贴面部，轻轻上下抹动，按摩额、颧外肌肤以及鼻、耳部，持续 3~5 分钟。浴面能刺激面部皮肤、肌肉、神经、血管等，从而调节神经系统功能，促进面部血液循环，改善组织营养及新陈代谢过程，增强肌肉的弹性。

（8）舌头尽量吐出，双眼尽量上翻，保持此动作 1 分钟。

（9）卷起双唇，反复或持续做飞吻动作。这个动作很简单，却可以有效锻炼嘴唇，防止唇部松弛及出现嘴角纹。

（10）将脖子后仰，做亲吻天花板状，该动作重复 4 次。这一练习动作可以坚固下颚、颈脖和喉咙，从而使嘴唇更丰满，减少嘴角纹。

（11）提眉“固额”：将眉毛以上肌肉向上拉，同时用手指抹平额头皱纹。提眉和抹平皱纹都是 20 次。这一动作可以坚固前额，减少抬头纹。

（12）微笑消除鱼尾纹：微笑，用一根手指按住眼角鱼尾纹，然后反向推动下眼睑肌肉。动作重复 20 次。该步骤可以通过反向运动下眼睑，从而达到消除鱼尾纹的效果。

（13）面对镜子，脸部嘴型呈“啊”字张开，下巴往下持续约 10 秒钟，动作重复 3 次以上即可。可以锻炼下巴及脸颊肌肉。

（14）将嘴唇闭上，嘴唇往右边撇的表情约持续 10 秒钟，之后，嘴唇往左边撇的表情约持续 10 秒钟，然后左右两边轮流约做 8 次，有助于强化脸颊及嘴角肌肉。

（15）缩起脸颊，眼睛尽量张大，就像学小猴子的样子，持续 10 秒钟，如此重复 3 次左右。这种方法可以训练脸部肌肉。

面部皮肤经常运动是延缓衰老的最好方法之一，虽然在这个过程中，你的面部可能会“丑态百出”，然而，这些面部动作都有助于减少面部皱纹。如果缺少运动，皮肤就容易衰老，缺乏弹性。

动静兼备，调身、调息、调心——气功按摩美容法

气功是什么呢？气功是一种以调心、调息、调身为手段，以防病治病、健身延年、开发潜能为目的的身心锻炼方法。调心是指调控心理活动，调息是指调控呼吸运动，调身是指调控身体的姿势和动作。这三调是气功锻炼的基本方法。气功的种类繁多，主要可分为动功和静功两类。动功是指以身体的活动为主的气功，如导引派以动功为主，特点是强调肢体动作与意气相结合。而静功是指身体不动，只靠意识、呼吸的自我控制来进行的气功。大多气功方法是动静兼备的。

气功是通过调身、调息、调心相结合的，全面地调整人的身心，培育和增强元气，充实和活跃脏腑经络之气，并提高它们的调节功能，从而改善体质，发挥人体功能潜力。因此，气功有防病治病，保健康复，益智延年等功效。它能使人无论在生理还是心理上都保持一种青春的活力，能带给人较深层次的美，达到外形和气质俱佳。在外表上的表现就是容光焕发，头发不白，眼睛不花，耳朵不聋，牙齿不松。这就是气功的美容功效。

普通按摩与气功按摩是不同的，按摩术系统施术者循经络走向，施以按压搓摩等手法，起到舒筋活络，改善局部血液循环，使皮肤显得滋润健美；气功按摩需要患者与医师间的充分配合，患者要深呼吸，意念放松，而气功医师则轻轻地用双手按经络走向及躯干进行按摩，按摩时意到气到，患者应感觉到酸麻温热的得气感，达到医患之间意气合一，信息融合的境界。

气功美容是运用各种气功功法以防治损容性疾病或延衰驻颜、轻身健体、增添气韵、美化形体的一种美容方法。气功美容与普通气功一样通过调身、调息和调心三种方法来达到锻炼的目的。它的最大特点是整体观。中医认为：人的形体肢节、肌肤毛发、五官爪甲等无不与机体内脏腑经络气血紧密联系，只有脏腑经络气血功能健旺，元气充沛，才能润发美颜即所谓“有诸内者必行诸外”。气功美容就是通过调节体内脏腑经络气血阴阳平衡以达到祛病保健美容的目的。

气功按摩主要应用范围有7条经络：足太阳膀胱经，刺激该经可以减肥、调理月经、改善肤色，缓解皮肤过敏，对内分泌引起的雀斑有一定的疗效。足少阴肾经，刺激该经可改善体型，尤其对瘦弱型者有效。对改善过敏性体质和油性皮肤，预防粉刺和化脓性疾患有效。足厥阴肝经，刺激该经可调整脂肪、糖代谢失调，对改善肥胖者雀斑，肤色晦暗，皮疹有效。手太阳小肠经、手阳明大肠经，刺激这两条经可调理胃肠功能，改善瘦弱体质，减轻晦暗无华的脸色，对治疗皮疹，过敏性皮炎有一定的疗效。足阳明胃经，刺激该经可改善瘦弱体质，减轻晦暗无华的脸色，使皮肤白嫩，并能防治皮疹。手少阳三焦经，刺激该经可预防化脓，治疗粉刺、雀斑和皮疹，对消除其他皮肤疾病也有一定帮助。

气功按摩还能应用于减肥。气功减肥要病人与医师密切配合，首先适应证应为“单纯性肥胖”。患者必须严格控制饮食，一般来说应该早饭吃饱，午饭吃好，晚饭吃少。饮食量每日应控制在0.4~0.5千克，少吃高热量，高脂肪食物，多进行体育活动。其次，

采用“内养功”深腹式呼吸运动，可加速胃酸排空，从而减少饥饿感，以达到控制饮食的目的。气功医师则轻轻地用手法按摩病人的腹部、臀部、大腿及小腿部，从而起到促进血液循环，改善肤质，分解脂肪，帮助达成减肥的目的。

体型过于瘦削，不仅免疫力降低，易患多种疾病，而且同样会影响美感。过于瘦削者，通过修炼养生强壮功法，能够从整体调节脏腑经络，使气血运行顺畅、元气充沛，达到增强体质而使身材变得健壮匀称的目的。另一方面，人体的气血充沛，则流溢于肌肤之间，使肌肤变得细嫩光滑、润泽柔韧，毛发也变得乌黑茂密，产生令人赏心悦目的美感。

通过练功可以达到以下几方面目的：

（1）气功可以有效地消除疲劳，恢复体力，使人保持旺盛的精力。现代社会生活节奏越来越快，带给人们的心理压力也越来越大。处于疲劳状态的人往往精神倦怠，皮肉松弛。而气功锻炼可以有效地缓解和恢复神经系统的过度紧张状态，迅速地消除机体的疲劳，使人重新充满活力。活力是青春的象征，而青春则是美的象征。头脑清晰、精神饱满、反应敏捷的形象是人体美的一个重要方面。

（2）培育真气，抵抗早衰。气功锻炼的一个重要作用是培育真气。中医认为人的五官、肌肤、肢体等是五脏之气外在的反映和表现。真气充足，五脏气血旺盛，五脏的外在表现也必然充满了生机和润泽，呈现一种健康的美。通过气功锻炼，真气越来越充足，机体抗病能力增强，就可免去因患多种疾病而引起的过早衰老，使青春常驻。

（3）气功可改善微循环，使面部红润、皮肤润泽。实验发现，气功锻炼可以改善全身的微循环，使更多的毛细血管开放，血管内血流速度加快，从而促进组织的新陈代谢，使皮肤养分增加，皮肤营养得到改善，就会变得细腻润泽。另外，气功还可通过调节内分泌系统的功能来防止皮肤衰老和失去弹性，达到美化皮肤的作用。

（4）气功可以改变人的气质，陶冶人的性情。真正的美是一种整体的美、形体与精神的和谐统一。气功锻炼中的“调心”手段不仅含有教人意守入静的内容，而且也具有陶冶性情的重要作用。平时注意修身养性，可使练功人的心身与外部环境达到一种平衡，心情舒畅，心胸开阔，行为坦坦荡荡。使人的精神面貌、气质、风度等都会发生改变，让人耳目一新。

下面介绍几个具体的气功美容方法，大家不妨试试看。

1. 盘腿静坐法

全身自然放松，面带微笑，排除杂念，尽量使心情平静下来，将两腿交叉盘起，左手拇指和左手食、中指轻轻接触，形成相当于核桃大小的拳眼，然后将右手拇指伸进左拳眼，并轻按在左手心上，其余右手四指在左手下面轻握左手。练功时，舌尖顶住上颚，不想任何事情，取自然或腹式呼吸。一般练功 10~15 分钟手心就有温热感，将两手捂在脸上，不一会儿，面部也有了热感。取良性意念，如默想“我的面部肯定比以前红润好看了，眼睛一定很有神气”或“我面部的皱纹肯定减少了，要消失了”或“我面部的色素斑肯定不明显了”等，反复默想 5 分钟后把手慢慢地放在腿上，再慢慢地睁开眼睛，练功完毕。练功可每天早晚各一次，每次 10~15 分钟。

2. 童面功

自然盘坐，思想集中，排除杂念，双手掌放在膝盖上，上体端正，双目微闭，舌舔上腭，意守丹田，呼吸要细、匀、深、长。用意念将气血引导到丹田处。丹田有四个部位：两眉之间谓上丹田；心窝处谓之中丹田；脐下小腹谓之下丹田；命门谓之后丹田。以意领气，口里默念：上丹田，中丹田，下丹田和后丹田。气血可随着意念沿任督两脉循行到四个丹田部位。循行一圈为1次，如此反复领气18次。

3. 散步运动法

散步前全身放松，适当地活动一下肢体，并调匀呼吸，使之平静而和缓，然后从容展步。散步时宜从容和缓，不宜匆忙，更不宜使琐事充满头脑；步履宜轻松，有如闲庭信步，周身气血方可调达平和；散步宜循序渐进，量力而为。散步方式可单纯走步，也可与赏花观景相结合，练在其中，乐在其中，可使气血流通，畅达，上荣于面。

4. 润颜功

静坐运气，气血通畅，待两手心及面部发热时，以手掌擦面，自上而下，可使皮肤润滑。运气后，用手指按摩面部穴位，如：太阳、睛明、四白、迎香等，每次按摩36下。常按摩会使面部红润，肌肉丰满，对增强皮肤弹性有较好的疗效。

《陆地仙经》中曾说，将晚间运气所得之津液（唾液）擦面，次日晨洗去，令面色生辉。运气之津液为气血之精华，用其擦面，功效非凡。供大家参考。

5. 驻颜功

第一节：全身放松，两脚合拢，手臂自然下垂，呼吸缓慢均匀，两眼平视前方，神态自然，心情舒畅，双手掌心向下，两臂徐徐上升，举至头顶后掌心向上，两手指尖相对。在两手上举的同时，展胸收腹，做深呼吸，吸气时要自然、均匀、深长；吸气后，两臂慢慢落下，放回原处，同时将体内浊气缓缓呼出，反复作6次。

第二节：两手下垂，置于双膝内侧合掌；俯身屈膝下蹲，膝盖夹紧双掌，然后两脚跟开始一抬一落，双掌来回摩擦，连续作12次。

第三节：直立，两腿并拢，两手掌抬起，分别挡住两眼；稍停，在以手掌根轻轻揉双眼12次，然后手掌挡着眼睛，眼珠左右旋转8次，再睁、闭8次；接着，用两手食指、中指、无名指按摩颜面几次，方法是双眉间的印堂穴向上按摩，再左右分开。

第四节：两脚分开，自然站立，两手掌心在胸前摩擦，然后捂着面部两颊处，上下按摩18次，然后用食指、拇指捏鼻10次，再按鼻两侧迎香穴6次，共做3遍。接着双手捂住嘴，拇指托着腮，食指尖按迎香穴；最后，大张口吐舌16次，叩齿21次。

第五节：双手搓热，用两手指腹，从颜前发际向后梳21次，梳发时，指腹稍用力搓头皮；最后，用左手掌在颈后左右按摩8次，再换右手按摩8次。

久练驻颜功的人，皮肤会白嫩润滑，富有光泽，恢复弹性，除皱祛斑，而且有保健养生的作用。

6. 5分钟气功祛皱法

（1）用温水洗面后，取立式，面部充分放松，闭嘴充气，将两腮鼓起，鼻吸鼻呼，1分钟。

（2）上体前屈，使面部与地面平行，待面部气血充盈发胀时，再缓缓恢复直立，1分钟。

（3）取立式，舌头在口腔中旋转，同时两手对搓至手心发热，待口中津液增多，吐少许于掌心，双手搓匀，轻揉皱纹处，此时嘴成“O”形，极轻地发出“噢——噢——

噢”的声音，同时意想皱纹消失，神态安然，容光焕发。发音的次数与自己年龄相同。

（4）重复（1）的动作，然后复原。

注意：高血压和低血压及其他原因引起头晕者不宜练本功法。

古今中外美女一直追捧的——滚蛋美容按摩法

鸡蛋可以美容，这是很多人都知道的小秘密。古今中外，有很多女性都以鸡蛋来美容养颜。比如埃及艳后，相传她就是用鸡蛋来美容的。慈禧太后年过花甲时额上的皱纹还很少，她的美容方法之一，就是每晚用膳之后，在脸上涂搽加了几味中药末的鸡蛋清，她深信，这是一种能够去皱的妙药。

鸡蛋清是古代女子美容的常用材料。她们常常使用含有蛋清的护肤品敷面，用以保持皮肤的紧致与细腻。中医古籍中有大量鸡蛋用于美容护肤的记载，例如，用陈醋浸泡鸡蛋三天，取出蛋清敷面，用于治疗面部疱疮；用酒密封浸泡鸡蛋七日，取蛋清每夜敷面以美白面部；以及用蛋清做洗发、护发用品等。这些说明，很早以前人们就已经发现了鸡蛋的美容功效了。

现在依然有人是鸡蛋美容法的追随者，大明星张曼玉就是其中之一。不管什么时候出现在镜头前，张曼玉都是容光焕发，风姿绰约的。其实，她就是“鸡蛋美容法”的实践者。她一直认为，皮肤的好坏除了先天赋予的之外，更重要的在于后天的保养，她在试用了各种各样的皮肤护理方法之后，对自然、安全、有效的“鸡蛋美容法”推崇备至。张曼玉用蛋清敷脸，一般只敷 1 分钟，在蛋清还没有完全干透前将其清洗干净，这样就不会造成皮肤水分的流失，而且还能达到收紧肌肤的功效。

此外，张曼玉还有一种内服的鸡蛋美容法：水沸腾后再放进鸡蛋，使鸡蛋在开水中沸腾 3 分钟，确定蛋白全熟、蛋黄半熟后，敲碎鸡蛋一小角，放入少许食糖便可以食用。据张曼玉透露，这种方法和炖鸡蛋一样，具有良好的滋润保养作用，她自己吃了这种鸡蛋大概半年后，皮肤变得又白又滑，而且这种做法比炖鸡蛋更为方便快捷。

还有一种通过滚鸡蛋按摩面部皮肤来美容的方法。先用温水将面部洗净，然后擦干，将煮好的鸡蛋趁热剥去皮，用温热的鸡蛋在脸上滚动。按摩方法：先是额部，从两眉开始，沿肌肉走行，向上滚动直到发际；鼻部是自鼻头沿鼻翼向斜上滚动；眼部和嘴部的肌肉是环形肌，所以要环形滚动；颊部是自里至外向斜上方滚动，直到鸡蛋完全冷下来。用鸡蛋按摩后，要用冷毛巾敷面几分钟，这样可以收缩面部的毛孔，一张一弛，令皮肤富于光泽和弹性。鸡蛋清质地柔软，富于弹性，而且富含优质蛋白，纯天然，是按摩皮肤的好材料。

做面膜，现在已经成了差不多每一位女性的必修课了。其实，我们自己在家也可以试着自制面膜，既能美容，又能省下口袋里的银子，赶紧来看看吧。

（1）蜂蜜蛋清面膜：取新鲜鸡蛋一枚，加入蜂蜜一小汤匙，将两者搅和均匀，临睡前用干净软刷子将此膜涂刷在面部，其间可进行按摩，刺激皮肤细胞代谢，促进血液循环。待一段时间风干后，再用清水洗净，每周两次为宜。这种面膜还可以用水释稀后搓手，冬季可防治皲裂。

（2）蜂蜜蛋黄面膜：用蛋黄加入蜂蜜和面粉调成浓浆，均匀涂敷面部，预防秋冬皮肤干燥。尤其适用于中性或干性皮肤。如果是油性皮肤，应加入一些柠檬汁，混合搅匀，用棉签涂于脸上，15~20分钟后以温水洗去。

（3）牛奶蛋清面膜：用牛奶掺入鸡蛋清，或配用鸡蛋黄调匀，涂面15分钟，对中性皮肤的保养效果尤佳。只需坚持三个月，你的容颜便会焕然一新。

（4）蛋清去黑头：将化妆棉撕开成为较薄的薄片，浸入蛋清，稍微沥干后贴在鼻头上，10~15分钟后，将化妆棉小心撕下。

（5）珍珠粉面膜：用两茶匙优质珍珠粉与牛奶，蜂蜜或蛋黄调和，贴在脸上15~20分钟，用淡盐水洗去。此方法适用于油性皮肤者。一星期两次，长期坚持用，会使皮肤嫩白光滑，而且有弹性。

做菜时，将蛋壳内的软薄膜粘贴在面部皱纹处以及脸颊、下巴部位，在其风干前揭下来，清水洗净后涂以眼霜或面霜，有不错的除皱效果。向大家推荐这种方法，因为这个等于是对废物的再利用，而且是纯天然的，对面部没有任何伤害，最重要的是还可以帮助除皱，既经济又美容，何乐而不为呢。

身心一体皆美妙——芳香按摩疗法

芳香疗法，就是利用芳香植物的纯净精油来辅助医疗工作的一种比较另类的治疗方法。芳香疗法起源于古埃及等文明古国，近代盛行于欧洲，通过使用精油来达到舒缓精神压力与增进身体的健康。起初多用在提神或宗教冥想方面，后来人们用天然植物达到保健、治病、增进性趣的作用，长久以来被广泛运用在沐浴、护肤、按摩的美容文化中。

现代的芳香疗法，就是人们从大自然中的各种芳香植物的不同部位中，提炼出具有不同气味和颜色的精油，如桉树的叶、玫瑰的花、佛手柑的果皮等。这些精油是由一些很小的分子组成，具有易渗透、高流动性和高挥发性的特点，当它们渗透于人的肌肤或挥发入空气中被人体所吸入时，就会对我们身体的心理和生理产生作用，安抚我们的神经，愉悦我们的心境。每一种植物精油都有一个特殊的化学结构，这决定了它的香味、色彩和它与人体系统运作的方式，这也使得每一种植物精油都有不同的作用。

精油是通过蒸馏得到的植物的精华，其药力要比普通植物汁液高出70多倍。不同植物不同部位提取出来的精油，对人体功效也不同，如下所述：

种子：有助于消化系统的运作，如茴香、小茴香等。

根：有舒缓镇静作用，如岩兰草、姜等。

树干、茎：能振作精神、消除疲劳、增强身体免疫功能，如雪松、檀香木、香柏木等。

树脂：可滋润皮肤、防皱、养神、镇静，如乳香、没药等。

叶：有利于呼吸系统，可提神，如茶树、尤加利等。

果实：有提升情绪、减肥、帮助淋巴系统运作的作用，如甜橙、柠檬、葡萄柚、杜松果等。

花瓣：有镇静、平衡情绪及调节荷尔蒙分泌的作用，如玫瑰、茉莉、洋甘菊、薰衣草等。

不同的精油对不同的人体器官则有其独特的疗效，可以改善蜂窝组织、帮助排毒的精油有杜松莓、葡萄柚；利尿精油有天竺葵、杜松莓、迷迭香；刺激循环系统、消减肥胖症及水肿的精油有天竺葵、迷迭香；调节内分泌的精油有天竺葵、香蜂草、玫瑰；减轻肌肉疼痛和风湿、坐骨神经痛的精油有松木、迷迭香、尤加利；调节情绪的精油有薰衣草等。

芳香按摩疗法就是利用纯天然植物精油的芳香的气味和植物本身所具有的治愈能力，以特殊的按摩方法，经由人体的嗅觉器官和皮肤吸收，到达神经系统和血液循环，以帮助人身心得到舒缓，并达到保养皮肤的目的和改善身体健康的功效，使人的身、心、灵三者达到平衡和统一。芳香疗法结合了中医及自然疗法理论，尤其与按摩疗法有着密切关系。而精油运用在按摩上是整个疗法中最重要的一部分，只有正确选用精油，并结合良好按摩方法，才能达到好的效果。

芳香按摩疗法可以改善皮肤的呼吸和营养，有利于汗腺和皮脂腺的分泌，促进毛细血管的扩张，加快血液和淋巴液的循环，使局部皮肤温度升高、代谢增强，改善皮肤的光泽和弹性。按摩手法的物理力可转化为热能，增强机体代谢能量和营养物质供应，使受损组织得以修复，同时增强肌肉组织的弹性和活力，促进炎症渗出物的吸收，消除肌肉组织肿胀、痉挛和疲劳。按摩还可以调节神经系统的兴奋和抑制过程，解除大脑的紧张和疲劳；可对植物神经产生影响，调节内脏血管腺体等组织活动功能，并可以改善血液有效成分，增强机体免疫能力。

按摩的效果是日积月累的，一般每次按摩后几个小时内感觉很舒服，而精油按摩则会使舒适感延长，并在很短时间内进入血液循环，使血液和淋巴液循环、神经及呼吸系统、肌肉与细胞组织都受到其影响，将体内滞留的毒素及有害物质迅速排出体外，这样可以促使人体全身的肌肤变得更加紧致、结实、有弹性，肤色也变得红润而且有光泽。另一方面，芳香疗法的精油如果协同按摩一起施行，对于松弛紧张的效果绝不亚于镇静剂和止痛安慰剂，且无成瘾性和刺激性的困扰。又因肌肉疼痛与心理紧张、情绪压抑有关，芳香疗法能够促进神经细胞功能的恢复及帮助解除身心疲劳，从而让您体会到身心一体的美妙感受！

芳香按摩疗法有一些事项需要注意，女性朋友一定要牢记：

每次所调配的精油宜尽快用完，以免变质；有些精油有明显的收缩血管等作用，因此孕妇、高血压患者、青光眼患者慎用；有些精油对中枢神经有强烈的兴奋或抑制作用，一定要注意控制用量，且癫痫、哮喘等病的患者禁止或限制使用，有些精油有发汗作用，体虚多汗者慎用；活动性肺结核患者慎用；最好在中医医师、西医医师和专门从事芳香疗法的专家的指导下使用。

美容院的招牌——刮痧美容法

如今美容院纷纷把刮痧美容当作吸引顾客的招牌。这是为什么呢？您一定奇怪，以前只听说过刮痧能治病，难道也能养颜美容吗？这其中有什么科学道理吗？一起来了解刮痧美容的秘密吧！

刮痧疗法是我国人民在长期与疾病作斗争中发明的一种自然物理疗法，是中国最古老的民间疗法之一。刮痧通常用来治疗感冒和中暑。工具很简单——一枚铜钱、一只汤匙甚至一片磨钝了的竹板；操作起来也容易——在头部、胳膊或背部的相关部位，先涂抹上少许食用油，或者温水，作为润滑剂，然后顺着经络走行的路线，根据病势轻重或急或徐地刮拭。

刮痧的疗效，“出痧”是至关重要的。人体的很多疾病都是由于气血瘀滞造成的，“痧”是一种病邪的产物，“出痧”意味着“给邪以出路”，从而调节气血平衡。从现代病理生理学的角度看，刮痧是通过调节神经、内分泌以及免疫系统，从整体上协调人体各组织器官的功能。

刮痧的疗效是实实在在的。刮痧疗法经过数千年的积淀，除可以治疗一般的头疼脑热外，还可以治疗高血压、低血压、心脑血管病、失眠、慢性疲劳、贫血、骨关节疾患、糖尿病、胃炎、胃痉挛、消化不良、习惯性便秘、痔疮、肥胖、晕车、耳鸣、哮喘、牙痛、痛经、湿疹、儿童夜尿症等等。随着人们的不断研究，现在还有用刮痧法美容的，往往也有意想不到的效果。

刮痧美容是运用刮痧的方法，在人的脸上或身体上进行刮拭，以改变人的容颜或形体的方法。它根据面部生理结构，设计专用刮痧美容板，沿面部特定的经络穴位，实施一定的手法，使面部经络穴位因刮拭刺激而血脉畅通，达到行气活血，疏通腠理，排出痧气，调整生物信息，平衡阴阳的目的。同时，面部经络穴位受刮拭刺激而产生热效反应，使颜面局部血流量增加，促使代谢产物交换排出，修复、更新受损细胞，最终达到排毒养颜、舒缓皱纹、行气活血、嫩白消斑、保肤健美的效果。刮痧由于是用刮具直接刺激皮肤内的神经末梢及毛细血管，因此通过神经传递，可以产生相应的调节作用，从而达到治疗效果。再配合活血、化瘀、分解色素因子的柠檬、香橙面膜效果更好。

值得注意的是，面部属暴露之肤，与身体其他部位的肌肤有所不同，因此面部刮痧不必追求刮出“痧斑”，以刮至有热效应刮出痧气为宜。一般受术者感觉面部微热，个别人会有面颊、发际处轻微的跳动感或蚁行感，一部分人还因血流循环加快而感到心情舒畅的惬意感。80% 的人的面部红热感很快就恢复正常，过后脸部即感轻松、清爽、舒适，露出白里透红的自然肤色。

面部美容，分为额头部、眼部、鼻部、面颊部、唇部、耳部、头部进行刮痧。

（1）刮额部的美容穴：印堂、神庭和两侧的太阳。

（2）刮眼部的美容穴：睛明、攒竹、鱼腰、丝竹空、瞳子髎、承泣、四白。

（3）刮鼻部的穴位有：鼻通、迎香、素髎。

（4）刮面颊部的穴位：居髎、颊车。

（5）刮唇部的穴位：人中、承浆、地仓。

（6）刮耳部的穴位：耳门、听宫、听会、翳风。

（7）刮头部的穴位：百会、风池。

（8）刮完面部穴位后，再刮曲池、血海、三阴交各50下。

刮完一次大约需10~15分钟时间（时间长一点更好）。天天坚持，效果很好，既经济，又快捷。

另外，刮痧美容，还要和排毒结合起来。要达到美容最佳效果，首先要进行排毒，把肠壁上的宿便排除掉，因为这些积存物在肠内发酵，就会产生毒素。这种毒素，可以加速人的老化，还可使人生病。可以通过腹部按摩，清除体内毒素和废物，从而清除面部的青春痘、黑斑、色素的生长因素，达到美容的功效。

常用面部刮痧手法：

（1）以刮痧板角45度，左手按压地仓穴，右手刮承浆穴，再刮至右侧地仓穴。同上方式由右侧开始。

（2）左手按压地仓穴，由右往左侧唇上刮至人中穴到地仓穴，右手按压右侧，由左手往右侧唇上刮至人中穴到地仓穴。

（3）双手握刮痧板，以侧边由下颌经大迎、颊车滑至耳下。

（4）双手握刮痧板，板尖处轻提下巴3秒再轻放。

（5）再由承浆穴沿法令纹刮至迎香穴按压。

（6）在迎香穴两侧轻压3秒，再轻放。

（7）轻提下巴，沿法令纹刮至迎香穴按压。

（8）双手握板倾斜45度，平滑双颊至耳门，轻按翳风穴。

（9）由眼下（眼头处）刮至四白穴至承泣至太阳穴。

（10）双手四指握刮痧板上，拇指握板下固定姿势。由板尖角按压眉头的攒竹穴。

（11）以板刮滑（眉上）刮至眉尾的丝竹空穴。

（12）双手握板，左右交替在额头上刮6~10次，刺激额上及阳白穴。

（13）双手握板出鼻侧上侧，平滑至鼻头。

（14）双手握板板角尖处轻刮鼻翼6次，再按迎香穴。

（15）刮痧板面按压经由下关至耳门，板轻提按下再按翳风穴。

由于内分泌失调而产生的各种皮肤问题，在做面部护理的同时，再从人体相应的具有全息功能的背部反射区进行全面的经络调理，如背部刮痧等，促使阴阳平衡，代谢体内毒邪，以从根本上解决皮肤的问题，达到美容效果。

先刮督脉：用方形刮痧板的一角，板身与皮肤倾斜45度，由上至下（大椎~骶骨）刮拭督脉，每个动作重复5~8次，直至出痧；用方形刮痧板的一角横刮双侧的肩颈；用方形刮痧板的一角刮双侧肩胛缝；刮膀胱经：先刮膀胱经第二侧线，后刮膀胱经第一侧线；向下斜刮肋骨缝：刮五条至六条肋缝即可（不可刮在肋骨上），以督脉为刮拭起点，刮至肋骨下为止；化痧斑：用艾灸棒艾灸背部痧斑，目的是活血化瘀、代谢体毒。

用刮痧的方法来养颜美容，祛斑除痘，不受时间地点的限制，既方便、省钱，又见效快。没有药物过敏反应的后顾之忧，也没有任何不良反应。用刮痧疗法美容保健的女士，不但容光焕发，而且身体健康，是一个一举两得的好方法。

不过，使用的时候也有一些事项要注意：

对初次感受刮痧者，用力要轻，尽量不出太重的痧；对月经期、怀孕期、严重心脏病、身体虚弱者慎用；操作中避免受风、受寒，经络疏通后需在 4 小时之内不洗澡；治疗期间不吃辛辣刺激性食品、少喝酒。做背部刮痧法的顾客须多饮水，以助排毒；刮痧美容常用的刮具应该是无损无破裂，无锯齿状，厚薄适中，边缘光滑，不导电，不传热，经久耐用，携带方便的，并根据身体、面部结构制成不同形状的角度与弯度，同时配以针对痧症性质的药效型介质。